实用小手术图谱

SHIYONG XIAO SHOUSHU TUPU

第 2 版

主　编　陈长青　张吉水　刘卫卫

副主编　李　建　刘玉青　马合红　张敬一
　　　　庞　杰　张海燕　王　路　陈清亮
　　　　杨海玺

编　者　（以姓氏笔画为序）
　　　　于　鸿　马育霞　王　斌　王文浩
　　　　王文娟　王海滨　王鹏升　支　莹
　　　　牛洁婷　田　雪　史丹丹　冯顺易
　　　　刘　阳　刘丽丽　刘忠义　祁景蕊
　　　　李　冰　李　英　李　颖　李少情
　　　　杨　梅　杨卫青　杨卫国　肖遵胜
　　　　谷倩倩　张冬雪　张惠芳　陈广栋
　　　　范龙坤　金　霖　周丽娜　庞　莹
　　　　赵　莉　赵红英　郝丽霞　钱素敏
　　　　陶兆瑞　彭　雪

河南科学技术出版社

· 郑州 ·

内容提要

《实用小手术图谱》是解放军总医院协作医院——沧州市中心医院原副院长陈长青及部分外科专家、教授精心组织编写的。全书共分9章,详细阐述了各种手术的步骤及技术,包括结直肠外科、小儿外科、血管外科、创伤外科、骨科、眼科、耳鼻喉科、妇产科、肛肠科、皮肤和软组织、烧伤科、颈部、胸壁和胸腔、腹腔、腹膜后等手术操作技术。为了使读者准确和迅速地掌握各类手术,对手术指征、手术适应证、术前准备、麻醉、术中和术后注意事项等均有详尽介绍,同时配有 1000 余幅插图及相关文字说明。本书可供外科医师、全科医师及医学实习生阅读参考。

图书在版编目（CIP）数据

实用小手术图谱/陈长青，张吉水，刘卫卫主编. －2版. －郑州：河南科学技术出版社，2021.2

ISBN 978-7-5725-0198-2

Ⅰ.①实… Ⅱ.①陈… ②张… ③刘… Ⅲ.①外科手术－图谱 Ⅳ.①R61-64

中国版本图书馆 CIP 数据核字（2020）第 214926 号

出版发行：河南科学技术出版社
北京名医世纪文化传媒有限公司
地址：北京市丰台区万丰路 316 号万开基地 B 座 1-115　邮编：100161
电话：010-63863186　010-63863168
策划编辑：焦万田
文字编辑：杨永岐
责任审读：周晓洲
责任校对：龚利霞
封面设计：中通世奥
版式设计：崔刚工作室
责任印制：苟小红
印　　刷：河南瑞之光印刷股份有限公司
经　　销：全国新华书店、医学书店、网店
开　　本：787 mm×1092 mm　1/16　印张：25.75　字数：576 千字
版　　次：2021 年 2 月第 2 版　2021 年 2 月第 1 次印刷
定　　价：128.00 元

前　言

　　近年来国家大力推行医疗体制改革,卫生事业得以迅猛发展,特别是基层医疗机构建设得到加强,医疗诊断与治疗技术不断创新和完善。重新修订《新编全科医师小手术图谱》,目的是为了提高基层外科医师、全科医师的医疗技术水平,更好地为大众的健康服务。

　　本书仍遵照国家卫生健康委员会(原中华人民共和国卫生部)关于各级医院手术分级管理的有关规定,选编的手术范围考虑到基层医院能够开展,个别手术在条件较好的基层医院能够开展。本书仍突出实用性,从手术室准备、麻醉方法、手术器械、基本技术开始,包括普通外科、骨科、妇产科 、眼科、耳鼻咽喉科、口腔科,以及创伤与烧伤处理等手术操作均有详尽介绍。修订中各科均增加了新的手术项目,并加强了术中、术后注意事项等内容,第1章中又增加了新的消毒设备使用技术等。

　　我们参照了中华医学会汇编、人民军医出版社发行的《临床技术操作规范》,科技文献出版社出版的《实用全科医师手术图谱》,还包括近年出版的同类医学书。在此向作者及出版社一并致谢。我们均工作在繁忙的临床一线,在写作深度、篇幅体例等方面难求一致,更主要的是学识所限,书中不足之处,还望医学同道赐教。

　　又悉,国家卫健委正在各地试点,拟大力推广日间手术,缩短围手术时间,减少医疗费用,这也是医疗改革的重大举措。而本次修订后的这本《实用小手术图谱》,若能助力于此,我们倍感欣慰。

陈长青

目　录

第 1 章

外科基本技术与麻醉

第一节　无菌技术

无菌技术就是在医疗护理工作过程中，针对微生物的传播媒介所采取的一系列无菌措施，其内容包括灭菌、消毒措施和无菌操作规则及管理制度。

所有在基层工作的医务人员不但要掌握好各项无菌技术，更重要的是树立无菌观念。在进行手术和各项诊疗操作过程中，应始终牢记凡与伤口或体内组织器官接触的物品必须是无菌的；无菌物品若与非无菌物品接触，则变为有菌，必须重新灭菌或消毒后才能使用。要严格按此法则规范个人意识和动作，否则任何一个细节上的疏忽，均可能污染伤口而导致感染，甚至危及患者生命。凡参与手术过程和其他诊疗操作的人员，都要忠诚地、负责地为患者提供尽可能完全的无菌条件或环境，防止发生医源性感染。

手术后感染一直以来是困扰基层医院手术开展的主要障碍之一。因此，手术室设置、设计是否合理，手术室空气和物品消毒灭菌方法是否合适、合格，手术人员无菌准备和手术区皮肤准备是否达到要求，是影响手术成败的关键。

一、手术室的条件

手术室是外科患者进行手术治疗的重要场所，在基层医院，建立规模较大、设备先进的现代化手术室受到多种因素和条件的限制，但不能因此而忽视手术室设置、设计的基本要求。普通手术室是目前基层医院主要手术室的类型，洁净手术室是未来基层医院发展的方向。下面分别介绍普通手术室和洁净手术室设置、设计的基本要求。

(一)普通手术室

1. **手术室设置的基本要求**　手术室的位置应设置在空气及环境洁净的地方，一般不设置在楼房的底层或顶层。手术室的建筑应东西方向延展，主要手术间应建在北侧，避免阳光直射。手术室的位置还要方便手术患者的接送。为了减少污染，保持手术室的洁净度，设计上一般把手术室分为3个区，即限制区、非限制区、半限制区。限制区设在手术室的内侧，包括手术间、刷手间、消毒物品储藏间等；非限制区设在外围，包括走廊、接待患者处、更衣室、休息室、弃置物品存放区、物品清洗区等；半限制区位于中间，包括办公室、敷料准备间及连接限制区的走廊等。

2. **手术间的设计要求**　手术室面积一般为 $25\sim40m^2$，形状以接近正方形的长方形最适宜。有条件的基层医院手术室应设有无菌手术间、相对无菌手术间和有菌手术间，以供不同类型的手术使用，减少感染机会。手术间的内部设计和设施有一定的基本要求。

(1)天花板、墙壁和地板：天花板、墙壁和地板的装饰材料要坚实耐磨、平滑、不起尘、易清洗、耐腐蚀。为了便于清洗,墙角及墙与地面的交界处应为弧形,各种管道、电线应安装在墙内或天花板上,电源、电线应有防火、防水装置。

(2)门、窗:手术间应采用推拉门而不用弹簧门,因为门的摆动可引起气流,使尘土及细菌飞扬而污染空气。门的净宽不小于1.4m,便于推车出入。手术间应采用人工照明,不应设外窗。如有外窗,必须是双层密闭窗。

(3)手术间的基本配备:手术间内尽量简洁,减少不必要的物品。基本配备包括手术台(床)、无影灯、器械台、器械托盘、麻醉机、供氧装置,负压吸引装置。再有输液架、污物桶、挂钟、垫脚凳及各种固定患者用的物品,如头架、托手架、臀托、固定带等,用其帮助维持患者手术体位。另有药品柜、阅片灯等。基层医院无空气净化装置必须安装紫外线灯管。

(4)温度与湿度:手术间温度应维持在20~24℃,相对湿度应为50%~60%。

(5)照明设备:手术室照明分为室内照明和手术照明。手术照明常用吊式无影灯和移动式无影灯。

3. 附属工作间

(1)接待处:设有患者出入口和工作人员出入口。患者被送到此处,手术室护士核对患者无误后,换乘手术室的推车,将患者送进相应的手术间,防止车轮从外边带入细菌。工作人员在此处换鞋后进入更衣室。

(2)更衣室:在更衣室更衣、戴帽子、口罩、穿刷手衣。

(3)护士站:手术室护士办公处。

(4)麻醉办公室:麻醉师讨论麻醉方案、安排工作的地方。

(5)无菌物品储藏间:存放已经消毒的敷料、器械等物品。

(6)物品准备间:可设有器械清洗间、器械准备间、敷料准备间、灭菌间等。

(7)刷手间:设有自动式水龙头、水槽、无菌刷子、肥皂、刷手液、无菌毛巾桶及擦手毛巾、泡手桶等。

(8)麻醉复苏室:有条件的基层医院,可根据手术开展范围选设。备有监护仪和急救药品。手术结束后,送患者至此监护,待患者麻醉恢复后,即可送回病房。

(二)洁净手术室

洁净手术室是一个多专业、多功能的综合整体,其功能性质要求建筑设计符合"医院洁净手术室建设标准"。应以环境清洁、幽静,交通便利,远离污染源为原则。既要体现宏观形态的宽敞明亮,又要满足功能要求和建筑要求。建筑规模宜依据医院的性质、规模、级别和财力来决定。

1. 洁净手术室的环境布局

(1)医院内的位置:洁净手术部应位于医院中环境幽静、较小污染的地段或其他人不常活动的区域并位于所在城市或地区的最多风向的上风侧。通常可设在单独一端或专用1层,并尽可能减少尘埃,远离污染源。要与血库、病理科、外科系统等手术科室邻近。

(2)周围环境设计:洁净手术部环境要合理规划,周围的道路应设立安静标志,与放射科、病理科、消毒供应室、血库等处相隔路径短捷,手术室不宜放在首层和顶层,可设于设备层的下一层。必须进行防水、防震、隔音处理。

(3)手术室的位置:一般可选用尽端布置、中心布置、侧向布置或环状布置四种形式。

2. 洁净手术室的建筑布局

(1)手术室的建筑设计:要求做到分区明确、供应方便、洁污分流、无交叉感染、使用合理。手术间、洗手间及无菌附属间等都布置在内走廊的周围,所有手术室的大门朝向内走廊。手术室内走廊供工作人员及无菌器械和敷料进出。手术室外围设清洁走廊,供患者及污染器械和敷料进出。这样既能避免交叉污染,又能满足不同性质手术的要求。

(2)洁净手术室分区的目的:是控制无菌

手术的范围及卫生程度,减少各区之间的相互干扰,使各区手术间的空气质量达到手术室空气净化标准,防止医院内感染。

(3)手术室分区:分3区,即洁净区、准洁净区和非洁净区。①洁净区,包括手术间、洗手间、手术间内走廊、无菌物品间、药品室、麻醉预备室等;②准洁净区,包括器械室、敷料室、洗涤室、消毒室、手术间外走廊、恢复室、石膏室等;③非洁净区,包括办公室、会议室、实验室、标本室、污物室、资料室、电视教学室、值班室、更衣室、更鞋室、医护人员休息室、手术患者家属等候室。洁净区与非洁净区之间应设面积不小于 $3m^2$ 的缓冲室,其洁净度级别应与洁净度高的一侧同级,并不应高于 1000 级。

(4)洁净手术室通道流程:①单通道,具有就地消毒和包装措施的污物,可采取单通道将术后的废物经有效的隔离处理后,纳入医务人员和病人的洁净通道;②双通道,洁、污分开的双通道,将医务人员、患者、洁净物品供应的洁净路线与术后器械、敷料、污染物等污染路线严格分开;③多通道,具备分流条件时,可采用多通道,更有利于分区,使医务人员、患者和污染物分开,减少人、物流量和交叉感染,当有外走廊时,外走廊应设计为准洁净区;④其他,手术室要另设医务人员出口、患者出口和手术后器械、敷料污物出口,避免交叉感染。

(5)手术室的内部平面布置和通道形式:应符合功能流程短捷和洁污分明的原则。有效地组织空气净化系统,满足空气洁净要求。高级别的手术间应设在手术部的尽端或干扰最小的区域。

3. 洁净手术室的建筑要求

(1)设计单位应根据医院总体设计要求和手术部的技术标准,确定适当的洁净等级,合理使用建筑面积,做到经济实用、维护方便。

(2)施工工程所用主要材料、设备、成品、半成品均应符合设计规定,无合格证明的不得使用。

(3)洁净手术室要求密闭性高,无论是传统手术室,还是净化手术室,在门窗建筑方面,都应考虑其密闭性能。一般为封闭式无窗手术间,外走廊一般也不做开窗设计,传统手术室外走廊开窗也应避免与手术间对流。

(4)洁净手术室有利于洁净环境,手术室内装修一定要满足不产生和不吸附尘埃、耐磨、耐清洗、耐药物、耐腐蚀,易于擦拭消毒的要求。

(5)洁净手术室不宜设在首层和顶层,应设于设备(可不含大型制冷机组)层的下一层,并且必须采取有效措施进行防水、防震、隔声处理。

(6)洁净手术室洁净区与非洁净区之间应设面积不小于 $3m^2$ 的缓冲室,其洁净度级别应与洁净度高的一侧同级,洁净区内在不同空气洁净度级别区域之间宜设置隔断门,并设物流传递窗。

(7)洁净手术室的内部平面布置和通道形式应符合功能流程短捷和洁污分明的原则,一般可选用尽端布置、中心布置、侧向布置或环状布置中的一种。污物可就地消毒和具有包装措施的可采用单通道。视情可采用洁、污分开的双通道;当具备分流条件时,可采用多通道;当有外走廊时,外走廊宜设计为清洁走廊。

(8)洁净手术室的净高宜为 2.8～3m。

(9)洁净手术室人、物所用电梯不应设在洁净区。受条件限制必须设在洁净区时,则必须在出口设缓冲室。

(10)洁净手术室刷手间宜分散设置,每2～4间手术室应单独设立一间刷手间,应设在洁净区。当条件具备时,也可将刷手池设在洁净走廊内。

(11)洁净手术室的地面应采用耐磨、耐腐蚀、不起尘、易清洗和防止产生静电的材料。一般情况下可采用现浇嵌铜条水磨石地面以及涂料、卷材地面。

(12)洁净手术室的墙面应采用不起尘、

平整易清洁的材料。一般情况下可采用整体或装配式壁板，Ⅱ级(不含)以下洁净用房可采用大块瓷砖或涂料。

(13)洁净手术室门净宽不宜小于1.4m，采用设有自动延时关闭装置的电动悬挂式自动推拉门。

(14)洁净手术室及Ⅰ、Ⅱ级洁净辅助用房不应设外窗，Ⅲ、Ⅳ级洁净辅助用房可设双层密闭外窗。

(三)洁净手术室的设施

1. 手术室总体规划要求 洁净手术室配套设施应根据医院和手术室的总体规划要求，就配电、给排水、制冷、消防、计算机等配套设施进行布线和装置，并要预留发展容量。为便于管理、节省开支，手术室应有专门的集中制冷站、消防报警装置、计算机房等。

(1)中性点接地系统：为防止手术仪器漏电伤及术中工作人员和患者，应设中性点接地系统(即精确度高的漏电保护装置)。

(2)独立冷热源：应设置过渡季节独立冷热源，做到既可以与医院联网使用，又可根据术者和病人要求，单独控制，灵活启停。

(3)供气：手术间有一氧化二氮(笑气)、氧气、二氧化碳气体、压缩空气、麻醉废气的排出管道和负压吸引终端，一式两套，分别安装在吊塔上和墙面上。吊塔分为固定吊塔和旋转吊塔，安装在齐手术床头部的位置，以便麻醉机在手术中可避开手术野，不影响手术操作。医用气体必须有不少于3d的备用量。洁净手术室医用气体终端必须有一套备用。

(4)供电：洁净手术室部必须设置能自动切换的双路供电电源，洁净手术室内用电应与辅助用房用电分开，洁净手术室内医疗设备及装置的配电总负荷除应满足设计要求外不宜小于8kV。每个手术间至少设有3~4组供电插座，每组插座上有4个多用插口，插座要平齐手术台的前后部，以便手术仪器在使用过程中近距离的连接。手术时尽量使用墙面上的插口，少用接线板，避免地面拉线过多。

(5)给排水：洁净手术部内的给水系统必须有两路进口，并应同时设有冷热水系统，水质符合饮用水标准，刷手间用水须进行除菌处理，热水储存应有防止细菌滋生措施。手术间不得设地漏。

(6)通信：每个手术间有内部用电话、医用数据通讯系统、电脑联网系统。并设有对讲、群呼功能，以便迅速、及时地进行手术室之间或手术室与中心护士站之间的沟通和联系。

(7)摄像：在无影灯上安装正中式、旁置式或单悬臂可移动式摄像头接口术图像传输系统，减少进入手术间参观的人员。

2. 洁净手术室的用途及规模

(1)洁净手术室适用的手术范围：根据手术室净化级别的不同，其用途各有不同，见表1-1。

表1-1 不同净化级别手术室的用途

洁净等级	适用手术种类	用房安排
100级(特别洁净)	瓣膜置换、心脏手术、器官移植、人工关节置换、神经外科、全身烧伤、感染率大的手术	手术间
1000级(标准洁净)	眼外科、整形外科、非全身烧伤、骨科、普外科中的Ⅰ类手术、肝胆胰外科	手术间、体外循环灌注准备室
10 000级(一般洁净)	胸外科、泌尿外科、妇产科、耳鼻咽喉科、普外科(除去Ⅰ类手术)	手术间、无菌室
100 000级(一般洁净)	门诊、急诊、污染手术	走廊、洗手间、麻醉预备室

（2）洁净手术室辅助用房适用范围：洁净手术室辅助用房应包括洁净辅助用房和非洁净辅助用房。

①Ⅰ级洁净辅助用房：可作为生殖实验室等需要无菌操作的特殊实验室。

②Ⅱ级洁净辅助用房：适用于体外循环灌注准备。

③Ⅲ级洁净辅助用房：适用于刷手、手术准备，无菌敷料与器械、一次性物品和精密仪器的存放，还包括护士部以及洁净走廊。

④Ⅳ级洁净辅助用房：包括恢复室、清洁走廊等准洁净的场所。

⑤非洁净辅助用房：包括医师护士休息室、值班室、麻醉办公室、冷冻切片室、暗室、教学用房及家属等候处、换鞋室、更衣室、浴厕和净化空调等设备用房。

（3）手术室的规模：宜依据医院的性质、规模、级别和财力来决定。对于综合医院，须建 1 级洁净手术室时，该类洁净手术室手术间间数不应超过洁净手术室总间数的 15%，至少 1 间；有条件时根据需要可设 1 间负压洁净手术室。对于专科医院，特别洁净手术室应根据实际需要确定建设数量。

洁净手术室分为 4 种规模，各种规模洁净手术室的净面积不宜超过表 1-2 中的规定值，必须超过时应有具体的技术说明，且超过的面积不宜大于表 1-2 中的最大净面积的 25%。

表 1-2　洁净手术室平面规模

规模类别	净面积（m^2）	参考长（m）×宽（m）
特大型	50～60	7.5×5.7
大型	40～50	5.7×5.4
中型	35～40	5.4×4.8
小型	20～25	4.8×4.2

3. 洁净手术室基本装备　洁净手术室内与手术室平面布置和建筑安装有关的基本装备（不包括专用的移动的医疗仪器设备）的配置，应符合表 1-3 的要求。

表 1-3　洁净手术室的基本装备

装备名称	每间最低配置数量
无影灯	1 套
手术台	1 台
计时器	1 只
医用气源装置	2 套
麻醉气体排放装置	1 套
医用吊塔、吊架	根据需要配置
免提对讲电话	1 部
观片灯（嵌入式）或终端显示屏	根据需要配置
保暖柜	1 个
药品柜（嵌入式）	1 个
器械柜（嵌入式）	1 个
麻醉柜（嵌入式）	1 个
净化空调参数显示调控面板	1 块
微压计（最小分辨率达 1Pa）	1 台
记录板	1 块

注：可按医疗要求调整所需装备。

4. 手术间医疗设备

（1）手术床及附件：供手术患者卧位。分为显微手术床、多功能手术床、骨科牵引床。附件包括：①支臂板，供手术患者手臂输液及侧卧位手术时支撑手臂；②头架，遮挡患者头部，维护无菌区域，便于观察病情；③支腿架，用于截石位手术；④床顶，用于固定侧卧位手术（一般 4 个支点，分别是胸部、耻骨、臀部、胸背部）。

（2）无影灯：便于净化空气流动的手术照明。

（3）墙壁式和塔吊式中心供应系统 2～3 套：包括中心吸引、中心供氧、压缩空气、麻醉气体、供电系统。

（4）麻醉机：供手术监测及吸入性麻醉用。内有麻醉记录单、表麻药、记录笔、各种监测导线及电极。

（5）高频电刀：供手术切割和凝血（分单极、双极、氩气）。

（6）闭路电视系统：即监控系统（含示教系统）。

（7）背景音乐系统、报警装置。

（8）墙壁折叠式书写台：放置手术清点单、收费单、护理记录单、记录笔及杂用盒等物，并有照明供护士书写与记录用。

（9）嵌入式壁柜：放置无菌器械、敷料、输液液体、手术用物、药品。

（10）托盘：手术时放置无菌器械。

（11）输液天轨：输液时吊输液瓶。

（12）带温湿度电子钟：手术过程中记录时间及观察了解室内温湿度。

（13）防逆吸引瓶：收集冲洗液及痰液等。

（14）纱布清点架：放置使用过的纱布和纱垫。

（15）治疗桌：放置手术所需的碘酒、乙醇、镊子罐、注射盒、注射器及三通管、刀片和针头回收瓶等物。

（16）污物桶：盛污水、医用垃圾。

（17）转凳：供坐势手术。

（18）脚凳：供手术人员深部手术时用。分高、中、低3种。

5. 手术室附属用房

（1）洗手间：在洗手间内，常设4组洗手池，一般配合2个手术间使用或在每间手术间单独设置。也有设计为长条形的水池，池长能容纳2位医师、2位护士同时洗手，这种设计较为经济。在手术间与洗手间设玻璃观察窗，其大小为800mm×800mm，观察窗距离地面1.3m左右，使医师在洗手时能观察手术患者的动态，特别是麻醉后的患者更须观察。

（2）洗涤消毒间：现代医院中多采用集中洗涤消毒方式，在洗涤室内设置自动超声洗涤机对手术器械及医疗用品进行洗涤消毒。

（3）器械室：手术室的器械须集中放置在中心器械室内，在手术进行前，要对所有的器械修理磨制及清洁，使器械锐利、洁净，然后消毒。手术后的器械必须在器械室清洁。

（4）敷料工作室：在250张床以下的医院中，敷料工作室不设在手术部内，可放在医院的消毒供应室。在较大的医院中，手术部内设置有独立器械供应部及敷料工作室。

（5）消毒室：消毒室为中心消毒供应站的一部分，凡手术用敷料绷带、器械、手术衣等都在此进行消毒，室内设有高压蒸汽灭菌箱、等离子消毒器及环氧乙烷消毒机。

（6）麻醉室：手术室可设有专用麻醉室，患者术前麻醉在手术室内进行。麻醉室作为麻醉医师办公或存放麻醉药品的所在。欧洲医院有专用麻醉准备室，患者术前麻醉在麻醉准备室进行，使手术室的使用率大大提高。

（7）恢复室：恢复室主要是供术后患者恢复清醒，内设有医用气体管道装置，如氧气、吸引器、心电监护系统等。

（8）会诊室：大型医院须设会诊室，供手术室内医师会诊研究病情、讨论手术方案、休息之用。

（9）医护人员办公室：医护人员写报告、病历以及安排计划、办公等日常事务的场所。

（10）值班护士休息室：手术室内须设值班护士休息室。

二、手术器械、物品的消毒与灭菌

清洁、消毒、灭菌是预防和控制医源性感染的一个重要环节。凡能杀灭或清除传播媒介上一切微生物的措施，称为灭菌。灭菌法能杀灭细菌芽胞，作用彻底可靠，如压力蒸汽灭菌法以及戊二醛、环氧乙烷、过氧乙酸等广谱、高效化学灭菌剂灭菌法。只能杀灭或清除传播媒介上病原微生物的措施，称为消毒。消毒法一般不能杀灭细菌芽胞，但可使微生物的种类和数量减少到无害化的程度，如目前仍常用的乙醇、氯己定、苯扎溴铵等化学消毒剂消毒法。在实际工作中，是采取灭菌方法，还是采取消毒方法，应根据处理对象（微生物传播的媒介)的材料性质特点、临床要求标准而定。此外,还要制定严格的操作规程和管理制度,这是防止已经消毒或灭菌的物品、手术人员的手臂及患者的手术区不再被污染的重要保障。

手术器械和物品的无菌处理方法,目前首选预真空压力蒸汽灭菌器、快速压力蒸汽灭菌器等热力灭菌法,或者选用环氧乙烷、戊二醛、过氧乙酸等高效力化学灭菌法。这里只对适用于基层手术室范围的有关的消毒灭菌法介绍如下。

(一)去污清洁法

是将要消毒灭菌的物品实现彻底清洗干净,即通过物理或化学洗涤方法使物品(特别是管腔、表面不光滑的物品)上所附无机物、有机物和微生物降低到最低程度。物品彻底洗涤后,应干燥并及时包装,为下一步有效的消毒或灭菌做好准备。

洗涤工作应在手术室内专用洗涤槽内进行。常用的去污清洁有以下方法。①自来水清洁法:适用于污染轻、不存在有机物污染、表面光滑的物品。②洗涤剂或加酶洗涤剂洗涤法:用于污染重,尤其是有机物污染、物品结构复杂、表面不光滑物品的洗涤。可松解或分解有机物,再配合其他机械刷洗即可达到良好的清洁目的。③自动清洗器或超声波清洗机法:替代手工清洗并提高了劳动效率,避免洗涤利器时对人手的损伤,但造价较高。

去污清洁的过程一般包括对将被洗涤的器械和物品进行分类、用清水或洗涤剂溶液浸泡、用手工法做机械清洗、流水漂洗,以及晾干、擦干、烘干等步骤。

给普通患者用过的器械和物品,可直接进行去污清洁与包装,做消毒、灭菌处理,以备下次使用。对严重感染和特殊感染的患者,如肝炎、结核、铜绿假单胞菌感染、破伤风、气性坏疽患者等用过的器械和器材,应先作消毒,即根据物品材料性质选用戊二醛、过氧乙酸、含氯消毒剂溶液浸泡或煮沸消毒;然后再按常规进行洗涤;最后做灭菌处理。

(二)热力消毒灭菌法

高温能使微生物的蛋白质和酶变性或凝固(结构改变导致功能丧失),新陈代谢受到障碍而死亡,从而达到消毒与灭菌的目的。在消毒中,热可分为湿热与干热两大类。

1. 干热消毒灭菌　干热是指相对湿度在 20% 以下的高热。干热消毒灭菌是由空气导热,传热效果较慢。一般繁殖体在干热 80～100℃ 中经 1h 可被杀死,芽胞需 160～170℃ 经 2h 方可被杀死。常用电热烤箱。

电热烤箱利用烤箱的热空气消毒灭菌。烤箱通过电加热后的空气在一定空间不断对流,产生均一效应的热空气直接穿透物体。一般繁殖体在干热 80～100℃ 中经 1h 可以杀死,芽胞、病毒需 160～170℃ 经 2h 方可杀死。热空气消毒灭菌法适用于玻璃器皿、瓷器,以及吸收性明胶海棉、液状石蜡、各种粉剂、软膏等。灭菌后待箱内温度降至 50～40℃ 以下才能开启柜门,以防炸裂。

2. 湿热消毒灭菌　湿热消毒灭菌是由空气和水蒸气导热,传热快,穿透力强,湿热灭菌法比干热灭菌法所需温度低、时间短。

(1)高压蒸汽灭菌法:高压蒸汽灭菌器装置严密,输入蒸汽不外逸,温度随蒸汽压力增高而升高,当压力增至 103～206kPa 时,温度可达 121.3～132℃。高压蒸汽灭菌法就是利用高压和高热释放的潜热进行灭菌,为目前可靠而有效的灭菌方法。适用于耐高温、高压,不怕潮湿的物品,如敷料、手术器械、药品、细菌培养基等。

①台式高压蒸汽灭菌器:较适合基层单位使用,为金属圆筒,分为二层,加热后产生蒸汽。锅外有压力表,当蒸汽压力升高时,温度也随之相应升高。该灭菌器体积小,可自发蒸汽,便于携带(图 1-1)。

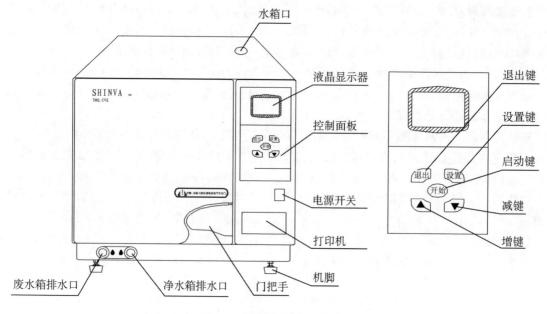

图 1-1 台式高压蒸汽灭菌器

操作方法如下。

a. 确认净水箱内有足量蒸馏水,废水箱内的水已被清空。如需要排水,可用本机附带的排水插头插入设备正面左下角的水箱排水接头,将水排出。用手指捏住排水接头的滚花部分往前一推,排水插头将被弹出。

b. 接通电源,打开电源开关,等待屏幕提示打开灭菌器门后,将准备好的灭菌物品放置于托盘中间位置,将门关紧。

c. 根据灭菌物品选择对应的灭菌程序。按"▲"键,屏幕将依次显示1♯器械,2♯器械包,3♯敷料,4♯橡胶等程序及相关参数的画面,见表1-4。

表 1-4 灭菌程序及相关参数

程序类型	灭菌温度 (℃)	灭菌时间 (min)	干燥时间 (min)
1♯器械	134	4	2
2♯器械包	134	4	10
3♯敷料	134	6	15
4♯橡胶	121	20	5

按"设置"键,屏幕显示模式设置画面,如下:

按"▲"键或"▼"键,选择预热模式,打印模式或年月日进入设置状态,以预热模式为例,当预热模式选中时其背景反白,按"设置"键进入设置状态,设定值开始闪烁,此时可按"▲"键或"▼"键可对其调整,设置完成后,按"退出"键退出。

d. 选择合适的程序后,按"开始"键,灭菌程序开始运行,阶段依次为"准备""脉动升温""脉动排汽""灭菌阶段""排汽泄压""干燥阶段""平衡压力""灭菌完成"等。

e. 程序运行过程中,可以从屏幕实时监测到运行总计时,灭菌及干燥倒计时,压力和温度等参数的变化情况。如果灭菌器选配了打印机,便可开启打印模式,将过程数据记录下来。

f. 程序运行过程中如有"超温""缺水"等异常情况出现时,系统将及时中断运行并警告。当出现报警情况时,请等待灭菌器内外压力平衡,蜂鸣器报警,屏幕提示"按退出键"后再打开柜门。

g. 当屏幕显示"灭菌完成,可以开门",同时蜂鸣器鸣叫后,便可以开门取出已灭菌物品。

h. 关上柜门,关闭电源开关,切断电源。

②脉动真空灭菌器:在通入蒸汽前有一预处理阶段,即柜室内抽负压至 2.6kPa(空气排出约 98%),机器运转由电脑控制(图 1-2)。

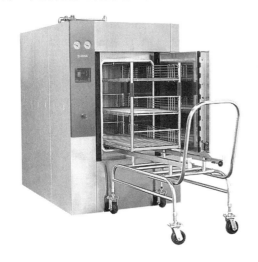

图 1-2　脉动真空灭菌器

脉动真空灭菌器高压蒸汽灭菌器灭菌时使压力达 206kPa,温度为 132℃,维持 4~5min。具有灭菌周期快、效率高,完成整个灭菌周期只需 25min,节省人力、时间和能源;冷空气排出较可靠与彻底;对物品的包装、排放要求较宽,而且真空状态下物品不易氧化损坏的特点。但设备费、维修费较高,对柜体密封性要求较高,存在小装量效应,即欲灭菌物品放得过少,灭菌效果反而较差。故不适宜基层单位使用。瓶装液体不用此法灭菌。

③卡式压力蒸汽灭菌器:卡式灭菌器是一种以压力蒸汽为介质的全自动灭菌设备(图 1-3)。适用于医疗单位口腔科、眼科、耳鼻喉科、手术室等科室对手术器械、玻璃器皿等的灭菌。主要性能特点:a. 快速,整个灭菌过程仅需 9~12min。卡式消毒盒能够快速升温和冷却,使整个消毒灭菌过程比常规的蒸汽灭菌器快得多。b. 安全,精密医疗器械受热时间短,可以相对延长器械的使用寿命。微电脑控制技术,液晶显示,触摸式按键温度、压力、时间、运行状态,故障报警液晶显示。

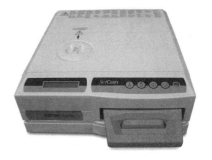

图 1-3　快速卡式压力蒸汽灭菌器

高压蒸汽灭菌法的注意事项:①无菌包不宜过大(<50cm×30cm×30cm),不宜过紧,各包裹间要有间隙,使蒸汽能对流易渗透到包裹中央。消毒前,打开贮槽或盒的通气孔,有利于蒸汽流通。而且排气时使蒸汽能迅速排出,以保持物品干燥。消毒灭菌完毕,关闭贮槽或盒的通气孔,以保持物品的无菌状态。②布类物品应放在金属类物品上,否则蒸汽遇冷凝聚成水珠,使包布受潮。阻碍蒸汽进入包裹中央,严重影响灭菌效果。③定期检查灭菌效果。经高压蒸汽灭菌的无菌包、无菌容器有效期以 1 周为宜。

高压蒸汽灭菌效果的监测:①工艺监测,又称程序监测。根据安装在灭菌器上的量器(压力表、温度表、计时表)、图表、指示针、报警器等,指示灭菌设备工作正常与否。此法能迅速指出灭菌器的故障,但不能确定待灭菌物品是否达到灭菌要求。此法作为常规监测方法,每次灭菌均应进行。②化学指示监测。利用化学指示剂在一定温度与作用时间条件下受热变色或变形的特点,以判断是否达到灭菌所需参数。常用的有:3M 压力灭菌指示胶带(图 1-4)。③生物指示剂监测。菌种用嗜热脂肪杆菌,本菌芽胞对热的抗力较强,其热死亡时间与病原微生物中抗力最强的肉毒杆菌芽胞相似。生物指示剂有芽胞悬液、芽胞菌片以及菌片与培养基混装的指示管。检测时应使用标准试验包,每个包中心部位置生物指示剂2个,放在灭菌柜室的5个点,即上、中层的中央各一个点,下层的

前、中、后各一个点。灭菌后,取出生物指示剂,接种于溴甲酚紫葡萄糖蛋白胨水培养基中,置55～60℃温箱中培养48h至7d,观察最终结果。若培养后颜色未变,澄清透明,说明芽胞已被杀灭。达到了灭菌要求。若变为黄色浑浊,说明芽胞未被杀灭,灭菌失败。

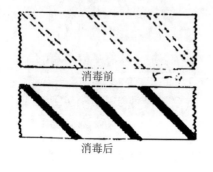

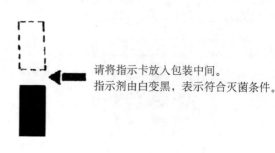

请将指示卡放入包装中间。
指示剂由白变黑,表示符合灭菌条件。

图1-4　3M压力灭菌指示胶带

3. 化学消毒灭菌法　利用化学药物渗透细菌的体内,使菌体蛋白凝固变性,干扰细菌酶的活性,抑制细菌代谢和生长或损害细胞膜的结构,改变其渗透性,破坏其生理功能等,从而起到消毒灭菌作用。所用的药物称化学消毒剂。有的药物杀灭微生物的能力较强,可以达到灭菌,又称为灭菌剂。

(1)环氧乙烷气体熏蒸灭菌:环氧乙烷是广谱、强力灭菌剂。其穿透力很强,又不会损坏灭菌物品,是目前主要的冷灭菌之一。将环氧乙烷气体置于密闭容器内,在标准的浓度、湿度和时间内达到消毒灭菌目的。将物品包装后放入环氧乙烷灭菌柜内,关闭柜门,预温加热至40～60℃,抽真空至21kPa左右,通入环氧乙烷,用量1kg/m³,在最适相对湿度(60%～80%)情况下作用6～12h。灭菌完毕后排气打开柜门,取出物品(图1-5)。

环氧乙烷气体熏蒸灭菌的注意事项:①环氧乙烷应存放在阴凉、通风、无火源、无电开关处。用时轻取轻放,勿猛烈碰撞。②消毒时,应注意环境的相对湿度和温度。钢瓶需加温时,热水不可超过70℃。③消毒容器不能漏气(检测有无漏气,可用浸有硫代

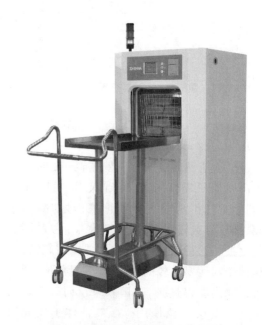

图1-5　环氧乙烷气体熏蒸灭菌器

硫酸钠指示剂的滤纸片贴于可疑部位。如有漏气,滤纸片由白色变粉红色)。袋内物品放置不宜过紧。④环氧乙烷有一定吸附作用,消毒后的物品,应放置在通风环境,待气体散发后再使用。⑤环氧乙烷对皮肤、眼及黏膜刺激性强,如有接触,立即用水冲洗。⑥在环

氧乙烷消毒的操作过程中,如有头昏头痛等中毒症状时,应立即离开现场至通风良好处休息。

(2)2%戊二醛溶液浸泡灭菌:戊二醛是广谱、强力灭菌剂。对金属腐蚀性小,有机物对其灭菌作用的影响也小。常用于浸泡不耐热的物品和仪器如锐利器械、橡胶及塑料制品。浸泡30 min可消毒,灭菌需要10 h。

戊二醛溶液浸泡灭菌的注意事项:①对手术刀片等碳钢制品有腐蚀性,含0.5%亚硝酸钠的戊二醛液有防锈作用。②戊二醛残留物对皮肤、黏膜有刺激,接触戊二醛时应戴橡胶手套。③浸泡的器械用前要用无菌生理盐水冲洗干净。

应用化学消毒灭菌法时必须严格掌握药物性质、有效浓度及消毒时间,否则会影响效果。不论何种药物,用于浸泡消毒时应注意:①根据物品的性能及病原体的特性,选择合适的消毒剂。②严格掌握消毒剂的有效浓度、消毒时间和使用方法。③需消毒的物品应洗净擦干,浸泡时打开轴节,将物品浸没于溶液里。④消毒剂应定期更换,挥发剂应加盖并定期测定比重,及时调整浓度。⑤浸泡过的物品,使用前需用无菌等渗盐水冲洗,以免消毒剂刺激人体组织。

在实际工作中,应根据物品材料的性质、消毒灭菌的标准要求,选择合适的消毒灭菌法(表1-5)。

表1-5 手术器械物品的消毒灭菌方法选择

手术器械和物品	常用消毒灭菌方法
手术器械包	预真空压力蒸汽灭菌,快速压力蒸汽灭菌,下排气式压力蒸汽灭菌,不耐热手术包用环氧乙烷熏蒸灭菌
手术缝线(丝线)	环氧乙烷熏蒸灭菌,快速压力蒸汽灭菌
锐利器械	快速压力蒸汽灭菌,戊二醛浸泡灭菌,环氧乙烷熏蒸灭菌
不耐热物品	环氧乙烷熏蒸灭菌,戊二醛浸泡灭菌
手术用敷料	预真空压力蒸汽灭菌,下排气式压力蒸汽灭菌
凡士林纱布、粉剂类	γ射线

4. **特殊感染手术后物品的处理** 破伤风、气性坏疽、铜绿假单胞菌等感染的患者手术后物品要特殊处理:手术结束后,将所有器械关节打开浸泡于0.2%过氧乙酸溶液中30min后捞出器械,清水冲洗后高压蒸气灭菌,然后再次彻底清洗和高压灭菌后备用。同时,手术中尽量使用一次性物品,术后将其集中放入红色塑料袋或注明特殊感染标记,要送去焚烧或做无害化处理。

三、手术人员的无菌准备

(一)手臂消毒前的准备

工作人员进入手术室必须换穿手术室经消毒准备的鞋子和衣服,戴好帽子和口罩。

衣袖应卷至上臂中段,下摆扎收于腰裤之内。裤腿远端平踝。手术室的鞋子和衣服不可穿出手术室外,出手术室时再换鞋更衣,在手术室内从清洁区进入污染区,也应换鞋。戴帽子要盖住所有头发,以免头发掉在术区。戴口罩必须盖住鼻孔,在手术中尽量少讲话,口罩湿了要更换(图1-6)。

(二)手臂的清洁与消毒

通过机械刷洗及化学消毒,能够清除手及前臂皮肤表面的细菌,减少患者感染的机会。常用的手臂消毒方法如下。

1. **肥皂刷手法**

(1)先用肥皂进行一般洗手,再用无菌毛刷蘸煮过的肥皂水刷洗手及前臂,从指尖到

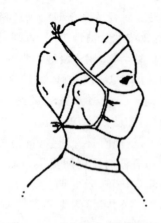

图 1-6　手术帽及口罩佩戴示意

肘上 10 cm 处，分 4 段（即指尖甲沟、手、前臂、上臂）两手交替刷洗。要注意甲缘、甲沟、指蹼等处的刷洗。一次刷完后，手指向上肘

向下，用清水冲洗手臂上的肥皂水。反复刷洗 3 次，共约 10 min。

（2）从无菌容器内取出无菌毛巾，从手到肘部擦干手及前臂。擦过肘部的毛巾不可再擦手部（图 1-7）。

（3）将手和前臂浸泡在 70％乙醇或 0.1％苯扎溴铵内 5min，浸泡范围到肘上 6cm。若用苯扎溴铵泡手，手臂上的肥皂必须冲洗干净，因为带入的肥皂将明显影响苯扎溴铵的杀菌效力。每桶苯扎溴铵溶液只能使用 40 次。乙醇溶液应每周过滤并校正浓度。

（4）洗手消毒后，应保持拱手姿势，手臂不应下垂，也不可再接触未经消毒的物品，否则应立即重新洗手。手臂晾干后准备穿手术衣戴无菌手套。

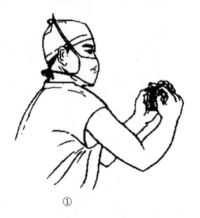
①

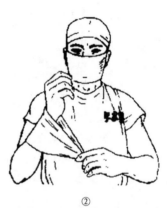
②

图 1-7　手臂消毒方法

2. 碘伏刷手法　是目前基层手术室常用的方法之一。

（1）用肥皂和流动水进行一般洗手。

（2）用无菌毛刷蘸 0.5％～1％碘伏刷洗手和前臂，从指尖到肘上 10cm，注意甲缘、甲沟、指蹼的刷洗，刷 3min，流动水洗净。再用一个无菌刷蘸碘伏刷洗 3min。

（3）用无菌毛巾将手和前臂擦干，取适量碘伏搓涂双手至腕关节上 5cm。稍干后穿手术衣和戴无菌手套。传统的肥皂刷手法现已少用。一些医院使用新型复方消毒剂，但造

价较高。基层医院常用碘伏刷手法消毒，该方法节约时间、经济、灭菌效果可靠。

（三）穿无菌手术衣

1. 穿无菌手术衣

（1）从已经打开的无菌衣物包中取出一件手术衣，注意不要触及未消毒的物品。提起衣领两角，轻轻抖开手术衣，勿将衣服外面对向自己或触碰其他使用物品。

（2）将手术衣向空中轻掷，两手伸入衣袖中，由巡回护士协助拉开衣领两角，将手向前伸出。

（3）由巡回护士从背后提拉手术衣内侧，协助穿上，系好领口带。术者双手交叉提起腰带向后递，由巡回护士在身后接过腰带系紧（图 1-8）。

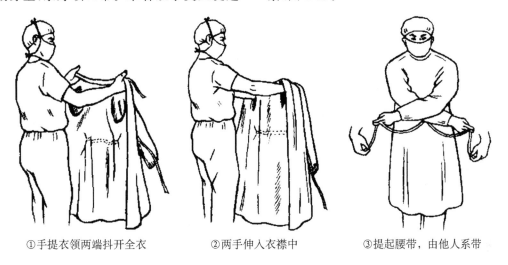

①手提衣领两端抖开全衣　②两手伸入衣襟中　③提起腰带，由他人系带

图 1-8　穿无菌手术衣法

2. 穿遮盖式手术衣法（图 1-9）

（1）取手术衣，将双手伸入衣袖内，手术衣展开。

（2）巡回护士协助拉衣领，并结扎衣领带及内片腰带。

（3）戴无菌手套后，递右手腰带上纸卡片的一端给巡回护士，或将腰带递给巡回护士，巡回护士使用无菌持物钳加持。

（4）巡回护士持卡片，将腰带绕过背后使手术衣的外片遮盖上内片。将腰带再递给术者，同时取下纸卡片。

（5）术者结扎腰带，穿衣完毕。

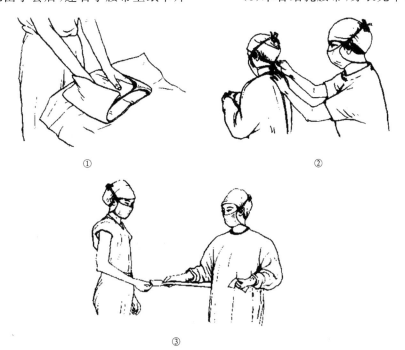

①

②

③

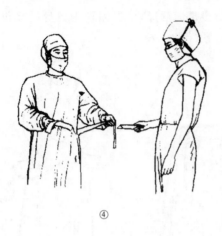
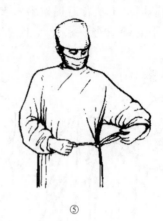

④　　　　　　　⑤

图 1-9　穿遮盖式手术衣法

(四)戴无菌手套法

各种手臂的消毒方法,都不能保证手臂的绝对无菌,因此必须戴无菌手套进行手术。

1. 戴无菌手套方法　以左手由手套夹内捏住手套口翻折部将手套取出。先用右手插入右手手套内,再用已经戴上手套的右手插入左手手套的翻折部(手套的外面),不可触及左手皮肤,帮助左手插入左手手套内。将手套翻折部翻上包住手术衣的袖口(图 1-10)。冲去手套上滑石粉。

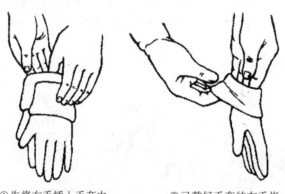
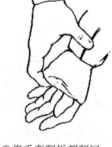

①先将右手插入手套内　②已戴好手套的右手指插入左手套的翻折部,帮助左手插入手套内　③将手套翻折部翻回盖住手术衣袖口

图 1-10　带无菌手套法

戴无菌手套的注意事项:①戴手套时应注意未戴手套的手不可接触手套外面,已戴手套的手不可接触未戴手套的手。②如戴干手套,应先穿手术衣,后戴手套;如用湿手套,应先戴湿手套,后穿手术衣,防止浸湿手术衣。

2. 不接触戴无菌手套方法(图 1-11)

(1)取无菌手术衣,双手伸入袖口处(手不出袖口)。

(2)隔着衣袖取另一只手的无菌手套,放另一只手的袖口上(手套的手指向上,各手指相对)。

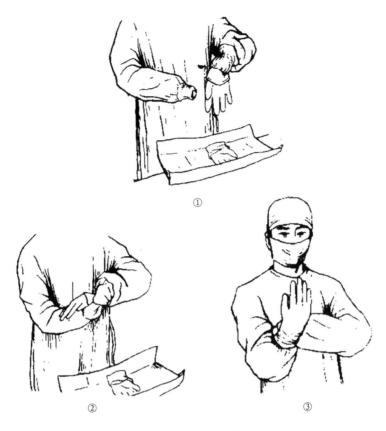

图 1-11 不接触戴无菌手套

（3）放上手套的手隔着衣袖将手套的一侧翻折边抓住，另一手隔着衣袖，拿另一侧翻折边将手套翻套于袖口上，手迅速伸入手套内。

（4）再用已戴手套的手，同法戴另一只手套。

3. 帮助他人戴手套方法　由已戴好手套的手术护士双手伸入手套翻折部（手套外面）将手套撑开，手术者将手插入手套内，手术护士将手套翻折部翻上，套在手术衣袖口之外（图 1-12）。同法戴另一只手套。

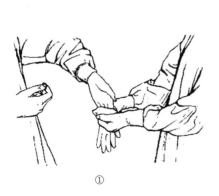

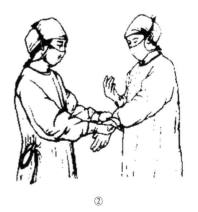

图 1-12 帮助他人戴手套

（五）连台手术更换手术衣及手套

一台手术结束,如需要进行另一台手术,必须更换手术衣及手套。如果手套未破,不用重新刷手。脱手术衣及手套后,70%酒精内泡手臂 5min 或 0.5%碘伏擦手 2～3min,然后穿手术衣及戴无菌手套。若前一台手术为污染手术,则应重新刷手。

更换手术衣时,先由巡回护士帮助解开腰带及衣领带,可让他人帮助或自己将手术衣及手套脱下。在脱手术衣及手套过程中,手及前臂不能触碰手术衣及手套的外面。

四、手术体位及手术区皮肤准备

（一）手术常用的体位

手术体位是指术中患者的位式,由患者的卧姿、体位垫的使用、手术床的操纵 3 部分组成。正确的手术体位,可获得良好的术野显露(尤其是深部手术),防止神经、肢体等意外损伤的发生,缩短手术时间;反之,则可造成手术操作困难,可能导致重要器官的损伤、大出血或严重后果。因此,必须熟练掌握手术体位的摆放。

1. **手术体位摆放** 手术体位应考虑以下几点。①患者安全舒适,骨隆突处要衬海绵垫或其他软垫以免压迫性损伤;②按手术要求充分暴露手术野;③不影响呼吸和循环功能,在胸、腹下放置软垫时,垫与垫之间要留一定空间;④避免神经、血管受压,上肢外展不超过 90°,以免损伤臂丛神经;⑤下肢要注意保护腓总神经;⑥便于麻醉和病情监测。

2. **仰卧位** 为最常见的体位,见图 1-13。

（1）水平仰卧位:该体位适用于腹部手术、颌部手术、骨盆手术及下肢手术,如阑尾炎、腹外疝、输卵管结扎等手术。手术患者平卧在手术台上,双臂由中单固定在身体两侧,若在一侧手臂有静脉输液,可将该侧手臂固定在臂托上。头下、膝下、足跟下放置软垫,避免受压。膝部用固定带固定。

（2）乳房手术患者取上肢外展仰卧位:患者仰卧,手术侧靠近台边,其余与水平仰卧位相同。

（3）颈部手术取头过伸仰卧位:患者仰卧位,手术台躯干部抬高 10°～20°,头板适当下落,颈后垫一圆枕,双肩下垫一肩枕,使头颈向后仰或转向健侧,其余与水平仰卧位相同。

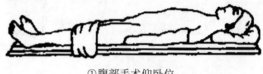
①腹部手术仰卧位

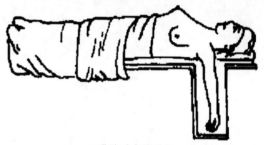
②乳腺手术仰卧位

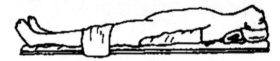
③颈部手术仰卧位

图 1-13 常用仰卧位

3. **侧卧位**

（1）胸部手术:患者健侧侧卧 90°(图 1-14),两手臂屈曲放于前面或伸直固定于手架上,上腿弯曲,下腿伸直,背部、胸部、腋下各垫一软枕,多数需上面一腿屈曲 90°,下面一腿伸直,两腿间放软枕,髋部及膝部用固定带固定。

（2）肾部手术:患者健侧侧卧 90°,肾区对准手术台腰桥,两手臂伸展,固定在托手架上,腰部垫软枕,将手术台桥架摇起,上面一腿伸直,下面一腿屈曲 90°,两腿间用软枕垫平,将头尾部适当摇低,使腰部抬高便于手术野暴露明显,臀部及腘窝处用固定带约束。

4. **俯卧位** 该体位适用于后胸部、脊柱和腿部手术(图 1-15)。患者俯卧手术台上,

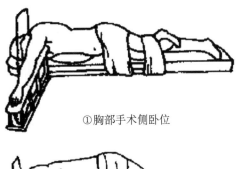

①胸部手术侧卧位

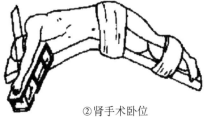

②肾手术卧位

图 1-14　常用侧卧位

头侧向一侧或撑于头架上,在胸上部、耻骨及髂骨处各放大小合适的软枕,使患者的腹部不接触床面,减轻对胸腹部压迫,手臂置于手术台两侧,肘稍弯曲,小腿、足下垫小枕,踝关节自然下垂,以免受压。腘窝部用固定带固定。如为颈椎手术时,额部及两颊部放在头托上,口鼻位于空隙处,头托稍低于手术台面。

5. 膀胱截石位　适用于会阴部、尿道、肛门手术(图 1-16)。手术台尾部折下,患者仰卧位,臀部位于手术台尾端,用橡皮单及中单铺在患者臀部及手术台折下部,必要时臀部放一小枕,以便手术操作。患者换上袜套,两腿分放在腿架上,两大腿外展 60°～90°,腘窝处置软垫,外用扎脚带固定。

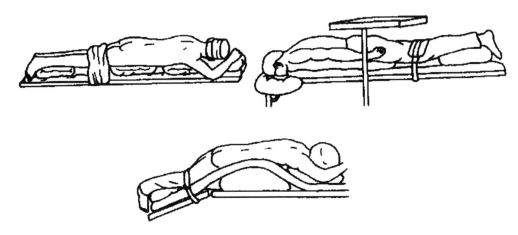

图 1-15　俯卧位

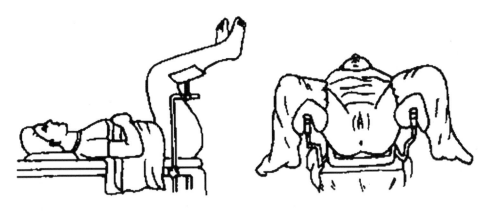

图 1-16　膀胱截石位

(二)手术区皮肤、黏膜消毒

皮肤表面常有各种微生物,包括暂居菌群和常居菌群,特别是当术前备皮不慎损伤皮肤时,更易造成暂居菌寄居而繁殖,成为术后切口感染的因素之一。皮肤消毒的目的主要就是杀灭暂居菌,最大限度地杀灭或减少常居菌,避免术后切口感染。因此,严格进行手术区皮肤消毒是降低切口感染的重要环节。

1. 常用消毒剂　常用皮肤(黏膜)消毒剂有以下 4 种。见表 1-6。

表 1-6　常用皮肤(黏膜)消毒剂

药名	主要用途	特点
3%碘酊	皮肤消毒	杀菌谱广、作用力强,能杀灭芽胞
0.05%～0.1%碘酊	黏膜、伤口的擦拭或冲洗	杀病毒、真菌、细菌,刺激性强
0.2%～0.5%碘伏	皮肤消毒	杀菌力较碘酊弱,不能杀灭芽胞,无须脱碘
0.02%～0.05%碘伏	黏膜、伤口的冲洗	杀菌力较弱,腐蚀性小
75%乙醇	颜面部、取皮区消毒,脱碘	杀灭细菌、病毒、真菌,对芽胞无效,对乙肝病毒等部分亲水病毒无效
0.1%～0.5%氯己定	皮肤消毒	杀灭细菌,对结核杆菌、芽胞有抑制作用
0.05%～0.1%氯己定	创面、颜面部、会阴、阴道、膀胱的冲洗	杀菌力弱

注:含有效碘 0.3%＝3000mg/L

目前,临床上有直接用 0.5%碘伏进行皮肤消毒,但对于一些无菌程度要求高的手术(如骨科),仍主张采用 2%～3%碘酊消毒、75%乙醇脱碘的分步方法进行皮肤消毒。对婴儿、面部皮肤,口腔、肛门、外生殖器,不用碘酊、乙醇消毒,过去用 0.1%新洁尔灭,现在用 0.5%碘伏涂擦 2 次消毒。在植皮时,供皮区的消毒可用 75%乙醇涂擦 2～3 次。

2. 消毒方法

(1)消毒原则

①充分暴露消毒区域,尽量将患者的衣服脱去,充分显露消毒范围,以免影响消毒效果。

②消毒范围以切口为中心向外 20cm;碘酊干后,方可脱碘,否则,影响杀菌效果。

③消毒顺序以手术切口为中心,由内向外、从上到下。若为感染伤口或肛门区消毒,则应由外向内。已接触边缘的消毒纱球,不得返回中央涂擦。

(2)操作方法

①检查皮肤清洁情况,如油垢较多或粘有胶布痕迹者,应用松节油擦净。若备皮不净者,应重新备皮。

②助手将盛有碘酊、乙醇纱球杯及敷料钳递给医生。

③医生夹取碘酊纱球,按顺序涂擦皮肤 1 遍,在待碘酊干的过程中,更换消毒钳,尔后用乙醇纱球彻底脱碘 2 遍。

④乙醇挥发干后,进行铺巾。

(3)注意事项

①使用消毒液擦拭皮肤时,需稍用力涂擦。

②碘酊液不可浸蘸过多,以免消毒时药液流向患者其他部位造成皮肤脱碘不净引起烧伤。

③皮肤消毒时,应用两把无菌敷料钳分别夹持碘酊、乙醇纱球,以免消毒过程中污染。使用后的敷料钳不可放回器械台上。

④采用碘伏皮肤消毒,应涂擦 2～3 遍,作用时间 3min。

⑤在消毒过程中,消毒者双手不可触碰手术区或其他物品。

⑥消毒过程中床单明显浸湿,应更换床单或加铺一层干的布单后再铺无菌巾,以免术中患者皮肤长时间接触浸有消毒液的床单,造成皮肤灼伤。婴幼儿手术尤应注意。

⑦注意脐、腋下、会阴等皮肤皱褶处的消毒。

⑧实施头面部、颈后入路手术时,应在皮肤消毒前用防水眼贴(眼保护垫)保护双眼,防止消毒液流入眼内,损伤角膜。

⑨皮肤消毒范围至少要包括手术切口周围 15～20cm 的区域。消毒者在消毒后双手应再用 70% 酒精浸泡或用 0.5% 碘伏涂擦,然后穿手术衣及戴手套。

3. 消毒范围

(1)头部手术:头部及前额(图 1-17)。

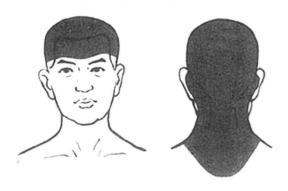

图 1-17　头部手术消毒范围

(2)口、颊面部手术:面、唇及颈部。

(3)耳部手术:术侧头、面颊及颈部。

(4)颈部手术

①颈部前手术:上至唇下,下至乳头,两侧至斜方肌前缘(图 1-18)。

②颈椎手术:上至颅顶,下至两腋连线。

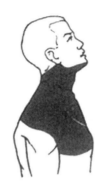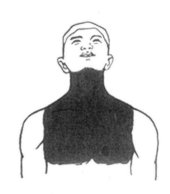

图 1-18　颈部前手术消毒范围

如取髂骨,上至颅顶,下至大腿上 1/3,两侧至腋中线。

(5)锁骨部手术:上至颈部上缘,下至上臂上 1～3cm 处和乳头上缘,两侧过腋中线。

(6)胸部手术

①侧卧位:前后过中线,上至肩及上臂上 1/3,下边过肋缘,包括同侧腋窝(图 1-19)。

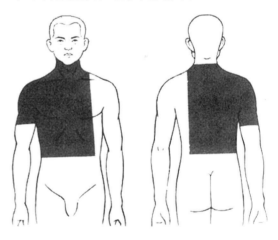

图 1-19　胸部侧卧位手术消毒范围

②仰卧位:前后过腋中线,上至锁骨及上臂,下过脐平行线。

(7)乳癌根治手术:前至对侧锁骨中线,后至腋后线,上过锁骨及上臂,下过脐平行线。如大腿取皮,大腿过膝,周围消毒。

(8)腹部手术:上腹部、下腹部消毒范围。

①上腹部手术:上至乳头,下至耻骨联合,两侧至腋中线(图 1-20)。

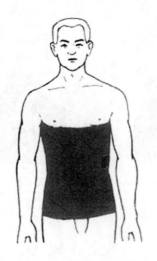

图 1-20　上腹部手术消毒范围

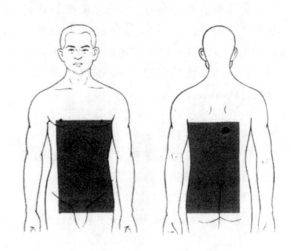

图 1-22　肾手术消毒范围

②下腹部手术:上至剑突,下至大腿上 1/3,两侧至腋中线。

(9)腹股沟区及阴囊部手术:上至脐平行线,下至大腿上 1/3,两侧至腋中线(图 1-21)。

(13)会阴部手术:耻骨联合、肛门周围及臀、大腿上 1/3 内侧(图 1-23)。

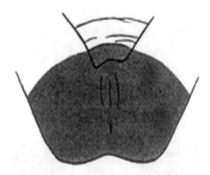

图 1-23　会阴部手术消毒范围

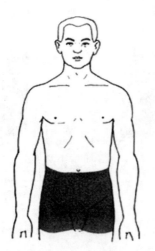

图 1-21　腹股沟区及阴囊部手术消毒范围

(14)髋部手术:前后过正中线,上至剑突,下过膝关节,周围消毒(图 1-24)。

(15)四肢手术:周围消毒,上下各超过一个关节(图 1-24)。

(三)手术区铺单

手术区消毒后需要铺盖无菌手术单,其目的是显露手术切口处皮肤区,遮盖其他部位,以尽量减少术中污染。铺手术单的基本要求:①用四块折边的无菌单,遮盖手术切口周围,每侧一块;一般先铺对侧或相对不洁区(如会阴、下腹),最后铺近侧,并用布巾钳夹住交角处,以防止移动。②铺单位置要准确,

(10)胸椎手术:上至肩,下至髂嵴连线,两侧至腋中线。

(11)腰椎手术:上至两腋窝连线,下过臀部,两侧至腋中线。

(12)肾手术:前后过腋中线,上至腋窝,下至腹股沟(图 1-22)。

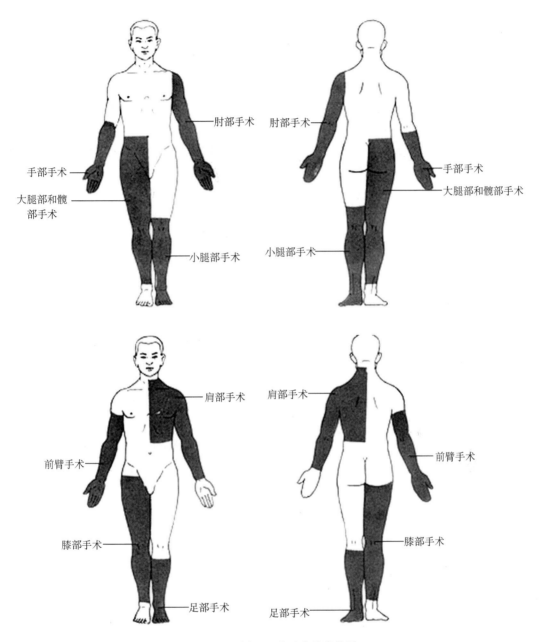

图 1-24　髋部、四肢手术消毒范围

已经铺下的无菌单只能由手术区向外撤,不能向内移动;根据情况再铺小单、大单。③大单的头端应盖过麻醉架,两侧和足端部应垂下超过手术台边 30cm 以上。④铺巾厚度一般手术区周围要求有 4～6 层,外周至少 2 层。⑤如果手术单被水或血浸湿,就失去隔离作用,应再加盖无菌单。

这里,仅介绍基层常用手术部位铺单。

1. 腹部手术无菌单的铺制(图 1-25)

(1)传递 4 块治疗巾,前 3 块折边向着手术助手递上,第 4 块折边向着自己递上。

(2)铺第 1 块治疗巾覆盖手术野下方,然

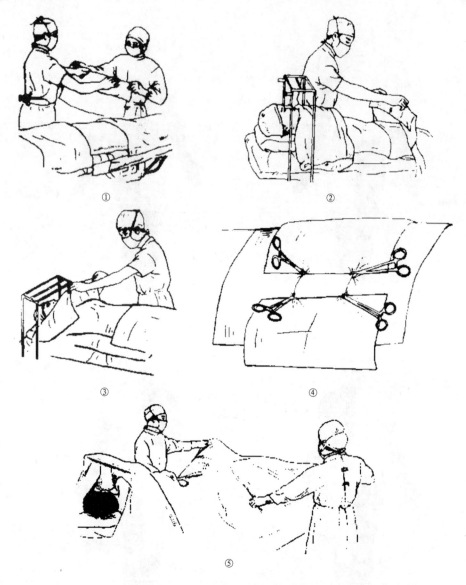

图 1-25　腹部手术无菌单的铺制

后按顺序铺制手术野上方、对侧和同侧。

（3）4 块治疗巾交叉铺于手术野后，以 4 把手巾钳固定或切口部位覆盖皮肤保护膜。

（4）铺腹单覆盖头架及托盘。

（5）双折治疗巾铺于托盘上。

（6）如为大手术在麻醉桌侧横位拉一块单层中单。

2. 甲状腺手术无菌单的铺制（图 1-26）

（1）传递第一块治疗巾，折边向着助手递

上，横铺于胸前。

（2）自下颌始，横铺一小颈单，将小颈单上部向上翻转遮盖头架，由助手将小颈单的固定带由耳后系于头顶上。

（3）两块治疗巾团成球形，填在颈部两侧。

（4）传递两块治疗巾。折边向助手的铺于对侧，折边向自己的铺于同侧，然后一块治疗巾竖叠折边向着助手递上，竖铺于手术部

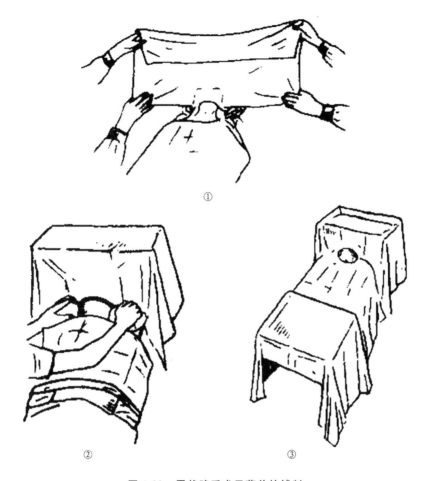

①

②　　　　　　　　　　③

图 1-26　甲状腺手术无菌单的铺制

位的上方,以 4 把手巾钳固定或切口部覆盖皮肤保护膜。

(5)铺颈单,覆盖头架、全身及托盘。

(6)双折治疗巾或双折中单覆盖托盘。

(7)术者一侧横拉一单层中单。

3. 乳腺手术无菌单的铺制(图 1-27)

(1)患侧上肢抬高,自腋下横铺一双折大单,覆盖支臂架。双折巾单包裹上肢、以绷带包扎固定。

(2)5 块治疗巾交叉铺于手术野四周,以 5 把手巾钳固定或切口部位覆盖皮肤保护膜。

(3)手术部位上方铺一双折桌巾覆盖头架。

(4)手术部位下方铺一双折大单覆盖身体,然后在托盘上再铺一双折大单。

(5)手术部位两侧各铺一双折中单,以组织钳固定。

(6)托盘上铺一双折中单。

(7)患侧横位拉一单层中单。

4. 会阴部手术无菌单的铺制(图 1-28)

(1)双折中单上重叠一块治疗巾垫于患者臀下。

(2)铺盖肛单,分别将双下肢套好,然后覆盖托盘、胸部及头架,显露手术野。

(3)双折治疗巾铺盖托盘。

5. 胸部手术无菌单的铺制

(1)双折中单两块,分别垫于身体两侧。

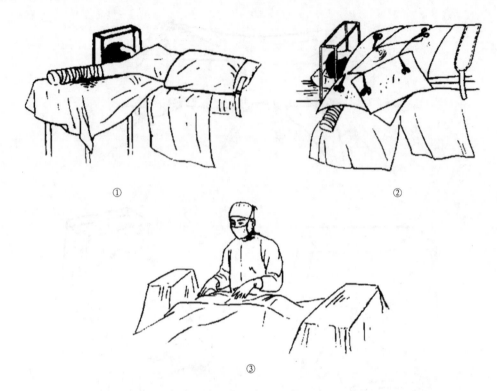

①　　　　　　　　　　②

③

图 1-27　乳腺手术无菌单的铺制

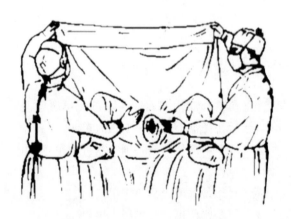

图 1-28　会阴部手术无菌单的铺制

（2）双折中单一块，铺于手术野上方，覆盖头架。

（3）4 块治疗巾交叉铺于手术野，以 4 把手巾钳固定或切口部位覆盖皮肤保护膜。

（4）手术野上方铺一双折大单覆盖头架。手术野下方铺一双折大单，托盘上铺一双折大单。

（5）手术部位两侧各铺一双折中单，以组织钳固定。

（6）托盘上铺一双折中单。

（7）头架上放置器械袋。

6. 上肢手术无菌单的铺制（图 1-29）

（1）患肢下横铺一双折大单。

（2）一块双折或四折治疗巾围绕手术部位上方，裹住上臂及气囊止血带，一把手巾钳固定。

（3）一块双折治疗巾或中单包裹手术以下部位的前臂和手，以绷带包扎固定。

（4）手术部位上缘横铺一双折桌巾覆盖上身及侧架，与大单连接处用两把组织钳固定。

（5）手术部位下方垫一双折治疗巾。

7. 前臂及手部手术无菌单的铺制

（1）患肢下横铺一双折大单。

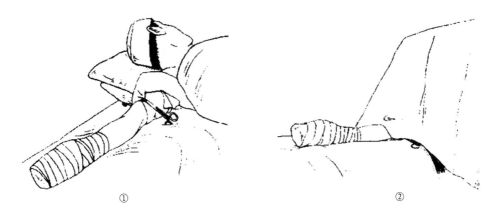

①　　　　　　　　　　②

图 1-29　上肢手术无菌单的铺制

（2）一块双折或四折治疗巾围绕手术部位上方，裹住上臂及气囊止血带，一把手巾钳固定。

（3）手术部位上缘横铺一双折桌巾覆盖上身及侧架。与大单连接处用两把组织钳固定。

（4）手术部位下方垫一双折治疗巾。

8. 下肢手术无菌单的铺制（图 1-30）

（1）患肢下横铺一双折大单，自臀部往下并覆盖健侧下肢。

（2）双折治疗巾围绕手术部位上方，裹住气囊止血带，一把手巾钳固定。

（3）双折中单包裹手术区下方未消毒的区域，绷带包扎固定。

（4）手术部位上缘铺一双折桌巾盖住上身，与大单相连处用两把组织钳固定。如是大腿或膝关节手术，则应铺腹单或丁字腹单，患肢从洞中伸出。

（5）手术部位下方垫一双折中单。

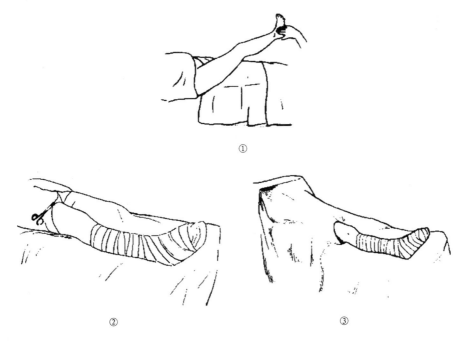

①

②　　　　　　　　　　③

图 1-30　下肢手术无菌单的铺制

9. 足部手术无菌单的铺制

(1)患肢下横铺一双折大单,自臀部往下并覆盖健侧下肢。

(2)双折治疗巾围绕手术部位上方,裹住膝部及小腿,一把手巾钳固定。

(3)手术部位上缘铺一双折桌巾盖住上肢及上身,与大单相连处用两把组织钳固定。

(4)手术部位下方垫一双折治疗巾。

10. 肩部手术无菌单的铺制

(1)患侧肩下垫一双折中单,胸部横铺一双折大单。

(2)双折治疗巾从腋下围至肩部,上面再铺一双折治疗巾与此交叉,用两把手巾钳固定。

(3)患侧上肢用一双折中单包裹,以绷带包扎固定。

(4)双折中单,一部分横铺于托盘架上,并用托盘压住,剩余部分翻转于托盘上。

(5)铺颈单,上肢从洞中伸出,覆盖上身及托盘,托盘上铺一双折中单或治疗巾。

(6)上肢下铺一双折治疗巾。

11. 耳部手术无菌单的铺制

(1)将托盘摆于患者头部,托盘的右上角对着患者上颌角处,其高低距离患者面部20cm左右。

(2)3块治疗巾交叉铺于耳周,用3把手巾钳固定。

(3)将托盘拿起,一块治疗巾竖铺,将1/4搭于托盘架上,用托盘压住,3/4翻铺于托盘上。

(4)铺耳洞巾,盖住头部、托盘及上身。

(5)托盘上铺一双折洞巾。

12. 眼部手术无菌单的铺制

(1)两块治疗巾铺于患者头下,将上面一块包裹住患者的头部及健眼,以一把手巾钳固定。

(2)将托盘摆于患者胸前,高低距患者胸部20cm左右。

(3)铺眼洞巾盖住头部、托盘及上身。眼孔处覆盖皮肤保护膜。

(4)托盘上铺一双折中单或治疗巾。

五、手术室的清洁与消毒

(一)日常清洁与消毒工作

1. 每天手术结束后的工作

(1)先开门窗通风,清除手术间内污物和杂物。

(2)手术间内物体表面和地面须行湿拭清扫。选用二溴海因等含溴消毒液(有效溴浓度500mg/L)、三氯异氰尿酸等含氯消毒液(有效氯500mg/L)或0.2%~0.5%过氧乙酸溶液进行喷洒、擦洗或拖地,作用30~60min即可达到消毒。

(3)然后关闭门窗,选用以下方法进行空气消毒处理:①使用循环风紫外线空气消毒器,能有效滤除空气中的尘埃,并将进入消毒器的空气中的微生物杀死。开机30min可达到消毒目的。此设备能进行连续消毒,即每15分钟开机一次,持续时间15min,如此反复工作至预定时间。可在室内有人活动的情况下使用。②静电吸附式空气消毒器,能过滤、吸附空气中的尘埃和微生物,一般消毒30min可达消毒标准要求,亦可在室内有人的环境中使用。③紫外线灯管直接照射消毒,每$1m^2$地面面积,约用紫外线2W,照射有效距离不超过2m,照射时间2h。

2. 每周大清洁和消毒工作　每周定期大扫除一次。随后可采用过氧乙酸熏蒸法进行空间消毒,即按手术间空间大小,以$1g/m^3$计算过氧乙酸用量;加水稀释成0.5%~1%的浓度,加热使其蒸发;15~25℃室温下,相对湿度60%~80%,密闭门窗,持续时间2h。最后做空气和物体表面细菌培养,应符合国家标准要求。

甲醛污染环境,有致癌作用,不宜用于空气消毒。

(二)严重感染手术后的消毒方法

1. 破伤风、气性坏疽等特殊感染患者手术后　①立即做手术室空气熏蒸消毒,按

$3g/m^3$ 计算过氧乙酸用量,稀释后加热蒸发,密闭房间持续消毒 2h。②随后开窗通风,彻底打扫;用含有效溴或有效氯 2000～3000mg/L 的消毒剂擦洗室内各种物体表面,并喷洒地面、墙壁,喷洒量 100～200ml/m²,药物作用 30～60min。③最后用紫外线空气消毒器或紫外线灯管直接照射,必要时亦可再次用过氧乙酸熏蒸。④室内物体表面和空气监测,符合消毒灭菌要求。注意手术所用器械应行"消毒－清洗－灭菌"的特殊处理,手术尽量用一次性巾单、手套和手术衣,并在手术后装袋集中焚毁。

2. 肝炎病毒、结核分枝杆菌等污染的手术室　可选用含有有效溴或有效氯 2000mg/L 的消毒剂,或选用 0.5% 过氧乙酸溶液湿拭室内物体表面,地面可以用 100～200ml/m² 的药量进行喷洒,持续作用时间 30～60min。

六、手术室的无菌原则

手术室要严格遵守无菌原则,防止已经灭菌和消毒的手术物品、污染,始终保持手术操作的无菌环境。

(一)手术室的一般规则

1. 进入手术室的人员必须换用手术室的专用衣、帽、鞋和口罩等。送血标本、送病理、送患者等,必须更换衣鞋。

2. 控制进入手术室的人员数量,工作人员患皮肤感染和上呼吸道感染不得进入手术间。患者的外衣和床单等不能带入手术间。

3. 保持手术间清洁,对室内设备物品定时进行清洁工作,对墙、地和空间定时进行净化消毒(均需用湿法,以免尘埃飞扬),有条件时监测空气菌落。

(二)手术中无菌要求

1. 手术人员洗手、穿无菌衣和戴手套之后,双手不得下垂、叉腰、夹在腋下或高举超过肩部,应放在胸前。等待手术时,可站立在手术台侧方,避开其他忙于工作的人员。

2. 开始手术后,手术人员应紧挨手术台,可正面对向手术台,不应完全侧身,更不应背对手术台。

3. 传递器械,只可在胸前平递,不可过低或过高,更不可从背后传递。

4. 一旦发现任何手术人员或物品受到沾染,必须立即重新消毒或更换。

5. 台上手术人员如需要调换位置,应退离台边半步,转身移动,不接触周围人和物;也不应面对旁边的手术人员背部而直接换位。

6. 巡回护士向手术人员供给无菌物品时,只能打开外部包装,并与无菌区保持适当距离。

7. 手术人员头面部流汗时,应将头面部转离无菌区,请巡回护士协助擦汗,巡回护士应注意避免碰触手术人员的无菌区。

(三)手术器械台的使用

在基层往往由术者或助手担任器械的管理,因此简单介绍器械台的铺制和使用。

手术器械台要求结构简单、坚固、轻便及易于清洁灭菌,有轮可推动;桌面四周有栏边,栏高 4～5cm,防止手术器械滑下。手术器械台一般分为大、小 2 种规格,根据手术性质和范围,选择规格合适的器械台。

1. 无菌器械台的准备

(1)巡回护士把手术包放于器械台上,用手打开包布(双层无菌巾)面,内里向外展开,保持手臂不穿过无菌区。

(2)用持物钳打开器械台布,然后铺双层大单,先铺对侧,后铺近侧,垫在台面下的无菌巾共厚 6 层,铺无菌单应下垂台面 30cm。

(3)器械护士穿好无菌手术衣及戴无菌手套后,将器械按使用先后次序及类别排列整齐在无菌台上。

2. 使用无菌器械台的原则

(1)铺好备用的无菌器械台超过 4h 不能再用。

(2)参加手术人员双手不得扶持无菌器

械台的边缘。因台缘平面以下应视为有菌区。

（3）凡垂落台缘平面以下物品，必须重新更换，不得拾回再用。

（4）术中污染的器械、用物不能放回原处。如术中接触胃肠道等污染的器械应放于弯盘等容器内，勿与其他器械接触。

（5）如有水或血浸湿者，应及时加盖无菌巾以保持无菌效果。

（6）手术开始后，该无菌台仅对此手术患者是无菌的，而对其他患者使用无菌物品，则属于污染的。

（7）器械护士应及时清理无菌台器械及用物，以保持无菌台清洁、整齐、有序，并及时供应手术人员所需的器械及物品。

第二节　常用手术器械及使用方法

手术器械是外科手术操作的必备物品。正确掌握各种手术器械的结构特点和基本性能并能熟练运用是施行外科手术的基本要求和保证。根据杠杆作用原理，一般手术器械可分为两类：一类是带轴节的器械，在尾部用力，轴节作支点，尖端至轴节形成重臂，柄环至轴节形成力臂，活动时形成夹力，如血管钳、持针钳和剪刀等；另一类是用力点在器械中间，工作点在前端，如手术刀、手术镊等。

一、手术刀

手术刀主要用于切割组织，有时也用刀柄尾端钝性分离组织。手术刀由刀柄和可装卸的刀片两部分组成（图 1-31）。刀柄通常与刀片分开存放和消毒。

（一）手术刀及刀柄的类型

刀片的种类较多，按其形态可分为圆刀、弯刀及三角刀等；按其大小可分为大刀片、中刀片和小刀片。手术时根据实际需要，选择合适的刀柄和刀片。最常用的刀片（10号、20号、21号、22号）为肋状背缘及圆突的刀刃。小形刀片（15号）因其运行较为灵活、精确，常用于整形及小儿外科等精细手术。有几种为特殊用途而设计的异形刀片：①形如钩状的12号刀片，用于拱形切开鼓膜以引流中耳感染；②刺刀状的11号刀片，用于反挑式切开脓肿及精细解剖分离。

刀柄一般根据其长短及大小来分型，一把刀柄可以安装几种不同型号的刀片。常用者为4号刀柄，用于安装较大刀片；3号刀柄用于安装小型刀片。此外，尚有细长的7号及9号刀柄，其前端与3号者等大，可用同形刀片。7号刀柄常用于眼、耳鼻喉等科手术。3号者多用于整形外科。

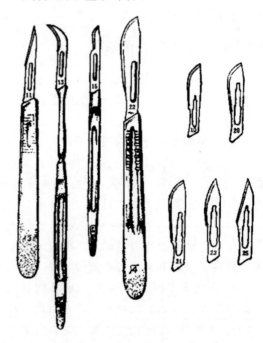

图 1-31　手术刀柄及刀片

（二）更换刀片法

更换刀片时应用持针器夹持安装，切不可徒手操作，以防割伤手指。更换刀片，左手握持刀柄，右手用持针器夹住刀片尾端背部，稍用力提起刀片并向前推即可卸下（图 1-32）。安装新刀片时,与上述动作相反,用持针器夹持刀片前端背侧,使刀片的缺口对准刀柄槽,稍用力向下嵌入即可装上。（图 1-33）

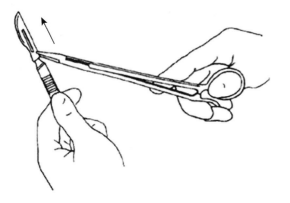

图 1-32 取刀片法

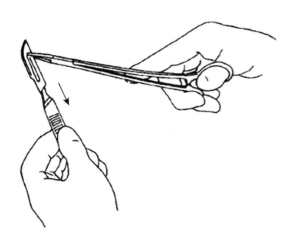

图 1-33 安刀片法

（三）执刀方式

正确的执刀方式一般有四种。

1. 执弓式 是最常用的一种执刀方式（图 1-34）,动作范围广而灵活,用力涉及整个上肢,主要在腕部。用右手拇指与中指、环指捏持刀柄,示指放在刀片背缘上。用刀片之最圆突部分,即刀片之最锐利部切开。用于较长的皮肤切口和腹直肌前鞘的切开等。

2. 执笔式 用力轻柔,操作灵活准确,

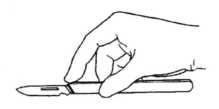

图 1-34 执弓式

便于控制刀的动度,其动作和力量主要在手指。执刀方法与执铅笔姿势相同（图 1-35）,用刀片之尖部切割。用于短小切口及精细手术,如解剖血管、神经及切开腹膜等。

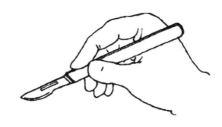

图 1-35 执笔式

3. 握持式 全手握持刀柄,拇指与示指紧捏刀柄刻痕处（图 1-36）。此法控刀比较稳定。操作的主要活动力点是肩关节。用于切割范围广、组织坚厚、用力较大的切开,如截肢、肌腱切开、较长的皮肤切口等。

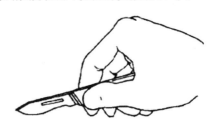

图 1-36 握持式

4. 反挑式 常配用 11 号刀片。是执笔式的一种转换形式,刀刃向上挑以扩大切口（图 1-37）,免损伤深部组织。操作时先刺入,动点在手指。用于切开脓肿、血管、气管、胆总管或输尿管等空腔脏器,切断钳夹的组织或扩大皮肤切口等。

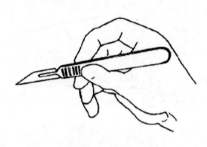

图 1-37　反挑式

(四)手术刀的传递

传递手术刀时,传递者应握住刀柄与刀片衔接处的背部,将刀柄尾端送至术者的手里(图 1-38),不可将刀刃指着或对着术者传递以免造成损伤。

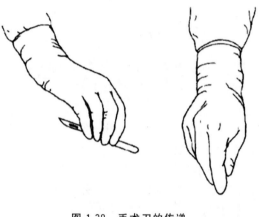

图 1-38　手术刀的传递

(五)其他的刀类

有截肢刀、骨刀、轴式取皮刀、鼓式取皮刀等。此外,还有各种电刀、氩气刀、超声刀和激光刀等,通过特定的装置来达到切割组织同时止血的目的。下面简单介绍高频电刀(图 1-39)。

目前高频电刀在外科领域中使用很广泛,其工作原理是高频电流对组织细胞能产生电解、电热和电刺激效应。在医学应用中,主要利用其电热效应来进行组织切割、解剖、间接或直接电凝,使手术出血量减少到最低程度。高频电刀类型很多,使用前必须了解其性能及使用方法。手控开关的高频电刀具

有切割和电凝两个按钮。使用高频电刀有一定的危险性,为预防意外,使用时应注意:①事先检查电器元件有无故障;②移去手术室内易燃物质;③安置负极板于患者身体肌肉丰厚处,应尽量靠近手术部位,以便使电流通过最短的途径安全地返回电凝器,注意不要弄湿负极板,防止烧伤;④电凝器的功率不应超过 250W,电灼前用纱布吸去创面的积血;做一般切割分离时不要使用单纯电凝;电器元件未与组织完全接触前不能通电;⑤通电时电刀头和导电的血管钳不应接触出血点以外的其他组织或其他金属器械,尽量减少组织烧伤;⑥随时剔除电刀头末端的血痂、焦痂,使导电不受障碍;⑦重要组织器官的附近慎用或禁用电刀。

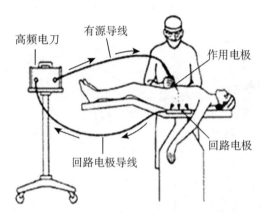

图 1-39　高频电刀(箭头表示高频电流方向)

二、手术剪

手术剪是仅次于手术刀的常用手术器械。

(一)手术剪的分类

按照不同需要设计,分为组织剪和线剪两大类。

1.组织剪　又名解剖剪。其刃部有直、弯两型;柄部有长短不同的尺码(图 1-40)。各型组织剪的刃部薄、锐利。其尖端较圆钝光滑。除剪开组织外,组织剪有时也用于分离组织,扩大组织间隙,以便剪开。直组织剪

用于剪开表浅组织；弯组织剪用于剪开伤口内深部组织。结构上组织剪的刃较薄，线剪的刃较钝厚，使用时不能用组织剪代替线剪，以免损坏刀刃，缩短剪刀的使用寿命。

2. 线剪　线剪多为直剪，又分剪线剪和拆线剪，前者用于剪断缝线、敷料、引流物等，后者用于拆除缝线。线剪刃部比组织剪略长。其两刃部顶端或均尖锐，或一尖一圆或

均圆钝（图 1-40）。二刃部顶端均圆钝者，通常当作剪线使用，尤其适用于深部剪线。其一端或两端尖锐者，除可用作浅部剪线及拆除缝线外，还可用于某些手术中，在狭小空间内做细微剪开。例如，指（趾）甲部分切除术时即需将剪刀之尖端伸至甲下切除部分指（趾）甲。拆线剪的结构特点是一页钝凹，一页尖而直（图 1-41）。

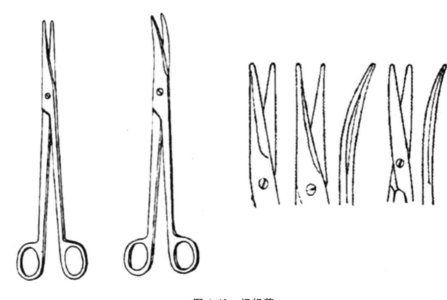

图 1-40　组织剪

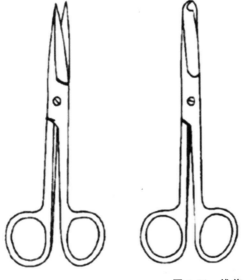
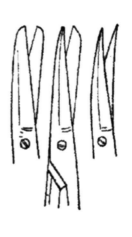

图 1-41　线剪

(二)执剪方式

正确的执剪姿势为拇指和环指分别扣入剪刀柄的两环,中指放在环指前的剪刀柄上,示指压在轴节处起稳定和导向作用(图1-42),如此可以很牢稳地使用剪刀,减少震动。在一般情况下使用剪刀刃部之远侧部分进行剪切。若遇坚韧组织需行剪开时,需用剪刀刃之根部剪开,以防损伤剪刀刃之前部。为了避免误伤重要组织结构,必须在清楚地看见两个尖端时再闭合剪刀。在伤口或胸、腹腔等深部位置剪线有可能发生误伤重要组织结构时,不得使用前端尖锐的剪刀。剪割组织时,一般采用正剪法,也可采用反剪法,有时为了增加稳定性,还可采用扶剪法(图1-43)。

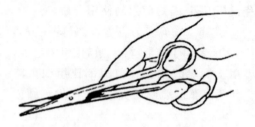

图1-42 正确执剪方式

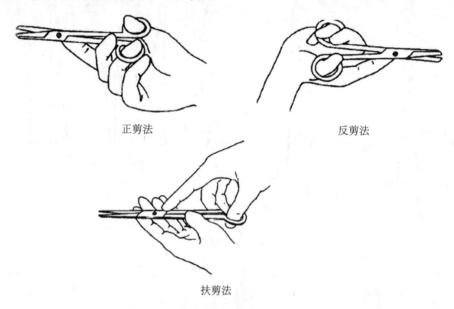

正剪法　　　　　　　　反剪法

扶剪法

图1-43 其他执剪方式

初学者执剪常犯错误是将中指扣入柄环(图1-44)。而这种错误的执剪方法不具有良好的三角形稳定作用,从而直接影响动作的稳定性。

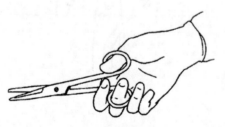

图1-44 错误执剪方式

(三)手术剪的传递

术者示、中指伸直,并做内收、外展的"剪开"动作,其余手指屈曲对握(图1-45)。

三、血管钳

血管钳是主要用于止血的器械,故也称止血钳,此外,还可用于分离、解剖、夹持组织;也可用于牵引缝线,拔出缝针或代镊使用。代镊使用时不宜夹持皮肤、脏器及较脆弱的组织,要尽量少夹组织,切不可扣紧钳柄上的齿槽,以免损伤组织。也不要用血管钳夹持坚硬的组织,以免损坏血管钳。

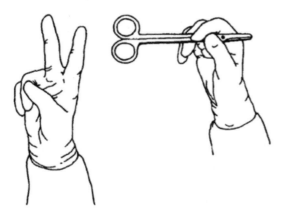

图 1-45　手术剪传递

(一)血管钳的分类

　　临床上血管钳种类很多,其结构特点是前端平滑,依齿槽床的不同可分为弯、直、直角、弧形、有齿、无齿等,钳柄处均有扣锁钳的齿槽。临床上常用者有以下几种(图 1-46)。

　　1. **蚊式血管钳**　有弯、直两种,为细小精巧的血管钳,可做微细解剖或钳夹小血管;用于脏器、面部及整形等手术的止血,不宜用于大块组织的钳夹。

　　2. **直血管钳**　用于夹持皮下及浅层组织出血,协助拔针等。

　　3. **弯血管钳**　用于夹持深部组织或内脏血管出血,有长、中、短三种型号。

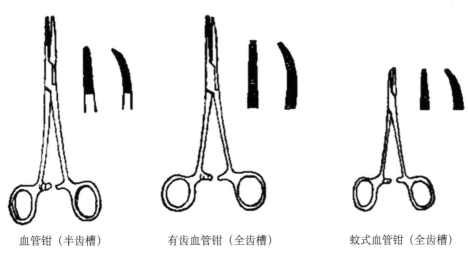

血管钳（半齿槽）　　　　　有齿血管钳（全齿槽）　　　　　蚊式血管钳（全齿槽）

图 1-46　各种类型血管钳

　　4. **有齿血管钳**　用于夹持较厚组织及易滑脱组织内的血管出血,如肠系膜、大网膜等,也可用于切除组织的夹持牵引。注意前端钩齿可防止滑脱,对组织的损伤较大,不能用作一般的止血。

(二)执血管钳方式

　　血管钳的正确执法基本同手术剪,有时还可采用掌握法(图 1-47),应避免执钳方法错误(图 1-48)。关闭血管钳时,两手动作相同,拇指和环指适力对顶,扣住钳柄上的齿槽。但在开放血管钳时,两手操作则不一致:右手开放,利用右手以套入血管钳环口的拇指与环指相对挤压,拇指稍向下压,环指稍向上抬,齿槽开放,继而旋开(图 1-49);左手开放血管钳时,拇指和示指持住血管钳一个环口,中指和环指持住另一环口,将拇指和环指轻轻用力对顶一下,拇指稍向下压,环指稍向上抬,即可开放(图 1-50)。

(三)血管钳的传递

　　术者掌心向上,拇指外展,其余四指并拢伸直,传递者握血管钳前端,以柄环端轻敲术者手掌,传递至术者手中(图 1-51)。

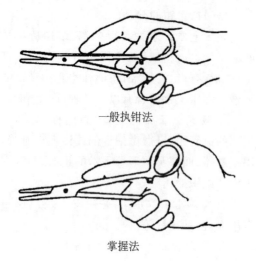

一般执钳法

掌握法

图 1-47　正确执钳方式

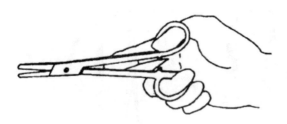

图 1-48　错误执钳方式

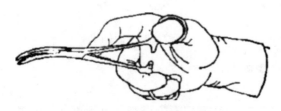

图 1-49　右手开放血管钳

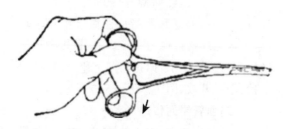

图 1-50　左手开放血管钳

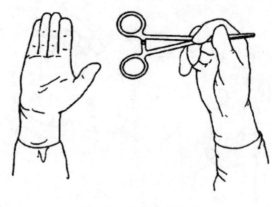

图 1-51　血管钳的传递

四、手术镊

用于夹持或提取组织,便于分离、剪开和缝合,也可用来夹持缝针或敷料等。其种类较多,有不同的长度,镊的尖端分为有齿和无齿(平镊)还有为专科设计的特殊手术镊。

1. 有齿镊　有齿镊又称外科镊或组织镊。镊子两侧尖端相对面上有一至数个牙齿可以互相咬合(图 1-52)。齿又分粗齿及细齿。粗齿镊夹持力强,但对组织损伤较重。用于夹持皮肤、皮下组织、筋膜等坚实的组织,不易滑脱。细齿镊用于肌腱缝合及整形等精细手术。不能用有齿镊夹持空腔脏器或血管、神经等纤弱器官及组织,以免造成损伤。

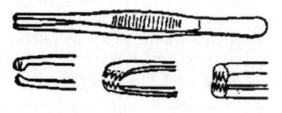

图 1-52　有齿镊

2. 无齿镊　无齿镊又称解剖镊或平镊。无齿镊用于夹持纤弱组织及器官。两侧前端相对面上有横纹防止夹持物滑脱(图 1-53)。精细的无齿镊对组织损伤极轻,用于血管、神经手术或夹取嵌入组织内的异物碎片。浅部操作时用短镊,深部操作时用长镊。尖头平镊用于神经、血管等精细组织的夹持。

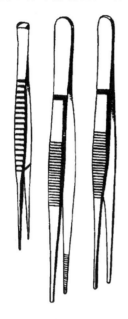

图 1-53　无齿镊

正确的持镊姿势是拇指对示指与中指,把持两镊脚的中部,稳而适度地夹住组织(图1-54),左、右手均可使用。在手术过程中常用左手持镊夹住组织,右手持手术刀或剪刀进行解剖,或持针进行缝合。错误执镊(图1-55)既影响操作的灵活性,又不易控制夹持力度大小。

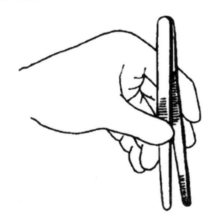

图 1-54　正确执镊方法

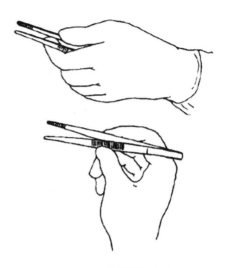

图 1-55　错误执镊方法

五、持针钳

持针钳也叫持针器、针持。主要用于夹持缝合针来缝合组织,有时也用于打结,其基本结构与血管钳类似。用直针缝合不需用持针器。持针器也因应用场合不同而有多种型号(图1-56)。所有持针器均有较宽阔的前端。其相对面上有不同类型的刻痕,以增加执针的稳定性。持针器夹针时应夹在针体中、后始1/3交界处并将缝线重叠部分也放于内侧针嘴内。若夹在近针的尖端,则不能穿过较多的组织;若夹在近针尾部,缝合时容易将针折断。尽量用持针器喙部前端1/3部夹针,因喙后部(近轴部)变宽,若用该部夹针,容易将针折断或夹直,损伤缝针及组织(图1-57)。

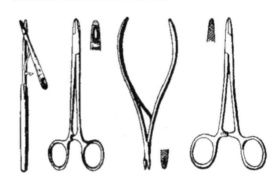

图 1-56　持针钳

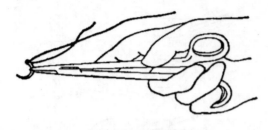

图 1-57 持针钳夹针

（一）持针钳的执握方法（图 1-58）

1. 把抓式 也叫掌握法，即用手掌握拿持针钳，钳环紧贴大鱼际肌上，拇指、中指、环指及小指分别压在钳柄上，示指压在持针钳中部近轴节处。利用拇指及大鱼际肌和掌指关节活动推展、张开持针钳柄环上的齿扣。

2. 指扣式 为传统执法，用拇指、环指套入钳环内，以手指活动力量来控制持针钳关闭，并控制其张开与合拢时的动作范围。

3. 单扣式 也叫掌指法，拇指套入钳环内，示指压在钳的前半部作支撑引导，其余三指压钳环固定手掌中，拇指可上下开闭活动，控制持针钳的张开与合拢。

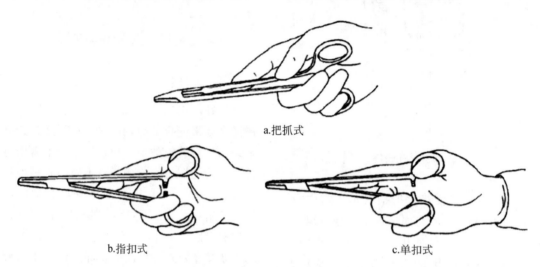

a.把抓式

b.指扣式

c.单扣式

图 1-58 持针钳执握方法

（二）持针钳的传递

在持针器的传递和使用过程中传递者握住持针钳中部，将柄端递给术者（图 1-59），切不可刺伤其他手术人员。

六、其他常用钳类器械

1. 组织钳 组织钳又叫鼠齿钳和 Allis 钳（图 1-60），此钳弹性较大。其前端稍宽，有一排细齿似小耙，闭合时互相嵌合，对组织的压榨较血管钳轻，创伤小，一般用于夹持牵拉皮肤、筋膜、肌肉、腹膜或肿瘤被膜，不易滑脱，也用于钳夹纱布垫与皮下组织的固定。牵拉皮肤时，要夹在紧贴皮肤的皮下组织上，以免造成皮肤坏死。组织钳不能用于夹持或牵拉内脏或神经、血管等脆弱组织。

2. 布巾钳 布巾钳简称巾钳（图 1-61），前端弯而尖，似蟹的大爪，能交叉咬合，主要用以夹持固定手术巾，并夹住皮肤，以防手术中移动或松开。注意使用时勿夹伤正常皮肤组织。

3. 海绵钳 海绵钳也叫持物钳，钳柄长，两顶端各有一卵圆形环，故又名卵圆钳（图 1-62）。分内面上有横纹、无横纹两种，前者主要用于夹持、传递已消毒的器械、缝线、缝合针及引流管等，也用于夹持敷料做手术区域皮肤的消毒，或用于手术深处拭血和

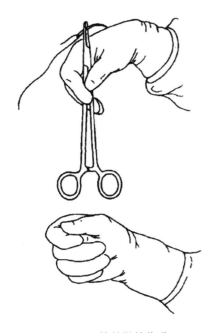

图 1-59　持针钳的传递

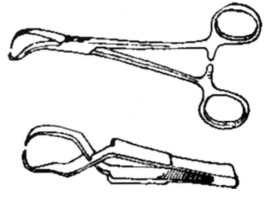

图 1-61　布巾钳

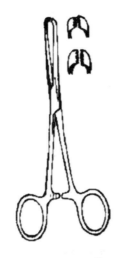

图 1-60　组织钳

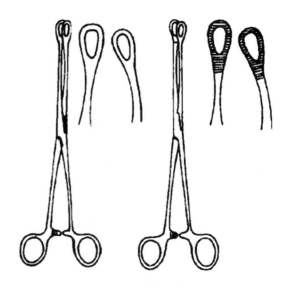

图 1-62　海绵钳

协助显露、止血;后者主要用于夹提肠管、阑尾、网膜等脏器组织。夹持组织时,一般不必将钳扣关闭。

4. 直角钳　直角钳用于游离和绕过重要血管及管道等组织的后壁,如胃左动脉、胆道、输尿管等(图 1-63)。

5. 肠钳　肠钳有直、弯两种,钳叶扁平有弹性,其咬合面有细纹,无齿,其臂较薄而长,轻夹时两钳叶间有一定的空隙,钳夹的损伤作用很小,可用以暂时阻止胃肠壁的血管出血和肠内容物流动,常用于夹持肠管。使用时常在一侧或两侧安上软橡胶管,可以进一步减少对肠壁的损伤(图 1-64)。

6. 胃钳　胃钳有一多关节轴,压榨力强,齿槽为直纹,且较深,夹持胃钳组织不易滑脱,常用于钳夹胃或结肠(图 1-65)。

7. 肾蒂钳、脾蒂钳和肺蒂钳　分别在术中夹持肾蒂、脾蒂或肺蒂时使用。

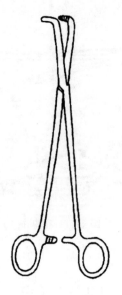

图 1-63　直角钳

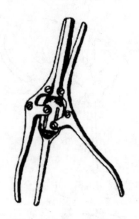

图 1-65　胃钳

开的瘘管式脓腔后,用刀片刃侧间上,背仰沿沟槽进行切开,可避免偏离瘘管或脓腔。也可作为试探性探脓引导物之用。

3. 有孔探针　有孔探针一端圆钝,杆上无槽,另端有孔,可以引线或纱布条贯穿瘘管。在使用探针时,应缓缓深入,不得用暴力,以免穿透正常组织或误伤重要器官。

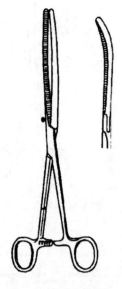

图 1-64　直、弯肠钳

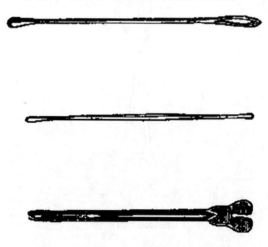

图 1-66　探针

七、探针

探针一般为铜制或银制,质软,易于弯曲。常用的有以下 3 种(图 1-66)。

1. 圆头探针　圆头探针两端均为圆珠形钝头,用于探查伤口、窦道或瘘管。

2. 有槽探针　有槽探针在探入拟行切

八、刮匙

刮匙用以刮除瘘管、窦道等病灶内及壁部肉芽及坏死组织。根据手术需要设计有多种不同长度、弯度及弯曲方向的刮匙(图 1-67)。使用刮匙时也应注意动作轻柔,以防损

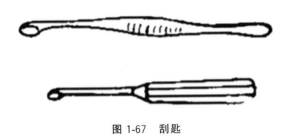

图 1-67 刮匙

伤重要器官或大血管。

九、缝合针

缝合针简称缝针,是用于各种组织缝合的器械,由针尖、针体和针尾三部分组成。针尖形状有圆头、三角头及铲头三种(图 1-68);针体的形状有近圆形、三角形及铲形三种,一般针体前半部分为三角形或圆形,后半部分为扁形,以便于持针钳牢固夹紧;针尾的针眼是供引线所用的孔,分普通孔和弹机孔。目前有许多医院采用针线一体的无损伤缝针,其针尾嵌有与针体粗细相似的线,这种针线对组织所造成的损伤较小,并可防止在缝合时缝线脱针。临床上根据针尖与针尾两点间有无弧度,将缝针分为直针、半弯针和弯针;按针尖横断面的形状分为角针和圆针。临床上应根据需要合理选择缝针,原则上应选用针径较细损伤较小者。

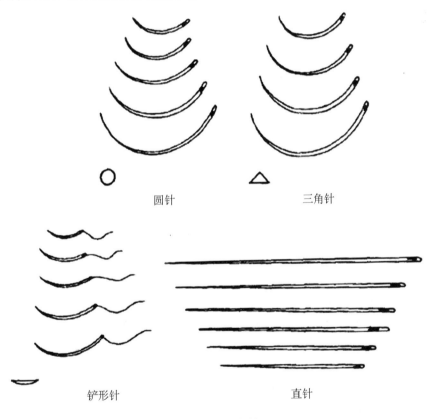

圆针   三角针

铲形针   直针

图 1-68 缝合针

1. 直针 适合于宽敞或浅部操作时的缝合,如皮肤及胃肠道黏膜的缝合,有时也用于肝脏的缝合。

2. 弯针 临床应用最广,适于狭小或深部组织的缝合。根据弧弯度不同分为 1/2、3/8 弧度等。几乎所有组织和器官均可选用不同大小、弧度的弯针做缝合。

3. 无损伤缝针 主要用于小血管、神经外膜等纤细组织的吻合。

4. 三角针 针尖前面呈三角形(三棱形),能穿透较坚硬的组织,用于缝合皮肤、韧带、软骨和瘢痕等组织,但不宜用于颜面部皮肤缝合。

5. 圆针 针尖及针体的截面均为圆形,用于缝合一般软组织,如胃肠壁、血管、筋膜、腹膜和神经等。

十、手术用线

手术用线用于缝合组织和结扎血管。手术所用的线应具备有一定的张力、易打结、组织反应小、无毒、不致敏、无致癌性、易灭菌和保存等条件。手术用线分为可吸收线和不吸收线两大类。

(一)可吸收缝线

1. 肠线 由绵羊的小肠黏膜下层制成。因属于异种蛋白,在人体内可引起较明显的组织反应,因此使用过多、过粗的肠线时,创口炎性反应较重。肠线有普通和铬制两种。普通肠线在体内约经 1 周开始吸收,多用于结扎及缝合皮肤。铬制肠线于 2～3 周后开始吸收,用于缝合深部组织。肠线的粗细通过编号来表示,正号数越大的线越粗,"0"数越多的线越细。一般多用 4/0～2 号肠线,直径为 0.02～0.6mm。肠线可用以缝合不适宜有异物长期存留的组织,以免形成硬结、结石等;也用于感染的深部创口的缝合。临床上肠线主要用于内脏如胃、肠、膀胱、输尿管、胆道等黏膜层缝合,一般用 1/0～4/0 铬制肠线。较粗的(0～2 号)铬制肠线常用于缝合深部组织或感染的腹膜。在感染的创口中使用肠线,可减小由于其他不吸收缝线所造成的难以愈合的窦道。肠线价格比丝线价格贵。

使用肠线时应注意以下事项。①肠线质地较硬,使用前应用盐水浸泡,待变软后再用,但不可用热水浸泡或浸泡时间过长,以免肠线膨胀易折,影响质量。②不能用持针钳或血管钳钳夹肠线,也不可将肠线扭折,以免撕裂易断。③肠线一般较硬、较粗、较滑,结扎时需要三重结。剪线时留的线头应长一些,否则线结易松脱。一般多用连续缝合,以免线结太多,致术后异物反应较严重。④胰腺手术时,不用肠线结扎或缝合,因肠线可被胰腺消化吸收,从而引起继发出血或吻合口破裂。⑤尽量选用细肠线。

2. 合成纤维线 随着科学技术的进步,越来越多的合成纤维线应用于临床。它们均为高分子化合物,其优点有组织反应轻、抗张力较强、吸收时间长及抗菌作用等。这类线因富有弹性,打结时要求以四重或更多重的打结法作结。其价格昂贵。

(二)不吸收缝线

有桑蚕丝线、棉线、不锈钢丝、尼龙线、钽丝、银丝、亚麻线等数十种。根据缝线张力强度及粗细不同,亦分为不同型号。正号数越大表示缝线越粗,张力强度越大;"0"数越多的线越细,最细显微外科无损伤缝线编号为 12 个"0";以 3/0、0、1、4 和 7 号较为常用。

1. 丝线和棉线 为天然纤维纺成,表面常涂有蜡或树脂。丝线是目前临床上最常用的手术用线,其优点是组织反应小、质软、易打结而不易滑脱、抗张力较强、能耐高温灭菌及价格低。缺点是组织内永久性异物、伤口感染后易形成窦道,胆道、泌尿道缝合可致结石形成。棉线的用处和抗张力均不及丝线,但组织反应较轻,抗张力保持较久,用法与丝线相同,根据需要选用。0～3/0 为细丝线,适用于一般的结扎与缝合;5/0～7/0 为最细丝线,用于血管神经的缝合;1～4 号常称中号丝线,多用于皮肤、皮下组织、腹膜、筋膜等的缝合;4 号以上为粗丝线,常用于结扎大血管,减张缝合等。

2. 金属线 为合金制成,有不锈钢丝和钽丝,具有灭菌简易、刺激较小、抗张力大等优点,但不易打结。常用于缝合骨、肌腱、筋膜,减张缝合或口腔内牙齿固定等。

3. 不吸收合成纤维线　如尼龙、锦纶、涤纶、普罗纶等,优点是光滑、不吸收、组织反应小、抗拉力强,可制成很细的丝,多用于微小血管缝合及整形手术。用于微小血管缝合时,常制成无损伤缝合针线。其缺点是质地稍硬,线结易于松脱,结扎过紧时易在线结处折断,因此不适于有张力的深部组织的缝合。

十一、牵开器

牵开器又称拉钩,用于牵开组织,显露手术野,便于探查和操作,可分为手持拉钩和自动拉钩两类。有各种不同形状和大小的规格,可根据手术需要选择合适的拉钩。常用的拉钩有以下几种(图 1-69)。

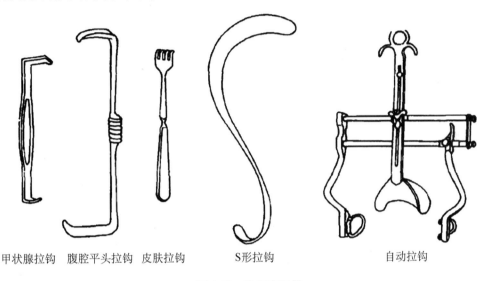

甲状腺拉钩　腹腔平头拉钩　皮肤拉钩　　　S形拉钩　　　　　　自动拉钩

图 1-69　常用牵开器

1. 甲状腺拉钩　也叫直角拉钩,为平钩状,常用于甲状腺部位牵拉暴露,也常用于其他手术,可牵开皮肤、皮下组织、肌肉和筋膜等。

2. 腹腔平头拉钩　也叫方钩,为较宽大的平滑钩状,用于腹腔较大的手术。

3. 皮肤拉钩　也叫爪形拉钩,外形如耙状,用于浅部手术的皮肤牵开。

4. S 形拉钩　也叫弯钩,是一种"S"形腹腔深部拉钩,适用于腹腔深部手术,有大、中、小、宽、窄之分。注意"S"拉钩的正确使用方法。

5. 自动拉钩　为自行固定牵开器,也称自持性拉钩,如二叶式、三叶式自动牵开器,用于腹腔、胸腔、盆腔、腰部、颅脑等部位的手术。

拉钩使用时,应掌握正确的持钩方法和使用方法。使用握持式牵开器时,助手采取手掌向上的握式可以维持较长时间(图 1-70)。拉钩下方应衬垫盐水纱布垫或湿治疗巾,特别是在使用腹腔拉钩时更应注意。敷料衬垫可以帮助显露手术野,保护周围器官及组织免受损伤。使用手持拉钩时,牵引动作应轻柔,避免用力过猛,根据术者的意图及手术进程及时调整拉钩的位置,以达到最佳显露。

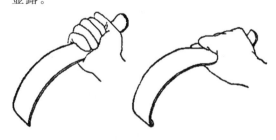

图 1-70　牵开器握持法

十二、吸引器

吸引器用于吸引手术野中的出血、渗出物、脓液、空腔脏器中的内容物、冲洗液,使手术野清晰,减少污染机会。吸引器由吸引头、橡皮管、玻璃接头、吸引瓶及动力部分组成。动力又分电力和脚踏二种。吸引头结构和外形有多种,金属或一次性硬塑料双套管、单管。双套管的外管有多个孔眼,内管在外套管内,尾部以橡皮管接于吸引器上,多孔的外套管可防止内管吸引时被周围的组织堵塞,保持吸引通畅。其用于胸腔者为一较长且轻度弯曲的单腔管。后端膨大为手柄;端部以橡胶管连接吸引器或负压瓶上;顶端圆钝,上有数小孔。用于腹腔时,需用套管式吸头。其内管顶端开口;外管上有许多小孔,用以防止大网膜及肠壁等组织被吸附将内管开口堵塞。脑外科手术使用的吸头带有侧孔,可以调节吸液时的负压(图 1-71)。

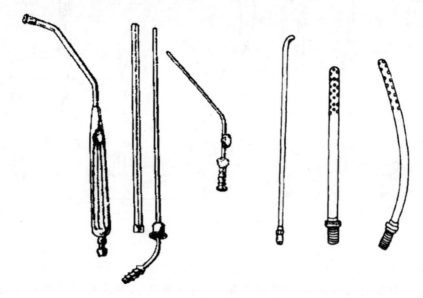

图 1-71 吸引器头

十三、敷料

1. 纱布块 纱布块用于消毒皮肤,拭擦术中渗血、脓液及分泌物,术后覆盖缝合切口,进入腹腔应用温湿纱布,以垂直角度在积液处轻压,蘸除积液,不可揩擦、横擦,否则易损伤组织。

2. 小纱布分离球 小纱布分离球也叫剥离子、"花生米",将 5cm×5cm 纱布卷紧成直径 0.5～1cm 的圆球,用组织钳或长血管钳夹持作钝性分离组织用。

3. 大纱布垫 大纱布垫用于遮盖皮肤、腹膜,湿盐水纱垫可用于腹腔脏器的保护作用,也可用于擦血,为防止遗留腹腔,常在一角附有带子,又称有尾巾。

第三节　手术基本操作

外科手术无论大小、简单复杂,均由许多基本技术操作来完成。外科基本技术包括组织切开、止血、结扎、分离、手术野显露、缝合、剪线、引流等操作技术。

一、切开

切开病变表层组织（切口）是显露、处理病变的开始，是外科手术的第一步，也是外科手术最基本的操作之一。

（一）切口选择的基本原则

切口选择是否得当，关系到手术区的显露，因而直接影响到手术能否顺利进行及手术效果。除面部、手、乳晕、肛门等特殊部位外，切除位于皮肤及皮下组织内体积较小，位置表浅的病变，一般多于病变表面做皮肤切口。对某些特殊部位、深部病变，包括胸、腹腔内脏及四肢关节等部位手术需行较长切口时，要注意以下几点。

1. 切口应尽可能在病变附近，以便能通过最短途径显露患处。并在必要时可将切口延长。根据患者的体型、病变位置的深浅、病变性质、手术难度及麻醉条件等因素来计划切口的位置及长度。切口不应过长，以免不必要的组织损伤；也不宜过短，因显露深部困难而用力牵拉，亦可造成组织挤压或撕裂性损伤，影响组织愈合，或在出现意外情况时不便处理。

2. 皮肤切开时应尽量与该部位的血管和神经路径平行，避免损伤重要的血管和神经。乳房手术要选择以乳头为中心的放射状切口，以保护乳腺小叶及乳腺管；而乳晕区，应沿乳晕边缘做弧形切口，以保护在乳头下汇结成束的乳管。

3. 为了愈合后不影响生理功能，应避开负重部位，如手的掌面、足底部和肩部等，以防负重时牵拉瘢痕引起疼痛；颜面及颈部切口须考虑与皮纹是否一致，以减少愈合后的瘢痕；避免纵形切口超过关节，遇关节手术可做横切口或 S 形切口，以免瘢痕挛缩而影响关节活动。

（二）组织切开

拟行较长或特殊位置切口时，可用棉棒蘸 1% 甲紫溶液于切口上标记，然后进行皮肤消毒及铺无菌巾。也可于切开皮肤前先用刀尖背侧轻轻画出痕迹，并做数条与切口垂直的短线，以便术后准确缝合。

在行较长切口时，由术者与助手各用一手将切口两侧皮肤固定（图 1-72），然后在二手间做切口。行短小切口时，由术者用左手拇指及示指将切口两侧皮肤固定，然后在此二指间做切口。

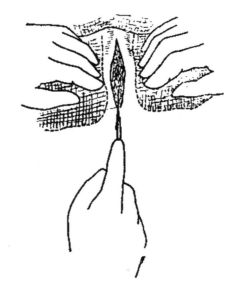

图 1-72　皮肤切开法

手术刀的刀腹与皮肤垂直，防止斜切。刀切入皮肤后，逐渐将手术刀放平至与皮肤间成 30°～40° 角，以刀腹继续切开，达到预计皮肤切口终点时应将刀渐竖起呈垂直状态而终止（图 1-73），这样可避免切口两端呈斜坡形状。切开时要掌握用刀力量，力求一次切开全层皮肤，使切口呈线状，切口边缘平滑。皮下组织可与皮肤同时切开。应避免用力不均，切开深度不一致或反复切割造成皮肤切口边缘成锯齿状。若皮下组织切开长度较皮肤切口为短，则可用剪刀剪开。皮肤及皮下组织切开后，按解剖学层次依次切开，注意防止损伤主要神经、血管及深部组织器官切开后，随即用手术巾保护切口周围皮肤，以减少在手术操作时器械和手与皮肤的接触机会。

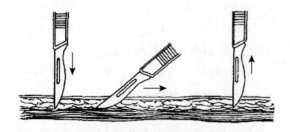

图 1-73　手术刀切开皮肤的状态

剪开筋膜或肌膜时，可先在筋膜或肌膜上做一小切口，用组织剪伸入至其深面。张开剪刀，使之与深层组织分离后再行剪开（图1-74）。

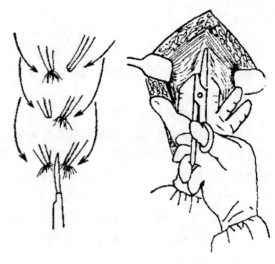

图 1-75　腹膜切开法

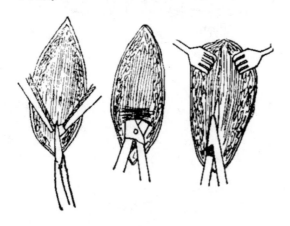

图 1-74　筋膜切开法

切开腹膜时，为了避免伤及腹腔内器官，一般先由术者用有齿镊突起腹膜，助手用弯血管钳或有齿镊在距术者所夹腹膜对侧约1cm处另将腹膜夹起。然后术者与助手分别交替放开并再重新将腹膜夹起。每次交替时均应尽量减少所夹腹膜。在二镊间将腹膜切开。注意有无气体逸出。术者将左示指、中二指伸入腹腔，检查腹膜深面，证实无腹腔内器官与腹膜粘连后，在二手指间将腹膜剪开至与浅层组织切口等长（图1-75）。

行胃、肠、胆管和输尿管等管腔切开时，因管腔内可能存在污染物或感染性液体，须用纱布保护准备切开脏器或组织部位的四周，在拟行切口的两侧各缝一牵引线并保持张力，逐层

用手术刀或电刀切开，出血点用细丝线结扎或电凝止血。可边切开边由助手用吸引器吸出腔内液体，以免手术野污染（图1-76）。

如果用高频电刀行皮肤及软组织切开，要先用手术刀切开皮肤3mm深，擦去血，再改用电刀切割，这样不会损伤皮缘。对直径<2mm的小血管可直接切割，不需要用电凝止血；>2mm的小血管，可先在预定要切割的两边组织电凝后再切断。用电刀切割时，输出强度均不能过大，以尽量减轻组织损伤。

（三）组织切开注意事项

1. 组织切开必须按解剖层次逐层切开，并要尽量按该组织的纤维方向切开。防止刺入过深，以免损伤深部组织或重要神经、血管。在深部行组织切开时，更应谨慎从事，应结合组织分离在直视下进行。

2. 切开时手术刀必须与所切开组织保持纵向垂直，不得向左或右侧倾斜。为皮下脂肪层较厚的患者做切口时，注意勿将皮下脂肪向一侧牵拉，以免偏离切开线。

3. 手术刀必须锐利。刀刃变钝不但给拟行切开的组织带来不必要的挤压伤，且因用力不易掌握，有时会突破浅层组织伤及深部重要组织。

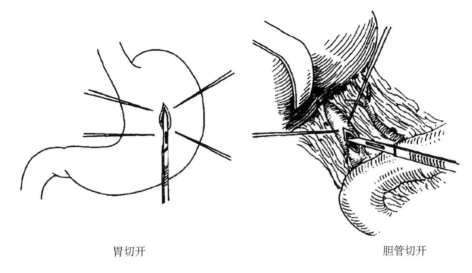

胃切开　　　　　　　　　　　胆管切开

图 1-76　管腔切开法

二、分离技术

分离是解剖、剥离某组织或器官外围筋膜、粘连或结缔组织,显露该深部组织或器官,以便观察及进行操作。一般按照正常组织层次,沿解剖间隙进行,不仅容易操作,而且出血和损伤较少。局部有炎症或瘢痕时,分离比较困难,要特别细致地分离,注意勿伤及邻近器官。要按手术需要进行分离,避免过多和不必要的分离,并力求不留残腔,以免渗血、渗液积存,甚至并发感染,影响组织愈合。常用的分离方法有锐性分离和钝性分离两种,可视情况灵活使用。不论采用哪种方法,必须熟悉局部解剖关系。

(一)锐性分离

用手术刀或组织剪进行解剖分离。常用于腱膜、鞘膜和瘢痕等致密组织的剥离。此法动作精细、准确,组织创伤面积较小。但必须在直视下做短距离切开,逐步扩大分离面,逐层深入解剖,以减少出血及避免损伤深部组织成器官。

用手术刀进行锐性分离时,宜选用 11号、15 号、22 号、25 号等刀片及 3 或 7 号刀柄。以执笔法持刀,小指半屈,抵压在附近组织上,利用拇指、示指、中指各指间及掌指关节的伸、屈动作进行解剖(图 1-77)。

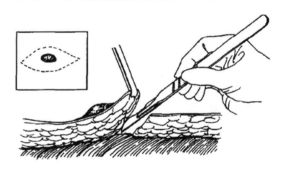

图 1-77　用手术刀进行锐性分离

用组织剪进行锐性分离时,先将组织剪闭合,伸入拟行分离组织的深面,轻轻张开剪刀进行钝性分离。观察所分离范围内无重要组织后,将浅层组织剪开(图 1-78)。

(二)钝性分离

为经过组织间隙内疏松结缔组织或粘连的分离。常用于经组织层次间的解剖或良性肿瘤及实质脏器经包膜外间隙的游离。钝性分离常用的工具有血管钳、组织剪、刀柄,以及用血管钳夹持的小纱布团("花生米")、夹有折叠纱布的海绵钳、骨膜剥离器、硬脑膜剥离器等。手指分离可在非直视情况下进行,

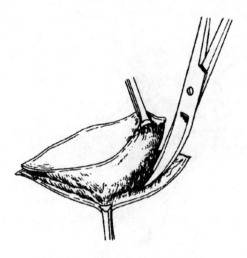

图 1-78 用组织剪进行锐性分离

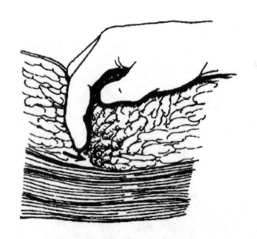

图 1-79 用手指进行钝性分离

借助手指的"感觉"来分离病变周围的组织（图 1-79）。进行钝性分离时，需特别注意操作轻柔，否则可能造成组织撕裂伤或空腔脏器穿孔。分离粘连牢固和较坚韧组织时，常需结合使用锐性分离法。

进行钝性分离范围常较广泛，有可能导致不同程度的渗血或出血。对微量渗血或小血管出血可用压迫法或结扎法止血。若遇较大血管支，应先将该血管游离，用两把血管钳夹闭，在两钳间切断，将两断端分别结扎后再继续进行钝性分离。要尽量避免将肌肉横行切断，可按其纤维方向进行分离，要注意保留

该肌的血管、神经支。

需要说明的是，近年来许多医师习惯用电刀进行分离。电刀在工作状态时可用于锐性分离，在切割时，切割面具有部分电凝止血作用，特别适用于切割血供丰富的软组织，如肌肉、胃肠道壁。电刀在非工作状态时可用于钝性分离，必要时还可用电凝止血。上述功能合理交替使用，使手术野无渗血而且清晰可辨，缩短了手术时间。

三、止血

在手术过程中，组织切开、剥离、切除等操作均可导致出血。及时而彻底地止血不仅使手术过程中手术野清晰，保证良好显露，使手术得以顺利进行；同时也是减少出血量等基本要求的重要措施，而且还可避免术后出血与继发感染，是一项重要的基本操作。外科医师控制出血的能力是衡量其技术熟练与否的标准之一。常用的止血方法如下。

(一)压迫止血法

手术中有较广泛的毛细血管出血或渗血时，可用纱布或 40～50℃的湿盐水纱布压迫止血。加压需有足够的时间，一般需 2～5min，垂直移去纱布，必要时重复 2～3 次。较大血管出血，一时又无法显露出血血管时，也可用纱布暂时压迫止血，然后在辨明出血的血管后，再采用其他方法止血，以免造成失血过多。

下列几种方法也属于压迫止血法的范畴。

1. **热盐水纱布填塞** 当术中有大量出血而且患者又处于危急状态，用其他止血方法不能止血时，可用热盐水纱布条或纱布垫填塞压迫止血，根据情况可在术后 48h，最迟不超过 7d，一次或分次将填塞纱布条或纱布垫缓缓取出。注意取出过早可再度出血，过晚又易并发感染。

2. **止血带止血法** 止血带止血常用于

四肢手术,特别是手、前臂或足部手术,术中无出血,使手术野清晰。上肢手术选择在上臂的上 1/3,下肢选择在股中部,放置一充气止血带,带下应用平整纱布垫好,待切口线设计好后,用纱布做简单的包裹、保护,然后用橡皮驱血带自手指缠绕到止血带处,将充气止血带打气至气压显示至所需压力(一般上肢 40kPa,下肢 80kPa),用敷料钳夹闭橡皮管,使其继续维持压力。再将橡皮驱血带松开拆除,即可进行手术。记录止血带充气的时间。一次充气持续时间以不超过 1～1.5h 为宜。如需继续使用,可排气 5～10min,使手部血循环恢复以后,再重新按上述步骤充气。

(二)结扎止血法

多用于皮下组织等浅层结构或有相当空隙的深部内小血管出血。先以血管钳尖端与出血组织面垂直准确夹住出血点。要尽量少夹出血血管以外的组织。助手将血管钳轻轻提起,使之尖端向下。术者持结扎线绕过血管钳。助手将血管钳放平,尖端轻轻挑起,并将血管钳侧立,使一侧钳端外露。术者在钳端下面做结扎(图 1-80)。打完第一个单结后,术者保持结扎线紧张,待助手将血管钳轻轻放开并向后撤出,术者将第一单结进一步拉紧后,再做第二个单结。结扎时应避免突然用力,并应于拉紧结扎线时保持两手与结扎处三点在一条直线上,避免向任何方向牵拉,以防组织撕伤或将结扎线扯断或线结滑脱。

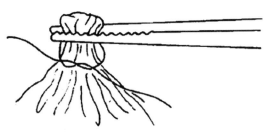

图 1-80　结扎止血法

结扎血管时,应选择粗细适宜的丝线。过细的线容易勒破血管壁;过粗则不易扎紧。结扎较粗血管时,应做三重结扎或贯穿缝扎。结扎处不宜离血管断端过近;所留结扎线尾也不宜过短,以防线结滑脱。

出血时必须看清出血的血管,然后进行钳夹。难以显露出血血管时,可用纱布暂时压迫后再用血管钳钳夹,尽可能一次夹住,不宜钳夹血管以外过多组织,更不能盲目乱夹。较稳妥的方法是在切断血管之前预先结扎血管,然后再切断。例如,在处理大、中血管时,可先游离一小段,再用两把血管钳夹住拟切断血管的两端,然后在两把血管钳之间切断,血管两断端分别结扎(图 1-81);在处理重要部位的血管时,也可以在游离血管后,用血管钳或直角钳绕血管后壁两次带线结扎拟切断血管的两端,再从两结扎线之间剪断血管(图 1-82)。结扎止血方法简便,不需特殊设备,应用广泛。但若钳夹出血点时钳夹组织过多,结扎后伤口内留有较多坏死组织;或因结扎线过粗或线尾过长而致伤口内异物过多,均可成为伤口感染或切口愈合不良的诱因。

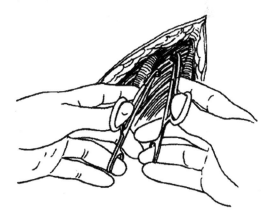

图 1-81　血管钳夹、切断、结扎

(三)缝扎止血法

又名贯穿缝合止血法。多用于较大血管出血,结扎有困难,结扎线可能滑脱时。需用血管钳将血管及其周围组织横行钳夹。在血

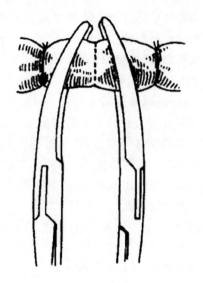

图 1-82　血管带线结扎、钳夹、切断

管钳下面缝针两次穿过组织做"8"字形贯穿缝合。两次进针处应尽量靠近,以免把血管遗漏在贯穿缝扎之外(图 1-83)。但要注意避免刺伤血管,否则可发生血肿或出血。对较粗的血管应先用中号或粗丝线做一道结扎,然后在结扎线的远侧再做贯穿缝扎。

(四)电凝止血法

适用于较大面积的小血管出血。先用血管钳将出血点逐一钳夹。进行电凝止血时轻轻向上提起血管钳,使之除所夹的出血点以外,不与周围组织接触。擦净血管端周围组织上的血液。将电凝器与血管钳接触,待所钳夹组织发烟,即可停止电凝,松开血管钳,完成止血。由于电凝止血不易控制其电灼深度,故电凝时间不宜过长,以免烧伤组织范围

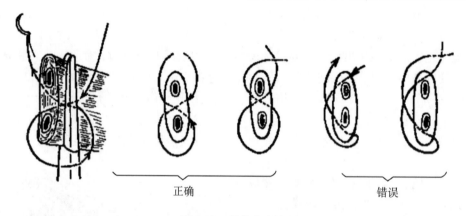

正确　　　　　　　　　错误

图 1-83　缝扎止血法

过大,坏死组织过多而影响切口愈合。在空腔脏器、大血管附近及皮肤等处不能用电凝止血,以防发生并发症。对较大血管出血仍应以结扎或缝扎止血法为宜,以免术后因纤维蛋白溶解,凝血块或坏死组织脱离而发生继发性出血。

(五)止血药止血法

是指对一般方法难以止血的创面,如肝、骨质等的渗血,用局部止血药覆盖起到局部止血的作用。常用促凝物质如吸收性明胶海绵、纤维蛋白泡沫体、氧化纤维素、胶原丝等均为局部止血药的基本成分。其作

用原理是为促进血液凝固和提供凝血块支架。这些物质能逐渐分解吸收,损伤的血管还可能恢复通畅。但使用时这些促凝药容易吸附渗血或被渗血推离伤口。为此,要用干纱布压迫数分钟或缝合固定,使之贴附于伤口组织而起止血作用。骨髓腔出血,可用骨蜡封闭出血处止血。手术部位注射肾上腺素,可促使血管收缩,减少切开后的出血。但此法可增加伤口感染机会,有时也会影响心脏功能。3%过氧化氢注入渗血创面,再用干纱布压迫,因局部氧化生热产生泡沫,可有促使局部血液凝固的作用。

四、结扎

手术中的止血和缝合都离不开结扎,而结扎是否牢固可靠又与打结有密切关系。打结法是外科手术中最常用和最基本的操作之一。打结的质量和速度对手术时间的长短、手术的安全,以及患者的预后都会产生重要的影响。结扣打得不正确就有可能松动滑脱,导致出血或缝合的组织裂开不愈,给患者带来痛苦甚至危及生命。因此,熟练地掌握正确的外科打结法是外科医师所必备的条件。

(一)结的种类

正确的结有方结、三重结与外科结(图1-84)。如若操作方法不正确,可以出现假结或滑结(图1-85)。

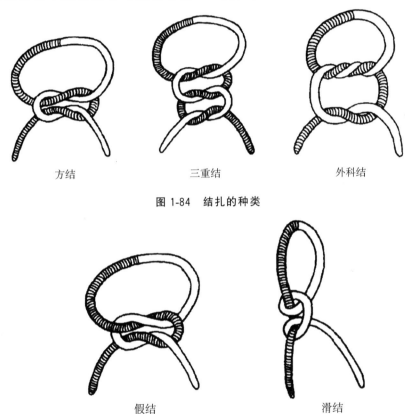

|方结|三重结|外科结|

图 1-84　结扎的种类

假结　　　　　　　　　滑结

图 1-85　假结、滑结

1. 方结　又称平结,因其结扎后较为牢固而成为外科手术中最常使用的结扣。它由两个相反方向的单结扣重叠而成,比较牢固、不易滑脱,适用于较少的组织或较小的血管,以及各种缝合的结扎。

2. 三重结或多重结　在完成方结之后再重复一个或多个单结,但注意相邻两个单结的方向相反。三重结或多重结使结扣更加牢固。适用于直径较粗的血管、张力较大的组织间缝合后的结扎。使用肠线或化学合成线等易于松脱的线打结时,通常需要使用多重结。

3. 外科结　在做第一个结时结扎线穿绕两次以增加线间的接触面积与摩擦力,再做第二结时不易松动或滑脱,因打此种结扣比较费时,且因第一单结过宽使第二单结不易拉紧,故不常用,而仅适用于结扎大血管。

4. 假结　又名十字结,由同一方向的两个单结组成,结扎后易于滑脱而不应采用假结。

5.滑结 尽管其结扣的构成类似于方结,但是由于操作者在打结拉线时双手用力不均,一紧一松甚或只拉紧一侧线头而用另外一侧线头打结,所以完成的结扣并非方结而是极易松脱的滑结,术中尤其要注意避免。

(二)打结方法

术中打结可徒手或借助器械两种方式来完成。徒手打结在术中较为常用,可分为双手打结法和单手打结法,根据操作者的习惯不同又将单手打结分为左手打结法和右手打结法。器械打结是借助于持针钳或血管钳打结,又称为持钳打结法。

1.单手打结法 简便迅速的打结方法,易学易懂,术中应用最广泛,应重点掌握和练习。右手打结法(图1-86)和左手打结法(图1-87)。

2.双手打结法 做结方便,牢固可靠,除用于一般结扎外,还用于深部或组织张力较大的缝合结扎(图1-88)。

3.持钳打结法 使用血管钳或持针钳绕长线、夹短线进行打结,即所谓持钳打结法(图1-89)。可用于浅、深部结扎。血管钳或持针钳既是线的延长,也是操作者手的延伸。此法适用于线头太短,徒手打结有困难时或打结空间狭小时的结扎;有时也是为了节省缝线和穿线时间。

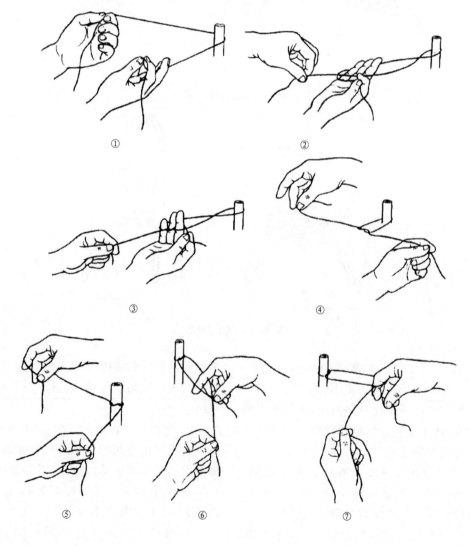

①　　　　　　　②

③　　　　　　　④

⑤　　　　　⑥　　　　　⑦

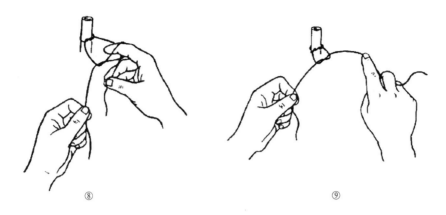

图 1-86 右手打结法

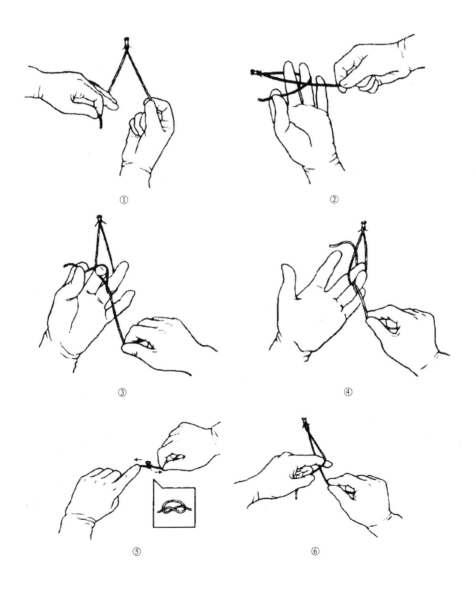

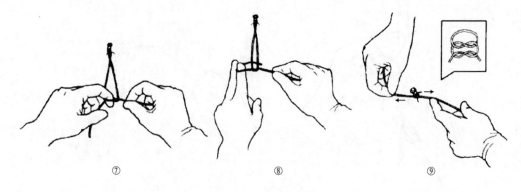

⑦　　　　　　　　⑧　　　　　　　　⑨

图 1-87　左手打结法

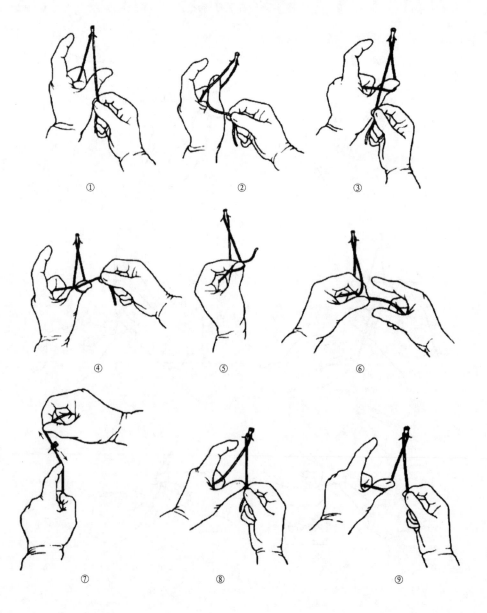

①　　　　　　　　②　　　　　　　　③

④　　　　　　　　⑤　　　　　　　　⑥

⑦　　　　　　　　⑧　　　　　　　　⑨

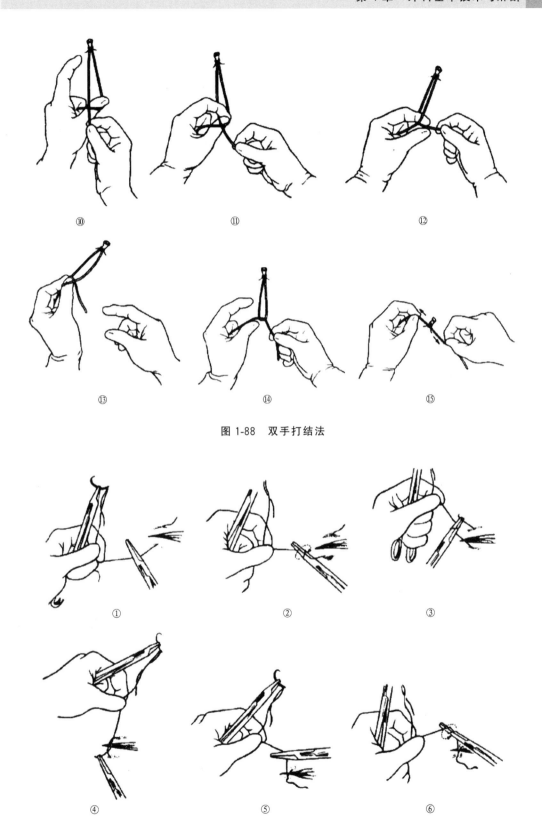

⑩　　　　　　　　⑪　　　　　　　　⑫

⑬　　　　　　　　⑭　　　　　　　　⑮

图 1-88　双手打结法

①　　　　　　　　②　　　　　　　　③

④　　　　　　　　⑤　　　　　　　　⑥

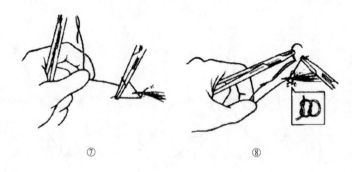

⑦　⑧

图 1-89　持钳打结法

（三）打结注意事项

1. 无论用何种方法打结，相邻两个单结的方向必须相反，否则易做成假结而松动。

2. 打结时，两手用力点和结扎点三点应在一条直线上，如果三点连线成一定的夹角，在用力拉紧时易使结扎线折断。在收紧线结时，两手用力要均匀，如果一手紧一手松，则易成滑结而滑脱。

3. 根据打结处的深度和结扎对象选择一段适当长短和粗细的结扎线，打结前用盐水浸湿可增加线的韧性及摩擦力，既易拉紧又不易折断。打结时，必须顺着线的穿行方向用力拉紧，否则极易折断结扎线。

4. 深部打结时，因空间狭小而使两手难以同时靠近结扎处，此时可以在打结后以一手拉住线的一端，另一线端可用另外一只手的示指在近结扣处反向推移，均匀用力收紧结扣。遇张力较大的组织结扎时，往往在打第二结时第一结扣已松开，此时可在收紧第一结扣以后，助手用一把无齿镊夹住结扣，待收紧第二结扣时再移除镊子。

五、缝合

缝合的目的是使切开或离断的组织创缘相互对合，消灭无效腔，促进伤口早期愈合。另外，缝合还可以起到止血、重建器官结构或整形的作用。

（一）缝合的种类

缝合方法很多，可依缝合后两侧组织边缘的位置将常用的缝合方法归纳为单纯对合缝合法、内部缝合法及外部缝合法。每类缝合法又各分为间断缝合法及连续缝合法两种。

1. 单纯缝合法　缝合后切口两侧组织彼此平齐靠拢。常用的单纯缝合法有以下几种。

（1）单纯间断缝合法：为最常用的一种缝合法。可用于皮肤、皮下组织、筋膜等多种组织缝合。缝针于距创缘 3～8mm（边距依缝合组织类别而定）处进入组织，于相同边距自对侧穿出（图 1-90）。缝合较厚组织时，要注意尽量接近垂直方向进针与出针，否则将形成两侧边缘内翻或外翻。

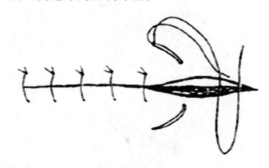

图 1-90　单纯间断缝合

（2）"8"字形缝合法：常用于缝合腹膜及腹直肌前鞘。此缝合法使组织对合牢固、节省时间。自距边缘 5mm 左右刺入，以对角线方向斜向对侧穿出。再从开始侧刺入点平齐处穿出，缝线应在腱膜深面交叉（图 1-

91）。若在腱膜浅层交叉,扎紧后可使腱膜纵起。

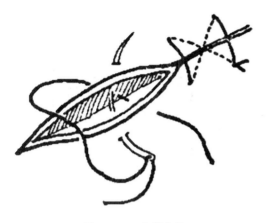

图 1-91　8 字缝合法

（3）单纯连续缝合:常用于缝合腹膜及肠吻合时吻合口后壁缝合。如病情危急、需要迅速结束手术时,也可用此法缝合腹壁全层。开始先做一单纯间断缝合,打结后剪去缝线短头。用其长头连续缝完切口全长（图 1-92）。结束时将线尾留在穿入侧与缝针所带之双股缝线结扎。此种缝合法具有缝合速度快、打结少、创缘对合严密、止血效果较佳等优点。但抽线过紧,可使环形缝合口缩小,且若有一处断裂或因伤口感染而需剪开部分缝线引流时,均可导致伤口全长裂开。

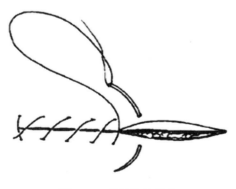

图 1-92　单纯连续缝合

（4）连续锁边缝合法:又名毯边缝合法。开始与结束方法与单纯连续缝合法同,只是每针自前一针缝合所成的线襻内穿出（图 1-

93）。优缺点与前者同,其防止边缘外部及止血作用较单纯连续缝合法更佳。但缝合时必须始终将缝线拉紧。锁过一针后难以将锁过的缝线拉紧。

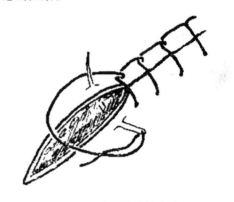

图 1-93　连续锁边缝合法

（5）皮内缝合法:分为皮内间断缝合（图 1-94）和皮内连续缝合（图 1-95）。表面不留缝线、切口瘢痕小而整齐。此法多用于外露皮肤切口的缝合,如颜面部、颈部手术切口。

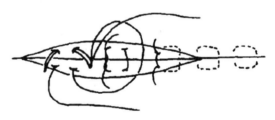

图 1-94　皮内间断缝合

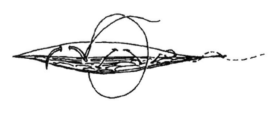

图 1-95　皮内连续缝合

（6）减张缝合法:可减少切口的张力,常用于较大张力切口的加固缝合。如张力较大的腹部切口依常规方法缝合术后可能发生切口裂开,此时可在常规缝闭腹壁各层组织的同时,每间隔2～3针加缝一针减张缝合,针距3cm左右。其方法是采用粗丝线或不锈钢丝线,于切口一侧距切缘2cm处皮肤进针,达腹直肌后鞘与腹膜之间出针,再从切口对侧的腹直肌后鞘与腹膜之间进针,穿过除腹膜外的腹壁各层达切口对侧皮肤的对应点出针。为避免缝线割裂皮肤,在结扎前缝线需套上一段橡皮管或硅胶管作枕垫,以减少缝线对皮肤的压强(图1-96)。

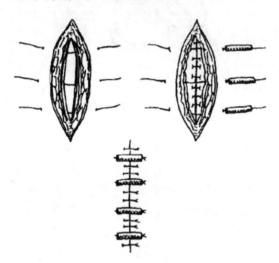

图1-96　减张缝合法

2. 内翻缝合法　要求缝合后两侧组织边缘内翻。主要用于胃肠道吻合手术,利用内翻缝合法使两侧肠壁内翻,使吻合口周围浆膜层互相粘连,增强吻合口愈合。胃肠道吻合常做两层缝合。内层缝合为穿透肠壁所有层的全层缝合。为防止肠腔内污染液经针孔渗出造成肠腔外感染,常在内层缝合之外再加一层只包括肠壁浆膜肌层的内翻缝合,将内层缝合之针孔包埋。

(1)间断全层内翻缝合法:于距缝合组织浅层边缘3～5mm处进针,距深层边缘2mm处穿透全层出针,再于对侧做相反方向缝合。结扎后使浅层组织内翻(图1-97)。用于胃肠道吻合内层缝合时,要自一侧肠腔内刺入,行针至肠腔外。然后再由对侧肠腔外进入肠

腔内。注意针孔在浆膜肌层之边距大于黏膜层,如此即可在肠腔内结扎,使线结留在肠腔内,便于两侧浆膜肌层之互相粘着愈合。

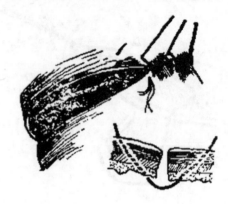

图1-97　间断全层内翻缝合法

(2)连续全层内翻缝合法:用于肠吻合口前壁全层内翻缝合。于吻合口前壁之上端距两侧肠壁边缘各3～4mm处由肠腔内或肠腔外开始做一针全层缝合。如自肠腔内开始缝合,在肠腔内结扎之后,于距结扎3mm处再将针线穿至肠腔外。在肠腔外垂直越过吻合口至对侧,穿透对侧肠壁。距刺入点3mm处再穿出肠腔(图1-98)。随时拉紧缝线,使两侧边缘内翻。至缝完吻合口前壁全长后打结。

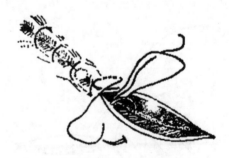

图1-98　连续全层内翻缝合法

(3)间断浆膜肌层内翻缝合法:为胃肠道手术中最常用、最基本的浆膜肌层内翻缝合法(图1-99)。于距吻合口边缘外侧约3mm处横向进针,穿经浆膜肌层后于吻合口边缘附近穿出。越过吻合口于对侧相应位置做方

向相反的缝合。每两针间距 3～5mm。结扎不宜过紧,以防缝线勒破肠壁。

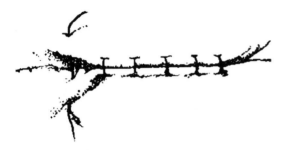

图 1-99　间断浆膜肌层内翻缝合法

(4)间断褥式浆膜肌层内翻缝合法:本缝合法系由两个间断浆膜肌层内翻缝合法组成(图 1-100)。缝合后在伤口的一侧露出线襻,缝线两游离端均在另一侧肠壁上。结扎后,吻合口两侧肠壁上分别纵起与吻合口平行的浆膜肌层皱襞互相紧密接触。本缝合法组织聚合力虽较间断浆膜肌层内翻缝合法强,但也可能更多地损伤血液供应,故多用于组织脆弱或水肿的缝合。

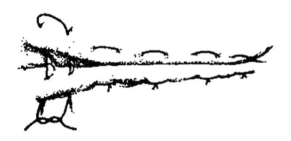

图 1-100　间断褥式浆膜肌层内翻缝合法

(5)连续浆膜肌层内翻缝合法:在开始及结束两端各做自身结扎(图 1-101)。缝合时须将缝针的方向倾斜,使缝线与创面斜交。此种缝合法除可用于肠吻合口之外层缝合外,也可用于胃肠道残端的闭合。

(6)荷包缝合法:用于埋藏阑尾残端,缝合胃肠穿孔或固定胃、肠、膀胱及胆道造口等引流管。本法基本同连续浆膜肌层内翻缝合法,但缝线两端待缝合完毕后方可结扎(图

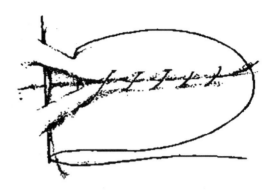

图 1-101　连续浆膜肌层内翻缝合法

1-102)。缝合完毕后,先做一单结,并轻轻向上牵拉,将组织如阑尾残端或肠道穿孔边缘内翻。若助手从与线结相对部位上提缝线,将有助于内翻组织的包埋。将内翻组织包埋后拉紧缝线,完成结扎。

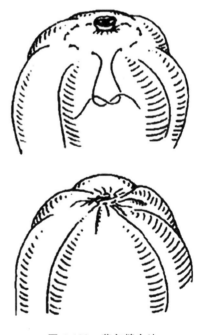

图 1-102　荷包缝合法

(7)连续褥式浆膜肌层内翻缝合法:用于胃肠道吻合时包埋内层缝合,也可用于包埋胃肠道残端的外层缝合。开始先做间断浆膜肌层缝合。结扎后,于距切口边缘 2～3cm 处刺入一侧肠壁浆膜肌层。在黏膜下层内沿

与切口边缘平行方向行针 3~5mm。穿出浆膜肌层,垂直横过切口,在与出针直接对应的位置穿透对侧浆膜肌层做缝合(图 1-103)。结束时,拉紧缝线再做间断浆膜肌层缝合后结扎。

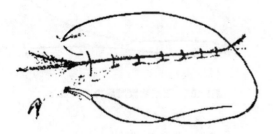

图 1-103　连续褥式浆膜肌层内翻缝合法

3. 外翻缝合法　外翻缝合法与内翻缝合法相反,缝合结扎后将使缝合边缘外翻。常用于松弛皮肤的缝合、减张缝合及血管吻合等。

(1)垂直褥式外翻缝合法:适用于阴囊或老年人腹部等松弛皮肤切口的缝合。缝合后切口两侧皮缘外翻(图 1-104)。缝合时先于距皮肤边缘 1cm 处刺入皮肤,经皮下组织垂直横过切口至对侧距皮肤边缘 1cm 处穿出。再于穿出侧距皮缘 2mm 处穿入皮下,并于开始穿入侧距皮缘 2mm 处穿出皮肤。结扎后两侧皮缘外翻,防止皮缘内陷所致两侧表皮相接触而影响愈合。

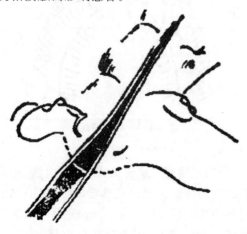

图 1-104　垂直褥式外翻缝合法

(2)连续外翻缝合法:用于缝合腹膜或吻合血管。若胃肠胀气、张力较大或炎症所致腹膜水肿,均需用连续外翻法缝合,以避免腹膜撕破。在血管吻合术中常用于血管后壁的缝合(图 1-105)。自血管腔外开始刺入血管腔内,再由对侧端血管腔内穿出。于距离 1~1.5mm 处再向相反方向进针。两端可与固定血管的缝线结扎。

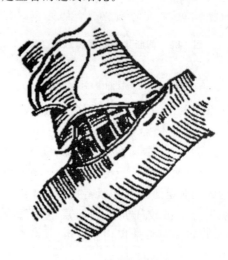

图 1-105　连续外翻缝合法

(二)各种组织缝合法

1. 皮肤　一般常用单纯间断缝合法,对老年人皮肤松弛时,可用间断外翻(垂直褥式)法。以单纯间断法缝合皮肤时,每侧边距为 0.5~0.6cm;针距为 1.0~1.2cm。但可根据皮下脂肪厚度及皮肤的弛张度而略有增减。皮下脂肪厚者,边距及针距均可适当增加;皮肤松弛者,应适当变小。缝合深度要能将两侧皮下脂肪拉拢,以免皮下组织层内遗留无效腔,滞留血液或渗出液而诱发感染。缝合皮肤时必须用断面为三棱形弯针或直针。缝合材料一般选用丝线或尼龙线,但在包皮、阴囊或肛门等术后拆线有困难的部位可以用肠线缝合。

2. 皮下组织　皮下组织缝合主要是缝合浅筋膜。在大多数切口缝合时将浅筋膜单做一层缝合,可以减少皮肤缝合的张力,并可使两侧皮下脂肪组织互相靠拢,避免残存无效腔和血浆及液化脂肪的遗留。皮下组织(浅筋膜)的缝合需用圆弯针、钢丝线做单纯间断缝合。

3. 肌肉　沿肌纤维方向分开的肌肉可用中号丝线圆弯针将其分开的边缘松松对合,以不留腔隙为度,不可结扎过紧。若有较坚强的肌筋膜时,例如腹直肌鞘前壁,可用中号丝线以"8"字或间断法缝合肌筋膜并带有少量筋膜下浅层肌纤维,不须单独缝合腹直肌。对已横断的肌肉,常需用间断平行褥式缝合,并将肌肉表面肌筋膜包括在内。

4. 筋膜或腱膜　筋膜和腱膜能耐受较大张力,不易撕裂,且结扎后不易有营养障碍。缝合时常用细、中号丝线、圆弯针做单纯间断缝合,避免使用连续缝合法。

5. 胸膜或腹膜　一般用 0 或 1 号铬制肠线、圆弯针行单纯连续缝合,如腹膜张力较大,缝合容易撕破时,可用连续平行褥式缝合。若腹膜对合不齐或个别针距较大时,可加补 1～2 针单纯间断缝合。

6. 胃肠道　胃肠道吻合手术常用双层缝合法。内层缝合常用细铬制肠线做全层单纯连续或连续锁边缝合法,也可二者结合使用。在肠腔较细窄时,也可用间断全层内翻缝合法。吻合口前壁常用连续全层内翻缝合法或自黏膜侧开始,在肠腔内结扎的间断全层内翻缝合法。在内层全层缝合之外,再用浆膜肌层内翻缝合法将内层缝合掩盖。若行单层吻合,应选用在肠腔内开始并结束的间断全层内翻缝合。较小的胃肠道穿孔可用间断式平行褥式浆膜肌层内翻缝合法进行修补。阑尾结扎、切除后,须在其残端根部周围盲肠壁上做荷包缝合将其包埋。

7. 血管　血管缝合要求边缘外翻,使两端内膜互相接触以防形成血栓。血管吻合常用 4/0、8/0 号浸过石蜡的细丝线。最理想者当为带有缝线的无损伤缝针。先以连续外翻缝合法缝合吻合口后壁。其前壁也可用连续外翻法或间断平行褥式法缝合。遇有漏血处可加一针单纯间断法缝合。

(三)组织缝合注意事项

1. 组织分层缝合、严密对合、勿留无效腔,是保证伤口愈合的前提。不同的组织对合将致伤口不愈,如表皮对筋膜、空腔脏器的黏膜对浆膜、伤口深面积液等,都是招致伤口延迟愈合甚至伤口感染的主要原因。

2. 根据不同的组织器官类型,选择适当的缝针、缝线和缝合方法。

3. 针距边距应均匀一致,整齐美观,过密和过稀均不利于伤口愈合。

4. 缝合线的结扎松紧度取决于缝合的对象,如血管缝扎的打结应稍紧一些,而皮肤切口的缝合结扎应以切口两侧边缘靠拢对合为准,结扎太紧易致切口疼痛或局部血液循环障碍、组织肿胀、缺血坏死、切口感染化脓及愈合后遗留明显的缝线瘢痕;结扎过松则不利于切缘间产生纤维性粘连,影响切口愈合,甚至遗留间隙或无效腔而形成积液,导致伤口感染或延迟愈合。

六、剪线

1. 剪结扎线　手术进行过程中的剪线是将缝合或结扎打结后残余的缝线剪除,一般由助手操作完成。初学剪线者最好是在打结完成后,打结者将双线尾并拢提取稍偏向左侧,助手用左手托住微微张开的线剪,将剪刀近尖端顺着缝线向下滑至线结的上缘,再将剪刀向上倾斜适当的角度,然后将缝线剪断(图 1-106)。倾斜的角度越大,遗留的线头越长;角度越小,遗留的线头越短。一般来说,倾斜 45°左右剪线,遗留的线头较为适中(2～3mm)。所要注意的是,深部组织结扎、较大血管结扎和肠线或尼龙线所做的结扎,线头应稍留长一些,如丝线留 2～3mm,钢丝线留 5～6mm,肠线或尼龙线留 5～10mm 为宜。线头过短的线结易于滑脱,而线头过长会导致组织对线头的异物反应。

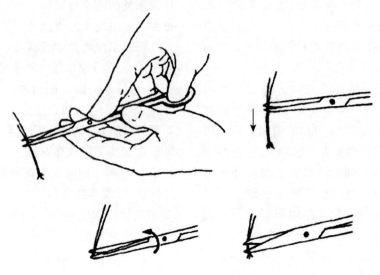

图 1-106 剪线方法

2. 拆线　只有皮肤缝线需要拆除,所以外科拆线是专指在缝合的皮肤切口愈合以后或手术切口发生某些并发症时(如切口化脓性感染、皮下血肿压迫重要器官等)拆除缝线的操作过程。拆线时应注意不要使原来显露在皮肤外面的线段经过皮下组织,以免导致细菌污染。缝线的拆除时间应根据切口部位、局部血液供应情况、患者的年龄及营养状况、切口的大小与张力等因素综合考虑来决定。一般来说,头、面、颈部切口在术后 4～5 日拆线;下腹部、会阴 6～7 日;胸、上腹、背、臀部 7～9 日;四肢 10～12 日(近关节处还可适当延长一些);减张缝合 14 日。有时可先采用间隔拆线;已化脓伤口应立即拆线;青少年患者可适当缩短拆线时间;年老、营养不良、糖尿病患者可延迟拆线时间。拆线具体方法:首先,按换药的方法常规消毒切口区域,左手持镊子将线结轻轻提起,右手将微微张开的线剪尖端插入线结与皮肤之间的间隙,平贴针眼处的皮肤将线剪断(图 1-107);然后,快速轻巧地将缝线朝剪断侧拉出,这样就可以避免拉开切口、患者不适或皮下污染;最后,用乙醇棉球消毒切口,再盖以无菌纱布、胶布固定。

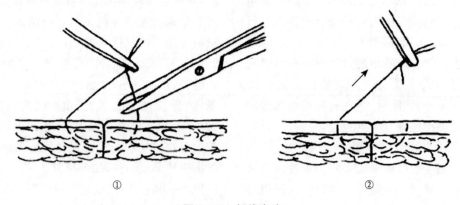

① ②

图 1-107 拆线方法

七、引流

为了预防和消除血液、渗出液、脓液及空腔脏器内液在组织间或胸、腹腔内的聚积,常需适当地安置引流物,使各种异常积液及时排出体外,以便预防、治疗感染,减少毒素吸收,促进组织愈合。但不必要的引流,反而增加感染、切口疝等并发症。

(一)常用的引流物

1. 橡皮片引流　常用于浅的创面,引流渗血,防止血肿,不适宜深部引流。

2. 纱条引流　常用于小化脓伤口的引流,但不适宜深部引流。

3. 烟卷引流　适用腹腔内引流。

4. 管状引流　适用于胸腔或腹腔的引流以及各种空腔脏器如膀胱、胆道、胆囊等的引流。

(二)放置引流的适应证

1. 切口内有渗血未彻底止住或有继续渗血可能者,为防止腔内血肿形成可放置引流物。一般于 24~48h 后拔除。

2. 切口或腹腔内有较严重的感染或污染,为防止感染的发生或发展,可放置引流物。待引流液减少,感染控制后可以拔除。一般在 48h 以上。

3. 肝、胆、胰和泌尿系统手术后,为防止胆汁、胰液和尿液外漏,可于吻合口的附近放置引流物,一般以烟卷引流或橡皮管引流为最多用,一般需放置 5~7d。胆道、膀胱内亦常放置适宜的引流管,以引流胆汁和尿液。

4. 以减压的目的放置各种引流管,如胸腔手术后需用负压吸引装置保证肺膨胀,胃肠道手术后放置胃管或肠减压管等。

5. 积液、积脓的腔切开后,为液体得以排出,应放置引流物,以促使脓腔逐渐缩小直至愈合。

(三)引流的注意事项

1. 各种引流物虽具有预防及治疗感染、积液、促进组织愈合的积极作用,但任何引流物均为异物,如选用不当或留置时间过久,均可不同程度地引起组织反应和增加继发感染的机会,反而影响组织愈合;腹腔内引流还可引起肠粘连。手术时要适当考虑是否需要放置引流,放置引流物的种类、安放位置及引流途径,术后要妥善处理并及时取出引流物以减少并发症的发生。

2. 任何引流物不应直接放在吻合口或修补缝合处,只能放置在其附近,以防因引流管直接损伤或炎性反应造成缝合处漏液。切不可放置在大血管、神经附近,以防压迫损伤。

3. 放置引流物的种类、数量、位置应在手术记录中详细记载。术后观察引流液性质、量及引流物变化情况,均应记录在病程记录内。

4. 术后更换敷料、处理引流物、引流瓶等操作,应严格遵守无菌操作技术要求,以防继发感染。

第四节　围术期处理

手术是治疗损伤、疾病及矫正畸形的最重要手段。但手术、麻醉、创伤的刺激,可以引起生理功能的紊乱,导致术后并发症的发生。同时,接受手术治疗的患者,难免会有不同程度的心理压力,削弱机体的防御能力,降低手术的耐受力,进而影响手术后的康复。围术期是指从确定手术治疗时起,至与这次手术有关的治疗基本结束为止的一段时间。围术期处理的目的就是增强患者对手术的耐受力,防止手术后并发症的发生,尽快恢复生理功能,促进早日康复。

一、手术前准备

手术前,要对患者的全身情况有足够的

了解,查出可能影响整个病程的各种潜在因素,包括心理、营养状态,心、肺、肝、肾、内分泌、血液,以及免疫系统功能等。因此,必须详细询问病史,全面地进行体格检查;还需要进行一些涉及重要器官功能的检查评估,以便发现问题,估计患者对手术和麻醉的耐受力,并在术前予以提高,预防术中和术后并发症的发生。

患者的术前准备与疾病的轻重缓急、手术范围的大小有密切关系。按照手术的时限性,外科手术可分为以下三种。①急症手术:患者情况危急,需在最短时间内进行必要的准备,以尽快实施手术,抢救患者生命,如张力性气胸、肝脾破裂等。②限期手术:手术时间虽然可以选择,但有一定限度,应在尽可能短的时间内做好术前准备,以免病情恶化,例如各种恶性肿瘤根治术。③择期手术:术前准备的时间可随病情的需要而定,施行手术的迟早不致影响手术效果,故宜充分做好术前准备,可使患者处于最佳状态,例如一般的良性肿瘤切除术及腹股沟疝修补术、美容手术等。

(一)一般准备

一般准备包括心理准备和生理准备两方面。

1. **心理准备** 患者术前难免有恐惧、紧张及焦虑等情绪,对手术及预后也顾虑重重。医务人员术前应根据患者的不同情况进行必要的谈话,应从关怀、鼓励出发,涉及病情、施行手术的必要性及可能取得的效果,手术的危险性及可能发生的并发症,术后恢复过程、预后及清醒状态下施行手术时因体位造成的不适等方面。态度应认真、亲切,语气中肯、理解,使患者树立信心,配合手术,乐观支持,常可收到良好的效果。对截肢术、腹部结肠造口术,必须征得患者的同意。对家属及单位负责人,应实事求是地介绍病情、治疗方法、手术预期效果、可能发生的手术意外、麻醉意外及术后并发症等,取得他们的支持和理解,并由亲属或单位负责人签署手术、麻醉协议书等。

2. **生理准备** 生理准备是对患者生理状态进行调整,使患者能在较好的状态下安全度过手术及手术后的治疗过程。术前应详细询问病史,仔细体格检查,结合有关化验及特殊检查,做出比较明确地诊断。对心、肝、肺、肾、内分泌、血液及免疫系统的功能、代谢与营养情况进行全面估计,以了解可能影响手术的各种潜在因素。为此,血、尿、粪常规检查,出凝血时间、心电图、肝功能、肾功能、血浆蛋白、血糖、乙型肝炎表面抗原、血液生化、胸部透视及摄片检查都是不可少的,对特殊的器官或大手术,还要进行一些特殊检查,以全面估计患者对手术的耐受力。一经发现异常应予纠正,以策手术安全。

(1)增强体质:由于手术前后限制饮食容易导致营养摄入不足,手术创伤又会增加机体能量消耗,以致影响组织修复和创口愈合,削弱机体防御感染的能力。因此,对于择期或限期手术的患者,都应有一段时间(最好有1周左右),通过口服或静脉途径,提供充分的热量、蛋白质和维生素。

(2)为手术及手术后做适应性锻炼:练习术中体位,以减少术中、术后不适,如甲状腺手术应进行颈部过伸位的锻炼,颈椎前路手术进行气管、食管推移训练,颈椎后路、胸背部手术,练习俯卧位等。术后适应性训练,包括术前练习在床上大小便,指导深呼吸和有效咳嗽的方法,术前2周停止吸烟等。

(3)维持内环境稳定:纠正贫血,水、电解质、酸碱平衡失调等,实行大、中型手术者,术前合血,以备术中、术后使用。

(4)预防感染:手术前,应采取多种措施预防感染。减少组织损伤是预防感染的重要环节,下列情况需要预防性应用抗生素:①涉及感染病灶或切口接近感染区域的手术。②肠道手术。③操作时间长、创伤大的手术。④开放性创伤;创面已污染或有广泛软组织损伤;创伤至实施清创的间隔时间较长;清创所需时间较长以及难以彻底清创者。⑤肿瘤手术。⑥涉及大血管的手术。⑦需要植入人工制品的手术。⑧脏器移植术。

(5)胃肠道准备:术前12h开始禁食、4h开始禁饮,必要时可用胃肠减压,以免因麻醉或手术过程中的呕吐而引起窒息或吸入性肺炎;涉及胃肠道手术者,术前1~2d开始进流质饮食;有幽门梗阻者,需在术前进行用温盐水洗胃,以减轻胃黏膜水肿;对一般性手术,在术前1d应用肥皂水灌肠;如果施行的是结肠或直肠手术,应在术前1d及手术当天清晨行清洁灌肠或结肠灌洗,并于术前2~3d开始口服肠道抗菌药物,以减少术后并发感染的风险。

(6)其他:常规手术区皮肤准备;手术前夜,可给予镇静药,以保证良好的睡眠;如发现患者有与疾病无关的体温升高或妇女月经来潮等情况,应延迟手术日期;术前应取下患者可活动的义齿,以免麻醉或手术过程中脱落或误咽、误吸;由于疾病原因或手术需要,可在术前放置胃管;进手术室前,应排尽尿液,估计手术时间长或施行盆腔手术者,应留置导尿管,使膀胱处于空虚状态。

(二)特殊准备

对外科疾病已引起全身明显影响或重要脏器有器质性病变,且功能有失代偿的患者,手术耐受力降低,除做好一般准备外,应进行特殊准备。

1. 营养不良 营养不良的患者常伴有低蛋白血症,往往与贫血、血容量减少同时存在,其耐受失血、低血容量的能力降低。低蛋白状况可引起组织水肿,影响伤口愈合;营养不良的患者抵抗力低下,容易并发感染。因此,术前应尽可能予以纠正。术前应给予营养支持。根据不同情况,给予经胃肠营养(如给予要素饮食),或经肠外营养(经周围静脉或中心静脉营养),一般须经7~14d,方能达到正氮平衡的效果。

2. 脑血管病 因手术期脑卒中不常见(一般<1%,心脏手术为2%~5%)。80%的脑血管病多发生在术后,多因低血压、心房颤动的心源性栓塞所致。危险因素包括老年、高血压、冠状动脉疾病、糖尿病和吸烟等;近期脑卒中史者,择期手术应至少推迟2周,最好6周。

3. 高血压 高血压患者在手术中、手术后有心力衰竭、脑出血、心肌梗死和肾功能不全的危险。因此手术之前适当用药控制血压程度,但不要求降至正常后才做手术。一般用药降血压控制在180/100mmHg以下时,手术危险减小,血压在160/100mmHg以下者,可不必做特殊准备。

4. 心脏病 心脏疾病的患者手术死亡率是无心脏病患者的2.8倍。麻醉作用、手术刺激、失血与缺氧等因素都会导致心脏病患者心律失常、心力衰竭、甚至心搏骤停。术前应注意积极纠正水电解质失衡和贫血;手术前多需内科、麻醉科、外科参与会诊,拟定有效内科支持方案,心力衰竭患者,最好在心衰控制3~4周后再考虑手术,急性心肌梗死患者发病后6个月以上且无心绞痛发作者,才考虑在良好的监护条件下施行手术。基层医院不宜对有心脏病病史的患者实施手术。

5. 肺功能障碍 术后肺部并发症和相关的死亡率仅次于心血管系统,居第二位。有肺疾病史或预期行肺切除术、食管或纵隔肿瘤切除术者,术前更应对肺功能进行评估。危险因素包括吸烟、老年、肥胖、急性呼吸系统感染、慢性阻塞性肺疾病者。无效咳嗽和呼吸道反射减弱,会造成术后分泌物的潴留,增加细菌侵入和肺炎的机会。

肺功能障碍患者的术前准备包括以下几方面:①有吸烟史者至少戒烟2周,术前鼓励患者呼吸训练,增加功能残气量,可以减少肺部并发症。②有感冒、呼吸道感染者,择期手术应推迟至治愈后1~2周;如系急症手术,需加用抗生素,尽可能避免吸入麻醉。③慢性呼吸道感染者,给予支气管扩张药和祛痰药、蒸气或雾化吸入、体位引流,以促进痰液的排出。选用敏感的抗生素,待感染控制、体温正常、痰量明显减少、痰色由黄转白,方可手术。④哮喘发作期不宜手术,急诊手术用肾上腺皮质激素控制发作。⑤吗啡抑制呼吸,阿托品增加痰液的黏稠度,应尽量不用。

6. 肾疾病　肾不仅是体内代谢废物排泄的重要器官,而且具有许多其他功能。创伤、烧伤、出血、低血压、脱水、感染均可引起急性肾衰竭。急症患者的尿量是观察肾功能的重要指标。尿少时可根据血压、中心静脉压、肺动脉楔压、尿钠的检测来指导扩容治疗。除根据不同情况输全血及胶体液外,主要应以平衡盐溶液来扩容,至血压、中心静脉压、尿量恢复正常。慢性肾功能损害,可根据肌酐廓清率和血尿素氮来判定。术前应改善肾功能,避免使用对肾有毒性的药物及血管收缩药物。轻中度损害者,经内科疗法处理后,多可耐受手术,重度损害者(24h 肌酐廓清率 $<$ 20ml/min,血尿素氮 25.3 $\sim$ 35.7mmol/L),如需手术,须经有效的透析疗法后方可进行。

7. 肝疾病　轻度肝损害,不影响手术耐受力。肝实质严重损害,肝功能不全时,术后可并发感染、败血症、出血、肝衰竭和多器官衰竭。对肝功严重损害,表现明显营养不良、腹水、黄疸及急性肝炎的患者,均不宜行择期手术。急症手术时,必须加强保肝治疗,并力求手术简单。许多肝功能损害的患者,经过保肝治疗,多能得到明显改善,提高手术的耐受力。因此术前应积极行保肝治疗,改善全身情况,增加肝糖原的储备。

肝疾病的术前准备包括以下几方面:①注意休息,减轻肝的负担。②高糖饮食,每日 300～400g。在避免血氨增高的前提下,增加蛋白的摄入量,每日可达 100 g。大量的维生素 B、维生素 C、维生素 K 等。限制食盐摄入,每日不超过 3g。③必要时可输入葡萄

糖、胰岛素和钾盐溶液,每日 1 次。还可输入清蛋白、血浆、支链氨基酸及少量多次输新鲜血,以纠正贫血、增加凝血因子和改善低蛋白血症。

8. 糖尿病　糖尿病患者在整个围术期都处于应激状态,其并发症发生率和死亡率较无糖尿病者上升 50%。糖尿病影响伤口愈合,感染并发症增多,常伴发无症状的冠状动脉疾病。对糖尿病患者的术前评估包括糖尿病慢性并发症(如心血管、肾疾病)和血糖控制情况,并应做相应处理:①仅以饮食控制病情者,术前不需特殊准备。②口服降糖药的患者,应继续服用至手术的前一天晚上;如果服长效降糖药,应在术前 2～3 日停服。禁食患者需静脉输注葡萄糖加胰岛素维持血糖轻度升高状态较为适宜。③平时用胰岛素者,术前应以葡萄糖和胰岛素维持正常糖代谢。在手术日晨停用胰岛素。④伴有酮症酸中毒的患者,需要接受急症手术,应当尽可能纠正酸中毒、血容量不足、电解质失衡(特别是低血钾)。现临床多用胰岛素泵监测、控制血糖,效果较好。

9. 凝血障碍　仔细询问病史和体格检查显得尤为重要。病史中询问患者及家族成员有无出血和血栓病病史;是否曾输血,有无出血倾向的表现,如手术和月经有无严重出血,是否易发生皮下瘀斑、鼻出血或牙龈出血等;是否同时存在肝、肾疾病;有无过量饮酒、导致营养不良的饮食习惯;是否服用阿司匹林、非甾体抗炎药或降血脂药(可能导致维生素 K 缺乏);是否行抗凝治疗(如心房颤动、静脉血栓栓塞、机械心瓣膜时服华法林)等。如果有凝血障碍表现,临床确定有凝血障碍者,择期手术前应进行相应的处理。急症手术时,由于术前没有足够的时间纠正凝血障碍,必须输血浆制品。

10. 下深静脉血栓形成的预防　围术期发生静脉血栓形成的危险因素包括年龄＞40 岁、肥胖、吸烟、静脉曲张、有血栓形成病史、

大手术(特别是盆腔、泌尿外科、下肢和癌肿手术)等。血栓形成常发生在下肢深静脉,一旦血栓脱落,可发生致命的肺动脉栓塞。因此有静脉血栓危险因素者,应预防性使用低分子肝素,间断气囊加压下肢和口服华法林(近期曾接受神经外科手术或有胃肠道出血的患者慎用);对于高危患者(如曾有深静脉血栓形成和肺栓塞者),可联合应用多种方法如抗凝、使用间断气囊加压等,对预防静脉血栓形成有积极意义。

(三)术前其他准备工作

手术日期确定后,应在手术前1d,开写手术前医嘱。术前医嘱按不同手术而各不相同,一般应包括下列内容:①手术时间、手术名称、麻醉种类。②手术区皮肤的准备。③胃肠道的准备(如禁食、洗胃、灌肠、安置胃管等)。④备血的数量。⑤麻醉前用药(包括术前晚用药和手术当日麻醉前用药)的名称、剂量及给予时间。⑥必要的输液、输血或抗生素及其他药物。填好输血申请单并抽取配血用的血样于术前1d送血库,用血量大者,应提前3~5d与血库联系准备。手术通知单也应于手术前日交手术室,以便准备器械及敷料。填好病理检验申请单、手术协议书等。⑦病房中手术区的皮肤准备,根据不同的手术决定范围(同手术皮肤消毒范围,参阅第1章第一节)。除紧急手术或有其他禁忌外,术前应淋浴,术前日剃除毛发,注意勿损伤皮肤,继以肥皂水洗净。备皮时应注意保暖,防止受凉。

二、术后处理

手术结束至基本康复,为手术后期。手术后期应密切观察病情,减轻患者痛苦,促进康复和防止并发症。

(一)常规处理

1. 术后医嘱 手术结束后,主管医师应立即完成术后医嘱,也可由实习医师填写医嘱,经上级医师审查、签字后执行。术后医嘱因手术类型和患者的具体情况不同而有差异。一般包括术后护理、体位、饮食、静脉输液及用药、胃肠减压、镇痛药、各种引流管及处理(如接无菌瓶、负压吸引等)、注意伤口出血、吸氧(包括方式、时间等)、测生命体征及间隔时间等项目。

2. 术后监测 患者进入病室之前,应根据情况做好必要的准备工作。各种监护仪器、吸氧、输液、胃肠减压,以及各种引流装置都应备好。麻醉医师和主管医师应将患者送回病房,测量血压、脉搏、呼吸;注意有无休克、出血、呼吸道梗阻及窒息等情况,给予及时处理。主管医师应书写术后经过记录。简要说明手术的时间、麻醉种类、手术方法、术中经过,以及出血、输血或其他特殊情况,以供其他值班医师参阅。可根据情况,手术当日每30~60分钟测血压、脉搏、呼吸1次。待稳定后,可每2~4小时1次,并记录。有条件者可使用监护仪器,随时监测患者的血压、脉搏、心电图及其他重要脏器功能指标。

3. 体位 全麻后患者清醒的应平卧,头转向一侧,以防口腔分泌物或呕吐物误吸,导致窒息和呼吸道感染。为维持循环稳定,硬脊膜外阻滞麻醉术后患者应平卧4~6h;蛛网膜下隙阻滞麻醉后,为防止低压性头痛,术后去枕平卧或头低卧位6~8h,以后再采取不同体位。全麻清醒后、局部麻醉的患者,可根据需要,采取不同体位。

胸、腹、颈部手术后,常采用半坐位。该体位具有以下优点:①可使膈肌下降,有利于呼吸功能。②便于引流。③可使腹壁肌肉放松,从而减轻腹部切口疼痛。④腹膜炎或腹部污染性手术后,有利炎性渗液或脓液流向盆腔。盆腹膜吸收能力差,中毒症状常较轻,即便形成盆腔脓肿,也便于发现和易于处理。脊柱或臀部手术后,可采取俯卧位或仰卧位。休克患者可取平卧位,为了改善呼吸、循环功能,利于下肢静脉回流,头和躯干抬高15°左右,而下肢抬高20°左右。

4. **活动** 手术后,如果镇痛效果良好,原则上应该早期床上活动,争取短期内起床活动。早期活动能改善呼吸、循环功能,减少肺部并发症,促进肠道和膀胱功能的恢复,防止下肢静脉血栓形成。有休克、心力衰竭、严重感染、出血、极度衰弱等情况,以及实行特殊固定、制动要求的患者,则不宜早期活动。

卧床期间,即应开始肢体肌肉的交替收缩和松弛活动、关节的屈伸活动及翻身,并鼓励患者咳嗽及深呼吸。一般在手术后 2～3d,开始起床活动,逐渐增加活动范围和时间。较轻的患者术后第一天(如阑尾炎术后患者)就可允许下床。

5. **饮食** 非腹部手术可根据麻醉方法及手术大小决定进食的时间。局部麻醉者,手术后就可以进食;椎管内麻醉 3～4h,全麻清醒以后,恶心、呕吐反应消失,即可进食。小手术很少引起全身反应,术后即可进食;而大手术后须根据患者的全身情况和食欲,一般在手术后 2～4d 进食。

腹部手术后,胃肠道功能抑制,一般 3～4d 功能方能恢复,临床表现为肛门排气,此时由半量流质饮食开始,逐步增加到全量流食。1 周后半流食,2 周左右后进软普食。对胃切除手术的患者,注意少量多餐。禁食期间和难以进食但热量、电解质和水摄入不足者,须经周围静脉补充水、电解质。对禁食时间过长或特殊需要者,经周围或中心静脉给予营养支持,提供高价营养液(包括丰富的热量、氨基酸、维生素、电解质及微量元素),以维持良好的营养。

(二)术后不适及处理

1. **疼痛** 疼痛是手术后患者共有的痛苦,尚可反射影响其他重要器官的生理功能。小手术可口服布桂嗪或可待因镇痛。大手术后常需注射哌替啶或吗啡,前者每次肌内注射 50～100mg,后者皮内注射 8～10mg。对疼痛的耐受力和对镇痛药物的敏感度存在个体差异。如患者注射一次不能镇痛,且无恶心、呕吐等反应,可间隔 4～6h 重复使用,必要时可与地西泮合并使用效果较好。切口出现疼痛,24h 内最为严重;一般术后 2～3d,切口疼痛明显减轻,如手术 3d 后伤口仍然疼痛者,必须查明原因并妥善处理。

2. **发热** 较大手术后常有吸收热,一般不超过 38℃,多在 3d 内恢复正常。如发热时间延长,体温超过 38℃,就应首先想到感染。术后近期体温升高,最常是由于肺部、泌尿道和伤口感染;还应想到静脉输液引起的静脉炎,特别是中心静脉用导管输入高价营养液时,可并发败血症;注意有无误吸入史,体格检查或 X 线检查有无肺不张或肺炎。有无导尿史或留置导尿者注意有无膀胱刺激症状,尿液检查有无脓细胞;切口有无红、肿、热、痛及波动,进行分泌物涂片或培养;注意静脉穿刺部位有无沿静脉走行的红线;如手术后高热不退或下降后又升高,并伴有全身中毒症状,应想到腹腔脓肿的可能性。虽然脱水、致热原也可引起发热,但首先是应排除感染。化验白细胞计数、分类,必要时应做血培养。

诊断明确后,应立即给予相应处理,如脓肿的引流、输液导管的拔除、选用有效的抗生素、补充液体和热量的丢失。体温 39～40℃时,应采取降温预防措施,如乙醇擦浴、冰袋等物理降温;也可用水杨酸盐类药物或吩噻嗪类药物退热。

3. **腹胀** 多因腹部手术后胃肠功能受抑制,使存留或咽下的空气及肠内容物滞留所引起。一般手术后 24～48h 肠蠕动逐渐恢复,腹胀即可减轻,轻者无须处理。腹胀严重时膈肌上移,影响呼吸;腹压增加,下腔静脉血液回流;妨碍吻合口及腹壁切口的愈合。应及时查明原因,可采用肛管排气、胃肠减压、局部热敷、新斯的明肌内注射或足三里穴位注射等缓解症状。

4. **恶心、呕吐** 常为麻醉药物反应,可自行减轻或停止。如恶心、呕吐不缓解,应查明原因,观察是否小肠梗阻、急性胃扩张,以及并发水、电解质和酸碱平衡失调。对原因不明或精神因素所致者,可给予阿托品、甲氧氯普胺、氯丙嗪等药物镇吐。

5. **呃逆**　为膈肌阵发性痉挛所致。多为暂时性,一般不必处理。顽固性呃逆者,首先应排除是否有膈下感染。可采取压迫眶上缘、针刺、短时间吸入二氧化碳、胃肠减压、肌内注射阿托品、新斯的明等缓解症状。如上述治疗无效,可行膈神经封闭。

6. **尿潴留**　手术后发生尿潴留的常见原因有全麻或腰麻后排尿反射受抑制、直肠肛门手术后疼痛致膀胱括约肌痉挛、患者不习惯卧床排尿等。手术造成的骶前神经损伤,常见于盆腔广泛性手术,如直肠癌、宫颈癌根治性手术等。

尿潴留引起膀胱壁肌肉张力减低,常有残余尿,容易并发感染,应及时处理。对于盆腔及其他时间较长的大手术,常在术前留置尿管以预防尿潴留的发生。如术后6～8h仍未排尿,耻骨上区饱满,叩诊呈浊音,即为尿潴留。可给予镇痛药并鼓励患者自行排尿。如患者病情允许,可协助患者坐起或立起排尿。针刺关元、中极、足三里,下腹部热敷,或皮下注射卡巴胆碱,都有助于排尿。如经以上处理仍不能排尿时,则需导尿。若导出尿量超过500ml以上时,应留置尿管1～2d,以利于膀胱壁张力的恢复。

三、手术后并发症的防治

1. **出血**　为术后最严重并发症之一。出血量根据伤口渗血或引流管内出血多少及全身情况加以判断。术后24h内发生的为早期出血,术后7～10d出血为晚期出血。早期出血多为术中止血不彻底或血管结扎不牢所致;晚期出血则由于血管结扎处缺血坏死、结扎线脱落或局部感染后组织坏死,累及较大血管所致。

术后出血表现为失血性休克,如中心静脉压低于0.49kPa(5cmH$_2$O),每小时尿量少于25ml,经输血输液后短时好转后又恶化,或呈进行性加重者,首先考虑为手术后出血。位于体表的手术后出血容易发现。胸、腹腔内的手术比较隐蔽,术中放置引流管后则比较容易发现。腹部手术后无引流管者,临床应注意密切观察,必要时行腹腔穿刺抽吸是否有新鲜血以明确诊断。

少量渗血,经更换敷料、加压包扎、给予止血药即可止血。如患者有内出血和休克表现,应立即快速补液、输血,并准备立即手术止血。

为预防术后出血,要求术中止血严密,手术结束时,再仔细检查确认无出血后再关闭切口。渗血创面尽可能处理好,如考虑到术后有渗血可能的,应放置引流管。

2. **切口感染**　引起术后切口感染的原因如下:①细菌污染,Ⅱ类和Ⅲ类切口均可受到细菌的污染,即使Ⅰ类切口,由于空气中细菌的存在、患者术野皮肤难以彻底无菌,或医务人员没有严格遵守无菌操作规程等,均可造成伤口的细菌污染。②手术操作粗暴,组织损伤重,止血不仔细,形成血肿,增加感染机会。③各种原因造成的身体抗感染能力降低;如年老体弱、营养不良、基础疾病(如糖尿病、动脉硬化、肥胖等)、术前长期使用肾上腺皮质激素或接受放疗、化疗等。

手术切口常在术后2～3d疼痛减轻,如无其他感染,体温、脉搏和白细胞计数逐渐恢复正常。如逾期疼痛不减或在减轻后又加重,体温增高,则首先应检查伤口,可见切口有红、肿、热、痛及压痛的炎症表现。如已化脓,则可有波动。感染位置深时,肿胀、压痛明显,但局部仅轻度发红,波动也不甚明显。如有可疑,在切口压痛最明显处拆除一针缝线,用血管钳撑开,探入切口,观察有无脓液或渗液流出,并做细菌培养。

感染的早期应根据情况使用有效的抗生素,无菌切口感染常为革兰阳性球菌。消化道的手术常是肠源性革兰阴性杆菌,下消化道常合并有厌氧菌,要注意抗厌氧菌治疗,常联合应用一种氨基糖苷类药物加甲硝唑,以后可根据脓液培养药敏的结果,以及患者的反应,调换有效抗生素。对体质弱的患者应输全血、血浆或清蛋白。积极控制糖尿病或其他有关疾病,增强患者的抵抗力。脓肿形成前局部进行理疗,争取炎症消散;已形成脓肿者,应及时切开,通畅引流。较大的切口感染,在切开引流及炎症完全控制后,可行二期缝合,以缩短愈合时间。另一种较轻的是缝线感染,在针脚周围形成红晕或浅表脓肿,这种患者多无全身症状,缝线拆除后,即可痊愈。

为预防切口感染,应注意严格无菌操作;手术轻柔,止血完善;充分的术前准备,提高患者的耐受力。对有指征的患者,预防性地使用抗生素,特别是在手术开始前或麻醉诱导期用药最为有效。

3. 切口裂开　常发生于腹部及关节处切口,是腹部手术后的一个严重并发症,死亡率在10%以上。发生腹部切口裂开的原因:①营养不良,组织愈合能力低;②切口缝合技术有缺陷,如组织对合不齐,缝线打结不紧等;③腹内压增高,术后呕吐、咳嗽、打喷嚏、呃逆、腹胀及排便、排尿困难等。

腹部切口裂开多发生于术后1周左右,皮肤拆线后1～2d。由腹内压剧烈增高引起,也可发生于术后2～3d。术后17～18d,很少发生切口裂开。患者常在一次突然腹部用力后,切口有撕裂的声响,同时有疼痛和切口松开的感觉。如为全层裂开,检查时发现切口裂开处有浅红色液体外流,肠或大网膜膨出腹壁外,伴有肠麻痹。如仅深层破裂,皮肤缝线完整,线结处有血性渗液,内脏可突出到皮下,皮下出现柔软的肿物隆起。

腹部切口完全裂开者,应立即以无菌生理盐水敷料覆盖膨出的内脏并以无菌治疗碗保护,以腹带加压包扎,嘱患者不要用力。立即送手术室,麻醉后在无菌条件下复位内脏,然后用粗丝线或合金线行腹壁全层贯穿间断缝合。并行胃肠减压。切口部分破裂开,可暂不手术,待病情好转后择期行切口疝修补术。

为预防术后腹部切口裂开,对有影响伤口愈合因素的患者,应行预防性减张缝合,及时处理腹内压增高的因素,切口要用腹带妥善包扎。

4. 肺不张与肺感染　发生原因:①胸部和上腹部大手术后,呼吸肌的活动受到一定的限制;②呼吸道的分泌物不能有效地咳出;③呕吐物的误吸也是引起肺不张的原因之一。肺不张发生后,常继发肺部感染,如肺炎、肺脓肿等。老年人、长期吸烟者及急慢性呼吸道感染的患者,尤其容易发生呼吸道并发症。

常见于术后2～3d,由于缺氧、二氧化碳蓄积,患者表现烦躁、呼吸急促,心率增快和血压升高。严重者可出现呼吸困难、发绀、心动过速、血压下降、甚至昏迷。继发感染时则表现发热、咳脓痰。体格检查时,叩诊常在后胸肺底部局限性浊音或实音,听诊有局限性湿啰音、呼吸音消失或出现管状呼吸音。白细胞计数及中性粒细胞计数增加。血气分析表现为氧分压降低和二氧化碳分压升高。X线检查可进一步证实诊断。

鼓励患者有效咳嗽及深呼吸,医务人员可协助患者咳痰,用双手保护伤口,让患者深吸一口气后,再用力将痰咳出。如患者咳嗽无力或因痛不敢咳嗽,可用吸痰管吸出痰液,并引发患者的咳嗽反射。必要时用纤维支气管镜吸痰或行气管切开吸痰。痰液稠厚可用蒸气或超声雾化吸入,并口服氯化铵,以使痰液变稀,易于咳出。选择适宜的抗生素,除全身使用外,尚可在雾化吸入中使用。

肺不张及肺感染的预防应针对病因,采取相应措施。①吸烟者应于术前2周停止吸烟;②术前锻炼深呼吸,腹部手术前练习胸式呼吸,胸部手术前练习腹部呼吸;③伤口包扎不宜过紧;④镇静、镇痛药物使用适度;⑤预防呕吐物误吸;⑥腹胀者行胃肠减压,以利膈肌运动;⑦鼓励患者咳嗽、深呼吸,早期活动,及多次翻身并拍打胸背部,利于肺的膨胀和痰液的咳出,防止分泌物坠积于肺内;⑧痰液稠厚者应及时处理。

5. 尿路感染 发生原因:①尿潴留是术后并发尿路感染的最常见原因;②长时间留置导尿或多次导尿;③残余尿量增多。

尿路感染多发生于膀胱,上行感染可导致肾盂肾炎。急性膀胱炎的主要表现为尿频、尿急、尿痛,一般无全身症状。急性肾盂肾炎多见于女性。主要表现为畏寒、发热,肾区疼痛。尿常规检查可见红细胞、脓细胞。镜检可以发现白细胞和细菌,细菌培养可明确菌种,以便选择有效的抗生素。

对尿路感染的治疗:①应用抗生素治疗;②鼓励患者多饮水,每天饮水 1500ml,已达到冲洗泌尿系的目的;③使用颠茄类解痉药解除膀胱痉挛,碱化尿液减轻对膀胱刺激,以改善症状;④当尿潴留量超过 500ml 时,应留置导尿管,持续引流,使膀胱处于空虚状态。

尿路感染的预防,重要的是防止和及时处理尿潴留,导尿或膀胱冲洗时,应严格执行无菌操作。

6. 深静脉血栓 深静脉血栓的形成原因及预防在本书相关章节介绍。在此只介绍表现和处理。

下肢深静脉血栓形成多发生于左下肢。发生于小腿腓肠肌静脉丛者称周围型,发生于髂股静脉者称中央型。以上两型血栓均可蔓延整个下肢,称为混合型,这是临床上最多见的类型。周围型者,由于血栓范围较小,不影响血液回流,而且由于手术后创伤反应的掩盖,临床上常易忽略。中央型者,有下肢肿胀、疼痛、浅静脉扩张、内收肌管处的压痛等,比较容易发现。手术后应注意测量小腿的周径,周径增粗,可能是深静脉血栓形成的水肿引起。检查腓肠肌和内收肌管处有无压痛,Homans 征阳性,提示腓肠肌静脉丛血栓形成。超声检查、电阻抗体积描记检查和深静脉造影,可进一步明确诊断。

周围型病期不超过 3d 者,可实施溶栓疗法。中央型病期在 48h 以内者,可以手术取栓;72h 以内者用溶栓疗法。病期超过 3d 的混合型病变仅能用抗凝疗法,防止血栓扩展。静脉滴注低分子右旋糖酐,口服双嘧达莫和阿司匹林有祛聚作用,可用于其他疗法的辅助治疗。

第五节 麻 醉

麻醉的作用是使用药物使身体的部分,或全部暂时失去疼痛感觉,并产生适当的肌肉松弛,使患者精神安定、保障安全,为手术创造良好条件。任何外科手术都必须无痛,不管是大手术、小手术、门诊手术,都无一例外,否则就无法进行手术。

麻醉作用的产生主要是利用麻醉药物使神经系统中某些部位受到抑制,而产生麻醉效果。根据麻醉作用部位将临床麻醉分为局部麻醉、椎管麻醉和全身麻醉。全身麻醉作用复杂,需要专业人员操作,本章不做介绍。

一、麻醉前用药

麻醉前用药的目的是镇静以稳定患者情绪,减轻忧虑和恐惧;减少麻醉药的不良反应,消除一些不利的神经反射;抑制唾液及气道分泌物,保持呼吸道通畅;提高痛阈,缓解术前疼痛和增强麻醉镇痛效果;使麻醉过程平稳,患者合作。常用的药物有以下几种。

1. 抗胆碱药　抑制呼吸道黏膜和口腔唾液分泌,解除平滑肌痉挛,有利于呼吸道通畅。还能抑制迷走神经反射,避免术中心动过缓或心搏骤停。是全麻和椎管麻醉前不可缺少的药物。常用阿托品0.5mg于麻醉前30min肌内注射。由于阿托品能抑制汗腺分泌,提高基础代谢率并影响心血管系统的活动,故甲状腺功能亢进、高热、心动过速等患者不宜使用,必要时可用东莨菪碱0.3mg肌内注射。

2. 催眠药　主要是巴比妥类,有镇静、催眠、抗惊厥作用,并能防治局麻药不良反应,故为各种麻醉前常用药物。一般成人用苯巴比妥钠(鲁米那)0.1～0.2g或司可巴比妥(速可眠)0.1～0.2g于麻醉前30min肌内注射。亦可术前晚口服苯巴比妥30～60mg或司可巴比妥0.1～0.2g。

3. 安定、镇静药　有镇静、催眠、抗焦虑、抗惊厥及中枢性肌肉松弛作用。成人常用地西泮(安定)5～10mg或氟哌利多(氟哌啶)5mg,于麻醉前30min肌内注射。异丙嗪除镇静作用外还具有抗吐、抗心律失常和抗组胺作用,成人用12.5～25mg肌内注射。亦可术前晚口服地西泮5mg。

4. 镇痛药　能与全麻药起协同作用,增强麻醉效果,从而减少麻醉药用量;于剧痛患者麻醉前应用可使其安静合作;椎管内麻醉前使用能减轻腹部手术中内脏牵拉反应;于局麻前使用,可强化麻醉效果。成人用吗啡5～10mg皮下注射或哌替啶100mg肌内注射。吗啡因有抑制呼吸中枢的作用,故小儿、老年人应慎用,孕妇、新生儿及呼吸功能障碍者禁用。

二、局部麻醉

局部麻醉是指患者神志清楚,身体某一部位感觉神经的传导功能被暂时阻断,该神经所支配的区域处于感觉麻痹状态,而运动神经保持完好或同时有不同程度地被阻滞状态。根据局麻药阻滞的部位不同,分为表面麻醉、局部浸润麻醉、区域阻滞麻醉和神经阻滞麻醉。

(一)常用的局麻药

国内常用的局麻药有普鲁卡因、丁卡因、利多卡因和丁哌卡因,前两者属于酯类,后两者属于酰胺类。使用时要注意这四种局麻药的麻醉性能、使用浓度及最大剂量(表1-7)。

表1-7　常用局麻药比较

药名	麻醉效能				常用浓度(%)			1次限量(mg)
	毒性	强度	显效时间(min)	作用时间(min)	表面麻醉	局部浸润	神经阻滞	
普鲁卡因	1	1	5～10	45～60	无作用	0.5	1～2	1000
丁卡因	12	12	10	120～180	1～2 0.5～1(眼)	不用	0.1～0.3	40(表面麻醉) 80(神经阻滞)
利多卡因	4	4	<2	60～120	2～4	0.25～0.5	1～2	100(表面麻醉) 400(局部浸润、神经阻滞)
丁哌卡因	10	16	3～5	300～360	无作用	少用	0.25～0.5	150

注:毒性和作用强度以普鲁卡因为1

(二)局麻药的不良反应

1. **毒性反应**　血液中局麻药浓度超过机体的耐受能力,而出现各种不同的临床症状者称为毒性反应。

(1)原因:①一次用药超过最大剂量;②局麻药误注入血管内;③注射部位血管丰富或有炎性反应,或局麻药液中未加肾上腺素,使局麻药吸收过快;④患者体质衰弱,病情严重,对局麻药耐受性差等。

(2)临床表现:①早期有眩晕,多语,烦躁不安或嗜睡,动作不协调,眼球震颤。中期常有恶心,呕吐,头痛,视物模糊,颜面肌震颤抽搐。晚期病人全身肌肉痉挛抽搐,严重者昏迷。②循环方面开始时面色潮红、血压升高、脉搏增快、脉压变窄,随后面色苍白、出冷汗、血压下降、脉细弱,心率缓慢,心律失常,严重者心力衰竭或心搏停止。③呼吸方面有胸闷、气短、呼吸困难或呼吸抑制,严重者呼吸停止。

(3)治疗:①立即停用局麻药。②支持呼吸和循环功能,如人工呼吸、给氧和使用升压药,心搏停止时应立即复苏。③抗惊厥:静脉注射地西泮 0.1～0.2mg/kg 或 2.5% 硫喷妥钠 1～2mg/kg,亦可用速效肌松药。静脉输液加适当血管收缩药(如麻黄碱、间羟胺)维持循环稳定。

(4)预防:①控制用量,1 次量不超过最大剂量;②血管丰富区局麻药用量应减少;③局麻药液中加肾上腺素以减慢吸收;④选用最低有效浓度,因浓度越大,吸收越快,中毒的机会也越多;⑤麻醉前应用巴比妥类药可预防局麻药毒性反应;⑥操作时注意回抽,防止误入血管。

2. **过敏反应**　有极少数患者在使用局麻药后出现皮肤黏膜水肿、荨麻疹、哮喘、低血压或休克等症状,称为过敏反应。过敏反应分即刻反应和迟缓反应两种。目前尚无可靠的方法预测,皮内或眼结膜试验均可能有假阳性和假阴性,只供参考而难做定论。凡患者属过敏体质或有过敏史者应小心。酰胺类较酯类局麻药过敏反应发生率低。对疑有对酯类过敏者,可改用酰胺类。

(三)常用局麻方法

1. **表面麻醉**　将穿透力强的局麻药通过滴入、喷雾或用浸湿药液的棉花塞入或覆盖,以及用含局部麻醉药的油膏、凝胶涂敷于黏膜,作用于神经末梢,产生局部麻醉效果,简称表面麻醉或黏膜表面麻醉。适用于眼、鼻、咽喉、气管、食管及尿道等黏膜部位的表浅手术或内镜检查。常用 0.5%～2% 丁卡因溶液或 2%～4% 利多卡因溶液。滴眼用 0.5%～1% 丁卡因溶液,气管、尿道、膀胱黏膜麻醉须减少剂量。如局部黏膜有破损、炎症或溃疡者,易发生局部麻药吸收过快而引起中毒,宜列为相对禁忌。

(1)眼部表面麻醉常用局麻药滴入法(图 1-108):患者取平卧位,在结膜表面滴 2～3 滴局麻药,滴后闭眼,2min 滴药 1 次,共滴 3～5 次即可。常用 4% 可卡因,0.25%～0.5% 丁卡因或 1%～2% 利多卡因。麻醉作用消失后可重复使用。

(2)鼻腔表面麻醉:采用小块棉片先浸入 1:1000 肾上腺素液中,取出挤干后再浸入 2%～4% 利多卡因或 0.5%～1% 丁卡因中,然后将浸有局麻药的棉片填于鼻甲或鼻中隔之间 3min,即可产生无痛。填塞棉片时注意与鼻腔黏膜各处均应接触,使阻滞完善。

(3)咽喉、气管及支气管表面麻醉:咽喉及气管内喷雾法是进行气管镜、支气管镜检查及气管插管术常用的麻醉方法。先令患者张口,对咽部喷雾 3～4 次,2～3min 患者咽部出现麻木感,将患者舌体拉出,向咽喉部黏膜喷雾,间隔 2～3min,重复 2～3 次。最后用直接喉镜显露声门,于患者吸气时对准声门喷雾 3～4 次,间隔 2～3min,重复 2～3 次,即可行气管镜检查或气管插管。

(4)环甲膜穿刺表面麻醉:是在环状软骨与甲状软骨间的环甲膜处,用小针垂直刺穿

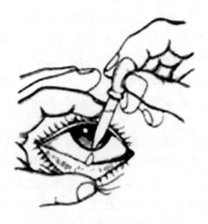

图 1-108 　眼手术的表面麻醉

环甲膜，将 2％利多卡因 2～3ml 注入气管内，穿刺注药时嘱患者屏气，注完药液后鼓励患者咳嗽，以使局麻药均匀分布。2～5min 气管上部、咽喉下部便出现麻醉作用。

2. 局部浸润麻醉　沿手术切口线分层注射局麻药，阻滞组织中的神经末梢，称局部浸润麻醉。是应用最广的局麻方法。常用 0.5％普鲁卡因溶液或 0.25％～0.5％利多卡因溶液。基本操作方法是一针无痛技术。皮肤常规消毒、铺无菌巾。先在手术切口一端进针，刺入皮内注射局麻药，形成小皮丘（图 1-109、图 1-110），将针拔出，在第一个皮丘的边缘再进针；如上操作，依次连续下去，在切口线上形成皮丘带。然后依次浸润皮下组织及深层浸润。也可浸润一层组织切开一层。行深层组织浸润时，每次注药前都要回抽，以免刺入血管内。注入组织内的药液要

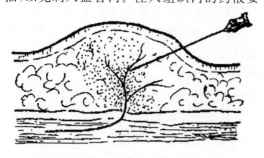

图 1-109 　局部浸润麻醉形成小皮丘

有一定的容积，使其在组织内形成一定张力，借此产生水压作用，从而提高麻醉效果。

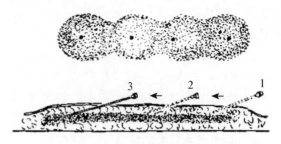

图 1-110 　局部浸润麻醉顺序

3. 区域阻滞麻醉　围绕手术区，在其四周和底部注射局麻药（图 1-111），使手术区的神经纤维被阻滞，称区域阻滞麻醉。其优点是可避免穿刺病变组织，不致因局部浸润后使病变难以扪及或难以辨认局部解剖关系。适用于任何宽阔部位的浅表手术，如乳房、腹股沟区、头皮、耳部及肛门等区域的手术，均可选用区域阻滞麻醉。操作方法同局部浸润麻醉。

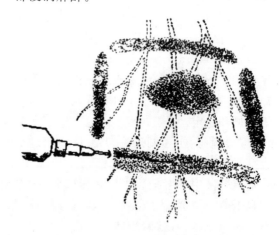

图 1-111 　区域阻滞麻醉

（1）乳房区域阻滞麻醉：将麻醉药物注射在乳房周围皮肤及乳房基底部（图 1-112）。适用于乳房手术及乳房的封闭注射治疗。取平卧位，先于乳房周围做某一点的皮内及真皮下层注射麻醉药物浸润，再利用"一针无痛技术"分别浸润注射乳房四周皮下组织；如果

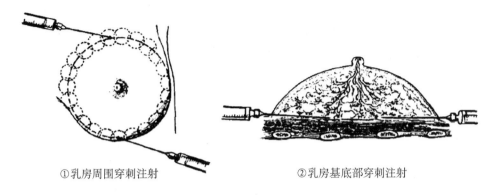

①乳房周围穿刺注射　　　　　　②乳房基底部穿刺注射

图 1-112　乳房区域阻滞麻醉

病变范围较大或深达乳房基底部,还需要做乳房基底部浸润麻醉。穿刺注射麻醉药物都是在正常组织里进行。因麻醉药物用量往往较大,应注意防止麻醉药物中毒。

(2)腹股沟区域阻滞麻醉:适用于腹股沟疝修补手术(图 1-113)。取平卧位,腹股沟区域皮肤消毒、铺巾。选择 0.5% 普鲁卡因作为麻醉药。首先取两点注射,第一点位于髂前上棘内侧三横指处。穿刺注射麻醉药物做第一个皮丘,接着注射麻醉药物至腹外斜肌腱膜、腹外斜肌、腹内斜肌和腹横肌,并阻滞髂腹股沟神经和髂腹下神经,注射麻醉药物约 20ml。再将针头退到腹外斜肌腱膜下,分别向腹股沟管内、外侧做叉状浸润注射,麻

醉药物使用量为 10～20ml。第二点位于腹股沟皮下环耻骨平行支的上缘,相当于耻骨结节处,穿刺注射麻醉药物做第二个皮丘,继之向深部做辐射状浸润注射,注射麻醉药物 10～20ml,每次针头都应触及耻骨,然后将针头退至腹外斜肌腱膜下进入腹股沟管,沿精索做叉状浸润注射,注射麻醉药物 10～20ml;最后在皮肤切口处做菱形皮内和皮下组织浸润注射。为加强麻醉效果,也可先于第一皮丘处用长针头向脐部浸润注射,以阻滞髂腹股沟神经、髂腹下神经和第 10～12 胸神经皮支。由此,腹股沟区域阻滞麻醉时麻醉药物使用总量约为 0.5% 普鲁卡因或利多卡因 80～100ml。

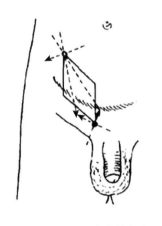

①腹股沟疝局麻注射方法

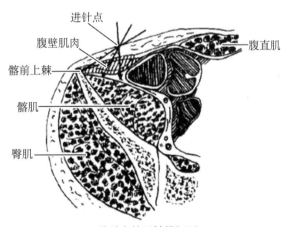

②髂前上棘区域横切面

图 1-113　腹股沟疝的区域阻滞麻醉

4.神经阻滞麻醉 神经阻滞麻醉是将局部麻醉药物注射于神经干或神经丛附近,使神经的传导暂时停止,神经干或神经丛所支配的区域产生局部麻醉。适用于具有明确神经支配范围内的手术。由于神经是混合性的,所以感觉神经、运动神经、交感和副交感神经纤维都受阻滞,麻醉效果优于局部浸润麻醉。常用1%～2%利多卡因。

神经阻滞是一种试探式操作方法,要求患者清醒合作,能及时诉说穿刺针触及神经时的异感,如触电感、麻木感、沉重感等。神经阻滞的成功有赖于穿刺入路的正确定位,准确利用身体的标志,否则达不到预期麻醉效果。下面介绍几种常用的神经阻滞麻醉。

(1)指(趾)神经阻滞麻醉:于患指(趾)根部两侧分别注射皮丘后向掌面和背面注射麻醉药物2～4ml(图1-114);或于手背掌指关节两侧进针,分别注入麻醉药物2～4ml。也可用"一点进针"法,利用手指背部组织的滑动性,于第一指骨背侧中点做皮丘,沿皮下斜向手指一侧注入麻醉药物,边进针边注射麻醉药物2～4ml,然后针头退至皮下,再斜向手指另一侧,边进针边注射麻醉药物2～4ml。

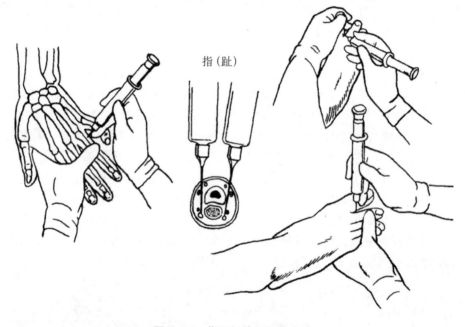

指(趾)

图 1-114 指(趾)神经阻滞麻醉

(2)阴茎根部神经阻滞麻醉:将麻醉药物注射在阴茎根部,适用于阴茎的各种手术。平卧位,先于阴茎根部背侧进针皮内、皮下环形浸润注射麻醉药物,再于阴茎背侧分别向左右倾斜15°～20°至两侧阴茎神经附近,抽吸无回血后各注入麻醉药物2～3ml;最后于阴茎根部腹侧、尿道海绵体两旁分别垂直进针达尿道海绵体与阴茎海绵体间沟各注射麻醉药物1～2ml(图1-115)。用手适当按摩阴茎、促使药液扩散。

(3)臂丛神经阻滞麻醉:将局麻药液由腋窝径路注入腋鞘管内,或经锁骨上径路注入臂丛神经周围,而获得暂时性的神经麻痹,这种方法称为臂丛神经阻滞麻醉。

第5至第8颈神经前支及第1胸神经前支离开椎间孔后,经过前、中斜角肌之间的肌间沟合并组成臂丛,从锁骨下动脉后上方横过第1肋骨,经过锁骨后下方达腋窝,与腋动

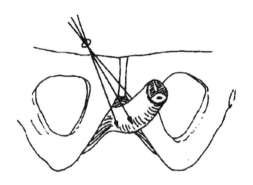

图 1-115 阴茎根部神经阻滞麻醉

脉、腋静脉一起包围在腋鞘管内,最后分布于上肢。在肌间沟中,臂丛神经为椎前筋膜和斜角肌筋膜所形成的鞘膜包裹,此鞘膜在锁骨上方延伸为锁骨下动脉鞘膜,在腋窝形成腋鞘。臂丛神经阻滞可在肌间沟、锁骨上和腋窝三处进行,分别称为肌间沟径路、锁骨上径路和腋径路(图 1-116)。阻滞麻醉时必须将局麻药注入鞘膜内才能见效。

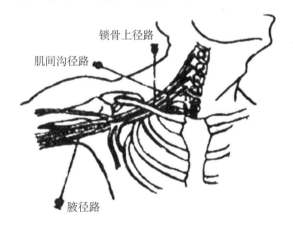

图 1-116 臂丛神经阻滞入路示意图

①腋径路:患者仰卧,剃去腋毛,上臂外展,手高举至头旁,即超过 90°,此时臂丛神经被拉紧而固定。先在胸大肌下缘与臂内侧缘相接处摸到腋动脉搏动,并向腋窝顶部摸到搏动最明显点,左手示指与中指按住皮肤和动脉,右手持 7 号针头,在动脉的桡侧缘垂直进针 0.8~1.5cm 时有阻力消失感,即表

示针尖已进入腋鞘管,停止进针,松开手指,针头随动脉搏动而摆动,患者诉上肢有触电感或手指突然抽动等。左手固定针,回抽无血液后缓缓注入 1% 利多卡因 25~30ml。注药时一手指压迫注射点远端,有利于药液向腋鞘近心端扩散。

②锁骨上径路:患者仰卧,肩胛下垫一软枕,头转向对侧,充分显颈部,患肢紧贴躯干,并尽量伸直,切忌耸肩。确定锁骨中点,多数患者能在锁骨上窝深处摸到锁骨下动脉的搏动,臂丛神经即在其外侧。在锁骨中点的上方 1.0~1.5cm 处,左手示指将患者锁骨下动脉压向内侧,右手持 7 号针头向内、向下、向后方向缓缓进针,如患者出现似触电向手指放射的异常感,立即停止进针,固定手头,回抽无血液、无气体,即可注入 1.5% 利多卡因 20ml。如无异常感出现则再行穿刺。

③肌间沟径路:患者仰卧,头偏向对侧。令患者略抬头显露胸锁乳突肌的锁骨头,左手示指在其后缘向外滑动,可摸到一束小肌肉即前斜角肌,以及它和中斜角肌之间的凹陷即肌间沟(图 1-117)。肌间沟上小下大,呈三角形。再用手指沿沟下摸,可触及锁骨下动脉。自环状软骨做一水平线与肌间沟的交点即为穿刺点,此处相当于第 6 颈椎横突水平。右手持针垂直进针,穿破椎前筋膜时

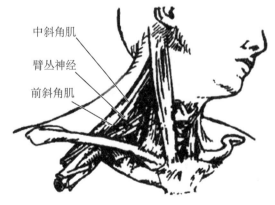

图 1-117 肌间沟位置

可有突破感,然后针头向内向下方进针少许,此时,患者诉有触电异感,回抽无血液或脑脊液,即可注入 1.5％利多卡因 20ml。

臂丛神经阻滞麻醉的适应证和并发症。①适应证:适用于上肢手术,经锁骨上径路法亦可应用于肩关节复位及肱骨骨折整复手术;肌间沟径路可用于肩部手术,腋径路更适用于前臂和手部手术。②并发症:局麻药毒性反应;肌间沟与锁骨上径路可能出现膈神经麻痹、喉返神经麻痹和霍纳综合征;肌间沟穿刺注药易误入硬膜外腔和蛛网膜下隙而引起全脊椎麻醉;锁骨上穿刺不当可穿破胸膜,并发气胸。

(4)肋间神经阻滞麻醉:肋间神经是胸$_{1\sim12}$脊神经的前支绕躯干环行。它在肋脊角处位于肋骨下缘的肋间内在动脉的下面与其向前伴行至腋前线后,肋间神经与血管走行于内外肋间肌之间,并在此处分出外侧皮神经。因此,肋间神经阻滞要在肋骨角或腋后线处施行。

患者取侧卧位,上肢向前向上伸展,距脊柱中线 6～8cm 处是肋骨角位置。左手示指摸清肋间和固定皮肤,右手持针垂直刺入皮肤直抵肋骨下缘后稍退针,再将针向内刺入回抽无血液或气体后注入 1％利多卡因 3～5ml(图 1-118)。

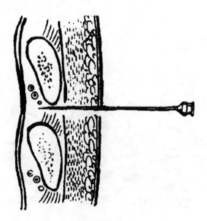

图 1-118　肋间神经阻滞麻醉

肋间神经阻滞麻醉适用于胸壁区域一切中小手术。并发症为穿破胸膜发生气胸;药量过大或吸收过快、药液误注入肋间血管引起不良反应。

(5)颈神经丛阻滞:颈丛神经由颈$_{1\sim4}$脊神经组成。脊神经穿出椎间孔后,经过椎动脉后面到达横突尖端,过横突后分支形成一系列的环,构成颈神经丛(图 1-119)。颈神经丛分深丛和浅丛,支配颈部的组织和皮肤。深丛在斜角肌间与臂丛神经处于同一水平,并同为椎前筋膜所覆盖。浅丛沿胸锁乳突肌后缘从筋膜下穿出至表面,分成许多支,支配皮肤和浅表结构。颈$_4$和胸$_2$支配的皮肤区域相邻。颈$_1$主要是运动神经,故阻滞时不需考虑此脊神经。

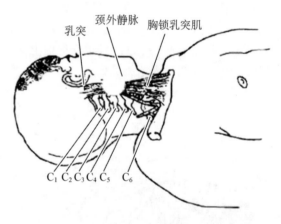

乳突　颈外静脉　胸锁乳突肌

C$_1$ C$_2$ C$_3$ C$_4$ C$_5$　C$_6$

图 1-119　颈丛的解剖

①深丛阻滞:常用颈前和肌间沟两种阻滞方法。a. 颈前阻滞法:患者仰卧,头转向对侧,从乳突尖端至颈$_6$横突做一连线,穿刺点在此线上。颈$_4$横突位于胸锁乳突肌和静外静脉交叉点附近,用手指按压可触到横突。用 7 号针头在此水平刺入 2～3cm 可触及横突骨质,回抽无血液和脑脊液,注入局麻药液 10ml。b. 肌间沟阻滞法:同臂丛神经阻滞的肌间沟径路法,但穿刺点在肌间沟尖端,刺过椎前筋膜后,不寻找异感,注入局麻药液 10ml,并压迫肌间沟下方,避免药液下行阻

滞臂丛神经。

②浅丛阻滞:体位同上。在胸锁乳突肌后缘中点垂直进针至皮下,注射 1% 利多卡因 6～8ml;或在此点注射 3～4ml,再沿胸锁乳突肌后缘向头侧和尾侧各注射 2～3ml。

颈丛神经阻滞麻醉适用于颈部手术,如甲状腺手术、气管切开术等。浅层阻滞并发症很少见。深丛阻滞的并发症有局麻药不良反应,药液误入蛛网膜下隙或硬膜外腔,膈神经麻痹,喉返神经麻痹,霍纳综合征等。

(四)局部麻醉注意事项

1. 选择适当的麻醉方法 根据不同的病变部位、病变性质、病变范围大小,选择适当的麻醉方法。一般部位选用局部浸润麻醉;手指、手掌、足趾、足掌、阴茎、胸壁可选用神经阻滞麻醉;某些部位如乳房、头皮、肛门则可选用区域阻滞麻醉。

2. 麻醉药物浓度、剂量适当 根据麻醉方法不同,所配制的麻醉药物浓度也不相同,并要严格掌握麻醉药物用量,切勿超过极量,防止麻醉药物中毒。原则上应采用最低有效浓度,特别是当用于局部浸润麻醉和区域阻滞麻醉时,往往因其用量较大,必须将原液适当稀释后才可使用。

3. 掌握各种麻醉方法的注射要领 局部浸润麻醉,采用"一针无痛技术",按解剖层次由浅入深,逐层麻醉;区域阻滞麻醉时,应于病灶四周和基底部组织均匀注入麻醉药物,形成一个包围圈,使圈内组织失去知觉;神经阻滞麻醉时应将麻醉药物准确注入神经干或神经丛附近,才能使所属区域产生充分麻醉作用。

4. 麻醉前用药 麻醉前口服或肌内注射苯巴比妥类药物,可以预防和减少麻醉药物的不良反应。一般于手术前 30min 应用,成人给予苯巴比妥 100～150mg,肌内注射或口服,儿童及年老体弱者酌减。

5. 注射麻醉药物前回抽 每次推注麻醉药物前必须回抽针栓,证实无血液、无气

体、无脑脊液后方可注射麻醉药物。养成这一习惯,可避免麻醉药物中毒或出现其他意外。

6. 适当避开病灶 病变为脓肿或肿瘤手术时,严禁将麻醉药物直接注入病灶,防止炎症扩散或肿瘤转移。脓肿切开引流或肿瘤切除手术时,最好采用神经阻滞麻醉或区域阻滞麻醉,尽量不用局部浸润麻醉。

7. 减缓麻醉药物吸收 麻醉药物中加入适量肾上腺素,可使局部血管收缩,减缓麻醉药物吸收速度,延长麻醉药物作用和减少不良反应。通常 100ml 麻醉药物中加入肾上腺素 0.1mg,总量不超过 0.5mg。心脏病、高血压病、甲状腺功能亢进症患者,不宜加入肾上腺素,可适当加入麻黄碱(麻黄素)。

8. 皮肤过敏试验 过敏体质者,普鲁卡因用药前必须做皮肤过敏试验。

三、椎管内麻醉

椎管麻醉是将麻醉药选择性注入椎管内某一腔隙,使部分脊神经的传导功能发生可逆性阻滞的麻醉方法,包括蛛网膜下隙阻滞和硬脊膜外阻滞麻醉两种。这类麻醉患者神志清楚,镇痛效果确切,肌肉松弛良好,但可引起一系列生理紊乱,并且不能完全消除内脏牵拉反应。

(一)蛛网膜下隙麻醉

蛛网膜下隙麻醉简称腰麻,是将局麻药注入蛛网膜下隙阻滞部分脊神经传导的麻醉方法(图 1-120)。麻醉后极短时间内,患者感觉消失,其顺序为脚趾、足部、大腿,最后为腹部麻痹。而感觉恢复的顺序正好相反。目前临床多采用高比重麻醉药液、低麻醉平面、单次给药方式。

1. 适应证 适用于手术时间在 2～3h 的下腹部、盆腔、下肢及肛门会阴部等手术。

2. 禁忌证 心脏代偿功能不全、高血压、脊椎畸形或并发严重腰背疼、穿刺部位感染、休克、重度贫血,以及体质较弱者。

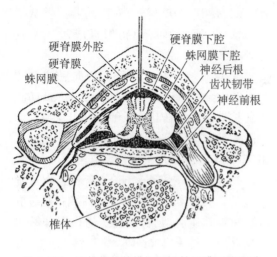

图 1-120　脊椎椎管的横切面及蛛网膜下隙麻醉

3. 常用药物　最常用的是普鲁卡因和丁卡因，一般均配成重比重液。

（1）普鲁卡因：取普鲁卡因 150mg，以 5% 葡萄糖溶液或脑脊液溶解至 3ml。显效时间 1～5min，作用时间 60min。

（2）丁卡因：成人每次用量 10mg，用脑脊液溶解至 1ml，再加 10% 葡萄糖溶液和 2% 麻黄碱溶液各 1ml。

4. 方法　患者侧卧位，腰背尽量向后弓曲。首先确定穿刺部位（图 1-121），成人一般选用第 3、4 腰椎间隙（L$_{3～4}$）间隙。穿刺时必须严格无菌技术。常规消毒皮肤，铺无菌单。直入法，用 0.5%～1% 普鲁卡因溶液做皮肤、皮下组织和棘间韧带浸润。继以穿刺针垂直背部进针，当针穿过黄韧带时，常有明显"落空感"，再进针刺破硬脊膜和蛛网膜，又有第二个"落空感"。拔出针芯见有脑脊液自针孔流出，表明穿刺成功。经此穿刺针注入麻醉药液，然后将穿刺针拔出，压迫片刻，无菌纱布覆盖包扎。侧入法穿刺时，是在棘突中线旁开 1～1.5cm 处进针，针杆向中线倾斜，约与皮肤呈 75° 角，避开棘上韧带而刺入蛛网膜下隙。适用于棘上韧带钙化的老年人、肥胖患者或直入法穿刺有困难者。

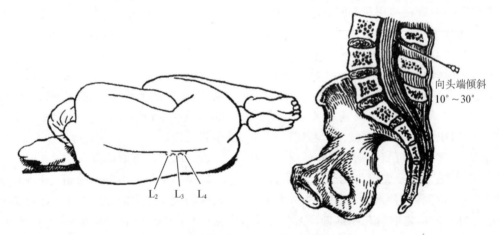

图 1-121　腰椎穿刺时患者体位及确定穿刺部位

5. 调节麻醉平面　麻药注入蛛网膜下隙后，应设法在极短时间内使麻醉平面控制在手术所需要的范围之内，不能任其自行扩散。平面过低，麻醉失败，过高危及患者生命。麻醉平面的调节主要借助于重比重麻醉药液的扩散，及时调整手术台及改变患者体位来完成（图 1-122）。

6. 并发症及注意事项

（1）血压下降：注入麻醉药液后及时测量血压和心率，严密观察病情变化。血压下降多发生于麻醉平面过高时，一旦下降可先快速静脉输液 200～300ml。如无效再静脉注射麻黄碱 15mg，心率慢者，可静注阿托品 0.3mg。

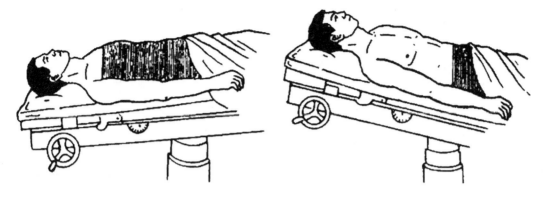

图 1-122　麻醉平面的调节

（2）呼吸抑制：多为麻醉平面过高所致，一旦出现胸闷、气短、说话无力、发绀时，应先吸氧，如无好转，应立即行气管插管和人工呼吸抢救。

（3）恶心、呕吐：多与麻醉平面过高、迷走神经亢进、牵拉脏器、药物反应引起。处理时，应暂停手术，先提高血压，静注氟哌啶2.5mg 镇吐。

（4）头痛：为麻醉后的常见并发症，其原因是多次穿刺或穿刺针太粗使穿刺孔较大，脑脊液不断从穿刺孔漏至硬膜外隙，致颅内压下降，而引起头痛。多发生在手术后 1～2d，第 3 天最为剧烈，可持续 10～14d。14d后往往不治自愈。头痛部位不定，但以枕部最多，顶部、额部次之。头痛的特点是坐起时加重，平卧后减轻。但也有不受体位变化影响持续头痛的。因此，预防腰麻后头痛应采用 26G 细腰穿针，避免多次穿刺，补足液体。头痛症状明显者宜平卧休息，服用镇痛药或地西泮，亦可配合针灸治疗。

（5）尿潴留：主要由于骶神经麻醉后，膀胱功能恢复晚，多见于肛门或会阴部手术后，术中快速输液导致膀胱过早充盈或术后伤口疼痛均可影响排尿。发生尿潴留后应予热敷、理疗、针刺、导尿等对症处理。

（二）硬脊膜外麻醉

硬膜外麻醉是将局麻药注入硬膜外隙，作用于脊神经根使一部分脊神经的传导受到阻滞的麻醉方法（图 1-123）。为常用的麻醉方法，一般都采用连续法。适应证范围大，常用于横膈以下的各种腰、腹部手术，且不受时间限制，也可用于颈部、上肢和胸壁手术。禁忌证与腰麻相似。

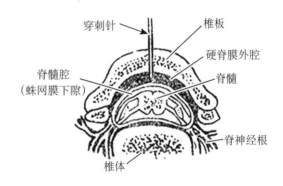

图 1-123　硬膜外麻醉

1. **硬膜外穿刺方法**　和腰椎穿刺术相似，所不同的是穿刺针不穿破硬脊膜，针尖穿过黄韧带后即停止前进。验证穿刺针是否处于硬膜外腔内的方法有：①穿刺针抵达黄韧带时，取下针芯，接上盛有生理盐水留有小气泡的 5ml 注射器，推动注射器芯，有回弹感觉（图 1-124），空气泡被压缩。此后，边进针边推动注射器芯试探阻力，穿过黄韧带时阻力消失，并有落空感，小气泡也不再被压小。回抽注射器如无脑脊液流出，表示针尖已在硬膜外腔。②穿刺针抵达黄韧带后，用上法先试验阻力，然后取下注射器，在针座上连接盛有液体的玻璃毛细接管，继续缓慢进针，穿过黄韧带进入硬膜外腔时除有落空感外，管内液体亦被吸入（图1-125）。

确定针尖已在硬膜外腔后，经穿刺针插入聚乙烯塑料导管。超出针尖3～4cm，退出穿刺针，留置导管，然后将露出体外的导管沿脊柱用胶布固定于皮肤上，以防脱出，导管远端接上装有麻醉药液的注射器，经此管注入麻醉药液（图1-126）。

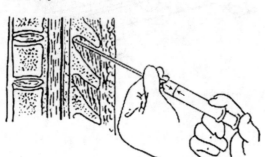

图 1-124 黄韧带的弹性感

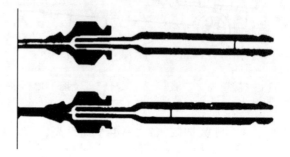

图 1-125 玻璃管测负压

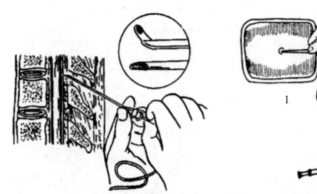

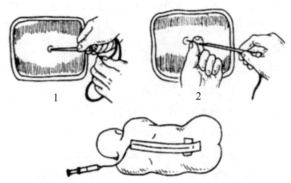

图 1-126 持续硬膜外麻醉导管固定

骶管穿刺法为经骶裂孔而达骶部硬膜外腔的穿刺法。第5骶椎没有棘突，且左右椎板未在中线合拢，其间的裂孔即为骶裂孔，两旁各有一豆大的骶角，用手指由尾骨尖沿背正中线向上约3cm，摸到的凹陷即是。穿刺采用俯卧位或侧卧位，在骶裂孔中心，以20～22号针穿刺，经皮肤、皮下及穿过骶尾韧带，有一明显突破感，表示进入骶管腔内，回抽无血和脑脊液，即可注药（图1-127）。

2. 常用局麻药及注射方法　常用药物有利多卡因、丁卡因和丁哌卡因。利多卡因一般用1.5%～2%浓度，用药后痛觉消失的显效时间需5～8min，作用维持时间1～1.5h。丁卡因0.25%～0.33%浓度，显效时间10～20min，维持时间1.5～2h。丁哌卡因一般用0.5%浓度，显效时间7～10min，维持时间3.5～5h。与腰麻相比，硬膜外阻滞用麻醉药的容积和剂量都大3～5倍，严禁将药该注入蛛网膜下隙，否则，将产生全脊椎（髓）麻醉的后果。为慎重起见，第一次选用利多卡因，先注入试探剂量3～4ml，观察5～10min，如出现腰麻现象，应立即停止给药。

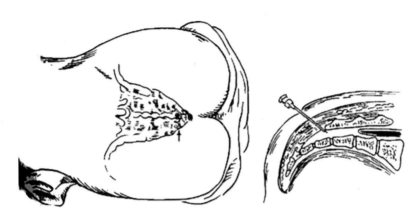

图 1-127　骶管穿刺术

无腰麻现象,可根据试探剂量所出现的麻醉平面和血压变化,决定追加剂量。

3. 并发症

(1)全脊椎(髓)麻醉:于用药后 3～10min 内出现胸闷、紧迫感、说话无力或不能发声,下肢、胸腹肌肉相继麻痹,呼吸困难、微弱,全身发绀、神志消失、血压下降、心搏停止。为硬膜外阻滞所用麻醉药全部或大部注入蛛网膜下隙所致。一旦发现,应立即行气管插管、人工呼吸、维持循环等。

(2)血压下降:麻醉平面较高,患者一般情况较差,用药量过大者易发生,应在试探剂量注入后经常测量血压、脉搏。处理方法同腰麻。

(3)药物不良反应:为局麻药注入静脉丛内或 1 次用药超过限量引起。表现为抽搐,心血管虚脱,应及时补液,维持呼吸和循环功能等。

(4)截瘫:由于神经损伤所致,一种为直接损伤脊髓或脊神经根,另一种为间接压迫脊髓或脊神经根,如血肿或脓肿压迫。为免除造成永久性截瘫,应早期发现和及时治疗。直接损伤脊神经根的治疗包括理疗及维生素、激素等对症疗法。硬膜外麻醉后发生感染而形成脓肿,其特点是背部疼痛,同时有神经根受刺激的放射性疼痛,脓肿部位的棘突有叩击痛和压痛,数日或数周后出现全身症状如头痛、畏寒、发热及白细胞增多。在观察过程中应重视脊髓受压的早期症状和体征,如运动无力、感觉减退及括约肌功能障碍。椎管内造影有确诊价值。确诊后应及早行椎板切除减压术。硬膜外麻醉穿刺过程中和插入导管中常发生出血,但因此而发生瘫痪者少见。因血肿压迫而瘫痪者多与凝血功能障碍或抗凝治疗有关。其临床特点是麻醉平面不消失,或平面缩小后又扩大,并很快出现瘫痪症状。如怀疑有血肿压迫,应争取在 6h 之内施行椎板切除和清除血肿手术,可望完全恢复,如超过 72h 则预后不良。

第六节　锐器伤的防护与职业暴露后的处理

一、锐器伤的防护

创建一个安全的手术室环境极为重要,因为外科医师、刷手护士和手术室其他工作人员的手术过程中相互协作,多个人员在有限的空间里工作容易发生意外损伤。外科医师和手术室工作人员经常会发生被锐利器械刺伤，因此，重视锐利器械的操作、分析刺伤原因、减少锐器损伤发生率是手术室工作中职业防护的一项重要内容。

(一)医务人员职业暴露的现状

1. 锐器损伤发生频率　针刺伤和锐器损伤是全球医师和护士的一个重要的职业危险因素。有报道显示，约有 1/3 的埃及医师在过去 3 个月的时间内受到锐器损伤。澳大利亚 2 年内 70% 的医师受到过锐器损伤。一项研究显示，中国护士有 95% 在工作期间曾发生过锐器损伤。主刀医师和第一助手发生锐器损伤的危险最高，刷手护士和其他刷手技术人员次之(表 1-8)。尽管不同人员发生和暴露于此种危险的概率不同，但该危险永远存在于手术室。

表 1-8　手术室中针刺危险的发生比例

工作种类	发生针刺伤的比例(%)	工作种类	发生针刺伤的比例(%)
外科医师	59.1	医学生	3.1
刷手护士	19.1	参观人员	0.8
麻醉医师	6.2	其他	5.7
巡回护士	6.0		

2. 锐器损伤发生的原因　锐利器械如剪刀、刀片、缝针、钩等在手术室使用最频繁，术中传递、术后清洗，循环往复在各个环节中，容易误伤他人或自己。其中有 1/3 的器械在造成手术人员损伤后仍然和患者接触。这意味着不仅存在疾病由患者传染给医务人员的危险，同样也存在疾病由医务人员传染给患者的危险。医务人员发生锐器损伤的常见操作和情形有：①调整针头；②开启安瓿；③打开针帽；④寻找物品；⑤清洁器具；⑥针刺破针帽；⑦手术中意外受伤；⑧由患者致伤；⑨由同事致伤。

手术室工作的节奏快、频繁使用锐器、工作间狭小等因素都可能造成工作人员在各项操作中发生针刺伤或锐器伤。

3. 发生锐器损伤不报告的原因　锐器损伤在工作场所频繁发生，但是在汇报的过程中常常出现漏报或不报的情况。有研究表明，在一些国家常出现漏报情况。以既往英国的一项研究为例，有 28% 的医师发生了锐器损伤后未上报。另有来自中国台湾和澳大利亚研究表明，未报告率分别高达 85.2% 和 72%。漏报和不报是传染病控制中的一个重要问题。

在工作人员发生锐器损伤的原因分析中，缺乏相关知识可能是目前国内医务人员报告率低的一个因素。不报告的常见原因：①我不知道应该上报；②我不知道如何上报；③我的运气不至于这么差而患病；④我很忙，没空报告；⑤患者没有患传染病，没必要上报；⑥我已经接种了乙肝(HBV)疫苗；⑦该器械没有使用过。

(二)锐器损伤预防措施

1. 手套的应用

(1)单层手套使用：对锐器损伤应树立标准防护的理念是防止锐器损伤的关键。将每一例患者的血液、体液、排泄物等均按传染性的物品对待，预防污染其他物品及感染医务人员。采取的防护措施：在进行可能接触到患者血液、体液的操作时应戴手套，医务人员接触的血量比未戴手套时可能减少 50% 以上；临床工作中外科医师和刷手护士普遍意识到单层手套所提供的屏障仍十分薄弱，报道曾指出，胸外科医师和刷手护士使用手套的穿破率分别达到 61% 和 40%，并且其中 83% 的破损并未被外科医师发现。

（2）双层手套使用：有研究推荐使用双层手套，使用双层手套能够针对手套破损造成的危险提供较好的保护作用。当外层手套被刺破时，内层手套的隔离保护作用仍然存在，双层手套使工作人员沾染患者的血液危险降低87％。虽然也有双层手套被刺破的现象，但双层手套同时被刺破则很少。此外，缝合用的实心针在穿过双层手套后其附带的血液量将减少95％。由于术中手套破损不易被察觉，双层手套能够预防医务人员的手与患者血液的直接接触。双层手套临床应用的弊端是手的舒适性、敏感性和灵活性下降。

2. 针头的使用

（1）注射器针头：工作人员在使用注射器操作后习惯回套上针帽，是造成刺伤的重要原因，尤其在忙碌的工作时，仓促的回套针帽，容易发生针刺伤。为避免针刺伤的发生，应要求工作人员养成良好的操作行为，立即并小心地处理使用过的注射器针头。美国疾病控制中心早于1987年在全面性防护措施中就提出：禁止用双手回套针帽，主张单手套针操作法。目前国内已有大部分医院执行禁止回套针头的保护措施，规范操作行为是降低针刺伤的重要环节之一。

（2）手术缝针：美国外科医师学会推荐，不要对缝针进行校正，在可能的情况下尽量使用无针系统，条件许可尽量使用电灼或钉合器。使用合适的器械拿取缝针。在缝针使用中不可使用手拿式直缝针线，不可用手直接拿取缝针，应使用针持或镊子。

（3）手术钝头缝针：手术中采用弧形缝针进行筋膜缝合时发生的刺伤占缝针刺伤的59％。为了减少工作人员针刺伤的危险，人们提议应用钝头针。钝头针能够明显减少手套穿孔率，并且钝头针能够避免外科医师和手术室护士手部的针刺伤。

3. 设立传递锐器的中间区域 所谓"中间区域"指"被预先指定的放置锐器的区域，并且外科医师、刷手护士均能十分方便地从

中拿取锐器，这样可以减少用手直接传递锐器"。使用中间区域传递锐器，也被称为无接触传递技术。围术期护理学会提出防范措施："手术室成员应当在条件允许时尽量使用无接触传递技术代替用手进行针或其他锐器的传递……"

4. 尖锐物品的处理

（1）尖锐物品处理原则：①将所有使用过的一次性手术刀、缝针、注射器针头等直接丢弃在利器盒里；②避免双手回套针头，如需要套，应使用专用的针头移除设备或使用单手操作技巧完成；③不要徒手弯曲或掰断针头。

（2）利器盒的要求：①材质坚硬，不能被利器穿刺；②开口大小合适，能轻易容纳利器，避免开口过大，防止溅洒；③利器盒安置在适当并容易看见的高度，安置在利器的附近；④利器盒装满3/4后应及时更换并移去。

5. 针刺伤后的紧急处理

（1）戴手套者应迅速、敏捷地按常规脱去手套。

（2）立即用健侧手从近心端向远心端挤压，排出血液，相对较少污染的程度；同时用流动水冲洗伤口。

（3）用0.5％碘伏、2％碘酊、75％乙醇对污染伤口进行消毒。

（4）做进一步检查并向相关部门汇报。

锐器损伤仍然是外科医师和手术室护士及其他工作人员健康的一个危险因素。医务人员必须了解这一危险因素并做好相关的防护工作。目前有许多有关该问题的信息资源，如国际锐器刺伤预防协会http://www.isips.org，国际医务人员安全中心http://WWW.med.virginia.edu/medcntr/centers/epinet/等可以提供相关防护知识。

6. 建立锐器损伤报告管理制度 护士一旦被刺伤，报告医院有关部门，医院应立即评估发生情况，使伤者得到恰当的治疗及跟踪观察。美国职业安全卫生署早在1991年就已经规定，医院必须上报医务人员血液暴

露及针刺发生的情况。而且采用了弗吉尼亚大学教授 Janine Jagger 等建立的"血液暴露防治通报网络系统",制定了刺伤发生后的处理流程,以达到对职业暴露、职业安全的控制与管理。目前,EPINet 除在美国本土应用此刺伤通报系统外,结合其他国家特点进行修改后还在加拿大、澳大利亚、西班牙及英国、日本等国采用。目前在我国卫生管理部门尚未制定相关制度,但各医院已逐步建立发生刺伤后的上报制度。

二、手术工作人员职业暴露后的处理

医务人员因职业关系,接触致病因子的频率高于普通人群。长期以来医院感染控制主要是针对患者,而对医务人员因职业暴露感染血源性传染病的情况关注甚少。我国目前乙型肝炎病毒携带者已有 1.3 亿,艾滋病的流行在我国也已经进入快速增长期。国内学者调查发现,临床医务人员 HBV、HCV、HGV 等肝炎总感染率为 33.3%,明显高于普通人群(12.3%)。医务人员正面临着严峻的职业暴露的危险,因此,手术工作人员明确血源性传染病职业暴露的防护与处理程序尤为重要。

(一)医务人员血源性传染病职业暴露的定义

医务人员在从事诊疗、护理、医疗垃圾清运等工作过程中意外被血源性传染病感染者或携带者的血液、体液污染了破损的皮肤或黏膜,或被含有血源性传染病的血液、体液污染了的针头及其他锐器刺破皮肤,还包括被这类患者抓伤、咬伤等,有可能被血源性传染病感染的事件称为血源性传染病职业暴露。

(二)护士感染血源性传播疾病的职业危害

1. 患者血液中会有致病因子,是造成医务人员感染血源性传播疾病的先决条件,医务人员经常接触患者血液、体液等,职业暴露后感染的概率较常人高。血源性致病因子对医务人员的传染常发生于锐器和针刺损伤皮肤黏膜后破损皮肤接触等方式传播,多发生于护士,其次是检验科人员及医师。

2. 长时间从事采血、急救工作以及妇科、产科、血液科的操作,接触患者血液、体液的机会大大增加,接触量越大,机体获得致病因子的量越大。医疗、护理活动中一切可能接触血液、体液的操作,包括注射、采血、输血、手术、内镜、透析及患者各类标本的采集、传递、检验及废弃处理过程均可造成职业性感染。综合不同国家或地区的研究资料,医务人员因针刺或损伤、接触受污染的血感染乙肝的危险性为 2%~40%,感染丙肝的危险性为 3%~10%。护理职业暴露感染 HBV 的危险性明显高于 HCV、HIV。

(三)医务人员血源性传染病职业暴露的防护

1. 防护重点是避免与患者或携带者的血液和体液直接接触。

2. 加强对医务人员防范意识的宣传教育,树立良好的消毒灭菌观念。

3. 医务人员应遵守标准预防的原则,视所有患者的血液、体液和被血液及体液污染的物品为具有传染性的物质,在操作过程中,必须严格执行正确的操作程序,并采取适当的防护措施。

4. 医务人员在接触患者前后必须洗手,接触任何含有病原体的物质时,应采取适当的防护措施。

(1)进行有可能接触患者血液、体液的操作时,必须戴手套,操作完毕,脱去手套立即洗手,必要时进行手消毒。

(2)在操作过程中患者的血液、体液可能溅起时,须戴手套、防渗透的口罩、护目镜;在操作时若其血液、体液可能发生大面积飞溅或可能污染医务人员身体时,还必须穿防渗透隔离衣或围裙,以提供有效的保护。

(3)建议工作人员暴露部位如有伤口、皮

炎等应避免参与血源性传染病如艾滋病、乙肝等感染者的护理工作,也不要接触污染的仪器设备。

(4)医务人员在进行侵袭性操作过程中,应保证充足的光线,规范的操作程序,防止发生意外针刺伤事件。

5. 污染的针头和其他一次性锐器用后立即放入耐刺、防渗透的利器盒或进行安全处置。

6. 摒弃将双手回套针帽的操作方法,如需回套,建议单手回套法。禁止用手直接接触使用后的针头、刀片等锐器;禁止拿着污染的锐器在工作场所走动,避免意外刺伤他人或自伤。

(四)应急处理程序

1. 立即在伤口旁轻轻挤压,尽可能挤出损伤处的血液,再用肥皂液和流动水冲洗伤口后用 0.5％碘伏进行消毒,如果是黏膜损伤则用流动水和生理盐水冲洗。

2. 当事医务人员认真填写本单位的《医疗锐器伤登记表》,其内容应包括发生的时间、地点、经过、具体部位和损伤的情况,同时进行相关检查的处理。

3. 医务人员发生意外事件后应在 24～48h 完成自身和接触患者血清的 HIV 和 HBsAg 相关检查,血清学随访时间为 1 年,同时根据情况进行相应处理。

(五)HIV 职业暴露防护工作指导原则

1. HIV 职业暴露的概述　HIV 职业暴露指医务人员从事诊疗、护理等工作中意外被艾滋病病毒感染者或艾滋病患者的血液、体液污染了皮肤或者黏膜,或被含有艾滋病病毒的血液、体液污染的针头及其他锐器刺破皮肤,有可能被艾滋病病毒感染的情况。

艾滋病又称为获得性免疫缺陷综合征,是人类免疫缺陷病毒感染人体引起的一种传染病。人体感染 HIV 后,免疫系统被破坏而引起一系列机会性感染和恶性肿瘤。HIV 感染是指 HIV 进入人体后的带毒状态,个体

即称为 HIV 感染者。艾滋病有 3 种传播途径(性接触传播,经血液传播及母婴传播)。全国艾滋病的流行经过散发期、局部流行期已转入广泛流行期。

2. 针头刺伤与 HIV 感染　医务人员在工作中因针刺伤接触 HIV 的频率为0.19％,其中护士占 67％,内、外科医师占17.5％,其他人员占 15.5％。针刺伤或锐器伤对护士的威胁时刻存在,健康的医务人员血源性传染病 80％～90％是由针刺伤所致,其中护士占 80％,经常发生在注射或采血是或处理注射器过程中,手术中传递剪刀、手术刀及缝针时,收拾手术污物或器械时,皮肤黏膜受损或血液污染的机会也较多。被针头刺伤后是否会感染 HIV 主要取决于针头是否被 HIV 污染,如果针头已被 HIV 污染了,就有感染的危险。感染可能性大小与针头的特性、刺伤的深度,针头上有无可见血液及血液量的多少,感染源患者的感染阶段以及受伤者的遗传特性有关。

空心针头较实心针头感染的可能性大;刺伤越深,针头上污染越多,感染的可能性就越大,反之感染的可能性就小;如作为感染源的患者在被刺 2 个月内因艾滋病死亡,被感染的可能性则更大。

3. HIV 职业暴露分级　艾滋病职业暴露分 3 级。

(1)一级暴露:①暴露源为体液、血液或者含有体液、血液的医疗器械、物品;②暴露类型为暴露源沾染了有损伤的皮肤或黏膜,暴露量小且暴露时间短。

(2)二级暴露:①暴露源为体液、血液或者含有体液、血液的医疗器械、物品;②暴露类型为暴露源沾染了有损伤的皮肤或黏膜,暴露量大且暴露时间长;或暴露类型为暴露源刺伤或割伤皮肤,但损伤程度较轻,为表皮擦伤或被针刺伤。

(3)三级暴露:①暴露源为体液、血液或者含有体液、血液的医疗器械、物品。②暴露

类型为暴露源刺伤或割伤皮肤,但损伤程度较重,为深部伤口或者割伤物有明显可见的血液。

4. HIV暴露的病毒载量分级 HIV暴露源的病毒载量水平分轻度、重度和暴露源不明3种类型。

(1)轻度类型:经检验,暴露源为HIV病毒阳性,但滴度低、HIV病毒感染者无临床症状、CD4计数正常者。

(2)重度类型:经检验,暴露源为HIV病毒阳性,但滴度高、HIV病毒感染者有临床症状、CD4计数低者。

(3)暴露源不明:不能确定暴露源是否为HIV病毒阳性。

5. HIV职业暴露后的处理 医务人员预防艾滋病病毒感染的防护措施应当遵照标准预防原则,通过采取一套标准的综合性防护措施不但可以大大减少受感染的机会,更可以避免一些不必要的歧视和误会。其措施包括以下方面。

(1)自我防护:①洗手,是预防HIV传播最经济、方便、有效的方法。护士在接触病人前后、接触病人的排泄物、伤口分泌物和污染物品后都要洗手。洗手既是任何医疗、护理工作者接触病人前要做的第一件事,也是他们离开病人或隔离区要做的最后一件事。②手的消毒,手的消毒比洗手有更高、更严格的要求。医护人员的手在接触到大量高度致病性的微生物后,为尽快消除污染到手上的细菌,以保证有关人员不受感染,或防止致病菌在患者和工作人员之间扩散,必须进行严格的手消毒。③戴手套,当护士预计到有可能接触到患者的血液、体液、分泌物、排泄物或其他被污染的物品时,应戴手套。因为一个被血液污染的钢针刺穿一次乳胶或聚乙烯手套,医护人员接触到的血液比未戴手套可能接触到的血液低50%以上,所以在处理针头或被污染的器械时必须戴手套。在护理每位病人后要更换手套,以防止护士变成传播

HIV的媒介。手套发生破裂、被针刺破或其他原因破损时应及时更换手套。操作完毕,应尽快脱去手血液或体液污染的手套。脱去手套后,即使手套表面上并无破损,也应马上清洗双手。④戴口罩或防护眼罩,处理血液、分泌物等有可能溅出液体时,应戴口罩和防护眼罩。这样可以减少患者的体液、血液等传染物质溅到医务人员眼睛、口腔及鼻腔黏膜上。隔离效果较好的防护性口罩是一种由特殊滤纸(过氯乙烯纤维)制成的高效过滤口罩,口罩只能使用一次,湿了就无阻菌效果。口罩应盖住口鼻部,不能挂在颈上反复使用。防护眼罩尽量一次性使用,若有困难每次使用后必须严格消毒处理。⑤穿隔离衣,在执行特殊手术或预料到衣服有可能被血液、体液、分泌物或排泄物污染时,应穿上隔离衣。

(2)HIV病人物品处理:①病理标本的处理,标本容器应用双层包装并标记警示"HIV"字样,并放入坚固防漏的密闭容器内以防溅出。②废物的处理,污染的废弃物品,如患者用过的一次性医疗用品及其他各种固体废弃物,应放入双层防水医疗垃圾袋内,密封并贴上"危险"等特殊标记,然后送到指定地点,有专人负责焚烧。没有条件焚烧时,可以先经过消毒后再抛弃。消毒可以用煮沸法,也可用次氯酸钠溶液或1%过氧乙酸。排泄物、分泌物等液体废物应倒入专用容器,然后用等量的含氯消毒剂混合均匀搅拌,作用60min以上,排入污水池。③血液、体液溅出的处理,对溅出的血液和体液的清除方法:戴上手套,用一次性毛巾或其他吸水性能好的物品清除溅出的血液或体液,再用消毒液消毒污染的表面;对大面积的溅出,一个先用一次性毛巾盖住,然后用1%的漂白粉浸泡10min,再按上述步骤处理;如有血液溅到嘴内,应用水反复冲洗口腔,用消毒溶液反复漱口;对溅到身上的血液,用吸水纸擦拭,再用去污剂洗涤,最后用消毒剂擦拭。④处理针头和其他尖锐物品,用过的针头不要重新

回套上针帽，不要用手折弯或折断针头，不要从一次性注射器上取下针头。用过的带有针头的注射器、手术刀或其他锐器使用后直接放在坚固的利器盒内，转送到处理部门。

巡回护士应记录及报告所有血液、体液接触的情况。

6. HIV 暴露后应急处理程序

（1）立即在伤口旁轻轻挤压，尽可能挤出损伤处的血液，再用肥皂液和流动水冲洗伤口后用 0.5％碘伏进行消毒，如果是黏膜损伤则用流动水和生理盐水冲洗。

（2）当事医务人员认真填写本单位的《医疗锐器伤登记表》，其内容应包括发生的时间、地点、经过、具体部位和损伤的情况，同时进行相关检查的处理。

（3）医疗机构应当根据暴露级别和暴露源病毒载量水平对发生 HIV 病毒职业暴露的医务人员实施预防用药方案，预防用药方案分基本用药程序和强化用药程序。①基本用药程序为 2 种反转录酶制剂，使用常规治疗剂量，连续使用 28d。②强化用药程序是在基本用药的基础上，同时增加一种蛋白酶抑制药，使用常规治疗剂量，连续使用 28d。

预防性用药应当发生在 HIV 病毒职业暴露后尽早开始，最好在 4h 内实施，最迟不得超过 24h，即使超过 24h，也应当实施预防性用药。

（4）医务人员发生 HIV 病毒职业暴露后，医疗机构应当给予随访和咨询。随访和咨询的内容包括在暴露后的第 4 周、第 8 周、第 12 周及第 6 个月对 HIV 病毒抗体进行检测，对服用药物的毒性进行监控和处理，观察和记录 HIV 病毒感染的早期症状等。

7. 登记和报告

（1）医疗卫生机构应当对 HIV 职业暴露情况进行登记，登记内容包括：①HIV 病毒职业暴露发生的时间、地点及经过；②暴露方式；③暴露的具体部位及损失程度；④暴露源种类和含有 HIV 病毒的情况；⑤处理方法和处理经过，是否实施预防性用药、首次用药时间、药物毒副作用及用药的依从性情况；⑥定期检测和随访情况。

（2）医疗卫生机构每半年应当将本单位发生 HIV 职业暴露情况汇总，逐级上报至上级疾病预防控制机构。

第 2 章

普通外科手术

第一节　表浅脓肿切开引流术

【适应证】　表浅脓肿形成,查有波动者,应切开引流。

【术前准备】

1. 合理应用抗菌药物。

2. 多发性脓肿、全身情况较差者,应注意改善全身状况。

【麻醉】　局麻,小儿可用氯胺酮分离麻醉或辅加硫喷妥钠肌内注射作为基础麻醉。

【手术步骤】　在表浅脓肿隆起处用1%普鲁卡因做皮肤浸润麻醉。用尖刃刀先将脓肿切开一小口,再把刀翻转,使刀刃朝上,由里向外挑开脓肿壁,排出脓液。随后用手指或止血钳伸入脓腔,探查脓腔大小,并分开脓腔间隔。根据脓肿大小,在止血钳引导下,向两端延长切口,达到脓腔边缘,把脓肿完全切开。如脓肿较大或因局部解剖关系,不宜行大切口者,可以行对口引流,使引流通畅。最后,用止血钳把凡士林纱布条一直送到脓腔底部,另一端留在脓腔外,垫放干纱布包扎(图 2-1～图 2-8)。

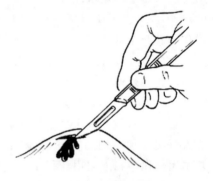

图 2-2　切开脓肿

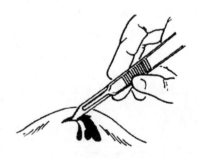

图 2-3　挑开脓肿

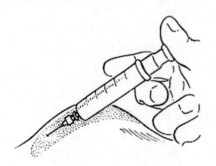

图 2-1　局部麻醉

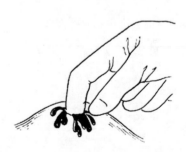

图 2-4　手指探查脓腔,分开间隔

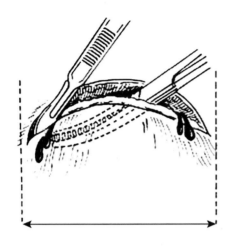

图 2-5　脓肿壁全长挑开

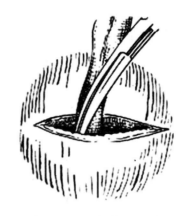

图 2-7　脓腔内放油纱布条

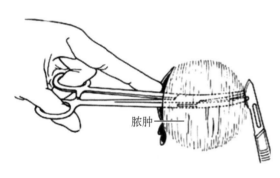

图 2-6　对口引流

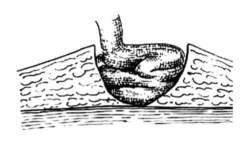

图 2-8　油纱布条填满脓腔和切口

2. 放置引流时,应把凡士林纱布的一端一直放到脓腔底,不要放在脓腔口阻塞脓腔,影响通畅引流。引流条的外段应予摊开,使切口两边缘全部隔开,不要只注意隔开切口的中央部分,以免切口两端过早愈合,使引流口缩小,影响引流。

【术后处理】　术后第 2 日起更换敷料,拔除引流条,检查引流情况,并重新放置引流条后包扎。

【注意事项】

1. 表浅脓肿切开后常有渗血,若无活动性出血,一般用凡士林纱布条填塞脓腔压迫即可止血,不要用止血钳钳夹,以免损伤组织。

第二节　痈切开引流术

【适应证】　痈的病变范围较大,引流不畅,经各种非手术疗法不能控制时,应在全身应用抗生素的同时,做切开引流(面、唇痈除外)。

【术前准备】

1. 术前应治疗相关病症(如糖尿病、结核病等)。

2. 合理应用抗生素,防止炎症扩散。

3. 对重危患者或合并败血症者,应积极提高全身抵抗力(如输液、输血等)。

【麻醉】

1. 全麻,采用氯胺酮或硫喷妥钠静脉麻醉。

2. 局部浸润麻醉。

【手术步骤】

1. 切口　在痈的肿胀处做＋形或＋＋形切开,深度须达痈的基底部(深筋膜层),长度须达病灶边缘的健康组织(图2-9)。

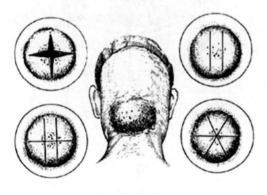

图2-9　痈的各种切口

2. 翻开皮瓣　切开皮肤后,向外翻开皮瓣,清除皮下全部腐烂和坏死的组织达深筋膜;如深筋膜下已被波及,也应予切开(图2-10)。

3. 清洗创面　创面用过氧化氢清洗后,用浸透抗生素(如青霉素)溶液或50％硫酸镁溶液的纱布条堵塞止血,然后包扎。

【注意事项】

1. 切开引流的操作应十分轻柔,不要用力挤压,以免炎症扩散。后颈部的痈切开引流时,更须注意,以免炎症沿枕静脉扩散至颅

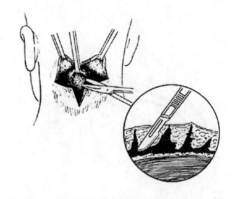

图2-10　翻开四角皮瓣后,切除皮下坏死组织

内海绵窦,引起海绵窦炎。

2. 做＋形或＋＋形切开时,应将炎性浸润部分完全切开,以免炎症继续扩大,浸润部分逐渐坏死。

3. 较大的出血点可用细线结扎,渗血用纱布压迫止血即可,以免结扎线过多,形成异物,加重炎症,影响创面愈合。

【术后处理】

1. 术后2～3d,取出填塞在伤口内的纱布条,用过氧化氢或1:1000苯扎溴铵溶液清洗伤口,用凡士林纱布条引流后包扎。

2. 观察创面待健康肉芽组织生长后,用胶布拉拢两侧皮肤,以缩小创面,加快创面愈合。如创面大,可在创面清洁后做皮片移植。

3. 全身应用抗生素,注意加强营养。

第三节　乳房脓肿切开引流术

【适应证】　急性乳腺炎已经形成脓肿,即应切开。

【麻醉】　一般用局麻,如脓肿大而深者,应采用静脉麻醉。

【手术步骤】

1. 切口　在脓肿最低部位,以乳头为中心,行放射状切口,避免损伤乳腺管导致乳瘘。位于乳晕部位的脓肿,应沿乳晕边缘做弧形切口。在乳房后的深脓肿,则沿乳房下皱襞做弧形切口。如脓肿较大而

引流不畅者,须做对口引流(图2-11～图2-13)。

2. 排脓引流　切开皮肤和皮下组织后,用止血钳做钝性分离。进入脓腔后撑开,使脓液流出(图2-14),然后用手指伸入脓腔探查(图2-15),并分离纤维间隔(图2-16),必要时向低位扩大切口以防脓液残留;需要时做对口引流。最后冲洗脓腔,放置软橡胶管或香烟引流。如切口有出血,可用油纱布填塞止血,外加灭菌纱布包扎。

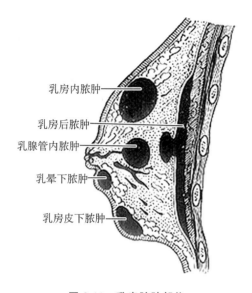

乳房内脓肿
乳房后脓肿
乳腺管内脓肿
乳晕下脓肿
乳房皮下脓肿

图 2-11 乳房脓肿部位

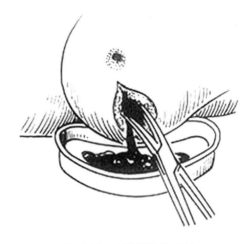

图 2-14 血管钳钝性分离

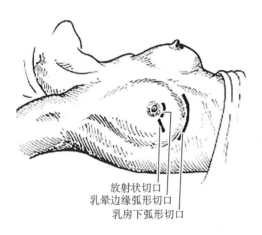

放射状切口
乳晕边缘弧形切口
乳房下弧形切口

图 2-12 乳房脓肿引流的各种切口

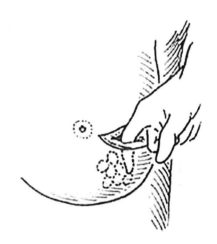

图 2-15 手指深入脓腔探查

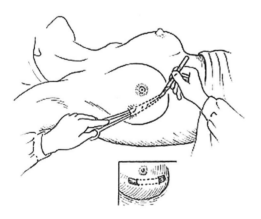

图 2-13 脓肿对口切开引流

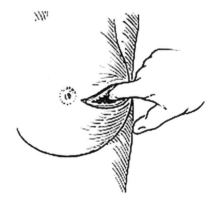

图 2-16 分离纤维间隔

【术后处理】

1. 术后用绷带托起乳房，有助于改善局部血液循环，避免下垂。

2. 哺乳期应暂停吮吸哺乳，改用吸乳器定时吸尽乳汁。如有漏乳或自愿断乳者，可口服乙菧酚 5mg 每日 3 次，3～5d 即可。

3. 术后每 1～2 日更换敷料，保证有效引流，防止残留脓腔、经久不愈或切口闭合过早。

4. 感染严重伴全身中毒症状者，应积极控制感染，给予全身支持疗法。

第四节　乳房良性肿瘤切除术

【适应证】

1. 乳房纤维瘤。

2. 乳腺管内乳头状瘤或囊肿等。

【麻醉】　局麻。

【手术步骤】

1. 切口　在肿瘤上做一个以乳头为中心呈放射状的切口，其长短取决于肿瘤的大小（图 2-17）。乳晕区肿瘤采用弧形切口。

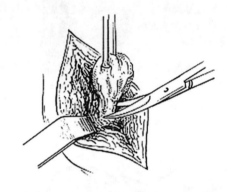

图 2-18　切除

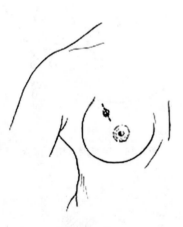

图 2-17　切口

2. 切除肿瘤　切开皮肤、皮下脂肪和腺体组织。先分离部分肿瘤，用组织钳将其提起，用剪刀或止血钳沿肿瘤四周进行钝性或锐性分离直至根部，再用剪刀剪除肿瘤（图 2-18）。逐一结扎出血点。用丝线间断缝合腺体和皮下组织，闭合间隙，如渗血较多，可放胶皮片引流，再用压迫包扎。

【注意事项】

1. 对乳腺管内的乳头状瘤，采用乳晕边缘弧形切口，切开皮肤和皮下组织后，用牵引线或蚊钳将半圆形的乳晕瓣牵开，用止血钳向深部分离，分开肿瘤所占据的乳腺管，并沿其管腔方向切开乳腺管，显露并切除瘤体，然后缝合乳腺管。已被切断的乳腺管应予结扎，最后缝合皮下组织及皮肤（图 2-19～图 2-21）。

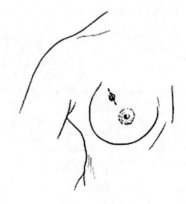

图 2-19　切口

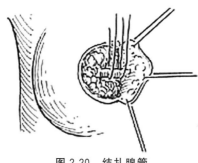

图 2-20　结扎腺管

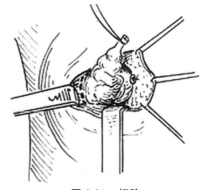

图 2-21　切除

2. 切除的标本应常规送病理检查,除外恶变可能。

3. 术中要细致止血,较大的出血血管应予缝扎。为防止发生乳瘘,术中应细致分离、辨别,避免损伤乳腺管。

4. 对哺乳期患者,劝其先退乳再手术。

【术后处理】

1. 加压包扎,24～48h 拔除引流。

2. 术后 5～6d 拆线。

第五节　皮脂腺囊肿切除术

【适应证】　皮脂腺囊肿无感染时,应手术切除。

【术前准备】　局部皮肤剃去毛发,清洗干净。

【麻醉】　局麻。

【手术步骤】　以囊肿为中心做梭形切口,将皮瓣连同囊肿一并切除;如囊肿较小,可做一直切口。切开皮下组织后,用组织钳翻起一端皮瓣,轻轻提起肿物,再用组织剪(或止血钳)沿囊肿边缘分离,使之完全游离;囊肿底部的纤维条索,用止血钳夹住,剪断后结扎,即可完整切除囊肿。伤口冲洗、止血后,分层缝合切口,稍微加压包扎(图 2-22～图 2-27)。

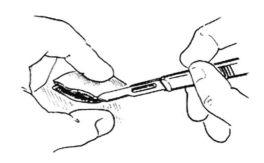

图 2-23　梭形切开

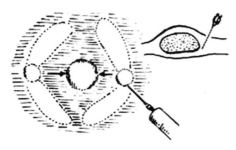

图 2-22　局麻

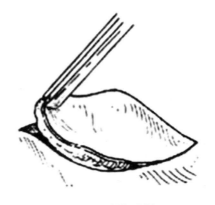

图 2-24　提起皮瓣

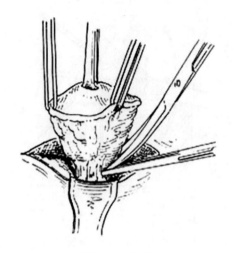

图 2-25　分离

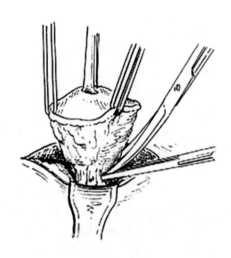

图 2-26　切除

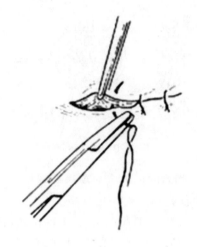

图 2-27　缝合

【注意事项】

1. 在分离囊肿时,应紧靠包膜外面,环绕其周围进行;若仅在一处分离,容易穿破囊壁。

2. 如不慎穿破囊壁,应擦去流出的内容物,用止血钳夹住破口,再行分离。如囊肿分破后无法钳夹,可在排出囊肿内容物后,再将囊壁完全切除,以防复发。

3. 如囊肿壁与周围组织粘连很紧,难以切除,可刮出囊肿内容物,然后用纯石炭酸或5％碘酊涂擦囊壁内侧面,将其上皮破坏,使以后肉芽组织生长,减少再发机会。

4. 如囊肿已化脓,切开引流后也可用同法处理。

【术后处理】　术后 6～7d 拆线。

第六节　脂肪瘤切除术

【适应证】　表浅脂肪瘤影响功能、劳动和美观者,可考虑手术。

【术前准备】　清洗局部皮肤。

【麻醉】　局麻。

【手术步骤】　沿皮纹切开脂肪瘤的表面皮肤。用弯止血钳沿瘤体包膜分离肿瘤,钳夹及结扎所有见到的血管。脂肪瘤多呈多叶状,形态不规则,应注意完整地分离出具有包膜的脂肪瘤组织。用组织钳提起瘤体分离基底,切除肿瘤。止血后,分层缝合切口(图 2-28～图 2-31)。

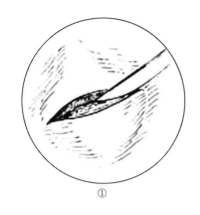

图 2-28　切口

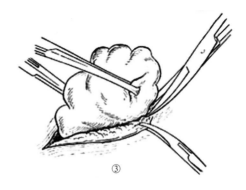

图 2-30　切除

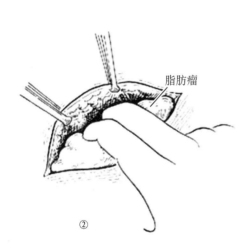

脂肪瘤

图 2-29　分离

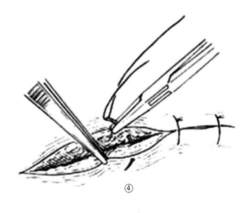

图 2-31　缝合

【术后处理】　切口敷料要妥善包扎。术后 6～7d 拆线。

第七节　鸡眼切除术

【适应证】　鸡眼为皮肤角质层增生呈圆锥形向真皮层伸入的肿物,好发生在足底、趾侧受压部位。一般小的鸡眼可用药物敷贴治愈。对位于足跖负重部位,行走剧痛,经药物治疗无效者,或屡发感染者,在炎症消退后均应行手术切除。

对于不能直接缝合的较大鸡眼,则不应用单纯切除术,以免造成切口不能缝合,残留痛性瘢痕,更影响功能。应积极采用非手术治疗;如无效,再行切除术及皮瓣修复术。

趾(指)关节部位及手指掌面的鸡眼,切除后易形成瘢痕,影响活动或指端触觉,宜采用非手术疗法。

跖、趾骨畸形或突起所引起的鸡眼,须在畸形矫正或骨突切除后,才考虑行鸡眼切除术。

【术前准备】

1. 清洗局部皮肤。病变附近皮肤及趾(指)甲有真菌病者,应先予治疗后再行手术。

2. 热水浸泡,除去表层厚皮。

【麻醉】　局麻(用 1％普鲁卡因,以鸡眼为中心做局部菱形浸润麻醉,或直接注入鸡眼根部皮下组织内)。

【手术步骤】 沿鸡眼两侧做梭形皮肤切口,切至皮下后,用组织钳将皮瓣提起,可见鸡眼呈黄白色圆锥状,质坚硬,与周围组织分界明显。沿鸡眼周围钝性分离直至根部,如近根部断裂,可用刀尖剔出,不可残留,以免再发。出血点无须结扎,缝合切口即可止血。用大弯三角针缝合切口(图2-32~图2-34)。

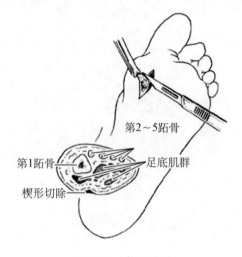

图 2-33 梭形切除

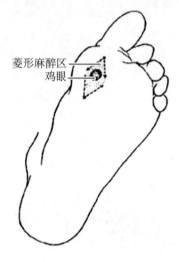

图 2-32 局麻

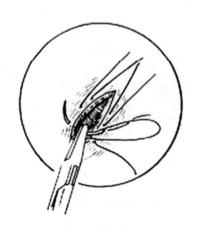

图 2-34 缝合

【术后处理】

1. 术后 10~14d 拆线,过早拆线易使切口裂开。

2. 伤口保持清洁,避免过早负重行走,以免裂开。

第八节 颈部淋巴结切除术

颈部淋巴结,主要有颏下淋巴结群、颌下淋巴结群和颈淋巴结群等几组(图2-35)。

1. 颏下淋巴结群 在下颌舌骨肌浅面,收集下唇中部和口底部淋巴液,注入颌下及颈深淋巴结。

2. 颌下淋巴结群 有 3~5 个位于颌下腺浅部,收集面部、鼻、上唇、颊、下唇外侧部和舌前部淋巴,注入颈深淋巴结。

3. 颈淋巴结群 又分颈浅淋巴结群和颈深淋巴结群两组:①颈浅淋巴结群主要沿颈外静脉和胸锁乳突肌的后缘及其浅面排列,收集来自耳下部及腮腺部淋巴,注入颈深淋巴结。②颈深淋巴结群在颈内静脉周围,是头、颈部淋巴管汇合处,其最高者位于咽旁。在口腔器官(如舌后和鼻咽部)发生癌肿或炎症时,颈总动脉分叉平面(即颈内静脉和面总静脉所形成的分叉处)的淋巴结最早被侵犯;胃和食管下段癌肿,则常转移至左颈内

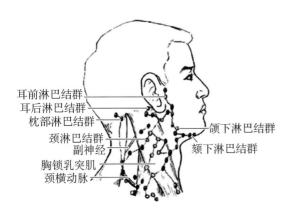

图 2-35　颈部淋巴系统

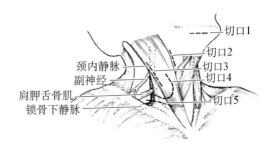

图 2-36　颈部淋巴结切除术的各种切口

静脉、锁骨下静脉角邻近的淋巴结。颈深淋巴结最后流入颈淋巴干,左侧绝大多数直接流入胸导管,而右侧与锁骨下及支气管纵隔淋巴干汇合成右淋巴导管,或直接流入右侧颈内静脉。

【适应证】

1. 性质不明的淋巴结大,或可疑的淋巴结转移癌,需做病理组织学检查以明确诊断者。

2. 孤立的淋巴结结核,病情稳定,无其他活动性结核病灶,长期抗结核治疗无效,与周围无粘连,无急性感染与破溃者。

【术前准备】

1. 采取淋巴结做病理检查者,应详细全面体格检查及必要的特殊检查;疑为转移癌者,应寻找原发病灶。预先做好切口标记。

2. 对淋巴结结核,术前应先用抗结核药物 1 周。

【麻醉】　局麻。

【手术步骤】　以前斜角肌旁淋巴结切除术为例。

1. 体位　仰卧位。上半身稍高,背部垫枕,颈部过伸,头上仰并转向健侧。

2. 切口　根据病变部位选择。原则上切口方向应与皮纹、神经、大血管走行相一致,以减少损伤及瘢痕挛缩(图 2-36)。

前斜角肌旁淋巴结切除时,采用锁骨上切口。在锁骨上一横指,以胸锁乳突肌外缘为中点,做一长 3～4cm 的横切口。

3. 切除淋巴结　切断颈阔肌,向中线拉开(或部分切断)胸锁乳突肌,辨认肩胛舌骨肌于锁骨上三角内将颈横动、静脉分支结扎,钝性分离位于斜角肌及臂丛神经面的淋巴结,结扎、切断出入淋巴结的小血管后,将淋巴结切除(图 2-37)。

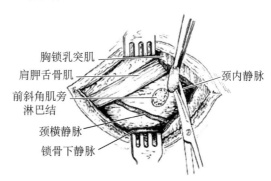

图 2-37　右前斜角肌旁淋巴结切除术

【注意事项】

1. 颈部淋巴结周围多为神经、血管等重要组织,术中应做细致的钝性分离,以免损伤。

2. 锁骨上淋巴结切除时,应注意勿损伤臂丛神经和锁骨下静脉;还要避免损伤胸导管或右淋巴导管,以免形成乳糜瘘。

3. 淋巴结结核常有多个淋巴结累及或融合成团,周围多有粘连。若与重要组织粘连,分离困难时,可将粘连部分包膜保留,尽量切除腺体。对有窦道形成者,则应梭形切开皮肤,然后将淋巴结及其窦道全部切除。不能切除者,应尽量刮净病灶,把伤口开放,换药处理。

【术后处理】

1. 注意防止出血、感染。

2. 淋巴结结核切除术后,应继续用抗结核药物治疗。

3. 病理检查确诊后,应根据病情及时做进一步治疗(如根治性手术等)。

第九节　腋臭手术

腋臭亦称"狐臭",又称局部臭汗症,主要是由腋下大汗腺分泌物经皮面附生细菌作用后,产生不饱和脂肪酸而放出的异常气味。

【适应证】　治疗腋臭的方法很多,有药物、X线、冷冻、激光和手术等。手术治疗是彻底的治疗方法。采用有毛区单纯梭形切除。创缘拉拢缝合的手术方法治疗腋臭,但因皮肤切除过多,缝合张力大,容易造成切口全部或部分裂开,后期亦易致瘢痕挛缩,影响上肢活动,故不宜采用。一般多采用梭形切除Z形成形术的方法,也可采用S形皮瓣真皮层切除术治疗,既切除了真皮层内的汗腺,又不致造成皮瓣缺损、伤口裂开、瘢痕挛缩。

【术前准备】　剃除腋毛,将腋窝皮肤清洗干净。

【麻醉】　局麻。

【手术步骤】

1. 梭形切除Z形成形术

(1)体位:平卧位,头、颈、肩部垫枕头。上举上肢,手掌枕于头后部,充分显露腋窝三角区。

(2)切口:将有毛区皮肤、皮下组织及汗腺做梭形切除,彻底止血。再于切口两侧分别做两个侧切口,形成A、B两个三角瓣,其顶角各约60°(图2-38)。

(3)缝合:止血后将皮瓣易位,缝合皮下组织和皮肤(图2-39)。

2. S形皮瓣真皮层切除术

(1)体位:同上。

(2)切口:于腋窝部有毛区做S形切开上半部皮瓣,用锐利的组织剪或尖刃刀切除大

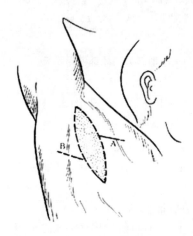

图2-38　梭形切除,两侧做三角瓣

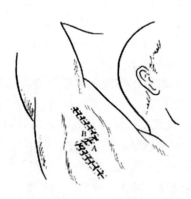

图2-39　易位缝合三角瓣

部分真皮层,将全部汗腺及毛囊切除,只留下薄中厚皮片(图2-40)。用同样的方法处理S形的下半部皮瓣。至此,腋窝部大部分真皮层和汗腺已被切除。

(3)缝合:彻底止血后缝合皮肤(图2-41)。

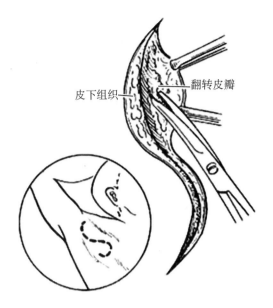

图 2-40　S 形切开,上半皮瓣真皮层切除

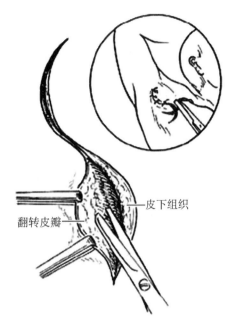

图 2-41　下半皮瓣真皮层切除及缝合

【注意事项】

1. 注意无菌操作,彻底止血,以防感染和瘢痕挛缩。

2. 腋毛范围较大时,可采用 S 形切口术。

3. S 形切口的翻转皮瓣范围宜大一些,应把有毛区皮肤的真皮层均切除。

4. 腋窝三角内有腋动、静脉及臂丛神经等重要组织,切口不宜过深,以免造成损伤。

【术后处理】

1. 术后腋窝部用厚层敷料予以肩关节 8 字绷带包扎,使术侧上肢轻度外展,利于固定和伤口愈合。

2. 注意防止伤口感染。常规应用抗生素。

3. 术后 10～14d 分次拆线。

第十节　气管切开术

【应用解剖】　气管位于颈部正中,其上段较浅,距皮肤 1.5～2cm;下段逐渐变深,在胸骨上缘处距离皮肤 4～4.5cm。气管前面由皮肤、皮下组织、浅筋膜和颈阔肌覆盖。在浅筋膜和颈阔肌之间,有许多小静脉(颈前静脉丛)汇流入颈前静脉。颈阔肌深层是深筋膜浅层,包绕两侧的颈前肌并在中线连成白色的筋膜线。深筋膜浅层后面即为深筋膜中层气管前筋膜和气管。气管前筋膜附着在气管的前壁。甲状腺位于气管的两侧,甲状腺峡部位于第 3、第 4 气管环的前面,被气管前筋膜包绕,手术时应将甲状腺峡部向上推开或切断后再切开气管。气管两侧偏内有甲状腺最下动、静脉和甲状腺奇静脉丛,偏外有颈部主要血管,因此在行气管切开时,切口必须在颈部安全三角区内(三角的两上角各位于环状软骨与胸锁乳突肌交界点,下角位于胸骨切迹中点)。

【适应证】

1. 急、慢性喉阻塞,如急性喉炎,白喉,喉水肿,咽喉部肿瘤,瘢痕狭窄等。

2. 呼吸道分泌物潴留造成的呼吸困难,颅脑外伤,颅内或周围神经疾患,破伤风,呼吸道烧伤,重大胸、腹部手术后所致的咳嗽、排痰功能减退或喉麻痹时。

3. 肺功能不全,重度肺心病,脊髓灰质炎等致呼吸肌麻痹。

4. 喉外伤、颌面咽喉部大手术后上呼吸道阻塞。

5. 呼吸道异物,无法经口取出者。

【术前准备】

1. 征得家属同意,说明手术必要性及可能发生的意外。

2. 准备好手术照明灯、吸引器、直接喉镜和气管插管。

3. 选择适合患者气管粗细的气管套管,包括外套管、内套管和套管芯(图 2-42,图 2-43)。

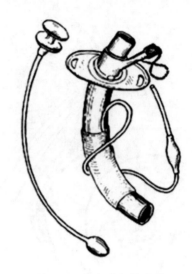

图 2-43　带气囊气管套管

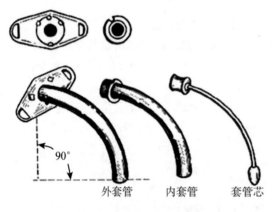

图 2-42　普通气管套管

【麻醉】　一般应用 1% 普鲁卡因局麻。显露气管后做气管穿刺时,可滴入 1%～2% 丁卡因 0.2～0.3ml,进行气管黏膜的麻醉。情况紧急,或患者已处于昏迷状态时,可不用麻醉。

【手术步骤】

1. 体位　仰卧位,肩与颈下垫枕,并保持颈后仰位,头部正中,病情不许可时可采用半坐位。

2. 切口　颈中线切口,上起甲状软骨下缘,下至胸骨上切迹以上一横指(图 2-44)。

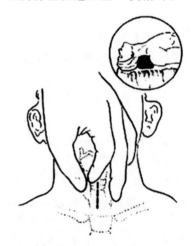

图 2-44　皮肤切口

3. 切开皮下组织　将皮下组织颈浅筋膜和颈阔肌切开,直至颈前肌。用小拉钩将切口向两侧对称拉开,一一结扎、切断皮下组织内的较大浅静脉。在呼吸困难的患者,这些小静脉怒张变粗,必须结扎,以免术中出血,影响手术。显露颈前肌后,纵行切开白线(图 2-45)。

4. 拉开甲状腺峡部　用手指探摸气管并向下分离,向上可见淡红色、质软的甲状腺峡部,用弯止血钳在峡部和气管间进行分离

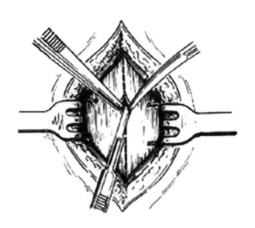

图 2-45　切开颈深筋膜

后,用小钩将峡部向上拉开(图 2-46)。峡部较大者,可用两把弯止血钳钳夹后切断,即可看到气管环。气管前筋膜、胸骨上窝及气管旁组织不需过多分离,以免发生纵隔气肿或气胸。如气管前有小血管妨碍气管切开时,可用止血钳夹小纱布球轻轻将小血管推向一侧,使其离开气管前方;如有出血点,应予结扎止血。

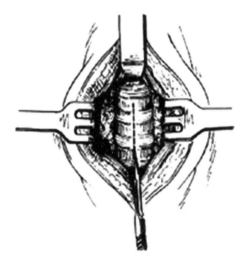

图 2-46　向上拉甲状腺峡部,显露气管

5. 切开气管环　用尖刀在气管前正中线切开气管的第 3、第 4(或第 4、第 5)软骨环,切开时刀刃应朝上,自下向上挑开(图 2-47),刀尖不可刺入太深,以 2～3mm 为宜。

当咳嗽时,食管前壁连同气管后壁可挤向气管腔内(图 2-48),因此,应趁咳嗽声刚停止的吸气过程中迅速切开。

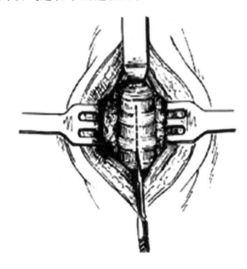

图 2-47　自下向上挑开气管第 3、第 4 软骨环

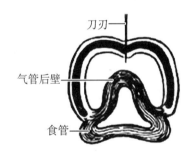

刀刃

气管后壁

食管

图 2-48　咳嗽时切开易损伤突入气管内的食管前壁

6. 插入气管套管　切开气管前壁软骨环后,即用弯止血钳或气管插管扩张器扩开气管切口,随即插入带芯气管套管(图 2-49)。如患者有强烈咳嗽,应立即拔出管芯,并用吸引器吸尽气管内分泌物及血性液体,再放入内套管。证实套管已插入气管内后,方可将两侧拉钩取出;如无气体进出,应拔出气管套管,重新放置。

7. 处理切口　切口多不需缝合。如切口过长,可在上、下两端各缝合 1 或 2 针,但不能太紧,以免发生皮下或纵隔气肿。切口周围用油纱带覆盖,在切口与套管间垫一剪

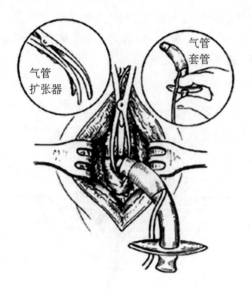

气管扩张器

气管套管

图 2-49 扩开气管切口,插入气管套管

了小口的小纱布(3～4 层即可),最后将固定带绕过颈后,在颈部侧面打结(图 2-50)。带结要打得松紧适宜,太松时套管容易滑脱,造成窒息;太紧时如果术后局部肿胀,可影响头部静脉回流。如应用带气囊的套管时,则从注气管注入 3ml 左右空气,再将注气管折叠后用线结扎,以保证人工呼吸时不会漏气。

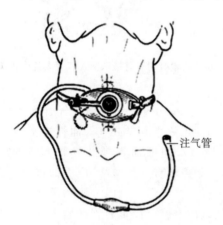

注气管

图 2-50 固定套管,缝合切口

【注意事项】

1. 因病情严重,不允许拖延时间,而又无气管切开器械时,可不经消毒及麻醉,用日常用的小刀切开气管前皮肤、皮下组织和颈

白线,用手指探摸到气管环,并以手指为向导切开气管环。然后,将刀柄插入气管,转一角度撑开气管切口,随即插入普通的胶皮导管。其外端剪成两瓣,瓣端剪孔,安固安带,向两侧分开,以代替气管套管。伤口周围用油纱布及小纱布垫好后,将固定带绕颈固定(图2-51-图 2-55)。

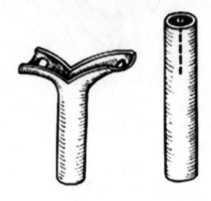

图 2-51 胶皮管制成气管导管

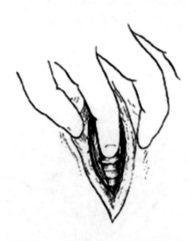

图 2-52 切开皮下组织,探摸气管

2. 手术时,患者头部位置要保持正中后仰位。保持切口在颈中线进行。不能向两旁解剖。术中随时探摸气管位置,指导分离的方向和深度。

3. 拉钩在分离至深部时再放入牵拉,每剖入一层,两侧拉钩也随之同时挪动拉深一层,两侧拉力要均匀,以免拉力不均,将气管拉向一侧。当分离至气管前壁时,拉钩要向

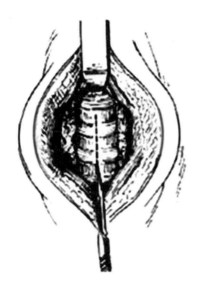

图 2-53　切开气管

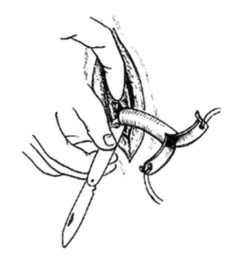

图 2-55　插入胶皮导管

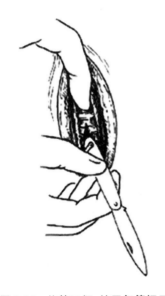

图 2-54　旋转刀柄,扩开气管切口

外、向前拉,不要向后压,以免压迫气管。当气管软骨环已切开,气管套管尚未插入时,应特别留意勿脱钩,以免增加插管的困难。

4. 气管前筋膜不宜分离,可与气管前壁同时切开。气管侧壁不要分离,否则易伤及胸膜顶或纵隔,可能致气管切口偏向一侧,造成拔管困难。

5. 气管切开位置宜在第 3、第 4 两个软骨环,如太高,易伤及第 1 软骨环,会引起喉咽部狭窄;如太低,易使套管脱出或顶住隆凸,致黏膜损伤出血,或造成纵隔气肿,甚至伤及胸内大血管。小儿右侧胸膜顶较高,注意防止损伤。

6. 术中止血要完善,皮肤不能缝合过紧,以防止发生血肿或气肿。

【术后处理】

1. 室内保持清洁,空气新鲜,温度在 22℃左右,相对湿度 50％左右。每日更换两层湿盐水纱布遮盖套管口,防止灰尘及异物吸入,防止干痂形成。

2. 根据需要向气管内滴入抗生素、α 糜蛋白酶和蒸气吸入 15min,每日 3～4 次。体位不宜变动过度,翻身时,头、颈、躯干保持在同一轴线转动,避免套管活动或脱出造成的刺激或呼吸困难。小儿或神志不清患者有可能自行拔除套管者,要固定其手臂。

3. 密切注意有无呼吸困难,呼吸次数增多和阻力增大,套管内有无出血等,并及时寻找原因,予以处理。

4. 呼吸和气体交换量得到解决后应及早拔管。拔管前注意:

(1)先用软木塞或胶布堵塞管口 1/2,如无呼吸困难,可进一步堵塞 2/3,直至全部堵塞 1~2d 而无呼吸困难,即可拔管。软木塞或胶布必须用线固定在气管套管的固定带上,以防被吸入气管。

(2)如用带气囊的气管套管,应先排空气囊,再堵塞套管。

(3)拔管前准备一套气管切开器械,以备万一拔管后出现呼吸困难时重新插管。

拔管前先吸尽气管内分泌物,然后松开固定带,顺套管弯度慢慢拔出。如出现呼吸困难,应立即用另一消毒套管由原切口插入。拔管后不需缝合伤口,可用油纱布包扎,或用蝶形胶布拉拢伤口。

第十一节　小儿腹股沟斜疝修补术

小儿腹股沟斜疝多为先天性腹膜鞘突未闭所致。因小儿处于发育过程,所以手术时,仅需高位结扎疝囊,多不需切除疝囊和修复腹股沟管后壁。常用方法有经腹股沟疝囊高位结扎和经腹腔疝囊高位离断两种。

一、经腹股沟疝囊高位结扎术

【手术步骤】

1. 切口、显露疝囊　在病儿耻骨上,相当于腹直肌外缘处的皮肤自然皱襞做斜切口。此切口需较成人的切口略高和较平。切开皮下浅筋膜后,可见到腹外斜肌腱膜和较成人比例为大的外环。小儿腹股沟管较短,多在 1cm 左右,用小拉钩向上外方向拉开外环,再用止血钳分开提睾肌,即可显露出精索和疝囊(图 2-56)。

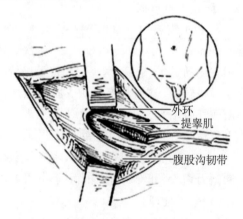

图 2-56　拉开外环,分开提睾肌,显露精索和疝囊(附图示切口)

2. 分离疝囊　分出疝囊,用止血钳提起后剪开(图 2-57)。扩大疝囊切口,并将其边缘用止血钳提起,平铺展开。在内环和外环之间,用一把组织剪伸到囊壁和精索之间,环绕疝囊锐性分离,并将疝囊壁横断(图 2-58)。上半段疝囊用纱布将其与精索钝性分离至疝囊颈部(图 2-59)。

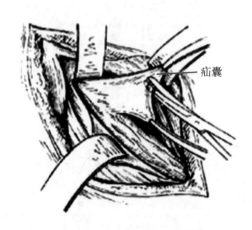

图 2-57　分离并切开疝囊

3. 缝扎囊颈　用左手示指伸入疝囊,将囊内容物推回腹腔(图 2-60),再将疝囊颈部拧绞后缝扎,并剪去多余的上段疝囊(图 2-61)。下半段疝囊不需切除,在止血后放回阴囊原位。检查精索,不要扭曲,防止睾丸血运障碍(图 2-62)。

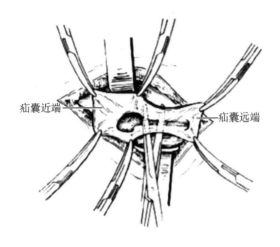

图 2-58 锐性分离疝囊

疝囊近端

疝囊远端

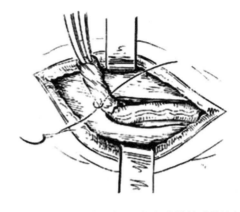

图 2-61 缝扎疝囊颈部后,修复腹横筋膜的缺损

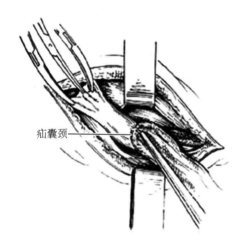

疝囊颈

图 2-59 分离疝囊至颈部

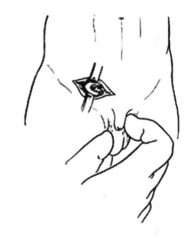

图 2-62 放回下半段疝囊,避免精索扭曲

4. 缝合 仔细止血后,缝合提睾肌和腹外斜肌腱膜(图 2-63)。再逐层缝合皮下组织和皮肤。

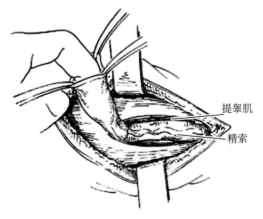

提睾肌

精索

图 2-60 将疝内容物推回腹腔

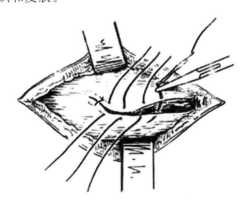

图 2-63 缝合腹外斜肌腱膜

【注意事项、术后处理】 同一般腹股沟斜疝修复术。

二、经腹腔疝囊高位离断术

【手术步骤】

1. 切口 此种手术的切口应比经腹股沟途径的切口稍高。在病侧腹股沟管内环上方约 0.5cm 处（相当于病侧下腹部自然皱襞平面）做一长约 3cm 的横切口；切口的内侧端起于病侧腹直肌外缘。切开皮肤和浅筋膜后，按切口大小切开腹外斜肌腱膜（图 2-64）。再顺肌纤维方向切开腹内斜肌，并将其钝性分离，向上下拉开。然后沿皮肤切口横向切开腹横肌和腹膜，进入腹腔。注意避开髂腹下神经和腹壁下血管。

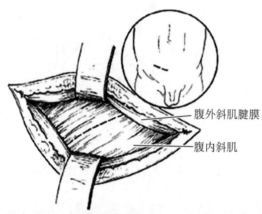

图 2-64 切开腹外斜肌腱膜（虚线为分开腹内斜肌处）

2. 显露疝囊口 用蚊式止血钳提起切口下缘的腹膜向下牵拉后，即可见内环处的疝囊口（图 2-65）。伸入小指检查疝囊内情况。

3. 剪断疝囊口后唇腹膜 另用数把蚊式止血钳将内环处疝囊口后唇的腹膜提起，沿后唇后侧（即囊口下侧）分离并横向剪断腹膜（图 2-66）。

4. 缝合腹膜 将腹壁的腹膜切口上缘与剪断的疝囊口后唇的腹膜下缘用细丝线连续缝合，闭合腹腔（图 2-67）。这样，就可将

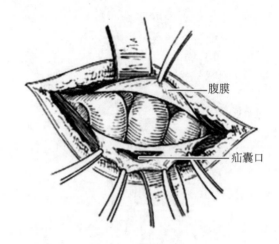

图 2-65 进入腹腔后，提起下缘腹膜，找到疝囊口

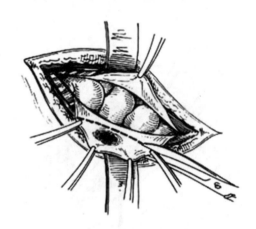

图 2-66 进入腹腔后，提起下缘腹膜，找到疝囊口，沿疝囊口后唇剪断腹膜

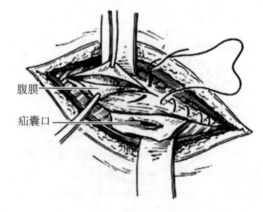

图 2-67 进入腹腔后，提起下缘腹膜，找到疝囊口，沿疝囊口后唇剪断腹膜，缝合腹膜，旷置疝囊

疝囊和内环附近的腹膜一样旷置在腹腔外，腹腔内容物再也不会经内环处的疝囊口进入疝囊内，达到高位处理疝囊的目的。

5. 缝合腹壁 逐层缝合腹壁各层。

【注意事项、术后处理】 本手术适用于婴幼儿先天性腹膜鞘突未闭而形成的腹股沟斜疝和用其他方法修复的术后复发性斜疝。

在手术过程中，切口位置十分重要。太高、太低和太内、太外均不易找到内环开口处，需要注意。此外，在剪断内环后唇的腹膜时，必须将腹膜与腹膜外结缔组织分开，否则会误伤输精管、腹壁下血管和膀胱。其余同"一般腹股沟斜疝修复术"。

第十二节 一般腹股沟斜疝修复术

【手术原则】

1. 充分显露 切口上方需在腹壁下动脉处，使疝囊颈充分显露出来。

2. 高位结扎疝囊 在内环处完全分离出疝囊，这样才消灭腹膜的袋形外突，防止疝的复发。

3. 仔细止血 沿精索走行的大小出血点要一一结扎止血，防止术后形成血肿，继发感染。

4. 加强腹壁 主要是利用缝合或修复的方法加强腹壁，特别是加强腹股沟管后壁的力量，减少薄弱环节，这是手术成败的关键。术前必须仔细选择修复方法，术中应认真操作。

根据腹股沟斜疝的解剖特点和临床表现，证明加强腹股沟管后壁，防止疝复发的重要环节在于妥善缝牢内环处的腹横筋膜。腹横筋膜围绕精索形成内环口，并呈漏斗状向下进入腹股沟管，变成精索内筋膜。形成腹股沟斜疝后，腹横筋膜则同时围绕着疝囊和精索。所以，手术修复斜疝时，必须在此漏斗口部纵向切开精索内筋膜，显露疝囊和精索，并将二者分离，然后在内环平面横行切开疝囊，将疝内容物回纳后，闭合腹膜。并要特别注意缝牢腹横筋膜。除婴幼儿外，还需将腹横肌和腹内斜肌的联合肌腱缝于腹股沟韧带上，进一步加强腹股沟管的后壁。修复手术中显露内环的途径有经腹股沟部、经腹腔、经腹膜前三种，临床上常使用前两种方法。

【手术方法】 修复腹股沟斜疝的手术方法很多，应根据患者的年龄、疝囊大小、病程长短、有无复发等具体情况来选择。常用的手术方法和操作特点见表 2-1。

表 2-1 腹股沟斜疝各类手术方法和操作特点

患者情况

婴幼儿先天性斜疝

儿童、青少年小型斜疝，腹肌无明显缺损

成人斜疝，腹股沟管后壁无缺损

成人斜疝，腹壁轻度薄弱

老年人斜疝，复发性疝，腹壁重度薄弱

巨大斜疝，腹壁重度薄弱

手术方法和操作特点

经腹腔疝囊高位离断术

经腹股沟疝囊高位结扎术

精索原位腹股沟斜疝修复术（Ferguson 术）精索不移位，联合肌腱缝于腹股沟韧带上，加强腹股沟管前壁

精索腱膜下移位腹股沟斜疝修复术（Bassini 术）：精索移位至腹内斜肌和腹外斜肌之间，再将联合肌腱缝于腹股沟韧带上，加强腹股沟管后壁

改良精索腱膜下移位腹股沟斜疝修复术（McVay）：与上法相同，但联合肌腱缝于耻骨韧带上

精索皮下移位腹股沟斜疝修复术（Halsted 术）：精索移位至腹外斜肌外，联合肌腱缝于腹股沟韧带上，腹外斜肌腱膜重叠缝合

除此以外,在选择和施行手术时还需注意以下问题。

1. 成人的腹外疝修复术,除有嵌顿或绞窄者应紧急手术外,均宜择期手术。

2. 成人并发腹内压力增高的疾病(如腹水、尿潴留、严重的慢性咳嗽等)或其他全身性严重疾病(如肺源性心脏病、心力衰竭等),以及妊娠早期和后期,均不宜手术治疗。

3. 小儿的腹股沟斜疝很多可以随年龄增长而自愈。婴幼儿因先天性腹膜鞘突未闭而发生的斜疝,约有 40% 在生后 6 个月左右可以自愈,约有 60% 至 2 岁时自愈。因此,直径在 2cm 以内的较小疝囊,均适于在 1 或 2 岁以后施行手术。

4. 未嵌顿的斜疝同时患有局部皮肤疾病时,应等皮肤病治愈后手术。

【术前准备】

1. 明确诊断是斜疝还是直疝,或是二者并存,是否滑疝,有无嵌顿或绞窄等。

2. 详尽了解肠梗阻、脱水、休克等的严重程度以及全身并发哪种严重疾病,积极采取相应的防治措施。

3. 术前排空膀胱。

【麻醉】 成人用硬膜外麻醉;小儿可用氯胺酮麻醉或骶管麻醉。

【手术步骤】

1. 精索原位腹股沟斜疝修复术(Ferguson 术)

(1)体位、切口:仰卧位。自腹股沟韧带中点上方 3cm 处至耻骨结节,做与腹股沟韧带平行的斜切口,长约 6cm(图 2-68)。

(2)显露疝囊:切开皮肤后,最先遇到的是浅筋膜浅层(即皮下脂肪)。切开此层时,可在术野见到两条腹壁浅部动脉(即切口外段的腹壁浅动脉和切口内段的阴部外浅动脉),应一一结扎、切断,防止不必要的出血,再顺切口方向切开浅筋膜深层(图 2-69)。

用缠纱布的手指向两侧钝性分离浅筋膜深层下面的结缔组织,显露腹外斜肌腱膜(图

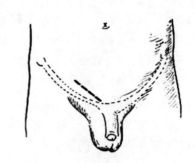

图 2-68 切口

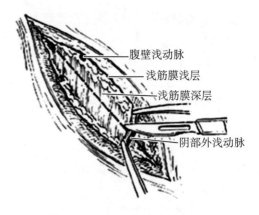

图 2-69 切开浅筋膜浅层和深层

2-70)。在腹外斜肌腱膜上切一小口,先用剪刀在腱膜下潜行分离,再用剪刀挑起腱膜,顺纤维方向向上和向下剪开,以免损伤紧贴在腱膜下的髂腹下神经和髂腹股沟神经。当向下朝外环剪开时,可用镊子插入外环,将其撑开,以免损伤经外环通过的髂腹股沟神经(图 2-71)。

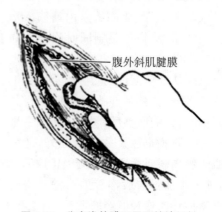

图 2-70 分离浅筋膜深层下结缔组织

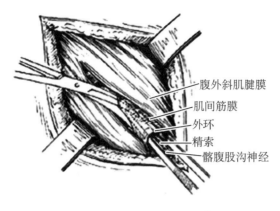

图 2-71　切开腹外斜肌腱膜

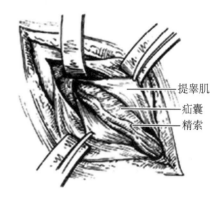

图 2-73　拉开腹内斜肌、腹横肌,切开提睾肌

用小止血钳夹住并提起腹外斜肌腱膜的两缘,用缠以纱布的示指在腱膜切缘深面向两侧分离。下外侧缘需分离到腹股沟韧带,上内侧需分离出腹内斜肌、腹横肌游离缘和联合肌腱(图 2-72)。分离过程中,注意不应损伤腹外斜肌腱膜深面的髂腹下神经和髂腹股沟神经。

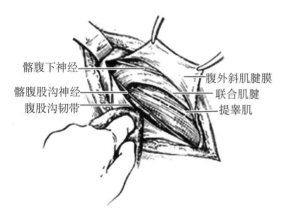

图 2-72　向两侧分离

将腹内斜肌、腹横肌用直角拉钩向上拉开,显露精索和覆于其上的提睾肌。在前方切开提睾肌,用小止血钳轻轻夹住切缘拉向两侧,就可看到精索(图 2-73)。

仔细分离精索,注意其周围的组织,在精索的内上方寻找疝囊。有困难时,可嘱患者用力咳嗽或收缩腹肌,使疝囊外突。辨清疝囊后,即可提起、切开(图 2-74)。

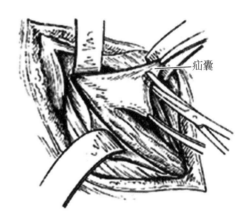

图 2-74　寻找并切开疝囊

(3)高位结扎疝囊:欲求疝囊的高位结扎,必须先将疝囊向上分离至内环处。分离疝囊时,可用止血钳提起疝囊切开缘,并用左手示指伸入疝囊作为支持,再用右手示指缠以纱布仔细钝性分离,逐渐将疝囊与精索等组织分开(图 2-75)。如粘连较重,也可使用锐性分离。

向上分离疝囊见到腹膜外脂肪时,即已分至疝囊颈以上。在内环处应辨清附近的组织结构。在疝囊内侧,常可见弧形的腹横筋膜缺损缘。将手指经疝囊颈伸入腹腔内,可触及腹壁下动脉在内环的内下方搏动。精索在疝囊的外下方,其中的输精管常紧贴疝囊壁,分离时应避免损伤。然后用手指将疝内容物推入腹腔。

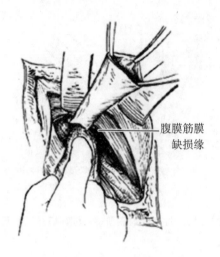

图 2-75　分离疝囊至内环处，辨清周围重要组织

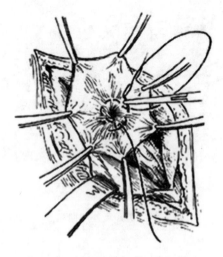

图 2-77　疝囊大的，可高位荷包缝合，
切除多余的上半段囊壁

如果疝囊较小，可在颈部缝扎、切断（图 2-76）；如果疝囊较大，则可将疝囊游离缘提起，并将疝囊颈尽量拉出。在颈部高位用 4 号丝线做荷包缝合（图 2-77）。扎紧荷包缝线后，再行缝扎加固，使局部腹膜不再存在袋形突出。然后在缝线远端 1cm 处切除疝囊。缝合时必须注意避免损伤精索和腹壁下血管，还应避免扎住腹腔内脏器。如疝囊较大，可不分离疝囊下半段，只在其中部切断后切除上半段，保留下半段，以减少组织损伤和出血。最后将疝囊残端推回腹膜外间隙。

（4）修复腹壁：在精索不移位的情况下修复腹壁各层。

首先，将上层精索轻轻向外下方拉开，用 4 号丝线间断缝合腹横筋膜的弧形缺损，一般需 3～5 针，缝合后的内环应使精索不受压迫，约能通过一止血钳尖为准。缝合时需注意避免损伤内侧的腹壁下动脉及从腹横筋膜深面穿出的精索外血管和耻骨血管（图 2-78）。

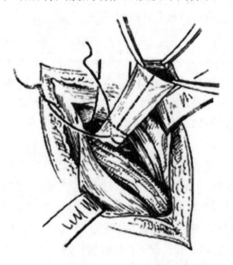

图 2-76　疝囊小的，可高位缝扎切断

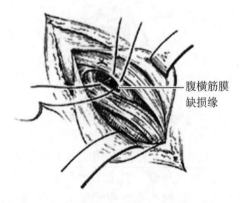

图 2-78　修复内环、腹横筋膜

其次，将提睾肌切开缘做间断缝合后，用 4 号或 7 号丝线从上方开始将联合肌腱间断缝于腹股沟韧带上，针距 1cm 左右。

待全部缝好后,自上向下依次将线打结(图2-79)。腹股沟韧带上的针孔要浅而宽,以防损伤股动、静脉。几个针孔不要缝在同一纤维束间,以防拉紧后撕裂,影响修复后强度。缝合时还要注意避免张力过大,影响愈合。

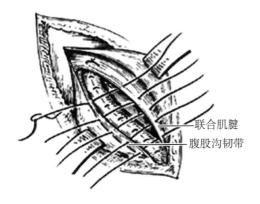

图 2-79 将联合肌腱缝于腹股沟韧带上

然后,将两层腹外斜肌腱膜重叠,用 4号丝线间断缝合(图 2-80)。缝至外环时,需注意保留能容纳一小指尖的间隙,以免新形成的外环太小,影响精索内血液反流,发生术后阴囊水肿,甚至造成睾丸萎缩。同时尚需注意勿将髂腹下、髂腹股沟神经和膀胱缝住。

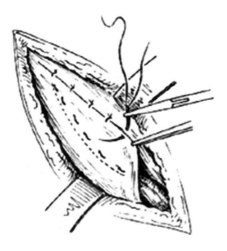

图 2-80 将腹外斜肌腱膜重叠缝合

(5)缝合:仔细止血,必要时用温盐水纱布敷压创面,小出血点均应一一结扎(图 2-81);然后冲洗伤口,用细丝线间断缝合浅筋膜深层和皮肤。一般情况下不需引流。

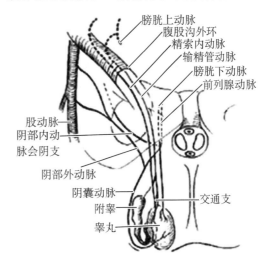

图 2-81 睾丸的供应血管

2. 精索腱膜下移位腹股沟斜疝修复术(Bassini 术) 手术开始步骤同精索原位腹股沟斜疝修复术。仅在修复腹壁时将精索移至腹内斜肌和腹外斜肌腱膜之间,将联合肌腱缝至腹股沟韧带上,以加强腹股沟管后壁。修复时先用橡胶皮片将精索拉开,间断缝合腹横筋膜上的缺损。然后用 4 或 7 号丝线间断缝合联合肌腱和腹股沟韧带,自上向下缝4～5 针。先不结扎,待全部缝好后再自上而下依次结扎(图 2-82)。将精索放在腹内斜肌外面,间断缝合提睾肌,再重叠缝合腹外斜肌腱膜,外环处需能容纳一小指尖(图 2-83)。最后缝合皮下组织和皮肤。

3. 改良精索腱膜下移位腹股沟斜疝修复术——耻骨韧带修复术(McVay 术) 耻骨韧带是腹股沟韧带向后反折为陷窝韧带后,再向外延续至耻骨梳状线上的韧带(图 2-84)。

McVay 根据尸体解剖证明,联合肌腱和腹横筋膜的止点不在腹股沟韧带,而在耻骨韧带,故修复时宜将联合肌腱缝于耻骨韧带

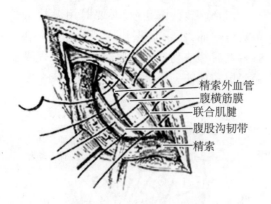

图 2-82 缝合内环处腹横筋膜缺损后，将联合肌腱缝于腹股沟韧带上

上。这样做的结果，可降低疝的复发率，修复后发生股疝的机会也少。但耻骨韧带距股静脉较近，操作比较困难。

手术开始步骤同精索原位腹股沟斜疝修复术。在修复时，先拉开精索，将内环处的腹横筋膜缺损间断缝合。然后在腹直肌前鞘纵行切开，减少缝合的张力（图 2-85）。用左手示指触及股静脉加以保护，再用 4 号或 7 号丝线间断缝合联合肌腱和耻骨韧带 3～4 针（图 2-86）。将精索置于腹内斜肌外面，重叠缝合腹外斜肌腱膜后，依次缝合皮下组织和皮肤。

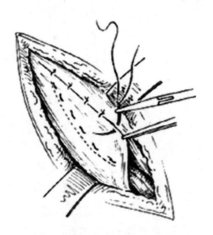

图 2-83 精索移位至腹内斜肌外面，重叠缝合腹外斜肌腱膜

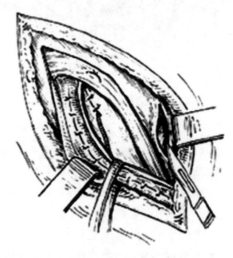

图 2-85 修复内环处的腹横筋膜缺损后，切开腹直肌前鞘，减少缝合张力

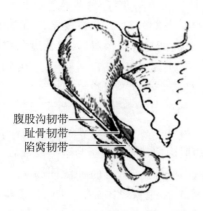

图 2-84 耻骨韧带和腹股沟韧带的关系

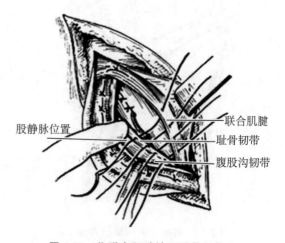

图 2-86 将联合肌腱缝于耻骨韧带上

4. 精索皮下移位腹股沟斜疝修复术（Halsted 术）　此法的特点是将精索移至皮下，可利用腹部的各层肌肉加强腹股沟管的后壁，减少疝的复发。适用于年龄大、疝囊大、腹壁薄弱的患者。

修复时，拉开精索，用细丝线间断缝合内环处腹横筋膜的缺损后，再用 4 或 7 号丝线将联合肌腱缝在腹股沟韧带上，最上一针不能缝得太紧，以免压迫精索（图 2-87）。然后将精索置于腹外斜肌腱膜外面，再将腹外斜肌腱膜重叠缝合（图 2-88）。有时在精索自内环通过处尚需将腹外斜肌腱膜切口上端另切一横行小口，切断部分纤维，使精索不致受压。最后将精索置于皮下层，间断缝合皮下组织和皮肤。

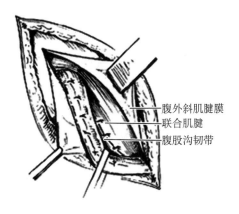

图 2-87　拉开精索间断缝合腹横筋膜缺损后，
将联合肌腱缝于腹股沟韧带上

腹外斜肌腱膜
联合肌腱
腹股沟韧带

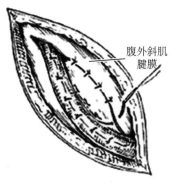

腹外斜肌
腱膜

图 2-88　重叠缝合腹外斜肌腱膜，精索置于皮下层

5. 腹横筋膜修复术（Shouldice 术）　此手术最本质的部分是修补内环口及腹股沟管底部的腹横筋膜。此法主要适用于巨大的斜疝、直疝和直、斜疝并存的马裤疝。

疝囊切除前的步骤同前。分离囊颈时必须达到内环口处，把内环口周缘的腹横筋膜边缘分离出来，在颈部行荷包缝合或贯穿结扎，切除疝囊远端，任疝囊残端退缩回内环口内腹膜外间隙。此时以解剖镊子或止血钳提起内环口内侧缘的腹横筋膜，看到并向后推开腹壁下动脉及其他腹膜外脂肪组织，向耻骨结节方向剪开腹股沟管后壁的腹横筋膜（图 2-89）。

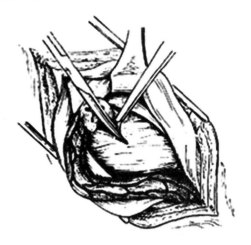

图 2-89　向耻骨结节方向剪开腹横筋膜（注意腹壁下动脉及腹膜外脂肪组织）

首先，提起腹横筋膜上侧瓣，分离其下的脂肪层，继而提起下侧瓣，注意来自腹壁下动脉的分支穿通该筋膜瓣走向提睾肌和精索，即精索外动脉，在分支基部予以切断、结扎。下缘筋膜瓣必须分离至其融合至腹股沟韧带深部处。充分止血后，进行腹横筋膜修补和内环重建。采用双对抗缝合技术，用 4 或 7 号丝线从下端开始向上逆行交叉连续缝合（图 2-90）。下外侧筋膜瓣重叠缝到上内侧瓣的深面，一直缝达内环外侧缘，留下精索出口。

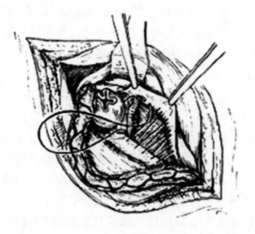

图 2-90 从下向上逆行交叉连续缝合腹横筋膜

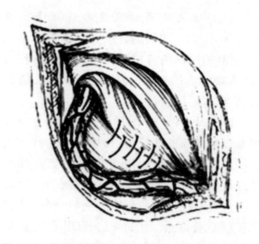

图 2-92 将联合肌腱与腹横肌腱缝合到腹股沟韧带上

然后,将上内侧筋膜瓣的游离缘盖在外侧瓣上面,再把上瓣游离缘与下瓣同腹股沟韧带深面融合处连续自上向下缝到耻骨结节附近,与最初的一针缝线打结,缝合针距 2～4mm,以不同深度缝成不平的锯齿状,以增加强度(图 2-91)。完成腹股沟管后壁修复和内环口重建。

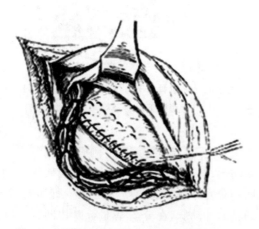

图 2-91 再由上向下将上瓣游离缘与下瓣同
腹股沟韧带深面融合处连续缝合

最后,把联合肌腱和腹横肌腱膜(弓),缝合到腹股沟韧带上,以增强腹股沟管后壁(图 2-92)。精索置于腹外斜肌腱膜下,缝合该腱膜(图 2-93)。

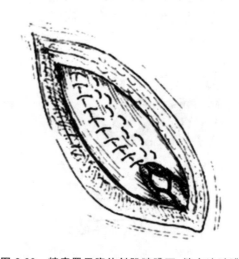

图 2-93 精索置于腹外斜肌腱膜下,缝合该腱膜

【注意事项】

1. 大出血 疝修复术中发生大出血会造成严重后果。最常发生出血的 3 条血管是闭孔动脉异常起源支、腹壁下血管深支和髂外或股动、静脉。

造成大出血的主要原因是缝合腹股沟韧带时,缝针过深,穿破血管。所以,在进行缝合时,一方面应将被缝的韧带尽量提起,使之离开血管,另一方面可用左手示指将股动、静脉向外推开。万一发生出血,小的血管损伤可用压迫止血。如压迫无效,可扩大显露范围,予以结扎(因有交通支,不会发生组织血运障碍）。但大的血管损伤时，则需及时扩大切口，暂时压迫出血的上、下血管，然后用3号丝线修复血管破口。万不得已时，才考虑采取结扎方法。此外，由于阴囊组织疏松，即使是细小的出血点也不易自行止血，以致形成血肿。因此，操作中无论大小出血点均应仔细结扎。

2. 下腹壁神经损伤 下腹壁神经分布较密，切开腹壁各层时应避免损伤。一旦切断，宜将断端结扎，以防营养血管渗血。

3. 输精管损伤 对年轻男子，可考虑术中即行输精管吻合术。

4. 睾丸血运损伤 睾丸的供应血管较多，主支是来自腹主动脉的精索内动脉（即睾丸动脉）。此外，尚有精索外动脉、输精管动脉、膀胱下动脉、前列腺动脉和阴部动脉（图2-81）。这些动脉互有交通支相连，故一般不易发生睾丸缺血和坏死。即便如此，在疝修复术中，如精索与疝囊有紧密粘连，分离过程中仍应避免损伤精索的小血管。此外，尚应注意在缝合精索通过的内、外环时，不要缝得过小，以免造成精索绞窄。

5. 腹腔脏器损伤 在疝的修复手术过程中，最易损伤的腹腔脏器是肠管。可能在切开疝囊时切破肠管，或在结扎疝囊时将肠管扎住，所以在进行这两个步骤前要认真检查，采用预防措施，避免损伤。膀胱也易被损伤，特别是儿童的膀胱位置较高，疝囊距膀胱较近，分离疝囊或缝扎囊颈时更易受损伤，必须注意避免。如不能确定疝囊或膀胱时，可先试做穿刺；如还不能确定，即应改经腹腔途径辨别。术中一旦发生内脏损伤，均应及时修复处理。

6. 腹横筋膜双对抗缝合 应在交叉不整齐的平面和深度上进行，最后形成一锯齿状缝线，以增加强度，避免撕裂。

【术后处理】

1. 保护伤口，防止尿液湿污。局部压纱袋12～24h，并托起阴囊预防血肿。

2. 防止造成腹内压增高的因素，如控制咳嗽、防止便秘等。

3. 术后2～3d下床活动，1周后拆线，半个月后可以进行一般劳动，3个月后可行重体力劳动。

【术后并发症及处理】

1. 全身并发症 疝修复术后常见的全身并发症有肺炎、肺不张、下肢血栓性静脉炎、泌尿系统感染等，均应在术后注意防治。

2. 切口皮下（或阴囊）血肿 多因术中止血不彻底所致。小血肿可以穿刺抽出；如发现血肿逐渐增大，应在手术室无菌操作下重新拆开缝线，仔细止血。不然，常因阴囊组织疏松，血肿继续增大，以致造成切口感染，影响愈合。

3. 切口感染 术后如感觉切口跳痛，全身发热，就应及时检查。如发现切口感染，除全身使用抗生素外，局部还需视情况考虑拆线引流。

4. 睾丸鞘膜积液 常发生在疝囊下半段未切除的病人中，术中可将下半段疝囊口敞开，以减少发生积液的机会。如果发生，可小心穿刺抽液处理。

5. 复发 疝的复发大多是疝囊颈部没有真正做到高位结扎和内环口腹横筋膜缺损未修补，也有一部分是因为腹股沟管后壁缝合不牢所致。这些都是在第1次手术时应注意的，以免复发。此外，患者年龄较大、一般情况不良、术后有并发症等，也是造成复发的因素。

第十三节 切口疝修补术

腹壁切口疝的发生，常受切口有无感染、切口有无张力、切口位置、缝线类型、缝合技巧等因素的影响。这些因素大部分可设法避免和纠正，以预防切口疝的发生。

发生切口疝后,如无特殊禁忌情况,原则上宜及早手术修复。因时间愈长,疝囊增大,腹壁周围肌肉愈弱,手术成功机会也相应减少。另一方面,切口疝多为切口感染的后遗症,切口愈合后短期内瘢痕尚有充血水肿,甚至还有隐匿的感染存在,过早进行修复手术也不易成功。所以,一般以切口愈合后半年再行修复为妥。如患者有严重心血管系统等疾病不宜手术时,则可使用疝带治疗。

【术前准备及麻醉】 除与其他疝修复术相似外,还应注意术前加强腹肌锻炼,消除增加腹内压力的因素等。

【手术步骤】 手术切口需根据切口疝的位置、大小而定。因需将原切口瘢痕一并切除,故常采用梭形切口。现以上腹部经腹直肌切口疝为例:

对有皮肤覆盖的切口疝,可在切开皮肤瘢痕后锐性分离。对仅有瘢痕覆盖的切口疝,则可在皮肤和瘢痕结缔组织交界处切开,显露出切口疝外层覆盖的纤维结缔组织,即所谓假性疝囊,将假性疝囊四周的结缔组织充分分离,使之与邻近的腹壁皮肤和皮下组织分开。一般两侧需超出2~3cm,以减少缝合时的张力。用止血钳提起两侧腹直肌前鞘的筋膜组织,向外拉开,沿假性疝囊基部边缘切开腹直肌前鞘(图2-94)。再次腹直肌向前侧拉开,继续向深部锐性分离假性疝囊、直至显露疝囊颈和两侧的腹直肌后鞘和腹膜(图2-95)。

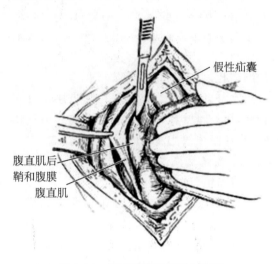

图 2-95 显露腹直肌后鞘和腹膜

先在疝内容物与疝囊无粘连处切开疝囊,再沿假性疝囊颈部与正常腹膜组织交界处环形剪开(图2-96)。切开时要注意避免损伤内容物,大网膜粘连可以结扎、切断。完全切除假性疝囊,将疝内容物送回腹腔。检查下面的腹内脏器无粘连和损伤后,用7号丝线间断褥式缝合腹直肌后鞘和腹膜(图2-97)。用4或7号丝线间断缝合腹直肌(间距

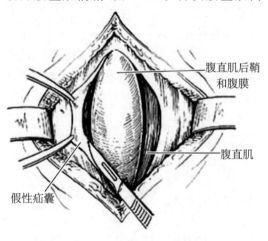

图 2-94 切开腹直肌前鞘

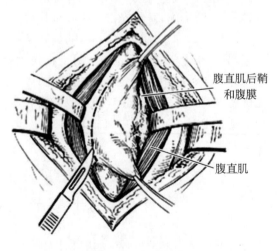

图 2-96 切除疝囊

1～1.5cm 即可）（图 2-98）。再用 7 号丝线重叠缝合（间断褥式缝合和间断缝合）腹直肌前鞘（图 2-99）。最后缝合皮下组织和皮肤。

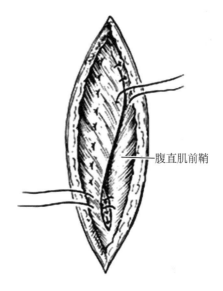

图 2-99　重叠缝合腹直肌前鞘

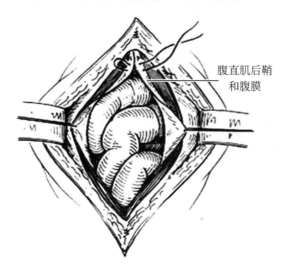

图 2-97　缝合腹膜和腹直肌后鞘

【注意事项】

1. 术中应尽量减少组织损伤，彻底止血，减少切口张力，保证切口愈合，以免术后复发。

2. 疝囊外组织很薄，切开皮肤时要注意避免损伤疝内容物。

3. 如果遇到巨大的切口疝，腹膜和腹直肌后鞘由于瘢痕收缩，缺损较大，往往修复缝合有张力。这时，应在开始分离过程中保留切口两缘腹直肌前、后鞘间瘢痕组织的连续性，待修复缝合时，把两侧前鞘作为翻转鞘膜瓣以修复后鞘缺损。

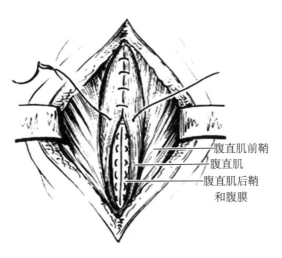

图 2-98　间断缝合腹直肌

【术后处理】　切口疝修复术后，要特别注意防治各种增高腹内压力的因素，必要时胃肠减压 2～3d。切口拆线时间应适当延长至 8～10d，拆线后再下床活动。

第十四节　滑疝修补术

腹股沟斜疝的部分疝囊壁由腹腔内脏本身构成时，即为滑疝。其发生率虽低，但如果处理不当，常损伤内脏或造成复发。手术时，

除了要完成一般腹股沟斜疝修复术的手术步骤外，还需将脱出的内脏送回腹腔。对腹股沟滑疝常用的修复方法有腹腔外和经腹腔两种。

（一）腹腔外滑疝修复术（Bevan 术）

此法适用于一般滑疝，脱出肠襻长 5cm 以上，但不超过 10cm。对有较长肠襻脱出超过 10cm 的滑疝，用此法修复会引起肠折曲而致梗阻或影响血运，应采用经腹腔法修复。

【手术步骤】

1. 显露、切开疝囊　皮肤切口与"一般腹股沟斜疝修复术"相同。因脱出的脏器形成疝囊后壁，故疝囊的前侧即是脏器的腹膜反折。纵向切开疝囊前壁后（图 2-100），如见到疝内容物和由结肠（或其他内脏）构成的疝囊后壁，即可诊断为滑疝（图 2-101）。

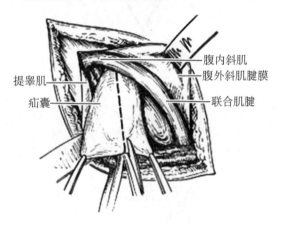

图 2-100　纵向剪开疝囊前壁

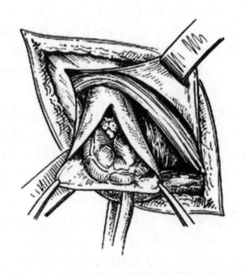

图 2-101　切开疝囊，可见结肠构成的疝囊后壁

2. 剪开结肠两边的腹膜　将精索从疝囊上分离后拉开。铺开疝囊壁，将疝内容物经疝囊颈部送回腹腔，看清构成疝囊后壁的结肠。然后，用几把止血钳夹住并提起结肠旁边的腹膜，在离结肠边缘 2cm 处剪开结肠两边及顶端的腹膜，直至疝囊颈部（图 2-102）。提起脱出的结肠，在结肠后面轻轻分离至内环以上（图 2-103）。

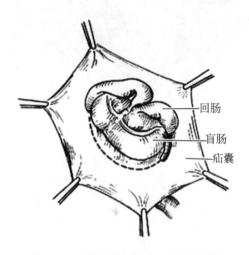

图 2-102　离结肠边缘 2cm 处切开腹膜

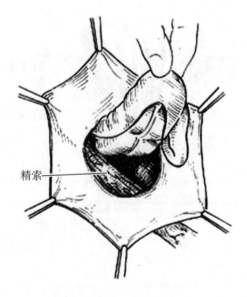

图 2-103　拉出结肠

3. **重建结肠系膜**　撤除止血钳,用手提结肠,在结肠后面将两侧的腹膜切开缘拉拢缝合,形成一片新的结肠系膜,再缝合剩余的疝囊切开缘(图 2-104)。

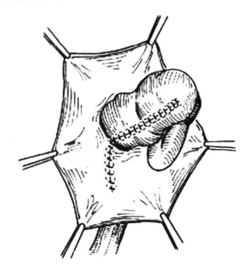

图 2-104　缝合两侧腹膜切开缘

4. **高位缝扎疝囊颈**　将结肠送回腹腔。在疝囊颈部高位结扎,切除多余的疝囊,或在上半段疝囊做 3 道荷包缝合(图 2-105),然后自内而外顺序依次结扎,将疝囊向内翻入(图 2-106)。

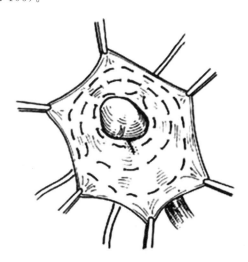

图 2-105　将结肠送回腹腔,用 3 道荷包缝合高位缝扎并内翻疝囊

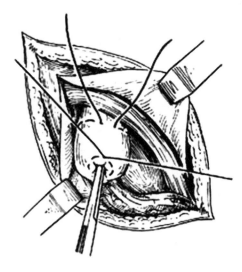

图 2-106　内翻疝囊

5. **修复腹股沟管**　用 4 号丝线间断缝合腹横筋膜缺损,按"精索皮下移位腹股沟斜疝修复术"修复腹股沟管,最后缝合皮下组织及皮肤。

（二）经腹腔滑疝修复术（LaRoque-Moschcowitz 术）

此法适用于滑脱肠管超过 10cm 以上的巨大滑疝,并多用于左侧。

【手术步骤】

1. **显露并切开疝囊**　按"一般腹股沟斜疝修复术"的切口及显露。分离、拉开精索后,将疝囊前壁切开线沿距肠壁 1.5cm 处延长至疝囊颈部,仔细分离脱出的结肠周围,但切勿损伤其血管。

2. **另行腹膜切口**　再将腹外斜肌腱膜尽量向上拉开,充分显露出腹内斜肌(图 2-107)。然后在髂腹下神经走向上方逐层切开腹内斜肌、腹横肌和腹膜(图 2-108)。

3. **自腹膜切口提出疝内容物**　切开腹膜后,术者一手示指自下方上推疝囊,另一手拇、示指在上方拉出滑疝内容物。双手配合操作,将滑出的内容物(部分乙状结肠)送回腹腔,并自上方切口提出(图 2-109)。

4. **重建乙状结肠系膜**　当滑疝被完全

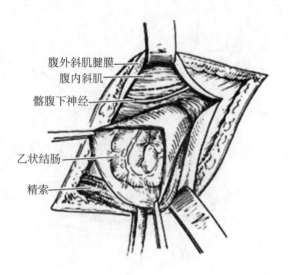

图 2-107　纵向剪开疝囊前壁,拉开腹外斜肌腱膜,显露腹内斜肌

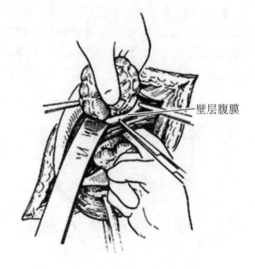

图 2-109　推回疝内容物,再经上方切口提出

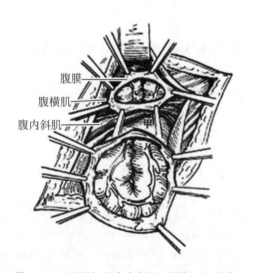

图 2-108　逐层切开腹内斜肌、腹横肌和腹膜

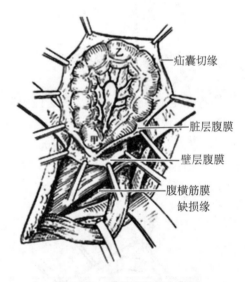

图 2-110　完全提出疝内容物

送回腹腔,又提出腹腔时,即可看到原来在(图 2-110)中所示疝囊前壁切开时的两端方向已完全上下颠倒过来(图 2-111)。切除乙状结肠系膜的多余部分,将两侧残留的游离缘用细丝线间断缝合。

5.还纳疝内容物　将乙状结肠送回腹腔。一般情况下,并不需要与壁层腹膜固定。

6.缝合腹膜、修复腹股沟管　用中号丝线分层缝合腹膜、腹横肌和腹内斜肌,完全闭合髂腹下神经上方的切开部分(图 2-112)。然后修复内环口的腹横筋膜,并按精索皮下移位腹股沟斜疝修复术修复腹股沟管,缝合皮下组织及皮肤(图 2-113)。

(三)腹腔外滑疝修复术(Zimmerman 术)

随着腹股沟疝修补术的进步,利用腹横筋膜和修复内环口的重要性日益受到重视。而高位结扎疝囊原则已不被过分强调。这一新观点已被许多学者迅速应用于滑疝的修

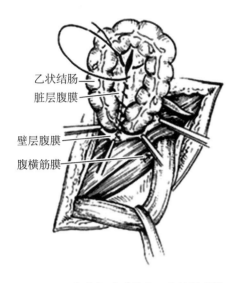

图 2-111　部分切除后缝合乙状结肠系膜

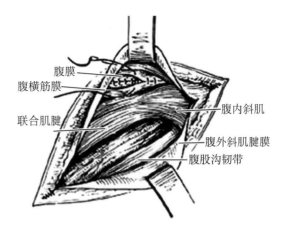

图 2-113　修复内环口,精索皮移位修复腹股沟管,
　　　　　缝合切口

膜化。

2. 缝合疝囊　用 7 号丝线仅做一单纯的外荷包缝合,然后缩紧外荷包缝合打结。助手扶持疝囊残端,术者用剥离子仔细把精索从疝囊后壁钝性剥开,达内环口以上(图 2-114)。

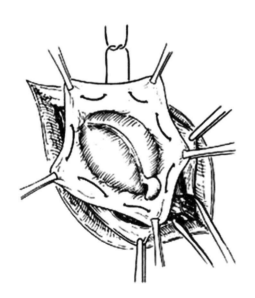

图 2-112　缝合上方切口

复。Zimmerman 等 1967 年提出了一种简单技术修复滑疝。比 LaRoque 和 Bevan 两种方法大为简化,收到相当满意的效果。

【手术步骤】

1. 切口、显露内环　同一般腹股沟斜疝修复术。显露疝囊后与精索剥离达内环口水平。在前侧切开疝囊,切除多余的疝囊,不必剥离与肠管紧密粘连的疝囊后壁和进行腹

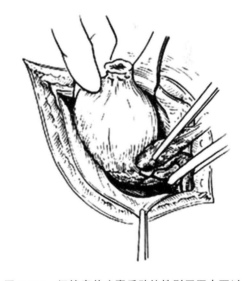

图 2-114　把精索从疝囊后壁钝性剥开至内环以上

3. 修复内环口　把疝囊残端回纳进内环口的腹膜外间隙。按常规用 7 号丝线间断修复内环口及腹横筋膜裂隙(图 2-115)。其余可按 Bassini 法修复。

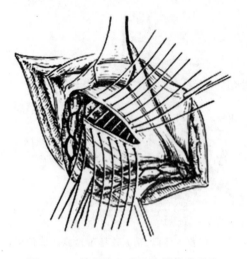

图 2-115　修复内环口及腹横筋膜裂隙

【注意事项】

1. 滑疝的疝囊可大可小,也可没有,因此在未找到疝囊前切口不可开大,以免伤及内脏。对辨认确有困难者,应按经腹腔滑疝修复术切开上方腹膜,待伸入手指检查即可确定。

2. 分离结肠时,除应避免分破肠壁外,还应注意在疝囊后面有脱出结肠的供应血管,切勿损伤。在切除或高位缝扎疝囊颈时,尤应注意。

3. 滑疝术后容易复发,除了因术中未能确认、未做恰当处理外,还可由于内环处的腹横筋膜缺损未得妥善修复、未将结肠分离至内口以上就做缝扎,以及残留腹膜突起等原因。

4. 脱出的阑尾一般不宜切除,以免增加感染机会。

5. 脱出的乙状结肠的脂肪垂不宜切除,以免误切潜在的憩室,造成感染或肠瘘。

6. 疝囊内侧缘分离或切开前应试行穿刺,避免误伤膀胱,一旦膀胱被误切开,应立即缝合,并放留置导尿管,至拆线后拔除。

【术后处理】　同一般腹股沟斜疝修复术。

第十五节　腹股沟直疝修补术

腹股沟直疝常发生在老年人,多为腹壁的薄弱所造成,与由先天性缺损所致的腹股沟斜疝不同,故在修复时,应注意加强局部腹壁。

【手术步骤】

1. 显露直疝外突部　皮肤切口应比斜疝修复术稍偏内侧。切开腹外斜肌腱膜,向上拉开联合肌腱,向下拉开精索,即可显露出直疝的外突部和附近组织结构。

2. 环形切开疝基底部腹横筋膜　分离并拉开精索后,先向内上方提起直疝突出部分,在其下缘用刀环形切开疝基底部的腹横筋膜(图 2-116)。再向外下方拉开直疝,同样切开疝基底部内上缘的腹横筋膜,直疝是从腹壁下动脉内侧的腹股沟三角向外突出的,故切开基底部外侧时,要避免损伤腹壁下动脉。待整个基底部环形切开后,用止血钳向上提起切开的腹横筋膜远端缘,这部分腹横筋膜即被外翻呈杯状,并将其剥离(图 2-117)。

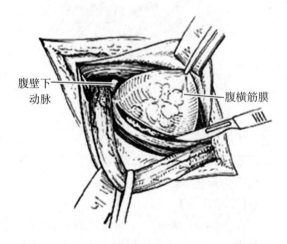

腹壁下动脉

腹横筋膜

图 2-116　环形切开疝囊基底部下缘腹横筋膜

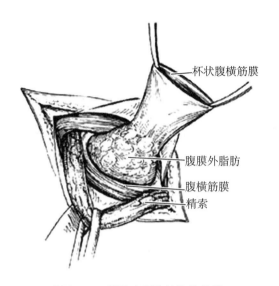

图 2-117　剥除疝囊外的腹横筋膜

3. 分离疝囊　分离腹膜外脂肪，显出直疝疝囊。用止血钳夹住疝囊顶部提起，沿疝囊壁将疝囊与膀胱做锐性分离，最后将疝囊完全分出。这样，既可估计其范围大小，又可稳妥地切开疝囊进行处理（图 2-118）。

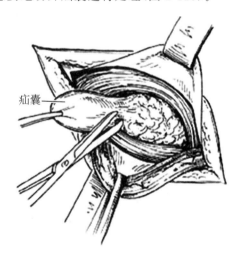

图 2-118　分离膀胱显露疝囊

4. 切开疝囊　无论是进行斜疝修复或是直疝修复，都必须切开疝囊。如果只轻轻提起疝囊不予切开，仅在疝囊颈部简单结扎，既不能达到高位结扎的目的，又可能误伤内

脏。切开并提起疝囊，仔细检查疝囊与周围组织的关系；特别要注意腹壁下动脉在直疝疝囊颈的外侧，而髂内动脉分出的闭合的脐支则常在直疝疝囊颈的内侧（图 2-119）。

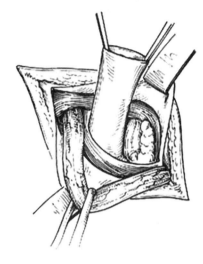

图 2-119　切开疝囊

5. 切除疝囊、缝合囊颈　将疝内容物放回腹腔，清理疝囊后，在靠近疝囊颈部切除疝囊囊壁。因直疝疝囊颈一般较宽，不易行内荷包缝合或单纯缝扎，故常行间断缝合关闭。缝合宜使用 4 号丝线，第 1 层是间断褥式缝合，第 2 层是间断 8 形缝合（图 2-120）。

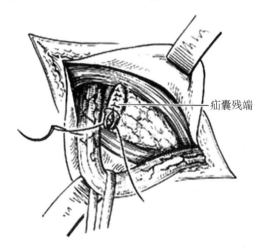

图 2-120　加固内翻缝合囊颈

直径小于 3cm，基底宽的直疝囊，可以不切开腹横筋膜和疝囊，只在隆起处的腹横筋膜上进行一排内翻缝合，使隆起的部分折叠内翻后，再按 Halsted 法修复加强腹股沟管后壁。

6. 修复腹股沟管　缝合腹股沟后壁时，先用 4 号丝线间断缝合腹横筋膜（图 2-121）。然后将联合肌腱与腹股沟韧带缝合。重叠缝合腹外斜肌腱膜，将精索置于腹外斜肌腱膜的外面，最后缝合皮下组织和皮肤。

【注意事项、术后处理】　同一般腹股沟斜疝修复术。

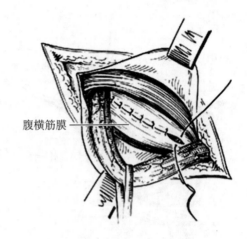

图 2-121　间断缝合腹横筋膜

第十六节　股疝修补术

股疝占整个腹外疝的 5%，好发于中年以上的女性。股疝发生嵌顿的机会较多，所以宜及早手术修复。股疝的诊断常较困难，甚至发生误诊。如术前未能检查出来而按肠梗阻进行剖腹探查术，会造成术中困难。故凡遇成年肠梗阻患者，特别是女性患者，应在术前常规检查股部，以免遗漏。施行股疝修复术的原则与腹股沟斜疝修复术基本相同，主要是高位结扎疝囊，修复闭合股管。术中应避免损伤邻近组织，特别是膀胱、小肠和闭孔动脉等。

股疝修复术的手术途径有经股部和经腹股沟两种，二者各有优缺点。

经股部手术可直接进入疝囊，术中操作简便，但显露较差，特别当疝囊较大时不易高位结扎，股疝嵌顿时不易解除嵌顿，发生肠坏死时也不易行肠切除术。

经腹股沟手术虽然显露途径比较间接，但显露较好，并可向下延长做纵向切口，以利显露疝囊，对较大的疝囊或嵌顿性股疝较易处理，必要时还可改行下腹纵向切口。

下面介绍经股部股疝修复术。

【术前准备】　同一般腹股沟斜疝修复术。

【麻醉】　局麻、腰麻或硬膜外麻醉。

【手术步骤】

1. 切口　在腹股沟韧带下方 2～3cm 处，以股管位置为中点，做与韧带平行的斜切口，长约 6cm。如属嵌顿性疝，宜在股管部位做纵向切口，并根据术中情况向上延长，扩大显露范围。

2. 显露疝囊　切开皮肤和皮下组织后（图 2-122），在腹股沟韧带下方的卵圆窝处

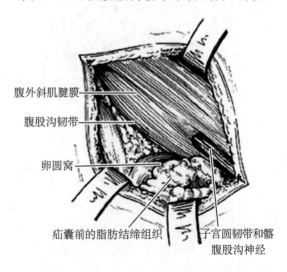

腹外斜肌腱膜
腹股沟韧带
卵圆窝
疝囊前的脂肪结缔组织　子宫圆韧带和髂腹股沟神经

图 2-122　显露疝囊

分开覆于疝囊表面的脂肪结缔组织（包括筛筋膜、股中隔和腹膜外脂肪组织等），显露疝囊。用两把小弯止血钳夹起疝囊后将囊壁切开（图 2-123）。用止血钳夹住疝囊壁的切缘，将囊壁切口张开、提起，即可见疝囊内的内容物（小肠或大网膜等）。在疝囊颈外下方可见大隐静脉，应注意避免损伤（图 2-124）。

3. 高位结扎疝囊　将疝内容物送回腹腔，用 4 号丝线高位缝扎疝囊颈，然后剪去多余的疝囊（图 2-125）。

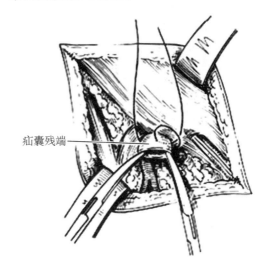

图 2-125　高位缝扎疝囊颈

4. 修复股管　修复股管的方法有两种：一种是将腹股沟韧带缝于耻骨肌筋膜上（图 2-126），另一种是将腹股沟韧带缝于耻骨韧带上（图 2-127）。用 4 号丝线间断缝合 3～4针，等全部缝好后，再一一结扎。缝合时要避开大隐静脉和股静脉，以免损伤。同时，注意缝线不要缝得太近血管，以免压迫大隐静脉进入股静脉处。

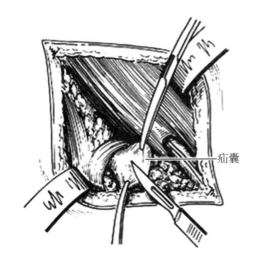

图 2-123　切开疝囊

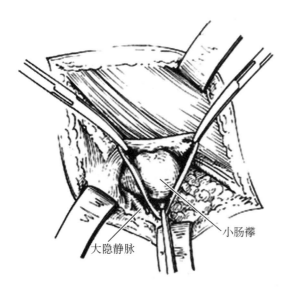

图 2-124　显露疝内容物

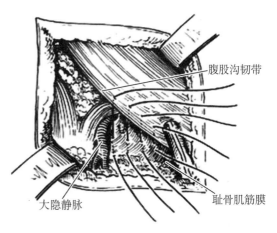

图 2-126　缝合腹股沟韧带与耻骨肌筋膜

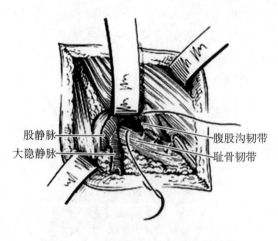

股静脉
大隐静脉
腹股沟韧带
耻骨韧带

图 2-127　缝合腹股沟韧带与耻骨韧带

5. 缝合　仔细止血后,缝合股管下口周围的筋膜、皮下组织和皮肤。

【注意事项】

1. 因为股疝自腹腔外突时压迫筛筋膜,使疝囊外各层组织发生变异,当手术显露疝囊(特别是经股部途径)时,易将疝囊内肠襻壁误认为疝囊壁而切开。所以,术中辨认疝囊遇到困难时,可改用经腹股沟手术途径,先切开腹腔,再辨认疝囊壁。

2. 闭孔动脉的起源常有异常变化,当手术需要切开陷窝韧带以松解股环时,应另做腹股沟部斜切口显露韧带。异常血管应先行结扎后再切开陷窝韧带。

3. 股疝疝囊内缘常与膀胱靠近,特别是术前未排空膀胱者,分离疝囊时应避免损伤膀胱。

4. 股疝疝囊附近还有髂外与股动、静脉及腹壁下动脉、大隐静脉等,应注意避免损伤。

5. 股疝修复是否成功,很大程度上取决于疝囊颈是否得到高位结扎。用经股部途径修复时,必须特别仔细将疝囊分离到颈部以上结扎、切断。遇有大的复发性股疝,最好采用经腹股沟途径修复,或采用经腹股沟与股部联合纵向切口的途径修复,较为方便可靠。

【术后处理】　同一般腹股沟斜疝修复术。

第十七节　脐疝修补术

脐疝分为脐膨出(婴儿型或胚胎性脐疝)、小儿型和成人型 3 型。

脐膨出最少见,发生率为 1/5000,是一种先天性缺损,突出到脐带内的腹内脏器仅被覆一层羊膜和腹膜,无皮肤遮盖。如暴露在空气中时间较长,会很快干燥并发生坏死,以致内脏从缺损处膨出体外。

小儿型脐疝较多见,发生率为 1%,多发生在 2 岁以内,常由于先天脐部腹壁缺损和腹内压力增高所致。疝囊外被覆着皮肤和腹膜。

成人型脐疝较少见,多发生在中年以上。发病原因一方面是由于脐部有缺损,另一方面是由于腹内压力增高。

【适应证】

1. 脐膨出应在出生后稍事准备即行手术。

2. 小儿型脐疝,如在 2 岁以内,直径在 2cm 以下,可试用胶布内翻固定,如直径大于 2cm 或 2 岁以后仍不自愈,应手术修复。

3. 成人型脐疝,虽嵌顿发生率不高,但因其不易自愈,均应手术治疗。

4. 各种嵌顿性脐疝应紧急手术治疗。

【术前准备】

1. 如有腹内压增高的因素(如咳嗽、便秘等),应在术前消除。

2. 其他术前准备同一般腹股沟斜疝修复术。

【麻醉】　一般可用局麻;较大的脐疝可以用腰麻或硬膜外麻醉;小儿脐疝可以用骶管麻醉或用全麻。

【手术步骤】　以小儿型脐疝为例。沿脐疝下方边缘做一弧形切口,切口长度以能上翻皮瓣、显露疝囊为度。皮肤切开后,继续向下切开皮下浅筋膜,显露腹直肌前鞘,钝性分离出脐疝疝囊,在其基部做椭圆形切口,切开腹中线筋膜和部分腹直肌前鞘。分离疝囊周围的粘连组织并切开疝囊,切开时须注意避免损伤疝内容物(图 2-128)。分离出疝环四周的腹膜后,用止血钳提起、张开,再用小指探入疝环,检查附近有无重要脏器和粘连(图 2-129)。将疝囊清理完毕后,剪去多余的疝囊腹膜,将腹膜做间断外翻褥式缝合,闭合腹腔(图 2-130)。重叠腹中线的筋膜切缘和两侧腹直肌前鞘(上瓣重叠于下瓣之上 2～3cm),用 4 号或 7 号号丝线将下瓣间断褥式缝合于上瓣之下,然后将上瓣覆于下瓣外面做间断缝合(图 2-131,图 2-132)。缝针不宜过深,以免损伤腹腔内脏器。

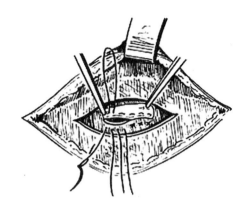

图 2-130　缝合腹膜

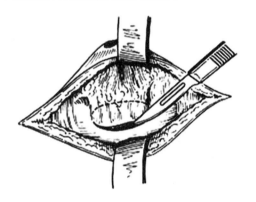

图 2-128　切开疝囊基部

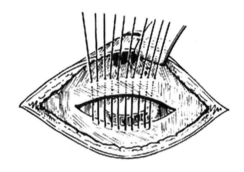

图 2-131　重叠缝合筋膜和腹直肌前鞘

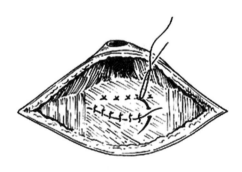

图 2-132　筋膜缝合完毕

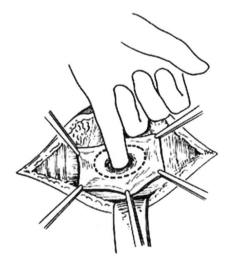

图 2-129　检查疝环附近粘连

待筋膜修复完毕后,先用示指将皮肤切口上瓣的脐孔撑开,松解周围的粘连(图 2-133),再用另一只手示指敷以纱布将脐孔下压。然后,将脐孔部位的皮下组织缝合固定在中线的筋膜面(图 2-134),最好将浅筋膜也固定在深面的筋膜和腹直肌前鞘上(图 2-135)。最后,间断缝合皮下组织和皮肤。对较大的分离创面,应在皮下和筋膜上之间放置香烟引流。

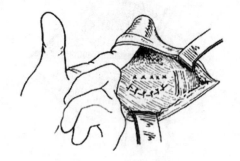

图 2-133　松解脐孔皮下粘连

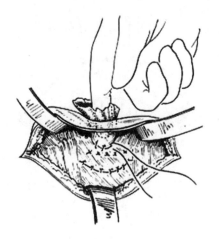

图 2-134　缝合固定脐孔皮下组织

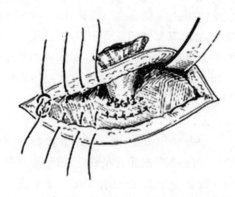

图 2-135　将浅筋膜缝合固定于腹直肌前鞘

【注意事项】　小的疝囊无粘连,分离切开常无困难;但大的疝囊病史久,常与内脏有粘连,在分离、切开疝囊时要注意避免损伤疝内容物。如果在疝囊远端切开时,因粘连不能进入腹腔,可将疝囊提起,分离出腹直肌前鞘和疝囊颈的交界处(该处多无粘连),然后在此处切开疝囊,用小指伸入探查,推开粘连。如为肠管,可推回腹腔;如为大网膜,可与疝囊一并切除。

【术后处理】　注意控制腹胀、便秘、咳嗽等可使腹内压力增高的因素,切口可用腹带包扎 1 周左右,待拆线后去除。皮下引流48h 后拔除。

第十八节　腹腔脓肿切开引流术

腹腔脓肿主要系指两侧髂窝、肠间及肠管与腹壁间的脓肿。

【适应证】　腹腔内脓肿经全身抗感染治疗不见好转,局部炎症范围有扩大趋势者,应做切开引流。

【手术步骤】

1. 体位　仰卧位。

2. 切口　取脓肿所在部位局部炎症反应最为明显处或炎性包块处选择腹部切口。切开皮肤、皮下组织、分开肌层。这种患者的肠管可能与腹膜粘连,因此在切开腹膜时应特别注意,以免损伤肠管形成肠瘘(图 2-136)。

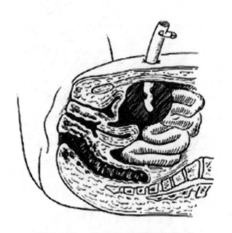

图 2-136　腹腔脓肿切开引流术

3. 引流　切开腹膜,找到炎性包块,先用纱布垫在其周围填塞,隔离保护。然后,用手指钝性分离进入脓腔,并分开纤维隔。切忌用刀、剪等锐器分离脓腔壁,以免损伤附近的肠管。吸尽脓液后,脓腔内放置 1~2 条香烟引流。切口较大者,可做部分缝合。香烟引流的周围置油纱布引流。

第十九节　前侧腹膜外膈下脓肿切开引流术

【适应证】　适用于右上前间隙、右肝下、左肝上及左肝下前间隙的脓肿。

【麻醉】　一般多用局麻。

【手术步骤】

1. 体位　平卧位,季肋部垫高。

2. 切口　采取肋缘下 2cm 斜切口,如脓肿在左侧取左肋缘下斜切口,脓肿在右侧则取右肋缘下斜切口。逐层切开皮肤、皮下组织、腹直肌前鞘、腹直肌、腹横肌及腹横筋膜。若脓肿靠近外侧,则不必切开腹直肌前鞘及腹直肌,而是切开腹外斜肌、腹内斜肌、腹横肌及腹横筋膜。显露腹膜但不切开。

3. 引流　根据脓肿所在部位,用示指在腹膜和膈肌之间向右上或左上分离(图 2-137,图 2-138),触及脓肿壁,用针试验穿刺,抽得脓液后,沿穿刺针切开脓肿至脓腔底部,放出脓液送培养,做药敏测定。再用示指伸入脓腔向各个方向探摸,估计脓腔深度及大小,并分开纤维隔,通畅引流。然后,于脓腔底部放置引流条,以及一长一短多孔软塑料管,引出体外,并妥善固定。

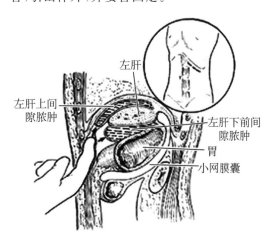

图 2-138　左肝上间隙、左肝下前间隙脓肿切开引流术

【术后处理】

1. 全身治疗　继续应用抗生素,根据培养及药敏测定选择敏感抗生素。体弱患者应多次少量输血,以增强身体的抗病能力。

2. 鼓励患者起床活动　可先在床上多行深呼吸运动,使膈肌早期恢复功能,促进脓液排出,加速脓腔闭合。

3. 引流物的处理　置香烟引流者,术后及时更换被脓液浸透的敷料,根据排出脓液的多少及全身情况,逐步拔出引流条。如所置的是软胶管引流者,换药时可用抗生素生理盐水冲洗。观察引流脓液的多少,估计脓腔大小,或行脓腔造影,或根据能灌入的液体量。当脓腔缩小至 10ml 以下时,可拔除引流管,进行一般换药。

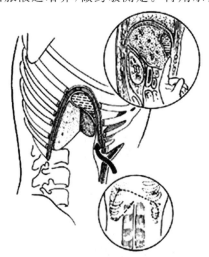

图 2-137　右肝上前间隙脓肿切开引流术

第二十节　后侧腹膜外膈下脓肿切开引流术

【适应证】　右肝上后间隙脓肿、右肝下间隙脓肿及腹膜外间隙脓肿，均可采用右后侧腹膜外切开引流术。对于左肝下后间隙脓肿，可采用左后侧腹膜外脓肿切开引流术。

【麻醉】　局麻或全麻。

【手术步骤】

1. 体位　左侧卧位，健侧在下，稍向前斜15°左右。用沙袋垫起腰部，在第1腰椎棘突处做一标志。

2. 切开　从胸$_{12}$腰$_1$椎棘突平面之间向腋后线做一斜行或弧形切口（图2-139）。切开皮肤、皮下组织、拉开背阔肌和下后锯肌（必要时可以切断），显露并在骨膜下切除部分第12肋骨。在剥离骨膜时，注意肋骨上缘和内面，以免损伤胸膜。切除肋骨后，在平第1腰椎棘突平面切开第12肋骨内面骨膜，缝扎肋间血管，显露深层的膈肌，将膈肌在脊柱的附着部切开，即为肾周围脂肪囊的上区（图2-140，图2-141）。将肾周围脂肪做钝性分离，即见肾包膜的后壁。

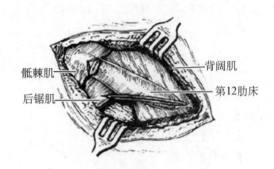

图2-140　横向切开第12肋床

骶棘肌
后锯肌
背阔肌
第12肋床

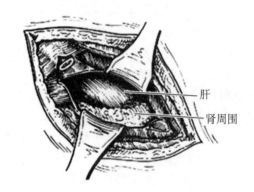

图2-141　显露肝后区

肝
肾周围

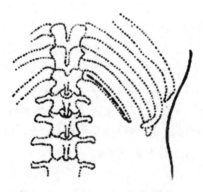

图2-139　切口

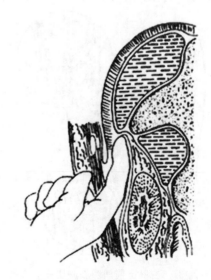

图2-142　脓肿偏上，向上分离

3. 引流　用手指探查脓肿部位，如为肝上间隙，脓肿偏上，可用手指将腹膜从膈面剥下，向上分离（图2-142）；如为肝下肾前，可在肾上极之前向下分离（图2-143）。然后，再试验穿刺(图2-144),如抽得脓液,即可沿穿刺针切开。切开后用止血钳分离脓腔,再以示指伸入脓腔分开纤维隔,以利充分引流。脓腔内放入2或3条香烟引流,如脓腔较大,则可用软胶管引流(图2-145)。

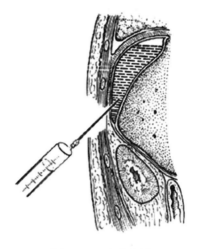

图 2-144 试验穿刺

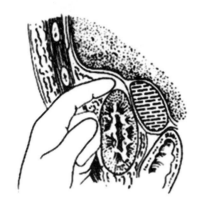

图 2-143 脓肿偏下,沿肾上极向前向下分离

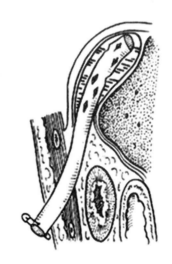

图 2-145 脓腔引流

【注意事项】 术中如果发现胸膜破裂,有空气进入胸腔,可先用纱布压住,然后缝合裂口。如无呼吸困难或气胸不严重,可不予处理,术后胸腔内气体会被吸收;如果呼吸有困难,则应予处理。

【术后处理】

1. 气胸的处理 如胸膜损伤,术后有气胸,气体较多,又有呼吸困难者,应抽出气体。

2. 余同前侧腹膜外膈下脓肿切开引流术

第二十一节 经胸腔膈下脓肿切开引流术

【适应证】 此法仅在右肝上前间隙的高位脓肿或腹膜外间隙脓肿时才采用。

【手术步骤】

1. 体位 同后侧腹膜外膈下脓肿切开引流术。

2. 切口 按脓肿部位,沿第8、第9或第10肋骨腋中线做一与肋骨平行、长8～9cm的切口,切除一段肋骨,显露胸膜。

3. 引流 根据胸膜与膈肌有无粘连而分为一、二期手术。如已有粘连,可直接在粘连部位穿刺,获得脓液后,沿穿刺针一期切开粘连的胸膜与膈肌,引流脓腔。若无粘连,则用碘酒棉球涂擦胸膜,再用干纱布填塞伤口,使肋膈角胸膜与膈肌发生粘连(图2-146),于3日或5日后再行二期手术。二期手术为切开排脓,从原切口进入,通过粘连的胸膜和膈肌,先用针穿刺,抽出脓液后,沿穿刺针切开,再以手指伸入脓腔分开纤维隔,放置引流条(图 2-147)。

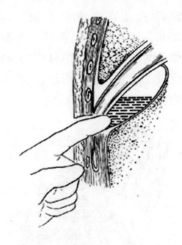

图 2-147　手指分开脓腔纤维隔

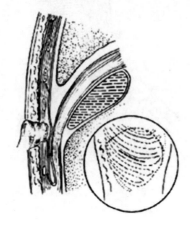

图 2-146　干纱布填塞使胸膜发生粘连

【术后处理】　同后侧腹膜外膈下脓肿切开引流术。

第二十二节　经直肠盆腔脓肿切开引流术

【术前准备】

1. 术前 1～2 日改进低渣饮食。

2. 手术前夜灌肠通便,手术当日早晨清洁灌肠。

3. 术前排尿。

【麻醉】

1. 肛门周围局麻。

2. 鞍麻或全麻。

【手术步骤】

1. 体位　截石位,臀部尽量靠近或略超出手术台的边缘。

2. 留导尿管　会阴部及直肠黏膜 1:1000 苯扎溴铵液消毒后,放置导尿管,排空膀胱。

3. 扩肛　复查和确定直肠前脓肿的部位和范围,然后用手指扩张肛门,使括约肌松弛。

4. 脓肿穿刺　放入肛门镜,显露脓肿在直肠前壁上的隆起部位,用长穿刺针在隆起部试验穿刺(图 2-148)。当抽得脓液后,将

穿刺针头留于脓腔内作引导,用有槽探针顺穿刺针插入脓腔(图 2-149),然后拔出针头。

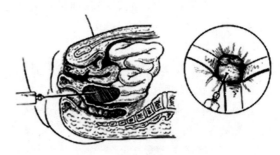

图 2-148　试验穿刺

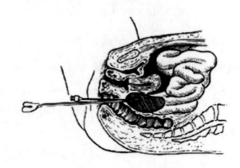

图 2-149　插入有槽探针

5. **切开**　用尖刃刀沿有槽探针切开直肠前壁（图 2-150），排出脓液。再用弯止血钳扩大切口（图 2-151），伸入手指分开脓腔内的纤维隔，并嘱患者增加腹压或压下腹部，以便排尽脓液。

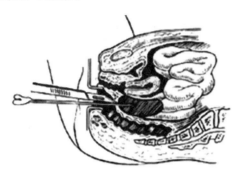

图 2-150　切开脓肿

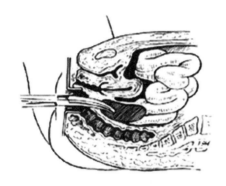

图 2-151　扩大引流

6. **置入引流**　排尽脓液后，于脓腔内放入香烟引流（图 2-152）。

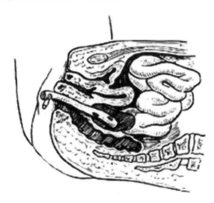

图 2-152　放香烟引流

【注意事项】

1. 切开脓肿前必须先试验穿刺，抽出的液体须与小肠液区别。脓液一般均匀，黄色，有臭味，镜检见脓细胞；小肠液一般不均匀，有块状物，稍有臭味，颜色不一，有部分清冻样物，镜检无脓细胞或可见蛔虫卵。

2. 脓肿与直肠前壁之间有肠管存在，试验穿刺抽得物为肠内容物时，不可采用本法引流。应改用经腹腔脓肿切开引流术。

3. 经直肠切开时，切开方向应尽量向上前方，不可完全向前，要避免在直肠壁上做横切口。引流的位置要低，切口应够大，以使引流通畅。

4. 探入脓腔时应轻柔，以免损伤周围脏器。血管钳插入方向应基本上与直肠壁相平行，探入不宜过深，以免脓腔壁向腹内破裂而引起感染扩散。

5. 脓液常规送细菌培养及药敏试验。

6. 男性患者经直肠行盆腔脓肿切开，手术扩大引流后，应从导尿管向膀胱内注入 200～300ml 生理盐水。若有注入液自引流口流出，说明有膀胱损伤，应在放置引流后进行膀胱修补术。原器械及敷料应全部更换，手术在耻骨上腹膜外进入膀胱。一般在膀胱三角区和输尿管间嵴部可找到损伤处，用肠线间断缝合损伤的肌层和黏膜；膀胱内留置一蕈状或伞状导尿管，最后关闭膀胱及腹壁。

【术后处理】

1. 术后 1～2d 给流质或低渣饮食。

2. 术后 1～2d 采取半坐位以利引流；术中如有膀胱损伤进行修补者，术后应取头低足高或俯卧位，3 或 4 日后改为平卧位。

3. 术后 3～4d 内保持引流；一般在排便时引流管常脱出，不必再放。但引流条在 24h 内脱掉将影响引流，或虽未脱掉但引流不畅时，应在局部消毒后，做肛门指诊，用手指或血管钳沿切口探入，扩大肠壁引流口，使残余脓液排出，并再次放入引流条。如引流口比较大，也可不再放引流条。

第二十三节　经阴道盆腔脓肿切开引流术

【适应证】　适用于已婚妇女直肠触诊包块不显著而后穹窿突出明显者。

【术前准备】　同经直肠盆腔脓肿切开引流术。

【麻醉】　局麻。

【手术步骤】

1. 体位　截石位。

2. 消毒、留置导尿　充分冲洗阴道,用1:1000苯扎溴铵消毒会阴,放置导尿管。以阴道扩张器扩开阴道,用1:1000苯扎溴铵消毒阴道;然后用子宫颈钳向上提起宫颈后唇,进行穿刺。

3. 穿刺　在后穹窿用长针头试验穿刺(图2-153)。抽得脓液后保留针头,将有槽探针沿穿刺针插入脓腔。

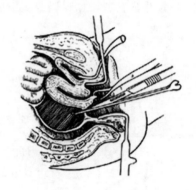

图 2-154　切开脓腔

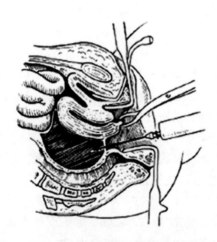

图 2-153　显露后穹窿,试验穿刺

4. 切开　拔出针头,用尖刃刀沿探针槽切开脓腔(图2-154)。用血管钳或手指探入切口内扩大伤口,分开纤维隔,放出脓液(图2-155)。

5. 放置引流　按脓腔大小,放入1或2条香烟引流(图2-156),自阴道引出。

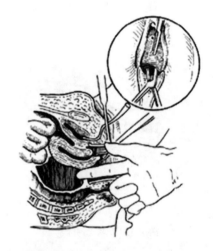

图 2-155　扩大引流,分开纤维隔

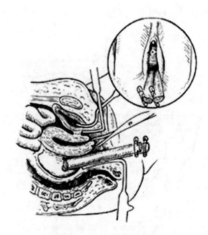

图 2-156　放置引流

【注意事项】

1. 产后、孕期、经期妇女,应避免经此途径引流。

2. 术前排空膀胱、通便。

第二十四节　阑尾切除术

急性阑尾炎是外科很常见的一种疾病。阑尾切除术是最为普通、常行的手术之一,但有时很困难,因此,对每一例手术均须认真对待。

【适应证】

1. 化脓性或坏疽性阑尾炎。

2. 阑尾炎穿孔伴弥漫性腹膜炎。

3. 复发性阑尾炎。

4. 慢性阑尾炎。

5. 蛔虫性阑尾炎。

6. 老年、小儿、妊娠期阑尾炎。

7. 阑尾脓肿。

8. 多数急性单纯性阑尾炎。

9. 阑尾周围脓肿非手术治疗无效者。

【术前准备】

1. 对病情较重的患者,特别是老年、小儿阑尾炎患者,应补充液体,纠正水和电解质平衡紊乱。

2. 有腹胀的行胃肠减压。

3. 感染较重的患者,术前常规使用抗生素。

4. 对妊娠期阑尾炎适当使用镇静药和黄体酮等安胎药物。

5. 阑尾炎并发穿孔者,术前不能灌肠。

【麻醉】　以腰麻或硬脊膜外麻醉为佳,也可采用局部浸润麻醉。若行局麻,为获得较好效果,应注意以下三点:①将腹壁肌层内的肋下神经、髂腹下神经、髂腹股沟神经进行阻滞。②切开腹膜前、后应将切口两旁的腹膜浸润。③进入腹腔后,封闭阑尾系膜。如阑尾系膜过短并有高度炎症水肿,不便封闭时,可行回盲部系膜封闭以增强麻醉效果。

3. 其余参考经直肠切开引流术。

【术后处理】　同经直肠盆腔脓肿切开引流术。

小儿应用全身麻醉。

【手术步骤】

1. 体位　仰卧位。

2. 切口　需视病情而选择,常用的切口如下。

(1)右下腹斜切口(McBurney 点):此切口肌肉交叉,愈合较牢固,不易形成切口疝;且距阑尾较近,便于寻找。切口一般长 5～7cm。对诊断有把握的患者多采用此切口。

(2)右下腹经腹直肌切口:此切口便于延长扩大切口和显露阑尾。年龄较大、诊断不肯定或估计粘连较重不易操作时,常用此切口。但一旦感染后易形成切口疝。

(3)妊娠期的切口:因阑尾在妊娠期随子宫逐渐增大而向上外侧偏移,故切口也需相应向上外偏移。

3. 寻找阑尾　切开腹膜后,若有渗出物或脓液溢出时,需立即吸除。用拉钩将切口向两侧牵开,寻找阑尾,首先要找到盲肠。盲肠的色泽较小肠的灰白,前面有结肠带,两侧有脂肪垂。寻到盲肠后,用手指垫纱布捏住肠壁,将盲肠提出,顺结肠带可找到阑尾(图 2-157)。有时需将其前方的小肠或大网膜推开,方能找到盲肠和阑尾。

若阑尾周围无粘连,可用手指将阑尾尖端拨至切口处。不论炎性改变轻重,均不能用止血钳或组织钳钳夹阑尾本身,以防感染扩散;可用特制阑尾钳钳住,或用止血钳夹住阑尾尖端的系膜提出。此时患者可因系膜的牵引,常感上腹不适、恶心、呕吐,可在阑尾系膜上用 1% 普鲁卡因封闭。

4. 处理系膜　切除阑尾的操作应尽量

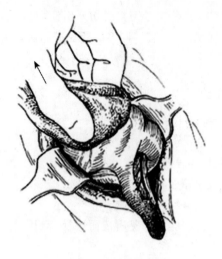

图 2-157　提出盲肠和阑尾

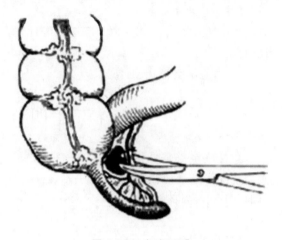

图 2-159　切断系膜

在腹壁外进行；如有困难而需在腹腔内施行时，则应用纱布垫妥善保护好腹壁各层，以防污染。切除阑尾前，需将阑尾系膜及其中的阑尾动脉结扎并切除。如系膜较薄，炎症不重，解剖关系清晰时，可用止血钳在系膜根部阑尾动脉旁无血管处穿一孔，拉过两根 4 号丝线（图 2-158），在上下相距 0.5cm 左右处各扎一道后切断系膜（图 2-159）。近端再结扎或缝扎一道（图 2-160）。也可直接并排夹两把止血钳后切断，然后再做结扎加缝扎。

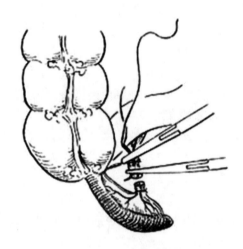

图 2-160　近端加缝扎

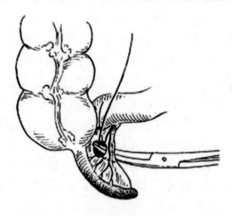

图 2-158　结扎阑尾系膜

然后用 4 号丝线贯穿缝合结扎系膜。约半数的阑尾根部系膜供血有一条来自盲肠后动脉的阑尾副动脉，应注意予以结扎。

5. 保护阑尾及盲肠　用一块小的干纱布包缠阑尾，并用阑尾钳或组织钳夹牢，再用生理盐水纱布围在阑尾根部的盲肠周围，防止术中污染。

6. 荷包缝合　提起阑尾，围绕阑尾根部在距阑尾根部 0.5～0.8cm 处的盲肠壁上（根部粗者距离应较大），做一荷包缝合，暂不收紧。注意每针均应深及肌层，但勿穿入肠腔内（图 2-161）。

若阑尾系膜急性炎症较重，呈明显缩短或水肿者，宜采用分次钳夹、切断法以弯止血钳逐步钳夹切断阑尾系膜直达阑尾的根部，

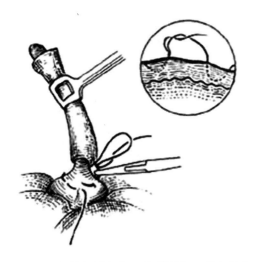

图 2-161 保护阑尾和盲肠后,做浆肌层荷包缝合

7. 结扎阑尾根部 用一把直止血钳在距阑尾根部 0.5cm 处挤压一下(用后弃去此污染的直钳),防止结扎时缝线滑脱。随即用 4 号丝线在压痕处结扎,用止血钳靠近阑尾夹住结扎线,贴钳剪去线头。再用直止血钳在结扎线远端 0.4cm 处夹紧阑尾(图 2-162)。

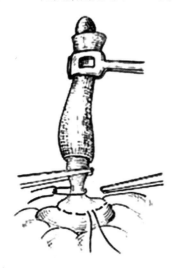

图 2-162 结扎阑尾根部

8. 切断阑尾 在刀刃上涂纯石炭酸后,刀刃向上,紧贴阑尾根部夹紧的直止血钳下面,切断阑尾,将刀及阑尾一并弃去(图 2-163)。

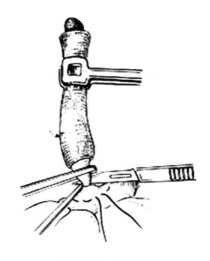

图 2-163 切断阑尾

9. 阑尾残端处理 用 3 把尖端夹有小棉球的直止血钳将棉球分别蘸上纯石炭酸(或 5％碘酊)、75％乙醇和生理盐水,依次在阑尾残端黏膜面涂擦,然后弃去保护盲肠的盐水纱布(图 2-164)。

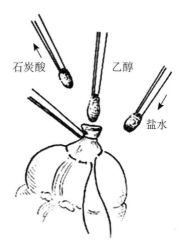

图 2-164 阑尾残端消毒处理

10. 包埋阑尾残端 助手用左手持无齿镊提起荷包缝线线头对侧的盲肠壁,右手持夹住线结的止血钳,将阑尾残端推进盲肠腔内,同时术者上提并收紧荷包缝线,使残端埋入荷包口,结扎后剪断线头(图 2-165)。

11. 覆盖系膜 加固缝合,用 1 号丝线,

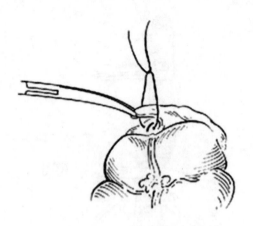

图 2-165　包埋阑尾残端

在荷包缝线外周 0.3cm 处,再做浆肌层 8 字缝合,并将阑尾系膜残端或脂肪垂结肠固定,使局部表面光滑,防止术后粘连(图 2-166)。

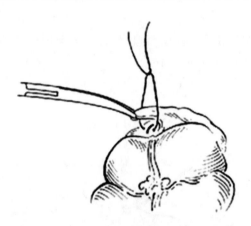

图 2-166　覆盖系膜

12. 关腹　关腹前应以卵圆钳夹一块小纱布团,伸入腹腔,在盲肠周围检查有无渗液、脓液,有无结扎点出血,如有应加以处理,再缝合腹壁各层(图 2-167)。

下列情况均须引流:①急性阑尾炎穿孔并发局限性或弥漫性腹膜炎、感染及污染较重的,有渗液或脓液时;②阑尾残留处不满意,有可能发生残端裂开时;③腹膜后软组织在操作中被污染时;④阑尾周围脓肿切开后。最常用的香烟引流,置于右侧髂窝或盆腔内,

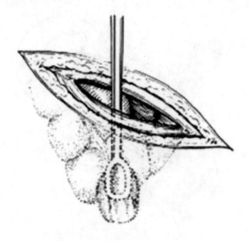

图 2-167　检查后关闭腹腔

在切口外侧另戳小切口引出。术后 2～3 日拔除。

切口污染较重的,腹膜外间隙应置香烟引流或胶管引流,腹壁各层只做疏松缝合,以利引流。

【注意事项】

1. 切口长度成人以 5～7cm 为合适。显露必须充分才能妥善切除阑尾,故切口不宜过小。切口过小强行牵拉反而会损伤更多的肌肉和深层组织,或因显露不佳,造成手术困难。当然,也不应盲目过大。

2. 寻找阑尾遇有困难时,应注意与有大网膜相连的横结肠和系膜较长、脂肪垂基底较狭小的乙状结肠相区别。然后,沿盲肠端的结肠带向其汇合处寻找,即可找到阑尾。如仍未找到,可用手探摸盲肠后面,阑尾是否埋于腹膜后。当阑尾有急性炎症与周围粘连,不易寻找时,可取出拉钩,用右手示指及中指伸入腹腔,沿右侧壁向盲肠方向寻找。找到后逐渐分离粘连,提出阑尾(图 2-168)。有时阑尾过短或有时穿孔坏疽后在中间折断,均应注意全部取出,不要遗漏。

凡遇到意外困难,如紧密炎性粘连,不要勉强切除阑尾,可改用引流及有效的非手术疗法。因为粘连的存在,就足以防止扩散感染。

3. 当阑尾位于盲肠后,位置固定不易切除

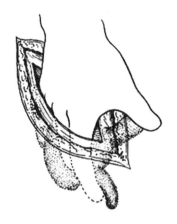

图 2-168　分离粘连,提出阑尾

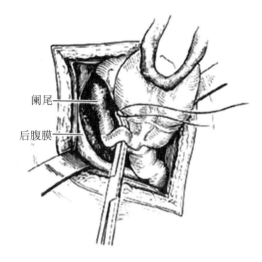

图 2-170　结扎阑尾根部

时,可切开盲肠外下方的后腹膜(图 2-169),再用纱布包住盲肠向上翻转,露出阑尾后,做逆行阑尾切除术。另外,若阑尾较长伴管端粘连固定,不宜按常规勉强提出末端,应改为逆行切除阑尾。先用弯止血钳在靠近阑尾根部处穿过其系膜,带过两根 4 号丝线,双重结扎阑尾根部(图 2-170)。在结扎远端 1cm 处夹一把弯止血钳,用刀在止血钳与结扎线之间切断。阑尾残端消毒处理后,根据具体情况行荷包缝合包埋或褥式缝合包埋。再用弯止血钳向阑尾尖端方向分段钳夹、切断阑尾系膜(图 2-171),最后切除阑尾,一一结扎近端阑尾系膜。

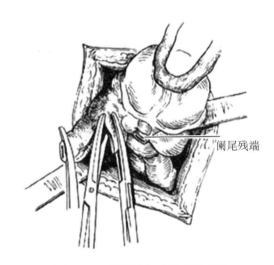

图 2-171　分段钳夹、切断阑尾系膜

4. 如遇阑尾与大网膜粘连时,应将粘连的大网膜炎性组织一并切除;如与肠管粘连,应仔细分离,切勿盲目硬撕;若与髂动静脉、输尿管、子宫等重要器官粘连时,更应注意仔细操作,以防血管破裂或脏器穿孔。

5. 阑尾切除线应距根部结扎线 0.5cm,残端不宜过长或过短。过长可能形成残腔脓肿;过短可因盲肠内张力牵引,使结扎线松脱,漏出粪液,造成腹腔内感染。也有人主张残端不结扎,只做荷包缝合加 8

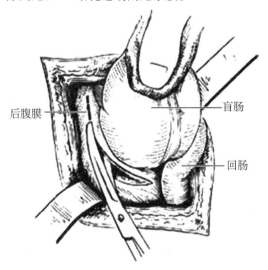

图 2-169　切开盲肠外后腹膜

字缝合,既可避残端肢肿,又无结扎松脱的危险。

6. 阑尾残端用石炭酸消毒时,勿涂到浆膜,以免灼伤浆膜,增加术后粘连。

7. 阑尾根部结扎线不宜过松或过紧,过松容易滑脱,过紧则可将阑尾扎断,此两种情况均可引起遗留阑尾动脉支出血。

8. 荷包缝合与阑尾根部距离不宜过远或过近,过近不易埋入残端,过远可形成较大无效腔,易发生残端感染或脓肿。

9. 阑尾根部穿孔时,常引起盲肠肠壁炎性改变,明显水肿,不易将阑尾残端埋入荷包缝合线内。可在残端两侧盲肠壁上做间断褥式缝合3～5针,一一结扎,将残端埋入,必要时再将阑尾系膜覆盖加固。

10. 对阑尾蛔虫症,应在阑尾切开前刺激阑尾壁,使蛔虫退出阑尾。如不成功,应在切开阑尾后将蛔虫推入盲肠内,再扎紧结扎线,处理残端。一般忌将蛔虫经阑尾断端取出,以免污染腹腔;更不应将蛔虫与阑尾一并结扎。

11. 如阑尾位于盲肠后,腹膜外,而且术前已经明确,即可于分开腹横肌之后,小心保护腹膜囊,勿予切开,而完整地将其向内侧推开,从外侧达到腹膜后间隙阑尾所在部位,并切除阑尾。此法对已穿孔的腹膜外阑尾炎更加重要,可使腹腔免受污染。腹膜外间隙要彻底引流。如切开腹膜后才发现阑尾位于腹膜外并已穿孔,此时仍可把腹膜缝合,然后按所述方法处理。

12. 术中如发现阑尾病变与体征不符时,应仔细检查盲肠、回肠、输卵管、卵巢、回肠系膜淋巴结及腹腔液体,必要时扩大切口,以求确诊后正确处理。

【术后处理】 病情较轻者无须特殊处理,术后当日即可坐起,次日可进食,5～6d即可拆线。病情较重者,酌情补液,禁食,半坐位,使用抗生素等。

【术后并发症及处理】

1. 腹膜炎及腹腔脓肿 术后体温不降,腹部压痛、反跳痛不减轻,即应考虑有腹膜炎的存在。除继续胃肠减压、输液、纠正水和电解质平衡失调外,应给大剂量抗生素及中药。

如术后5～6d感染症状仍未控制,即可能发生腹腔内脓肿,最常见于盆腔、右髂窝、膈下及肠间,一旦确诊,应立即引流。

2. 切口感染 术后3～4d体温升高,切口胀痛,可能发生切口感染或化脓,检查如腹壁红肿,压痛明显时,即应拆除1～2针缝线,扩开切口,去除线结,充分引流。个别体弱患者术后可能发生切口裂开,应重新缝合并加减张缝合。长期不愈的窦道,应手术切除。

3. 腹腔内出血 术后1～2d,患者突然出现苍白、脉搏快、呼吸急促、出冷汗,个别患者大量便血,血红蛋白下降,并有腹胀,应认为有腹腔内出血。试验穿刺证实腹内有出血后,应再次手术,清除积血,寻找出血点,缝扎处理。

4. 肠梗阻 多为麻痹性肠梗阻,除做胃肠减压、输液外,还可用中草药治疗,经上述积极处理较久不愈者,可能系机械性肠梗阻,必要时需再次手术。

5. 肠瘘 多为在原切口处发生的外瘘,来自盲肠、阑尾残端,常在术后2周左右自行愈合,仅少数病例需行肠瘘闭合术。

6. 腹壁瘘管或窦道 较为常见,发生的原因:①回盲部病变,如局限性肠炎、结核、肿瘤、阿米巴性肉芽肿等致阑尾残端愈合不良;②阑尾未完全切除,仍有部分留于腹腔内;③切口感染,引流不畅或切口内有线结。慢性瘘管或窦道形成后,需将管道及其周围的瘢痕组织一并切除,清除线结等异物。若管道通腹腔,应事先行瘘管X线造影了解管道行径,做好术前准备。

第二十五节　胃造口术

胃造口术（Stamm 术）是在胃前壁与前腹壁之间建立一个通往体外的通道，以解决某些患者的营养问题。胃造口术方法很多，但总的分为暂时性胃造口术和永久性胃造口术两类，可根据患者的疾病性质和预后来选择。

【适应证】

1. 食管癌不能手术切除者，可作为一种减轻症状的手术。估计生存期长于 3 个月者，可行永久性胃造口术；生存期短于 3 个月者，则行暂时性胃造口术。

2. 食管良性狭窄患者，可行暂时性胃造口术作为准备手术，以利后来的彻底手术或扩张治疗。

3. 某些特殊的腹部大手术患者，术后做暂时性胃造口术，早期用以减压，以后可用以喂饲，帮助患者康复。

【术前准备】　食管梗阻患者术前长期不能进食，多有营养不良，必须充分输液、输血，以纠正脱水、贫血，改善营养，增强对手术的耐受力和保证伤口愈合。

【麻醉】　凡施行胃造瘘术的患者，身体情况多较衰弱，以区域麻醉或局麻为首选；对精神较紧张的患者，也可用全麻。

【手术步骤】　荷包式胃造口术是暂时性胃造口中最简便的一种。患者平卧，一般用左上经腹直肌切口，长 6～8cm。也可用上腹正中切口，另从侧腹壁戳孔引出造瘘管。

进入腹腔后，选择幽门切迹以左及大、小弯之间的胃前壁作为造口位置。用 4 号丝线做 2～3 层同心荷包缝合，最内层直径应为 1.5cm，各层间距约 1cm。在荷包缝合中心切开胃壁，切口应与准备插入的导管直径相应（图 2-172）。从胃壁切口插进 F20～F24 号导管（最好用蕈状管或气囊导管才不易脱出）；如使用普通导管，最好插入胃腔 3～5cm。然后，由内层开始逐一收紧荷包缝线

并结扎，并将导管埋入胃内（图 2-173）。导管尾端经腹直肌外缘、肋缘下方戳一小口引出。造瘘口胃壁与腹壁戳孔周围的腹膜用丝线缝合两针固定（图 2-174，图 2-175）。最后缝合腹壁切口。

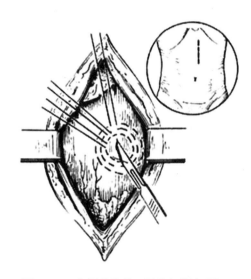

图 2-172　在胃前壁做 3 层荷包缝合后切开

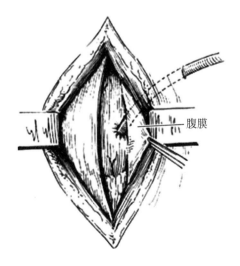

图 2-173　插入导管

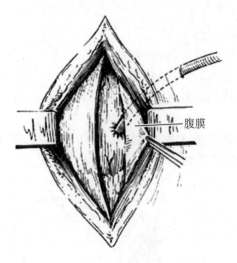

图 2-174　固定胃造口

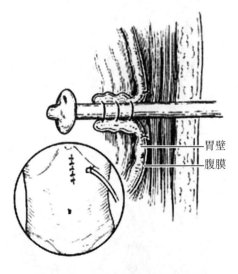

图 2-175　经肋缘下戳孔引出导管

【术后处理】

1. 术后静脉输液,肠蠕动恢复后即可经导管灌注流质饮食。

2. 如以减压为目的做胃造口者,术后每日用生理盐水冲洗导管,以防堵塞。

3. 术后嘱患者保护导管,勿使脱落。如果脱落,应立即另换导管插入,如不能插入,应手术插管。

一、隧道式胃造口术(Witzal 术)

【适应证】

1. 食管癌不能手术切除者,可作为一种减轻症状的手术。估计生存期长于 3 个月者,可行永久性胃造口术;生存期短于 3 个月者,则行暂时性胃造口术。

2. 食管良性狭窄患者,可行暂时性胃造口术作为准备手术,以利后来的彻底手术或扩张治疗。

3. 某些特殊的腹部大手术患者,术后做暂时性胃造口术,早期用以减压,以后可用以喂伺,帮助患者康复。

【术前准备】　食管梗阻患者术前长期不能进食,多有营养不良,必须充分输液、输血,以纠正脱水、贫血,改善营养,增强对手术的耐受力和保证伤口愈合。

【麻醉】　凡施行胃造口术的患者,身体情况多较衰弱,以区域麻醉或局麻为首选;对精神较紧张的患者,也可用全麻。

【手术步骤】　隧道式胃造口术是一种暂时性胃造口术,切口同"荷包式胃造口术"。胃造口部位应选择在偏幽门侧。先在胃壁上做一层荷包缝合,在荷包缝合中心切开胃壁,插入一 F20～F24 号普通导管,头端深入胃腔 3～5cm,收缩荷包缝线(图 2-176)。再沿导管缝一排顺长轴的浆肌层间断缝合(Lembert),使胃壁浆肌层内翻,形成一长约 5cm

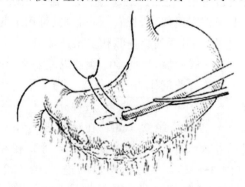

图 2-176　在胃壁做荷包缝合后切开,插入导管

的潜行隧道,包埋导管(图 2-177)。于侧腹壁另戳小孔引出导管尾端,并将导管上、下胃壁与戳孔上、下腹膜各缝一针,使胃壁固定于壁层腹膜上(图 2-178,图 2-179)。然后,逐层缝合腹壁切口。

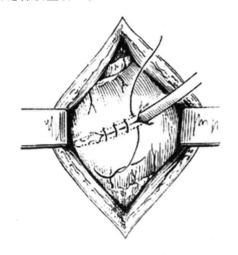

图 2-177　做潜行隧道包埋导管

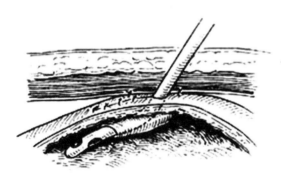

图 2-178　经侧腹壁戳孔引出导管

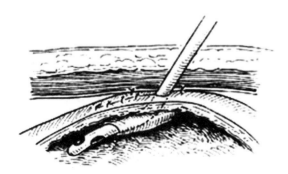

图 2-179　将胃壁与壁层腹膜固定

【术后处理】　同荷包式胃造口术。

二、管式胃造口术(Janeway 术)

管式胃造口术是一种常用的永久性胃造口术,系利用胃前壁做一管道,通出体外,灌注饮食。

【适应证】

1. 食管癌不能手术切除者,可作为一种减轻症状的手术。估计生存期长于 3 个月者,可行永久性胃造口术;生存期短于 3 个月者,则行暂时性胃造口术。

2. 食管良性狭窄患者,可行暂时性胃造口术作为准备手术,以利后来的彻底手术或扩张治疗。

3. 某些特殊的腹部大手术患者,术后做暂时性胃造口术,早期用以减压,以后可用以喂饲,帮助患者康复。

【术前准备】　食管梗阻患者术前长期不能进食,多有营养不良,必须充分输液、输血,以纠正脱水、贫血,改善营养,增强对手术的耐受力和保证伤口愈合。

【麻醉】　凡施行胃造口术的患者,身体情况多较衰弱,以区域麻醉或局麻为首选;对精神较紧张的患者,也可用全麻。

【手术步骤】

1. 切口　同荷包式胃造口术。

2. 做胃壁瓣　在胃中部大、小弯之间做一 冂 形瓣,宽 5cm,长 7cm。瓣的基底应做在近大弯侧(图 2-180),以保证瓣的血运并便于通向体外。先切开浆肌层;将黏膜下血管缝扎止血,再剪开黏膜,吸尽胃内容物。

3. 缝合胃壁切口　向大弯侧翻开壁瓣,由胃部缺口顶端中点开始,用 4 号丝线全层间断缝合胃壁切口(图 2-181)。

4. 制成"胃管"　将一条 F18 号管插入胃腔 5～7cm,沿导管全层间断缝合胃壁瓣切缘,再加做一层浆肌层间断缝合,完成胃壁带蒂"胃管"(图 2-182)。

5. 引出"胃管"　在左侧腹直肌外缘,肋缘

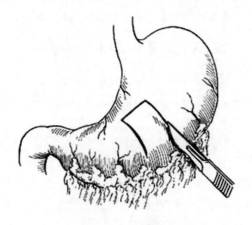

图 2-180　做胃壁瓣

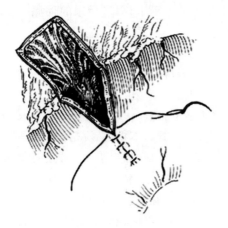

图 2-181　缝合胃壁切口

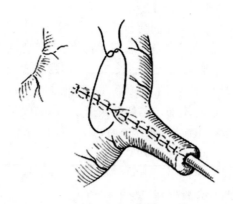

图 2-182　制成"胃管"

下的腹壁上另戳一小口,其位置最好高于"胃管"的基底部,以避免胃内容物外溢。通过小口引出"胃管",其残端应露出皮肤 0.5cm,将管壁

与周围的腹膜、筋膜及皮肤用丝线间断缝合数针固定(图 2-183)。最后,缝合腹壁切口。

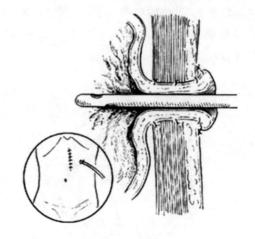

图 2-183　引出胃管

【术后处理】　术后待肠蠕动恢复即可灌注流质饮食。切口愈合后可以拔除导管,以后在灌注饮食时再临时插入。

三、活瓣管式胃造口术(Spivack 术)

活瓣管式胃造口术是根据管式胃造口术的原则加以改进,在"胃管"的基底制造一个活瓣,以防止胃内容物外溢。

【适应证】

1. 食管癌不能手术切除者,可作为一种减轻症状的手术。估计生存期长于 3 个月者,可行永久性胃造口术;生存期短于 3 个月者,则行暂时性胃造口术。

2. 食管良性狭窄患者,可行暂时性胃造口术作为准备手术,以利后来的彻底手术或扩张治疗。

3. 某些特殊的腹部大手术患者,术后做暂时性胃造口术,早期用以减压,以后可用以喂饲,帮助患者康复。

【术前准备】　食管梗阻患者术前长期不能进食,多有营养不良,必须充分输液、输血,以纠正脱水、贫血,改善营养,增强对手术的耐受力和保证伤口愈合。

【麻醉】　凡施行胃造口术的患者,身体情况多较衰弱,以区域麻醉或局麻为首选;对精神较紧张的患者,也可用全麻。

【手术步骤】

1. 选定胃壁瓣部位　同管式胃造口术的切口。在胃前壁选择一处做瓣,但瓣的基底部应在小弯侧。

2. 制造胃壁活瓣　在瓣的预定基底部横放一把直钳,用丝线将直钳上下的胃前壁浆肌层做间断缝合,使胃壁向腔内突入成一活瓣(图 2-184)。

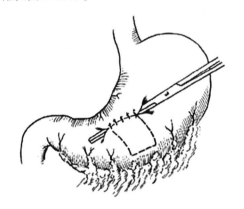

图 2-184　制造胃壁活瓣

3. 制成"胃管"　U 形切开胃前壁,以后步骤同管式胃造口术(图 2-185～图 2-187)。

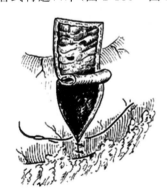

图 2-185　做胃壁瓣

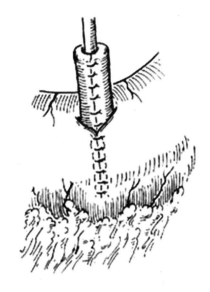

图 2-186　制成活瓣"胃管"

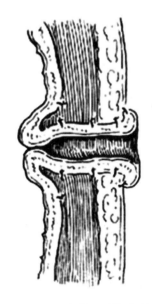

图 2-187　引出带活瓣的"胃管"

【术后处理】　同管式胃造口术。

第二十六节　胆囊造口术

胆囊造口术是一种较简单的急救手术，目的在于引流胆汁、降低胆压，消除胆道炎症，对耐受力极差而又必须及时引流解除梗阻的胆囊炎或胆石症的重危患者，能挽救生命，改善全身及局部情况，为再次手术打下基础。这种手术必须在胆囊管及肝总管无梗阻时才能奏效。现在，由于大部分患者可行一期胆囊切除，以及胆囊穿刺置管引流术的运用，故此手术已较少应用。

【适应证】

1. 急性坏死性胆囊炎、胆囊积脓或胆囊穿孔，胆石症伴有中毒性休克、败血症。

2. 胆囊炎、胆石症病变严重，肝十二指肠韧带区域有严重炎症、水肿，分离易出血，粘连重，解剖关系不清，胆囊切除有困难者。

3. 胆总管下段和乏特壶腹周围癌致胆管梗阻，做内引流术有困难，或作为根治性手术的初次准备性手术。

4. 胆囊底或体部的外伤性破裂，而患者全身情况很差者。

【术前准备】

1. 纠正水、电解质及酸碱平衡失调。

2. 应用广谱抗生素控制感染。

3. 黄疸患者凝血机制多较差，术前需用维生素 K，术中应用止血药静脉点滴。

4. 重症患者应输血。

5. 中毒性休克患者应积极抢救休克治疗，但经一段时间抢救，休克仍无好转者，则应边抢救边手术。

6. 有肠麻痹或腹胀者，术前行胃肠减压管减压。

【麻醉】　一般选用硬膜外或全麻。对病情危重者，以局部麻醉为宜。

【手术步骤】

1. 体位　仰卧位，头胸部右腰部稍垫高，膝下放软垫使腹肌松弛。

2. 切口　一般采用右上腹直肌切口，长约 12cm，若患者肥胖或肋弓角宽，也可用肋缘下斜切口（Kocher's incision），外侧勿超过第 9 肋尖，不然将影响到很多运动神经。

3. 探查　由于病情严重，不宜行广泛探查，主要检查胆囊及胆道系统。观察胆囊的位置、大小、颜色、有无充血、水肿、坏死穿孔、胆囊内有无结石、蛔虫，尤其是胆囊颈部有无结石嵌顿。胆囊如无坏死穿孔，可轻挤胆囊，试验能否排空，以证明有无结石梗阻（图 2-188）。胆囊周围粘连是保护胆囊的自然屏障，若不妨碍探查，最好不全部分离。病情允许时，应进一步探查胆道，再探查肝、脾、胰等。

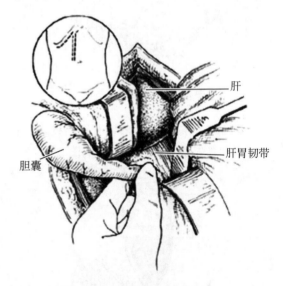

图 2-188　轻挤胆囊，试验能否排空

4. 穿刺减压　显露胆囊底部，其周围以盐水纱布垫隔离保护。选定距肝面下 2cm 处做造口，先在胆囊壁上做一直径为 1cm 的荷包缝合，暂勿结扎。轻轻提起缝线，在其中央穿刺，抽出胆汁减压。观察胆汁颜色、浑浊度，有无脓性改变，并送镜检及培养（图 2-189）。

管,深 3～4cm。将胆囊壁切口的浆肌层向内翻,拉紧荷包缝线并结扎。于荷包缝扎线以外 0.5cm 处,再做一荷包缝合、结扎固定(图 2-193)。如胆囊切口较大时,可用丝线将胆囊切缘做全层间断缝合,外层再褥式内翻缝合(图 2-194)。如胆囊壁有坏死区域,则可用大网膜一部分覆盖在胆囊壁上保护,引流管穿过网膜引出(图 2-195)。但一般情况下无此必要,以免增加组织粘连,增加二期手术分离的困难。

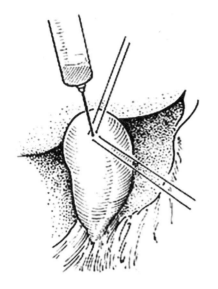

图 2-189　缝牵引线后穿刺减压

5.胆囊造口　在穿刺孔区用尖刃刀戳一小口(图 2-190),切口大小以能进入示指为合适。用吸引器吸尽胆囊内胆汁。如发现有胆囊结石,应用刮匙或取石钳取出结石(图 2-191)。必要时,以手指伸入胆囊内探查有无结石遗留。有时胆囊内多数的小结石,可用生理盐水纱布擦出。胆囊管内嵌顿结石,可用手轻柔推挤,将结石移至胆囊内再取出(图 2-192)。胆囊内放入一条蕈状或伞状

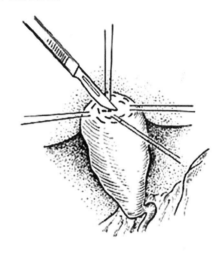

图 2-191　取出结石

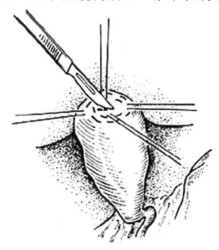

图 2-190　缝两圈荷包缝合后,切开胆囊

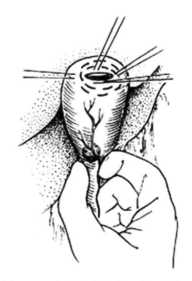

图 2-192　用手指推挤出胆囊颈部结石

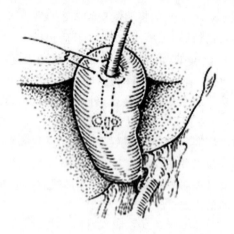

图 2-193　安放引流管，收紧荷包缝合

6. 处理引流管，缝合腹壁　吸尽腹腔脓液后，在胆囊下放一条香烟引流，与胆囊引流管一起自右侧腹壁另做一小口引出。引流切口不可太紧，以免拔除香烟引流时困难。也可将引流管周围的胆囊底部与腹膜固定数针（图 2-196）。引流管在腹腔内行径应注意不要扭曲或过紧。引流管在皮肤缝合处固定一针，以防脱落。香烟引流用安全针固定（图 2-197），以免滑入腹腔。将大网膜覆盖于胆囊周围，预防胆汁渗漏及胆囊与胃肠粘连，为二次手术创造有利条件。

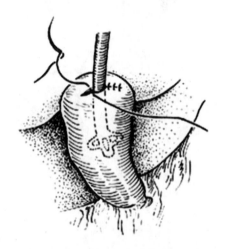

图 2-194　如切口大，可做两层缝合

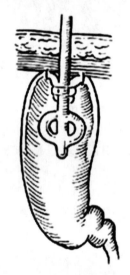

图 2-196　将胆囊底部固定在腹膜上

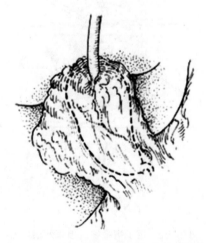

图 2-195　胆囊壁有坏死区者用网膜覆盖

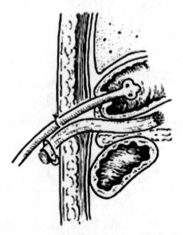

图 2-197　引流管和香烟引流一起自腹壁另切小口引出

逐层缝合腹壁切口。引流管宜用纱布卷垫起，固定在腹壁上(图2-198)，以防脱落和扭曲。

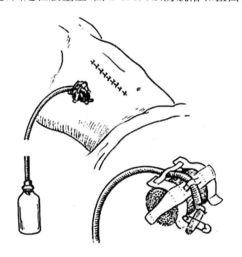

图2-198 引流管固定在腹壁上

7. 胆囊压力 如果胆囊病变较轻，胆道压力不高，胆囊胀大不明显时，病变可能主要在胆总管、肝总管或肝内胆管，患者即使有黄疸、高热或中毒性休克症状，也不应做胆囊造口术。应该探查胆总管、肝总管，解除病源，并做胆总管的T形管引流。

【术后处理】

1. 休克患者取平卧位，血压平稳后改半卧位。

2. 禁食，持续胃肠减压。术后2～3d，腹不胀，肠鸣音恢复或排气时，可拔除胃管，开始进全流质饮食，并适当减少输液量。进食1～2d，如腹不胀痛，可改半流质饮食，停止输液。

3. 静脉输液，补充水和电解质，纠正酸中毒，肌内注射维生素(B、C、K)。

4. 给予广谱抗生素，直至体温恢复正常3d，血白细胞不高时为止。

5. 危重患者适当输血。

6. 术后第2日拔除香烟引流。

7. 胆囊引流管接消毒引流瓶或引流袋，每日记24h胆汁引流量，观察胆汁颜色、浑浊度、气味、有无脓血等。术后5d起可间断用生理盐水灌洗引流管。

8. 胆囊引流管一般于术后2周左右拔除。拔前先试行夹管1～2d，如无不良反应，经胆囊引流管做逆行胆系造影，显示胆囊、胆管内无异常发现后，方可拔管，否则，引流管应保留至下次手术时拔除。

【注意事项】

1. 病情多危重，手术应尽快解除胆道梗阻和感染，减少不必要的探查和操作。

2. 因胆囊壁常较脆弱，分离粘连时，容易被撕破，扩散感染，应尽量避免。

3. 用刮匙或钳取石时，或用手指推挤胆囊管内结石时，应避免损伤胆囊壁或撕断胆囊管。

4. 穿刺胆囊如为白胆汁，说明胆囊管梗阻不通，则单纯胆囊引流不能解决胆道梗阻和感染问题，应争取做胆总管探查和引流。

5. 胆囊引流应选用中号质软、有弹性的乳胶管，以保证引流通畅，又不致压迫损伤胆囊壁。

6. 如胆囊底部或体部已有小片坏死，应在坏死部分切开或扩大穿孔，取出结石或蛔虫，放入导管造口。如胆囊颈部有穿孔，宜先做缝合，再于胆囊底部造口。

第二十七节　耻骨上膀胱造口术

【适应证】

1. 膀胱内手术(如取膀胱结石、异物)，切除带蒂的膀胱肿瘤、膀胱憩室，以及膀胱损伤修补等。

2. 尿潴留引流。

3. 经膀胱切除前列腺或行尿道会师术。

【术前准备】

1. 术前控制泌尿系感染，改善全身情况，如出血、休克、水电解质平衡失调等。

2. 前腹部、腹股沟及外阴部剃毛，用肥

皂水及温水清洗,用苯扎溴铵消毒。

3. 术前将导尿管置入膀胱,冲洗后,用冲洗盐水充盈,导尿管留置,末端夹钳。

【麻醉】 成人选用硬膜外麻醉或腰麻。全身情况不良或高血压者可用局麻。儿童采用硫喷妥钠基础麻醉加高位骶管麻醉或局麻。

【手术步骤】

1. 体位 仰卧头略低脚高位,使腹内肠管移向头侧。

2. 切口 做耻骨上正中切口,长 6～10cm,将腹直肌与锥状肌向两旁分开,直达膀胱前间隙。

3. 显露膀胱前壁 用纱布裹手指向上钝性分离腹膜前脂肪与腹膜反折,显露出有纵行血管的膀胱前壁(图 2-199,图 2-200)。

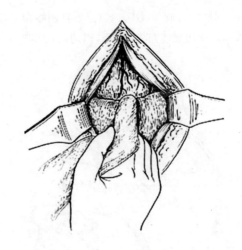

图 2-200 向上分离腹膜反折

吸尽。

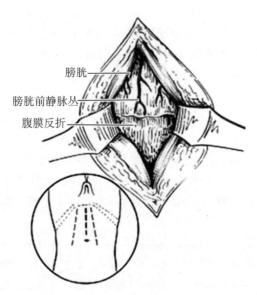

图 2-199 显露膀胱

4. 切开膀胱前壁 在膀胱前壁稍高位置的中线两旁,用两把组织钳夹住,提起膀胱壁,在两钳之间用注射器穿刺,抽吸出充盈膀胱的盐水后切开膀胱(图 2-201)。做膀胱造口术时切开 1～2cm,可容手指探查即可;其他手术可酌情扩大。溢出的灌洗液用吸引器

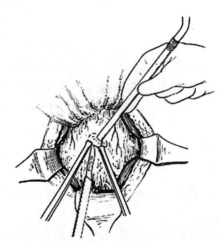

图 2-201 切开膀胱前壁

5. 探查膀胱 用手指伸入膀胱内探查(图 2-202),明确病变情况,如有可能,应同时将病变去除。

6. 缝合膀胱前壁 将气囊导尿管、伞状或蕈状导尿管置入膀胱切口内。分两层缝合膀胱壁。内层用 2 号铬制肠线全层间断缝合(在无肠线的情况下,也可采用丝线间断缝合肌层,但不可穿过黏膜层,以免导致术后结石形成);外层再以 4 号丝线间断缝合(图 2-203)。导管经腹壁切口的上角引出。

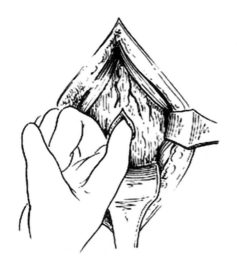

图 2-202　手指深入膀胱内探查

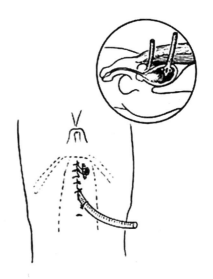

图 2-204　膀胱前间隙引流,缝合切口

【注意事项】

1. 膀胱壁上的动脉出血,必须当即结扎,以免回缩再出血。

2. 分离腹膜反折时,应避免分破,以防漏尿,污染腹腔。在膀胱空虚、挛缩、破裂时应防止将腹膜当作膀胱而误切入腹腔。一旦分破腹膜,应立即缝合。

3. 伞状或蕈状导尿管需自膀胱及腹壁切口高位引出,以防长期引流后膀胱挛缩。

【术后处理】

1. 烟卷式引流一般在术后 24 ～ 48h 拔除。

2. 耻骨上膀胱造瘘管于术后 10d 内应注意防止脱出,以免尿渗至周围组织。如需长期留置,应每周更换 1 次。留置期间根据需要,用温生理盐水冲洗膀胱,以防堵塞和感染。

3. 术后鼓励患者多饮水。

4. 每日更换床边消毒引流袋 1 次。

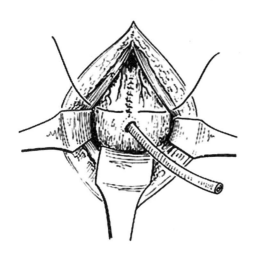

图 2-203　置入导尿管,缝合膀胱前壁

7. 引流、缝合　用生理盐水冲洗伤口,在膀胱前间隙置一香烟引流,由腹壁切口的下角引出。逐层缝合腹直肌前鞘、皮下组织和皮肤。缝腹直肌时,可在膀胱顶部固定一针,以免膀胱挛缩。导尿管需用皮肤缝线环绕结扎固定,以免脱出(图 2-204)。

第二十八节　包皮环切术

【适应证】

1. 包茎病儿因包皮囊口狭窄而妨碍排尿或反复感染者。

2. 成年人患包茎或患包皮过长反复感染者。

儿童期的包皮过长是正常的,婴儿有包茎或儿童有包皮过长,如无并发症,不应施行包皮环切术。因为3岁以下小儿的包茎多随年龄的增长而自行消失;另一部分儿童只要反复将包皮向上退缩,扩大包皮囊口,就会露出阴茎头,也不必手术切除。

【术前准备】

1. 手术前夜及手术当日,嘱患者清洗局部。

2. 并发包皮、阴茎头炎者,需选用药物和局部浸泡治疗,待炎症消退后再行手术。

【麻醉】　局麻或阴茎海绵体麻醉;小儿可加基础麻醉(图2-205,图2-206)。

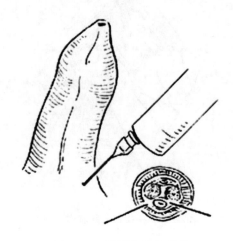

图 2-206　尿道海绵体麻醉

部,用1:1000苯扎溴铵液消毒;包茎者以注射器接静脉切开针头将苯扎溴铵液注入包皮囊内消毒。

3. 分离粘连　有包皮口狭窄及包皮与阴茎头粘连者,先用止血钳扩大包皮口,再用两把止血钳夹起背侧缘正中部位(两钳相距0.2cm)(图2-207)。用有槽探针分离粘连,直至阴茎头与包皮完全分开(图2-208)。再用消毒生理盐水清洁包皮囊及阴茎头。

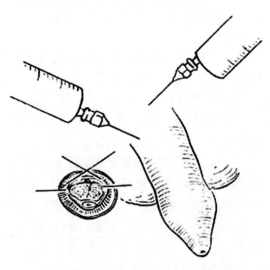

图 2-205　阴茎根部皮下及两侧阴茎海绵体麻醉

【手术步骤】

1. 体位　平卧位。

2. 清洗消毒　用肥皂水和盐水清洗局

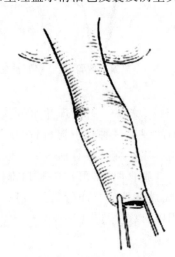

图 2-207　用止血钳夹起背侧包皮

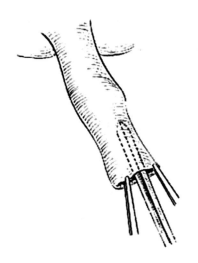

图 2-208　用有槽探针剥离包皮粘连

4.设计切口　用一把止血钳夹住包皮系带处,以提起包皮。以刀尖在包皮外板距冠状沟缘远端0.5cm处划一切痕,准备作为环切切口,要防止切除过多。

5.背侧切开　用剪刀沿探针槽剪开包皮内、外板,包皮内板也应剪至距冠状沟缘约0.5cm处(图 2-209)。

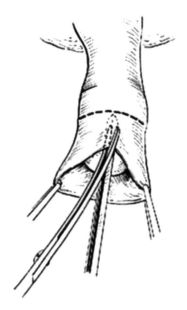

图 2-209　沿探针槽剪开包皮

6.切除包皮　将包皮内、外板对齐,向外拉开夹在包皮背侧及系带处的止血钳,再复查包皮外板切痕作为环切切口是否适当。如果适当,用弯剪沿距冠状沟约0.5cm的切痕处剪去右侧皮瓣(图 2-210),然后再剪左侧。包皮系带处的内外板可以不剪去,或者多保留一些(图 2-211)。

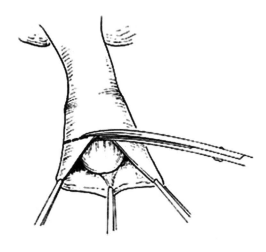

图 2-210　离冠状沟0.5cm环切包皮

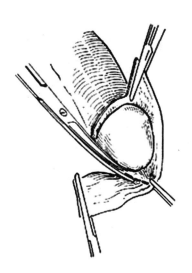

图 2-211　系带处包皮应多保留

7.止血　将阴茎皮肤向上退缩,显露出血点后止血,应特别注意将阴茎背侧正中的阴茎背浅静脉结扎(图 2-212)。

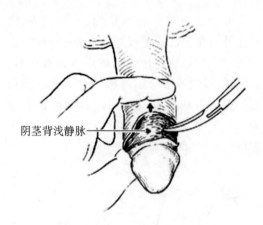

图 2-212　结扎阴茎背浅静脉止血

8. 缝合　用细丝线先在环形切口的背、腹、左、右处各缝合一针,结扎不要太紧,以免组织水肿时勒坏皮肤。缝线不剪短,留作固定敷料用。再用每两针缝线之间缝合 1～2 针,缝针应靠近切缘穿出(图 2-213)。

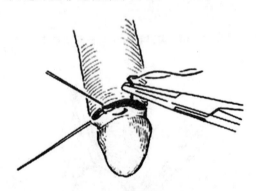

图 2-213　缝合内外板

9. 包扎　将一条凡士林纱布(毛边叠在里面)环绕包皮切口处,用留长的缝线固定,然后用数层纱布包扎(图 2-214)。

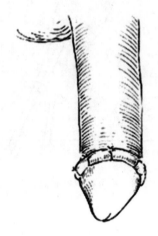

图 2-214　用缝线固定凡士林纱布

【注意事项】

1. 包皮环切术中,内、外板间的血管断端往往向近侧退缩,必须找出,加以结扎,否则可以形成大血肿。

2. 包皮不可切得过多,以免引起痛性阴茎勃起。一般包皮内板应剪至距冠状沟约 0.5cm 处。系带部也不可留得过少。

【术后处理】

1. 术后 3～4d 内于睡前服镇静药,以防阴茎勃起,引起疼痛和出血。

2. 告知患者排尿时勿弄湿纱布。

第二十九节　内踝部大隐静脉切开术

【适应证】

1. 患者有严重外伤、大面积烧伤、大出血、严重感染或伴有休克、脱水等紧急情况,为了迅速建立各种液体和抢救药物的输注通道,而静脉穿刺不成功或不能保证输液速度者,应立即行静脉切开术。

2. 在大手术时,静脉穿刺有困难或输注速度不良者。

【术前准备】

1. 局部皮肤清洗消毒。

2. 准备输液用具,备好各种不同口径的静脉插管,其中以软胶管效果较好。

【麻醉】　局麻。

【手术步骤、术中注意事项】

1. 切口　在内踝的前上方,做一与静脉走行方向平行或垂直的切口,长约 2cm,切皮时不要过分用力,以免切伤静脉(图 2-215)。

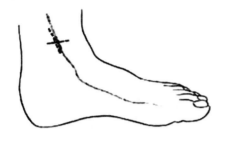

图 2-215　切口位置

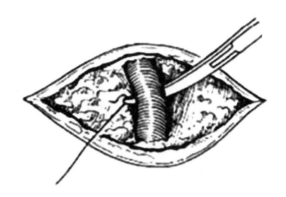

图 2-217　结扎静脉远心端

2. 分离静脉　切开皮肤后,用止血钳沿血管走行方向分离皮下组织,找出静脉,分离出约 1cm 长后,用止血钳挑起。在严重休克、脱水的患者,静脉多已萎瘪而不易辨认,或因切口不当,或因分离过深而不易找到静脉,此时可适当扩大切口,在内踝边缘仔细寻找(图 2-216)。

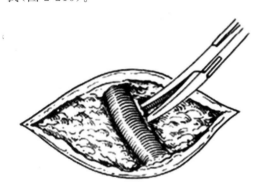

图 2-216　分离静脉

3. 结扎静脉远端　挑起静脉后,用止血钳在静脉后面引过一段丝线,结扎静脉远端,用同法将另一段丝线引过近端暂不结扎(图 2-217)。注意要将静脉周围组织剥离干净,以免结扎与之并行的隐神经,而导致术后局部长期疼痛。

4. 剪开静脉　牵拉静脉远端结扎线,提起静脉并稍微拉紧,用锐利小剪刀在该结扎线近侧约 1cm 处斜行剪开静脉壁 1/3～1/2。但要小心,切勿剪断血管(图 2-218)。

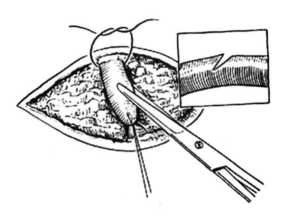

图 2-218　剪开静脉

5. 插管　左手提起远端结扎线,右手将粗细合适的塑料管或胶皮管的管端垂直对准静脉切口,轻轻插入静脉腔内,使管端抵达血管对侧壁,然后顺势沿对侧管壁将管端向上滑进近端静脉管内(图 2-219)。一般插入 6～7cm。也可用静脉切开针头插入。插管时动作要轻巧准确,以免撕破或拉断静脉或将导管插入静脉管壁的夹层中。若出现上述情况则扩大切口,在原静脉切口的近心端另做切口,重新插管。若静脉壁已瘪缩,导管不能插进时,可用微型止血钳轻轻提起血管切口的上缘,切口张开后,再行插管。

6. 结扎静脉近心端　将导管连接输液吊瓶,如液体输入顺利,即可在导管部位扎紧近心端丝线,以防漏血或渗液(图 2-220)。

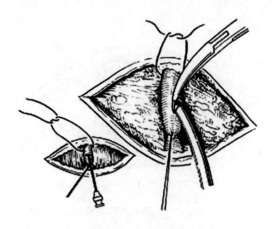

图 2-219　插入输液管

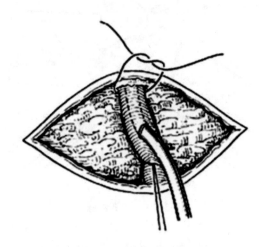

图 2-220　结扎静脉近心端

7. 缝合切口,固定插管　间断缝合皮肤切口,并且缝线之一将导管一同结扎固定,以防脱落。加盖无菌纱布包扎切口(图 2-221)。

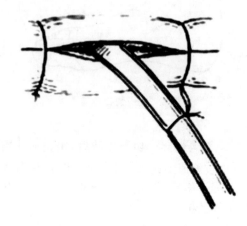

图 2-221　缝合切口、固定插管

【术后处理】

1. 切口外的静脉插管应另用胶布稳妥固定,对小儿和不合作者宜用夹板将踝部固定,以防插管脱落。

2. 保持切口敷料干燥、清洁,如局部明显渗液或发生静脉炎,应立即拔管。

3. 局部插管一般可维持 3d,不超过 1 周,以免导致静脉炎。

4. 术后 7d 拆除切口缝线。

第三十节　大隐静脉高位结扎、剥脱术

【适应证】

1. 下肢浅静脉曲张明显,伴有小腿胀痛和肿胀,色素沉着,慢性复发性溃疡。

2. 大隐静脉及交通支瓣膜功能不全者。

3. 既往无深静脉血栓形成病史,且深静脉瓣膜功能良好者。

【禁忌证】

1. 年老体弱,有心、肺、肝、肾等重要器官的疾病,手术耐受力较差者。

2. 深静脉有阻塞者。

3. 合并有急性静脉炎或全身化脓性感染。

【术前准备】

1. 下肢有溃疡者,经处理后创面较清洁,炎症已控制。

2. 因手术和创伤范围较广泛,术前 24h应用抗生素。

3. 剃除阴毛,并准备患肢皮肤。

4. 用甲紫标出曲张静脉的部位和走行,以利手术。

【麻醉】　腰麻或硬膜外麻醉。

【手术步骤】

1. 切口　在股动脉内侧,自腹股沟韧带向下做弯向内侧的纵向或斜行切口。长约 6cm(图 2-222)。

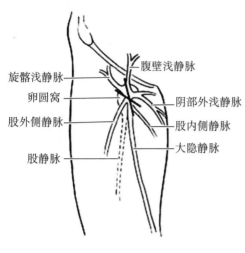

图 2-222　切口

2. 分离大隐静脉　切开皮肤,皮下组织,在股动脉内侧切开浅筋膜,显露卵圆窝,即可发现大隐静脉与股静脉的汇合处。用弯止血钳分离出大隐静脉主干(图 2-223)。

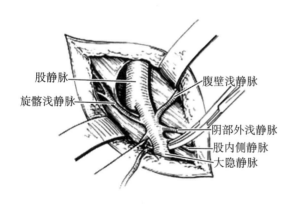

图 2-223　分离大隐静脉

3. 切断大隐静脉分支　沿静脉干分离,找出旋髂浅静脉、腹壁浅静脉、阴部外浅静脉、腹外侧静脉和股内侧静脉等分支,并一一结扎、切断。这些分支的位置和数目有较大

变异,所以手术时应尽量显露该部,仔细寻找各个分支,直至大隐静脉进入股静脉处(图 2-224)。

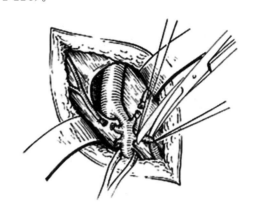

图 2-224　切断大隐静脉分支

4. 结扎大隐静脉　从大隐静脉后方引出一根粗丝线,在距离股静脉 0.5 ~1.0cm 处结扎大隐静脉。在结扎线的远端夹两把止血钳,在钳间切断静脉,在近端钳的近端做缝扎(图 2-225)。

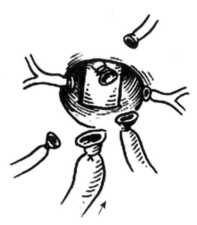

图 2-225　结扎后,切断大隐静脉

5. 插入、推进大隐静脉剥离器　自切断的静脉远端向下插入硬式或软式静脉剥离器(图 2-226),沿静脉向下推进(图 2-227,图 2-228)。如遇到阻力,表示可能已达静脉曲折部位或已达深静脉交通支的平面,在皮肤外触摸到剥离器圆柱状金属头后,在相应处的

皮肤另做一小切口,显露该处静脉,在剥离器头部的上、下两端结扎血管,并于两结扎线间切断静脉(图 2-229,图 2-230)。

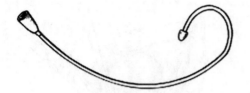

图 2-226 静脉剥离器

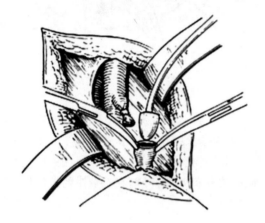

图 2-227 插入剥离器

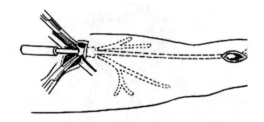

图 2-228 推进剥离器

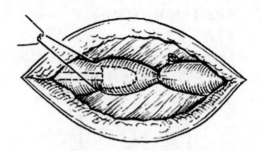

图 2-229 结扎上、下端静脉

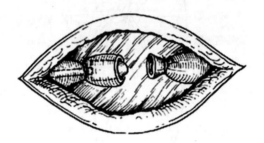

图 2-230 切断远端静脉

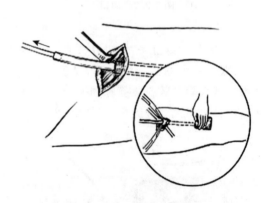

图 2-231 抽出静脉后压迫包扎

6. 抽出静脉 将剥离器自卵圆窝切口处均匀用力拉出,边抽边压迫止血,整条大隐静脉可随之而出(图 2-231)。亦可将大隐静脉用相同方式自下部切口拉出。

7. 继续分段切除 继续从下段切口以同样方法向下分段抽出曲张的静脉,直至踝部。曲张静脉的主干剥脱后,对仍然显现的粗大分支,亦要仔细分离、剥脱。

8. 切除瓣膜功能不全的交通支 在抽剥主干或分支过程中,如遇到阻力并见该处皮肤凹陷,常常提示该处有较粗的交通支,应另做小切口,将血管分离后,予以结扎、切断。

9. 缝合 缝合各切口,整个下肢用弹力绷带或弹力袜均匀用力包扎,以防剥脱部位出血。

【注意事项】

1. 大隐静脉根部的解剖要清楚,一切分支静脉均须切断、结扎,以防复发(图 2-232,图 2-233)。

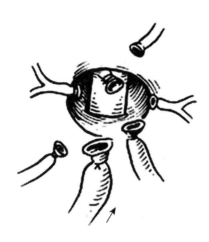

图 2-232　正确结扎方法

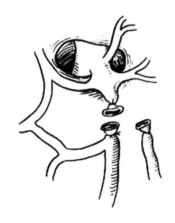

图 2-233　错误结扎方法

2. 如局麻解剖不清或对过于肥胖的患者，可在内踝部或膝下小腿内侧切口，分离出大隐静脉，切断后将剥离器插入近心断端，向上推进至腹股沟部，这样就可以找到大隐静脉主干。

3. 在大隐静脉和股静脉的汇合处，二者之间有一层筛筋膜，不能轻易切开，以免误伤股静脉。术中一旦损伤股静脉，应立即扩大切口，充分显露股静脉损伤部位，用 5 号尼龙线行静脉修补术。若股静脉完全切断，应取一段自体大隐静脉做间置股静脉移植术。

4. 若曲张静脉迂曲明显，不能顺利插入剥离器时，不必勉强一次抽出，可多做小切口，在皮下分段分离、结扎、切除曲张静脉团。而后抽出剩余的大隐静脉干。

5. 如在内踝上有色素沉着、湿疹或溃疡，表明内踝交通支瓣膜功能不全，应在内踝处剥脱大隐静脉、结扎交通支。

【术后处理】

1. 从足部开始，整个下肢用弹力绷带包扎。

2. 患肢抬高，并主动做足部跖屈、背伸活动，促进小腿静脉回流，减少深静脉血栓形成。

3. 术后当日可下床短时间走动。

4. 术后 10～14d 拆线；4～6 周可考虑停用弹力绷带。

第三十一节　小隐静脉结扎与分段切除术

小隐静脉在小腿后侧皮下组织内上行，至腘窝横纹下进入深筋膜，再继续上行，在腘窝横纹上 2～3cm 处进入腘静脉。

【手术步骤】　在腘窝横纹上 2～3cm 处做一长约 5cm 的横切口。切开深筋膜后，结扎、切断进入小隐静脉的各分支，找到小隐静脉进入腘窝静脉的汇合处(图 2-234)。腘静脉外侧有胫神经，内侧有腘动脉，应避免损伤。分离小隐静脉后，在近心端做高位结扎和切断。远心端同大隐静脉一样进行分段结扎和抽除。

【注意事项、术后处理】　同大隐静脉高位结扎、切除术。

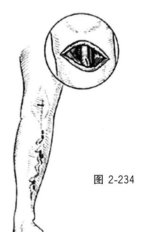

图 2-234　小隐静脉高位结扎与分段切除术

第 **3** 章

骨科手术

第一节　枕颌带牵引术

【手术指征】

1. 轻度颈椎骨折或骨折脱位。

2. 颈椎间盘突出症。

3. 神经根型颈椎病。

【术前准备】

1. 备好枕颌带。

2. 备好牵引装置。

【麻醉方式】　不需麻醉。

【体位】　坐位或仰卧位。

【手术步骤】

1. 将枕颌带托住下颌及后枕部，用牵引钩钩入枕颌带远端孔内，将两侧牵引带保持比头稍宽距离，牵引钩中央系一牵引绳，置于床头滑轮上后增加牵引重量（图 3-1）。

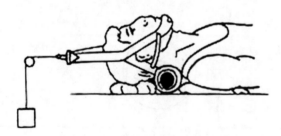

图 3-1　卧位牵引

2. 卧位牵引，通常为持续牵引，重量一般为 2.5～3kg，目的是松弛颈部肌肉，使得颈椎间隙松弛，有助于水肿吸收和症状缓解。

3. 坐位牵引，通常为间断牵引，一般每日 1～2 次，每次 20～30min，牵引重量可根据患者具体情况而变化，最大可增加到 10kg 左右（图 3-2）。

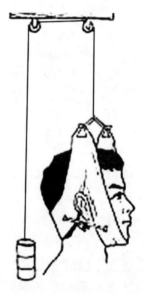

图 3-2　坐位牵引

4. 颈椎不稳者，不宜进行大重量牵引，以免加重症状；脊髓型颈椎病不宜应用头颅牵引术；卧位牵引可适当抬高床头行对抗牵引。

【术后处理】

1. 注意观察牵引前后患者症状的变化。

2. 注意枕颌带稳定性。

3. 防止压疮出现。

4. 枕颌带不可压迫双耳及头面两侧。

第二节　颅骨牵引术

【手术指征】

1. 颈椎骨折脱位。

2. 颈髓减压或者颈椎融合术后固定。

【术前准备】

1. 备好颅骨牵引弓、颅骨钻及手术操作工具。

2. 备好牵引装置。

【麻醉方式】　成人应用局部麻醉；儿童应用基础麻醉。

【体位】　仰卧位，颈部两侧用沙袋固定。

【手术步骤】

1. 在两侧乳突之间画一条冠状线，再沿鼻尖到枕外粗隆画一条矢状线，将颅骨牵引弓的交叉部对准两线的交点，两端钩尖放在横线上充分撑开牵引弓，钩尖在横线上的落点即为钻孔定位标记。

2. 两处钻孔点消毒、麻醉后，应用尖刀片做一 1mm 横切口，直至骨膜，略做剥离，应用颅骨钻头钻孔，钻头方向与颅顶水平线成 45°角，仅钻入颅骨外板，成人约 4mm，儿童约 3mm。

3. 安装颅骨牵引弓，拧紧牵引弓上螺栓进行固定，系牵引绳，通过床头滑轮进行牵引，床头抬高 20cm 左右，做对抗牵引（图 3-3）。

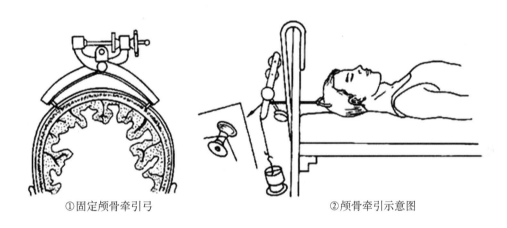

①固定颅骨牵引弓　　　　②颅骨牵引示意图

图 3-3　颅骨牵引

4. 牵引重量根据颈椎骨折和脱位情况而定，一般为 6～8kg，伴有小关节交锁患者，重量可加至 12.5～15kg，同时将头稍成屈曲位，以利复位，牵引重量宜由轻及重，逐步增加，避免损伤软组织及脊髓。

【术后处理】

1. 应通过透视或者 X 线片及时了解复位情况。

2. 复位后，应立即使头颈呈伸展位，同时减轻牵引重量，改为维持性牵引。

3. 保持牵引钩处皮肤干燥，每日注意消毒。

4. 经常检查和拧紧颅骨牵引螺栓，以防钩尖脱落。

5. 如有硬膜外血肿症状时，应及时拍 X 线片检查，明确钩尖深度，及时处理。

第三节　股骨髁上牵引术

【手术指征】

1. 有移位的股骨骨折。

2. 有移位的骨盆环骨折。

3. 髋关节中心型脱位。

4. 陈旧性髋关节后脱位。

5. 胫骨结节牵引过久,牵引钉松动或钉孔感染,必须换钉继续牵引时。

【术前准备】

1. 备好斯氏针及手术操作工具。

2. 备好牵引装置。

【麻醉方式】　成人应用局部麻醉;儿童应用基础麻醉。

【体位】　仰卧位。

【手术步骤】

1. 将伤肢放在牵引支架上,自髌骨上缘1cm处画一条横线。再沿腓骨小头前缘画一条与髌骨上缘横线相交的垂直线,相交的点即是进针点(老年人骨质较松,穿针要距髌骨上缘高一些)。

2. 局麻后,根据病情需要,选择粗细适合钢针或骨圆钉,然后由助手将膝关节近侧软组织用力向近侧按捺,使该处软组织绷紧后再穿针。牵引针应由内向外钻入,注意针不可过于向前方,以免进入髌骨上部的关节囊,造成膝关节感染。

3. 一般使用克氏针作牵引针,但也有人用斯氏骨圆针作牵引,可以避免针在骨内滑动,减少刺激和预防感染。安装牵引弓和牵引架后,将床脚抬高 20～25cm,以作对抗牵引。

4. 牵引所用的总重量应根据伤员体重和损伤情况决定,如骨盆骨折、股骨骨折和髋关节脱位的牵引总重量,成人一般按体重的1/7 或 1/8 计算,年老体弱者、肌肉损伤过多或有病理性骨折者,可用体重的 1/9 重量(图3-4)。

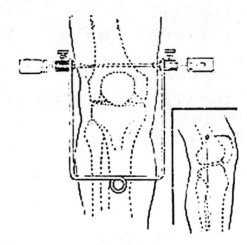

图 3-4　股骨髁上牵引

【术后处理】

1. 骨牵引针眼处不要用任何敷料覆盖,每天用乙醇棉签涂擦一次。

2. 经常检查牵引针处有无不适和炎性分泌物,如皮肤绷得过紧,可适当切开少许减张。

3. 牵引期间必须每天测量伤肢的长度及观察伤肢血运。

4. 应通过透视或摄 X 线片了解骨折端对线、对位情况,及时调整牵引重量和体位。

5. 牵引时间一般不超过 8 周,特别是对老年及小儿患者,如需继续牵引治疗,应更换牵引方式或部位。

6. 牵引过程中应注意患者功能锻炼,防止肌肉萎缩及关节僵硬。

7. 牵引重量应根据患者身体情况及骨折复位情况及时调整。

第四节　胫骨结节牵引术

【手术指征】

1. 有移位的股骨骨折。

2. 有移位的骨盆环骨折。

3. 髋关节中心型脱位。

4. 陈旧性髋关节后脱位。

【术前准备】

1. 备好斯氏针及手术操作工具。

2. 备好牵引装置。

【麻醉方式】　成人应用局部麻醉；儿童应用基础麻醉。

【体位】　仰卧位。

【手术步骤】

1. 将伤肢放在牵引支架上，助手用双手牵引踝部固定伤肢，以减少伤员痛苦和防止继发性损伤。

2. 自胫骨结节最高点垂直向后 2cm，再向下 2cm 处穿克氏针或骨圆针。

3. 在确定牵引针出入点后，由助手将膝关节下端软组织用力向近侧和稍下方按捺，使该处软组织绷紧，然后在选定点进针，进针应从外向内，防止损伤腓总神经。

4. 将床脚抬高 20～25cm，以作对抗牵引。

5. 牵引总重量成人一般按体重的 1/7 或 1/8 计算。年老体弱者、肌肉萎缩，粉碎性骨折或有病理性骨折者，可用体重的 1/9 重量（图 3-5）。

【术后处理】

1. 骨牵引针眼处不要用任何敷料覆盖，

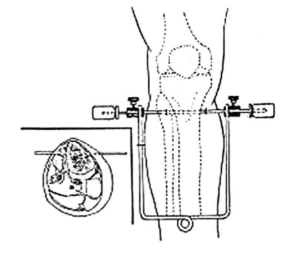

图 3-5　胫骨结节牵引

每天用乙醇棉签涂擦一次。

2. 经常检查牵引针处有无不适和炎性分泌物，如皮肤绷得过紧，可适当切开少许减张。

3. 牵引期间必须每天测量伤肢的长度及观察伤肢血运。

4. 应通过透视或摄 X 线片了解骨折端对线、对位情况，及时调整牵引重量和体位。

5. 牵引时间一般不超过 8 周，特别是对老年及小儿患者，如需继续牵引治疗，应更换牵引方式或部位。

6. 牵引过程中应注意患者功能锻炼，防止肌肉萎缩及关节僵硬。

7. 牵引重量应根据患者身体情况及骨折复位情况及时调整。

第五节　跟骨牵引术

【手术指征】

1. 胫腓骨不稳定性骨折或开放性骨折。

2. 某些跟骨骨折。

3. 髋关节和膝关节轻度挛缩畸形的早

期或辅助性治疗。

【术前准备】

1. 备好斯氏针及手术操作工具。

2. 备好牵引装置。

【麻醉方式】 成人应用局部麻醉；儿童应用基础麻醉。

【体位】 仰卧位。

【手术步骤】

1. 踝关节保持正中位置，在局部麻醉下，在内踝尖部和足跟后下缘连线的中点穿针；或自外踝尖向下 2～2.5cm 再向后 2～2.5cm 处穿针。必须注意外踝尖端的位置比内踝偏向后，并低 1cm 左右，故穿针时要考虑到内外踝不在同一平面。

2. 一般由内向外穿针，也可由外向内穿针。由于正常胫骨有轻度外弧，因此，在跟骨穿针时，针与踝关节面略呈倾斜 15°，即针的内侧进针处低，外侧出口处高（外侧点要略高于内侧点），这样牵引时才能恢复胫骨的生理弧度。

3. 一般成人的牵引重量为体重的 1/11～1/12。术后要经常观察脚趾活动、感觉及血运情况（图 3-6）。

【术后处理】

1. 骨牵引针眼处不要用任何敷料覆盖，每天用乙醇棉签涂擦一次。

2. 经常检查牵引针处有无不适和炎性分泌物，如皮肤绷得过紧，可适当切开少许减张。

3. 牵引期间必须每天测量伤肢的长度及观察伤肢血运。

4. 应通过透视或拍 X 线片了解骨折端对线、对位情况，及时调整牵引重量和体位。

5. 牵引时间一般不超过 8 周，特别是对老年及小儿患者，如需继续牵引治疗，应更换

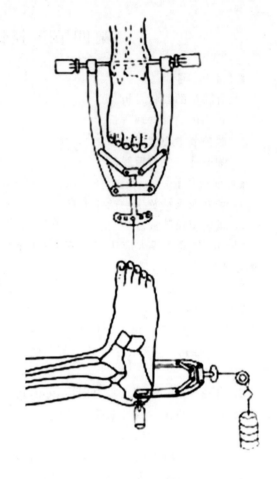

图 3-6　跟骨牵引

牵引方式或部位。

6. 牵引过程中应注意患者功能锻炼，防止肌肉萎缩及关节僵硬。

7. 牵引重量应根据患者身体情况及骨折复位情况及时调整。

第六节　膝关节穿刺术

【手术指征】

1. 四肢关节腔内积液，须行穿刺抽液检查或引流，或注射药物进行治疗。

2. 关节腔内注入空气或造影剂，行关节造影术，以了解关节软骨或骨端的变化。

3. 关节外伤或手术后，关节腔内有较多积血，抽出积血可减少关节粘连。

【术前准备】 准备穿刺针及注射器、无菌手套、消毒巾、无菌试管、局部麻醉药等。

【麻醉方式】 局部麻醉或者不用麻醉。

【体位】 坐位或仰卧位，但双下肢要伸直。

【手术步骤】

1. 局部严格消毒后，术者戴无菌手套，

铺无菌巾。

2. 根据病情和需要,选用 12～18 号针头。术者右手持注射器,左手固定穿刺点。一般以髌骨上缘的水平线与髌骨外缘的垂直线的交点为穿刺点,经此点向内下方刺入关节腔,此点常选作抽吸关节内的积液、积脓或注射药物用。也可经髌韧带的任何一侧,紧贴髌骨下方向后进针,一般做膝关节充气造影应用此点。

3. 当穿刺针进入关节腔时,可感觉阻力消失,左手固定针头及注射器,右手抽动注射器筒栓进行抽液,如关节内液体量较少,为了尽量吸出积液,可由助手按压关节周围,使积液集中于针头处。

4. 积液吸出后,如治疗需要可将药物注射于关节内。拔出针头,无菌敷料覆盖针孔(图 3-7)。

【术后处理】

1. 关节腔有明显积液者,穿刺后应加压包扎,适当给予固定。

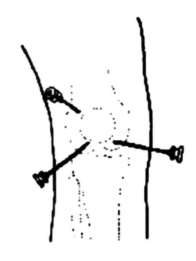

图 3-7 膝关节穿刺

2. 根据积液多少,确定再次穿刺时间,一般每周穿刺 2 次。

3. 如出现关节感染征象,需要及时诊断和处理。

第七节 血管端端吻合术

【手术指征】 利器切伤或经清创后,动脉缺损较小者,可直接做端端吻合。

【术前准备】

1. 暂时止血 一般用加压包扎、填塞等方法暂时止血,尽量少用止血带。合并有骨折的肢体,需暂时固定。

2. 改善血运 如血压较为稳定,可做交感神经节封闭,改善伤肢血运。对闭合性损伤,交感神经节封闭可以鉴别血管损伤与血管痉挛。交感神经节封闭后,如伤肢血运的严重不足未能立即改善,即需手术探查。

3. 抗凝药 术前一般不用抗凝药。若手术必须延迟到几小时之后,在伤员无急性出血情况下,可考虑静脉或皮下注射肝素,以减少血管远端血栓形成的机会。肝素作用短暂,对以后的手术影响不大。如有影响,可用鱼精蛋白中和。如有软组织广泛损伤,最好不用抗凝药,以免大面积渗出。

4. 伤肢准备 整个伤侧肢体的皮肤均需消毒,以备必要时显露远端血管。

【麻醉方式】 根据手术部位采用局麻、臂丛麻醉、腰麻或者全麻。

【体位】 根据手术部位采用适合体位。

【手术步骤】

1. 吻合前处理

(1)分离血管断端:动脉两端需先适当分离,并将邻近关节保持于半屈位,以减少张力。有时可以切断某些不重要的侧支,以增加主要动脉的长度。年轻伤员健全的动脉可拉长 2～3cm,以弥补缺损间隙,进行直接吻合。

(2)检查血流状况:按清创时预定的血管切除范围剪除损伤部分时,动脉近端应有活动性喷血。如喷血不旺,应考虑近段仍有阻塞,可用塑料管插入动脉内吸引冲洗。如仍不见效,则须再次切除一段。如喷血旺盛,再用血管夹阻断血流。同样暂时开放远端血管夹,检查动脉反流是否良好。远段如有血栓也须加以吸除,通畅后才可吻合。

(3)剥除血管外膜:用血管镊夹住血管断端外膜向外牵拉后剪去,以免在缝合时将外膜带入管腔而引起血栓;用小剪刀细致剥离、剪除血管断端的外膜,慎勿损伤血管壁。一般每侧断端剥离外膜各 0.5～1cm 长(图 3-8)。

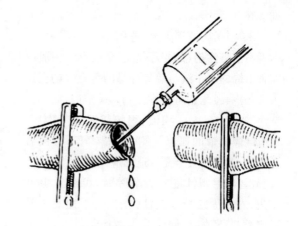

图 3-9　冲洗断端管腔

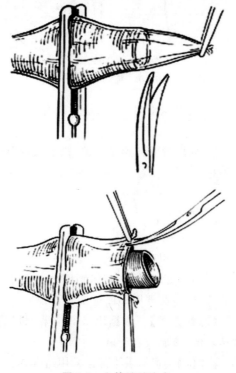

图 3-8　血管端端吻合

(4)冲洗断端管腔:将两侧断端修剪整齐后,用 0.1%肝素生理盐水(也可用 0.5%普鲁卡因或 3.8%枸橼酸钠液)冲洗两断端的管腔,冲出凝血块,以防止吻合口处血栓形成(图 3-9)。

2. 血管吻合法　根据血管的大小,选择间断或连续缝合法进行吻合。一般直径 2mm 以下者以间断缝合为佳;2mm 以上者,可用连续缝合。连续缝合的止血效果较好,

但如缝线太紧,则有可能使吻合口缩小(图 3-10)。

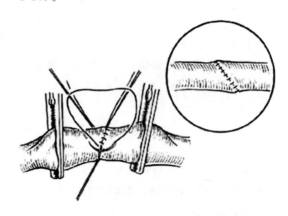

图 3-10　血管吻合

缝线一般用 4 号～8 号细丝线;小血管用 8 号～11 号卡普隆线,以两端均连有无损伤性缝针者较合适;也可用头发,但须打 3 个结。

常用的二定点缝合法比较简单,但三定点缝合法可防止缝到对侧管壁。

(1)二定点间断缝合法:将血管两端的血管夹拉近,使血管对端靠拢后,上、下各做一定点缝合,每针均应自血管内向外穿出,以免将残留外膜带入血管内而形成血栓。两针同时在血管外侧结扎。结扎时力求轻柔、稳定,勿撕裂管壁。然后,在二定点线之间再缝一针,随即根据血管口径大小适当加针。一般

针距和边距各为 0.5～1mm，对小血管则各为 0.3～0.5mm。每缝一针结扎后，助手可轻轻提起缝线，以便缝下一针。前壁缝毕后，将两端血管夹向上翻转，按上法缝合血管后壁。缝合过程中，随时以平头针伸入管腔，用肝素液冲洗。在缝合最后一针时，再度检视管腔，轻轻冲洗，以免凝血块留在里面。后壁缝毕后，转回血管夹，使血管恢复正常位置。如血管较粗，可做二定点外翻褥式缝合，使内膜外翻更为满意（图 3-11）。

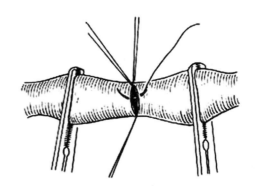

图 3-12　三定点连续缝合

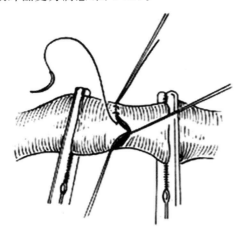

图 3-11　二定点间断缝合

（2）三定点连续缝合法：操作技术基本上与二定点法相同，仅选点不同而已。即在血管周径上先做等距离的三针定点线，牵拉各线即成等边三角形。先结扎后壁，再结扎前壁的定点缝线。以后提起两个定点线，用无损伤针线连续缝合定点线之间血管的前 1/3 边。每针均应使两端血管的内膜对合，并把线适当拉紧，但不可过紧，以免缩小管腔。缝到最后，将缝线与定点缝线打结。以同样方法缝合另一侧 1/3 边，最后将两血管夹向上翻转，露出血管后壁的 1/3 边，同样做连续缝合（图 3-12）。

3. 吻合后处理

（1）松开血管夹：吻合完毕后，先松远端血管夹，远端的血运即可恢复，表现为肢体的远段皮肤泛红、皮下静脉充盈、毛细血管充盈现象恢复、可触及动脉搏动、静脉回血良好等。如吻合口有少许漏血，一般用纱布轻压几分钟即可停止，必要时可在漏血较多处补缝 1～2 针，但应尽量避免发生此类事情，以防止血栓形成。吻合时应力求完善。如已无漏血，随即开放近端血管夹。

（2）处理动脉痉挛：检查吻合口上、下方动脉的搏动情况和肢体远端的颜色、温度、脉搏。如动脉有痉挛现象，可敷以 2.5% 罂粟碱液纱布。如伤肢的血运不佳，可用普鲁卡因液做交感神经节或血管周围神经阻滞。

（3）处理并行静脉：并行静脉（尤其是股静脉和髂外静脉）如有损伤，应加以修复，以减少静脉淤滞。如不便进行，则可于结扎后切断。

4. 缝合伤口

（1）覆盖吻合口：缝合好的动脉和静脉不可裸露，必须用周围组织（最好用肌肉，也可用皮肤或皮下组织）很好地覆盖，可起保护和供给营养的作用。缝合处附近有骨折时，要用肌肉将血管与骨折端隔开，以防骨痂形成而压迫血管。

（2）避免无效腔：缝合时应避免遗留无效腔，以防血浆潴留导致感染。

（3）引流、缝合：若伤口清洁新鲜，可行一期缝合，并从另一小切口放置引流条，但不可直接接触血管吻合处。引流条须早日取出。若伤口污染较重，皮肤必须敞开，5～10d 后做延期缝合。

【术后处理】

1. 全身处理　防治休克,血容量不足应及时补充,注意尿量及其性质,如有血红蛋白尿、少尿、无尿等肾功能障碍和水、电解质平衡失调等情况,都应及时纠正。

2. 保护肢体　注意保护伤肢,避免受压、温度变化、潮湿、擦伤、感染及有刺激性的外敷药等。伤肢宜保持水平位,或稍低于心脏平面约13cm的稍下垂位,并用一支架撑起被子,以免伤肢受压,有助于动脉血供给。如有明显水肿,则可每天略微抬高一定时间。局部绝对不可使用热敷加热或冷敷降温,因为加热、降温反可增加组织的损伤并加重代谢的紊乱。肢体保持于室温最为安全。

3. 观察血运　正常供血时,伤肢皮肤温暖而红润,毛细血管充盈良好,肿胀不重。静脉血栓时,肢体肿胀加剧、发凉、发紫;动脉血栓时,肢体苍白、干枯。如发现上述情况,应及时做出诊断,及早进行手术探查。但术后常有动脉阵发性痉挛现象,应与动脉血栓鉴别,查明原因后进行处理。疼痛、寒冷等因素均可引起血管痉挛,应及时解除。还可用血管解痉药物及交感神经节或动脉周围神经的阻滞疗法。如缺血现象仍不好转,即应探查。

4. 处理肿胀　手术后可有不同程度的肿胀,应排除静脉血栓的可能。肿胀明显者,可间断抬高伤肢。如肢体肿胀严重,则需做减低张力的切口,纵向切开皮肤和深筋膜,以改善血运;也可用粗注射针头穿刺引流,但不如切开彻底。减张后要防止伤口感染。

5. 预防感染　感染最常造成继发性出血和血栓形成。因此,除了彻底清创外,术后应给足量的抗生素,通常连续用药1周。

第八节　神经吻合术

【手术指征】

1. 清洁的锐器伤导致的神经断裂,可一期缝合或延期一期缝合。

2. 若软组织或者骨骼损伤广泛,神经损伤范围难以确定,尤其是碾压伤、撕脱伤或火器伤,二期缝合神经。

3. 8~12h的周围神经切割伤,污染较轻,清创后估计伤口感染的可能性很小者,可行神经外膜缝合术或束膜缝合术。

4. 陈旧性完全或部分周围神经断裂伤,切除损伤部分和神经瘤后,神经缺损<2.0cm,或当肢体处于中立位或稍屈曲关节(<20°)和断端游离后,两断端即可无张力对合者,适合行外膜缝合或束膜缝合术。

5. 周围神经损伤或病变切除后,神经缺损>2.0cm,或当肢体处于中立位或稍屈曲关节和断端游离后,两断端仍不能对合者,适合行束间神经束移植术。

【术前准备】

1. 准备显微器械。

2. 准备明胶止血海绵或凝血酶用于控制神经断端出血。

3. 准备缝合用线。

4. 准备充气止血带。

【麻醉方式】　上臂可以用臂丛麻醉,下肢可用椎管内麻醉或者全身麻醉。

【体位】　按不同的损伤部位,采用暴露神经所需要的体位。

【手术步骤】

1. 显露神经　在充气止血带充气后,按周围神经显露途径,显露损伤的神经。一般从两端的正常组织开始,沿神经干逐渐向断端分离,直至两断端完全游离。神经断端游离的长度,以两端神经能对合为宜。

2. 神经外膜缝合

(1)显露及游离:在空气止血带充气后,

按周围神经显露途径,显露损伤的神经。一般从两端的正常组织开始,沿神经干逐渐向断端分离,直至两断端完全游离。神经断端游离的长度,以两端神经能对合为宜。

(2)切除神经瘤:在 6× 手术显微镜下,牵引神经瘤,用锐利刀片在接近正常神经处切除神经瘤(如为新鲜断裂伤,则切除断端的挫伤部分),直到断面密布乳头状突起。神经的损伤部分及瘢痕组织必须彻底切除,以免妨碍神经的再生,断端内有无瘢痕的鉴别方法如下(图 3-13)。

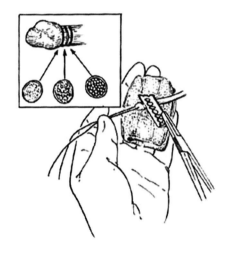

图 3-13　切除神经瘤

①手指轻扣神经断端内有无硬结,如有硬结,可能仍有瘢痕组织残留。

②用 20×～25× 手术显微镜观察断端。正常神经束断面呈淡黄色,稍自束膜突出,束膜境界清晰,束间组织疏松。

(3)切除神经断端周围的瘢痕组织:使缝合后的神经位于血运良好的组织床内。

(4)止血:放松空气止血带,彻底止血。对神经断端出血,先用盐水棉球压迫止血,如仍有出血,可在手术显微镜下用 9-0 线结扎,或用双极电凝器止血。

(5)对合神经束:试将两断端对合,如无回缩,说明两断端可在无张力下对合。在手术显微镜观察下,先将两断端的营养血管及

系膜旁膜对合。再根据断面上神经束的大小及位置,逐一对合(图 3-14)。

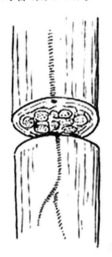

图 3-14　对合神经束

(6)外膜缝合:在两断端对应的 0° 及 180° 两处,用 7 号～9 号无损伤针线缝合外膜各 1 针,打结后留作牵引。然后同小血管端端缝合术一样,在两定点线之间,做间断等距缝合。前侧外膜缝合完成后,将神经断端翻转 180°,用相同的方法缝合后侧外膜。缝合必须在手术显微镜下进行,打结的松紧度以两断端神经束刚刚对合为好,过紧可引起神经束卷曲。缝合过程中,如有神经束外露,可用镊子轻轻推入,继续对合(图 3-15)。

3. 神经束膜缝合术

(1)显露与游离:同神经外膜缝合术。

(2)切除神经瘤:切除神经瘤的方法与神经外膜缝合相同。切除神经瘤后,将两断端的外膜环状切除 5～10mm,使神经束裸露(图 3-16)。

另一种方法,是将接近神经瘤的正常外膜纵行切开并环状切除 5～10mm,再将正常的神经束分成 4～6 个束或束组,然后沿神经束或束组向断端分离,直到接近瘢痕组织或神经瘤时切断,露出正常神经束的断面,并使这些断面处在不同的平面上(图 3-17)。

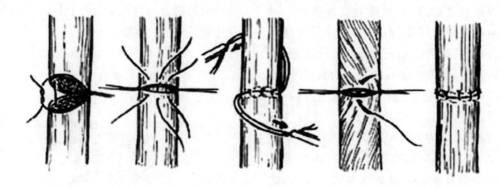

图 3-15 外膜缝合

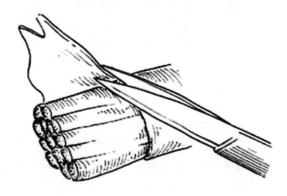

图 3-16 显露神经束

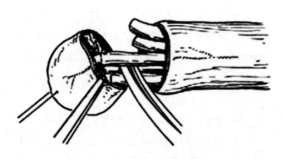

图 3-17 神经束(组)断端分离

(3)对合神经束:理论上应将两断端的运动神经束和感觉神经束正确辨认,对应缝合,则效果良好。区分运动神经束与感觉神经束的方法虽然很多,但简单实用的方法很少,临床上采用的方法如下。

①参考 Sunderland 不同神经断面的神经束分布图,将两断端的运动束和感觉束分别对合。

②用生理电刺激远端各神经束或束组,凡引起远侧肌肉收缩的,为运动神经束,没有反应的,为感觉神经束。同样刺激近端各种神经束或束组,凡引起患者疼痛的,为感觉神经束;反之,则为运动束。

③先对合两断端的营养血管及神经系膜,然后再根据神经束或束组的大小、形态及位置,分别对合。

检查完毕后,将两端的感觉束和运动束分别对合在一起,准备缝合。

④止血:松开止血带,彻底止血,特别注意神经断端的止血。

⑤缝合:对合神经表面的营养血管后在距断端约 20mm 外膜的 0°及 180°处,用 7 号无损伤针线各缝合 1 针,拉拢打结(图 3-18)。

拉拢程度以神经束断面刚刚接触为度。此时如有神经束断端对合不良,可再将其修

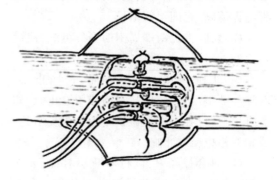

图 3-18 缝合

整对合。外膜缝合 2 针的目的，一是减少神经断端的张力，二是防止断端扭转，使神经束能准确对合。用 9 号或 11 号无损伤针线，缝合较粗的神经束或束组，缝针只穿过束膜，切勿太深，以免穿入神经纤维（图 3-19）。

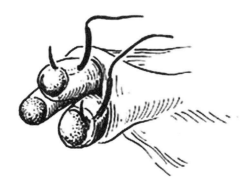

图 3-19　缝针只穿过束膜

束组缝合时只缝合神经束周围的结缔组织（图 3-20）。

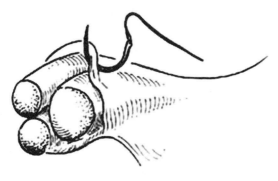

图 3-20　缝合神经束周围结缔组织

每根神经束缝 1～3 针，束组可再加缝 1～2 针。缝线不可过密，打结不可太紧，以免神经束卷曲。一般先缝合断端中央的神经束，再缝合接近外膜的神经束。当大部分神经束缝好后，可用镊尖将一些细小的神经束对合，稍等片刻，组织液凝固后，可使其黏合，而不需缝合。调转外膜牵引线，将神经断端翻转 180°，缝合后侧的神经束。检查神经束对合满意后，可以拆除外膜牵引线，假如神经断端有张力，也可保留牵引线（图 3-21）。

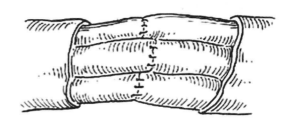

图 3-21　神经束缝合

【术后处理】

1. 上肢使用石膏托屈曲位固定 4 周，然后换用逐渐伸展的塑料夹板固定 2～3 周。

2. 下肢屈曲位石膏固定 6 周，再根据缝线处的张力，使用长腿支具控制膝关节伸直 4 周或更长时间，直至膝关节可以完全伸直。

3. 换药拆线去除石膏夹板或管时，避免在缝合口产生张力。

第九节　肌腱缝合术

【手术指征】

1. 急性或陈旧性肌腱损伤和断裂或缺损。

2. 开放性损伤肌腱断裂，凡在伤后 8～12h，污染不重，清创彻底，有完整健康皮肤覆盖，可一期缝合肌腱。否则应延期或待伤口完全愈合后择期修复。

3. 因肿瘤或其他病变需要切断或部分切除的肌腱，应一期修复。

【术前准备】

1. 肢体和损伤区域的水肿、炎症，即使是轻度的，也应积极治疗，使之完全消退 2 个月后手术。

2. 局部的较大和较硬的瘢痕应先切除与皮瓣修复，保证肌腱周围有良好的血运和柔软的疏松组织床。

3. 在肌腱缝合前，对其支配活动的关节

僵硬应先治疗,给予理疗和主、被动锻炼,使之恢复有较大的活动度,才能手术和收到肌腱缝合的效果。

4. 缝合材料要选择反应小、拉力大、表面光滑的品种。一般以 0.25～0.30mm 直径的软性不锈钢丝为最佳,多用于抽出钢丝缝合。受力不大或直径细的肌腱可用尼龙单丝缝合。细丝线缝合有一定程度的组织反应,多用于 Bunnell 埋藏缝合,但丝线必须能承受 1～1.5kg 的拉力。

5. 准备细长的直圆针作缝合肌腱用。

【麻醉方式】 缝合肌腱手术应在无痛条件下进行,才能保证缝合质量和效果。麻醉选择根据缝合肌腱的部位决定。上肢多用臂丛麻醉,下肢多用腰麻或硬膜外麻醉,儿童则用全麻。

【体位】 按照不同的损伤部位,采用暴露肌腱合适的体位。

【手术步骤】

1. Bunnell 埋藏缝合法(∞字缝合) 适用于肌腱两断端直径相仿者。

(1)体位、切口:根据缝合肌腱的部位选择,要求肢体安放稳定,易于手术显露。切口宜稍长些。

(2)肌腱近断端缝合:先用止血钳夹住肌腱断端拉紧。取 30cm 长丝线一条,两头穿细长直针。在距断端 1.5cm 处横贯肌腱进针,抽出使两侧线等长(图 3-22)。

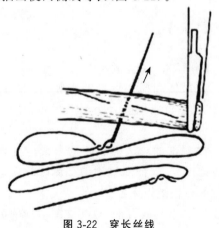

图 3-22　穿长丝线

然后紧靠出针点旁侧进针,斜向断端交叉而对称地穿过肌腱,如此交叉进针 2～3 次,最后在止血钳近侧 3mm 处穿出(图 3-23)。

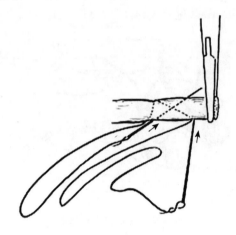

图 3-23　交叉进针

继之用利刀沿止血钳近侧大部切开肌腱,翻转止血钳以显露断面,同上法进针,自腱断面内两侧对称引出,切除肌腱残端,拉紧缝线(图 3-24)。

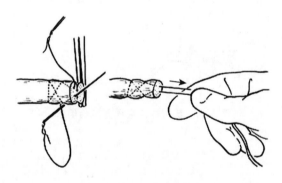

图 3-24　拉紧缝线

(3)肌腱远断端缝合:同上法先用止血钳夹住断端,沿钳的内面大部切断肌腱,翻转止血钳,露出断面,调整肌腱轴线与近断端一致,在远断面选与近断面缝线点相对应的位置斜向交叉进针距断面 3mm 处引出,同样斜向交叉对称贯穿缝合 2～3 次,选一针横穿到另针近旁,最后将腱断端切下(图 3-25)。

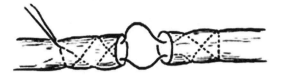

图 3-25　肌腱远断端缝合

（4）拉紧缝线，对合肌腱：先拉住一根缝线，另一手扶住远断端肌腱，将缝线拉直，以消除腱内缝线的松弛。再拉另一根缝线同样收紧，使肌腱断面密切相接（图 3-26）。

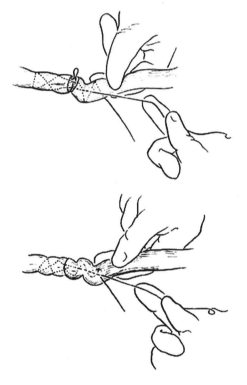

图 3-26　对合肌腱

（5）结扎缝线：将相邻穿出的两根线结扎，使线结陷入腱表面。线结是缝合的弱点，应该使之陷入腱内而受最低张力（图 3-27）。

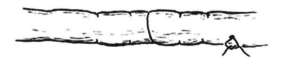

图 3-27　结扎缝线

（6）缝合皮下及皮肤。

2. Bunnell 钢丝抽出缝合法　主要用于张力较大的肌腱断裂的缝合。

（1）体位、切口：同 Bunnell 埋藏缝合法。

（2）肌腱近断端缝合：同 Bunnell 埋藏缝合法。在第一针横贯线转角处穿过一根 15cm 长的钢丝，对折拧旋数转，穿三角针从近旁皮肤引出，待肌腱愈合后用以抽出缝合肌腱的钢丝。

（3）肌腱远断端缝合：将肌腱近断面引出的钢丝，经远断面相应点沿腱的轴线平行穿过 2cm，然后自腱的浅面两侧穿出（图 3-28）。

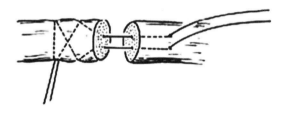

图 3-28　肌腱远端缝合

（4）纽扣固定：将缝好肌腱的针线顺其缝合腱的方向从远端的皮肤上引出，穿过多层小纱布垫和纽扣的扣眼，拉紧钢丝，使近断端腱移向远端，断面密切对合，再将纽扣反向压紧，拧紧钢丝固定。用细丝线缝合腱膜数针（图 3-29）。

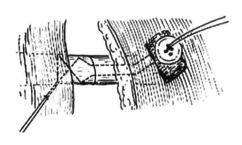

图 3-29　纽扣固定

（5）缝合：按层缝合皮下及皮肤。

3. 双十字缝合法　此法操作简单，节省时间，多用于断肢、断手再植，或病情需要尽快结束手术时。

（1）体位、切口：同 Bunnell 埋藏缝合术。

（2）缝合肌腱：用丝线先在近端肌腱上距断面 0.5～1cm 处自浅面垂直贯穿缝合，将线越过断面，在远端肌腱等同距离处的侧面横位贯穿缝合；回至近端腱的侧面横穿缝合，再在远端腱的深面做垂直贯穿缝合，自浅面引出，两线在腱内呈十字（图 3-30）。

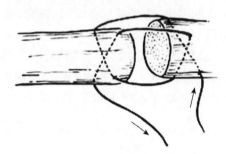

图 3-30　缝合肌腱

（3）拉紧对合：逐步收紧丝线，使腱断面紧密对合，结扎丝线，线结陷入腱内（图 3-31）。

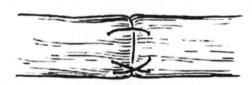

图 3-31　拉紧对合

（4）缝合：按层缝合。

4. 鱼口式缝合法　此法适用于肌腱两侧断端直径相差较大者。

（1）体位、切口：同 Bunnell 埋藏缝合法。

（2）腱断端修整：将粗腱断端做 V 形切除呈鱼口状，深 0.5cm 左右。在细腱断端缝扎一根牵引线（图 3-32）。

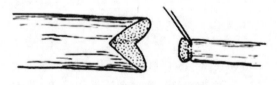

图 3-32　缝牵引线

（3）穿过肌腱：先用尖刃刀刀尖在粗腱 V 口底部中央斜刺由腱背侧穿出，用蚊钳夹住刀尖，随刀片退出而穿出 V 口，分开扩大形成隧道适能容纳细腱，然后，夹住细腱牵引线拉出隧道。在距隧道口近侧 0.5cm 处另做一隧道横贯粗腱，将细腱再自此拉过（图 3-33）。

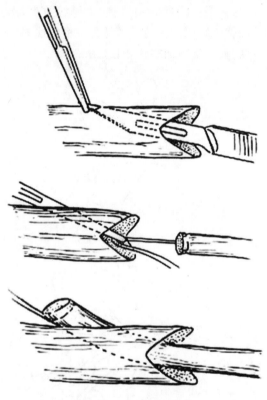

图 3-33　缝线穿拉肌腱

（4）缝合固定：将细腱拉紧到需要张力后在两隧道的中段各褥式缝合两针固定两腱，在粗腱外切除外露的细腱残端，塞入粗腱内，缝合腱膜一针，保持表面光滑。最后，将鱼口上下两片缝在细腱上（图 3-34）。

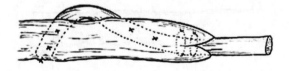

图 3-34　缝合固定

（5）缝合:按层缝合皮下组织及皮肤。

【术后处理】

1. 术后固定肢体、指（趾）保持于肌腱松弛的位置。

2. 术后 2 周拆皮肤缝线,用 Bunnell 钢丝抽出缝合法者,6 周后抽出钢丝,抽出时要固定好近端肌腱,以免损伤断端愈合。

3. 术后 3 周开始轻度活动关节,6 周后即可正常功能锻炼。过早活动可造成肌腱断面分离或断裂,过晚活动易发生粘连。

第十节　跟腱吻合术

【手术指征】

1. 新鲜的开放性或者闭合性跟腱断裂。

2. 陈旧性跟腱断裂,跟后疼痛、肿胀或功能障碍严重。

【术前准备】

1. 根据不同的损伤情况,选择合适的修复方法。

2. 陈旧性跟腱断裂,需要判断跟腱缺损程度,做好植皮准备。

3. 准备充气止血带。

【麻醉方式】　腰椎管内麻醉。

【体位】　俯卧位。

【手术步骤】

1. 新鲜跟腱断裂修复术

（1）切口:在距跟腱内侧 1cm 处做 10cm 长纵向后内侧切口,远端止于足跟的鞋帮接触缘的近侧(图 3-35)。

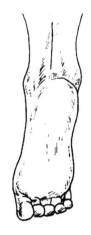

图 3-35　跟腱断裂切口处

（2）浅层分离:锐性切开皮肤、皮下组织及腱鞘,尽量避免分离皮下组织,将其和腱鞘一起翻转,显露跟腱断端(图 3-36)。

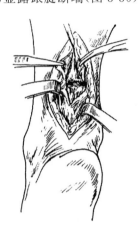

图 3-36　浅层分离

（3）缝合:采用改良 Kessler 缝法,在距离断端 2.5cm 处用 5 号不吸收线缝合肌腱两断端,足跖屈 0～5°,屈膝 15°,系紧张力缝线将肌腱两断端对合,也可采用 Bunnell 缝合法(图 3-37)。

（4）加固:将撕裂的肌腱断端对合至接近正常位置,用 2 号可吸收线于前后面行多针缝合;或者用肌腱玻璃器游离跖肌腱并在其近端切断,将切断的跖肌腱穿入筋膜针内环绕肌腱断裂处,在肌腱断端上下 2cm 处,先穿过跟腱的后部,再穿过跟腱的前部,用 2 号可吸收线将跖肌腱缝在跟腱上,远端通常剩下足够长的跖肌腱,将其扇形展开,覆盖在跟腱修补处并缝合(图 3-38,图 3-39)。

（5）用 2 号可吸收线缝合筋膜鞘及皮下

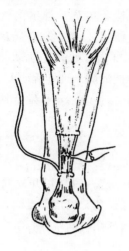

图 3-37　缝合

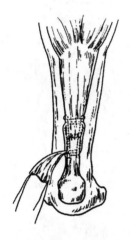

图 3-38　加固

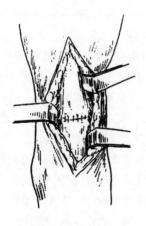

图 3-39　扇形展开

组织,缝合皮肤,无菌敷料包扎。

2. 陈旧跟腱断裂修复术(White 法)

(1)在小腿后内侧做切口,显露跟腱及跟骨结节,切开跟腱腱鞘,切除瘢痕组织,显露肌腱断端,在切口近侧端仔细找出腓肠神经并牵开(图 3-40)。

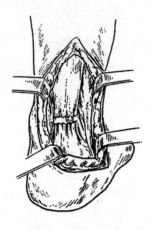

图 3-40　小腿内侧切口

(2)在第 5 跖骨基底部另做一个小切口,游离出腓骨短肌腱,切开外侧间隔,从第一切口拉出腓骨短肌肌腱,在跟骨结节部横向钻孔,把腓骨短肌由外向内穿过此孔,用不吸收缝线间断缝合,在跟腱两侧形成一个动力环(图 3-41)。

(3)向上游离腓肠肌和比目鱼肌,找到跖

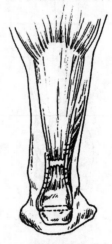

图 3-41　跟腱两侧形成动力环

肌腱,用肌腱剥离器将其游离并切断,将切断的跖肌腱条穿入筋膜针,在跟腱上、下断端由后向前做 8 字交叉缝合,远端通常剩下足够长的跖肌腱,将其扇形展开,覆盖在跟腱修补处并缝合(图 3-42)。

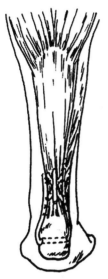

图 3-42　跟腱修补处缝合

(4)用 2 号可吸收线缝合筋膜鞘及皮下组织,缝合皮肤,无菌敷料包扎。

3.陈旧跟腱断裂修复术(Bosworth 法)

(1)从跟骨至小腿近侧 1/3 做后侧中线行纵向切口,锐性分离显露断裂的肌腱,切除两断端的瘢痕组织(图 3-43)。

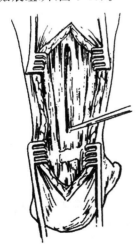

图 3-43　后侧中线处纵向切口

(2)从腓肠肌中缝处切出一条肌腱,宽 1.5cm,长 17.5～22.5cm,保留其在断端近侧的连接,将肌腱条向远端翻转,横向穿过近侧肌腱断端,用可吸收缝线将其缝合固定(图 3-44)。

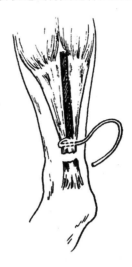

图 3-44　缝合固定

(3)再将筋膜条横穿远侧肌腱断端,然后在此段跟腱上将筋膜条从前向后穿出,屈膝 90°,踝关节跖屈位,拉近肌腱条,用可吸收缝线固定缝合,再将肌腱条拉向近端,使其横穿过肌腱近侧端,然后拉向远侧,用缝线将其固定在筋膜条上(图 3-45)。

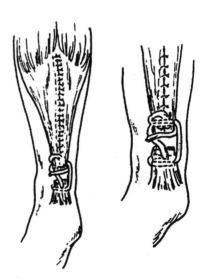

图 3-45　缝线固定

（4）闭合切口,用长腿石膏管型固定膝关节于屈曲位、踝关节位于跖屈位。

【术后处理】

1. 用长腿石膏管型固定膝屈曲位,足于重力下垂位。

2. 2周后拆除缝线,继续用短腿石膏管型固定足于重力下垂位2周。

3. 4周时更换石膏,在以后的2周内将足逐渐恢复至跖行位,在此期间逐渐扶拐部分负重。

4. 在6～8周时用短腿行走石膏将足固定于跖行位并可完全负重,开始进行踝关节等长收缩练习,可同时开始髋关节和膝关节的肌力练习。

5. 8周后去除石膏,佩戴90°踝背屈限制支架或类似的装置,进行足趾站立,抗阻力练习和本体感觉练习。

第十一节　屈指肌腱损伤的修复

【手术指征】　任何部位的屈肌腱损伤都应被修复,当条件允许时,特别是锐器致伤,最好行一期肌腱修复。

【术前准备】

1. 准备良好的缝合材料。

2. 准备充气止血带。

【麻醉方式】　臂丛麻醉。

【体位】　仰卧位,患肢外展于手外科手术台上。

【手术步骤】

1. 仔细检查　确认损伤与手术相距时间,肌腱断裂区域,断裂数目,创口污染程度,是否有不稳定骨折及周围组织损伤程度。

2. 清创　其目的是清除坏死组织污染及异物,使污染伤口变清洁伤口,同时也能进一步帮助了解肌腱及腱周组织损伤情况,便于下一步处理。清创以减轻创伤后炎症反应,避免大量渗出血浆液聚集创口,造成术后肌腱严重粘连。

3. 切口　一般在原伤口的基础上,可能需要进一步切开暴露损伤的肌腱,另加切口不应以直角跨过屈曲横纹（图3-46）。

4. 手部屈肌腱分区　见图3-47。

5. 各区治疗要点

（1）深肌腱抵止区（Ⅰ区）:从中节指骨中份至深腱抵止点。该区只有指深屈肌腱,断裂后应争取早期修复,直接缝合断端。若在

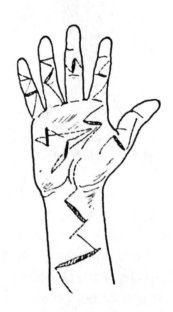

图3-46　修复切口

抵止点1cm以内断裂,可将腱端前移,即切断远断段,将近端重新附着于止点处。

①切口自原切口延长至指腹中部,或通过尺侧或者桡侧的中线切口,到达手指的远端,向近侧延长切口时,可采用掌侧"Z"字形切口。

②在神经血管束的背侧或者掌侧掀起皮瓣,暴露屈肌腱骨纤维鞘,如果能自切口看到肌腱近侧断端,应用血管钳、组织镊将其拉出,如果肌腱回缩过多,可视情况延长切口。

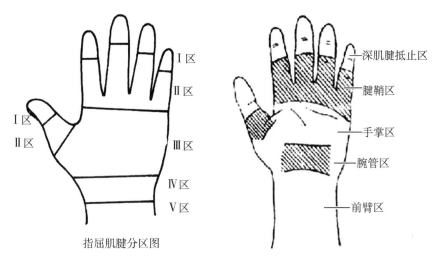

指屈肌腱分区图

图 3-47 手部屈肌腱分区

③打开腱鞘薄弱的十字交叉部分,以帮助牵引运送肌腱,切开腱鞘时采用"L"形切口或者"Z"字成形术开一个活门,以便缝合,如果肌腱已经回缩,先将其断端做一抓持缝合,如果肌腱不能固定在易于修复的位置,可用注射器针头临时固定肌腱,修复完成后拔除针头。

④采用 Bunnell 抽出钢丝法固定肌腱,将针线穿过骨洞自指甲穿出,将近端肌腱与远端连接(图 3-48)。

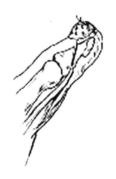

图 3-48 固定肌腱

(2)腱鞘区(Ⅱ区):从腱鞘开始至指浅屈肌的附着处(即中节指骨中份),在此段深、浅屈肌腱被限制在狭小的腱鞘内,伤后很容易

粘连,处理困难,效果较差,故又称为"无人区"。目前一般主张,如系指浅屈肌腱牵拉断裂可不吻合,以免粘连,深肌腱浅肌腱同时断裂,仅吻合深肌腱,同时切除浅肌腱,保留腱鞘及滑车。亦有主张同时修复深浅屈肌腱。

①切口一般需要向两端延长(图 3-49)。

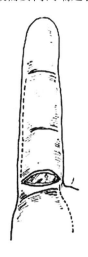

图 3-49 切口

②掀起皮瓣,显露该屈肌腱系统,了解指屈肌腱远近断端的位置(图 3-50)。

③将十字滑车—滑膜鞘的小三角瓣掀起,以便被动屈曲远侧指间关节时,使屈肌腱

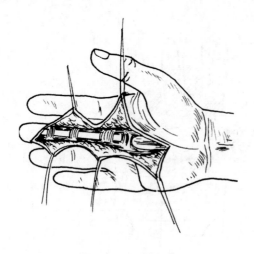

图 3-50　显露肌腱

远端进入伤口,同时用小导管或者婴儿细胃管将指深、浅屈肌腱近侧断端牵回到 A1 滑车附近。

④将深屈肌腱近侧断端横穿一小号注射针头,防止回缩,然后修复指浅屈肌腱桡尺侧束(图 3-51)。

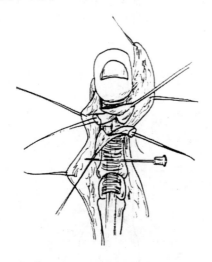

图 3-51　针头横穿防止回缩

⑤在远侧指间关节完全屈曲的情况下修复两肌腱,先修复指浅屈肌腱然后修复深肌腱。

⑥伸展远侧指间关节,将肌腱修复点送至完整的远侧屈肌腱鞘内,修复滑膜鞘,缝合伤口。

(3)手掌区(Ⅲ区):腕横韧带远侧至肌腱进入腱鞘之前的区域。手掌内深肌腱的桡侧有蚓状肌附着,断裂后限制近端肌腱回缩。在蚓状肌区深浅肌腱同时断裂,可以同时吻合,用蚓状肌包裹深肌腱,防止与浅肌腱粘连。蚓状肌至腱鞘段,可仅吻合深肌腱,切除浅肌腱。具体修复方法可以采用与Ⅱ区相同的方法。

(4)腕管区(Ⅳ区):九条肌腱及正中神经挤在腕管内,空间较小,正中神经浅在,常与肌腱同时损伤。处理时应切开腕横韧带,仅缝合深肌腱及拇长屈肌腱,切除浅肌腱,以增大空隙。吻合口应不在同一平面。必须同时吻合正中神经。

①将伤口向近侧延长至前臂,向远侧延长至手掌内,注意切口应斜行通过腕横纹。

②切开腕横韧带时,尽量保留一部分,如需全部切开时,可做"Z"字形延长切开,以便修复,减少以后出现"弓弦"现象。

③注意各个肌腱的方向和排列,一般来讲,在腕管部位,中指和环指指浅屈肌腱位于示指和小指指浅屈肌腱浅面。

④可切除部分腱膜以减少体积和减轻术后水肿。

(5)前臂区(Ⅴ区):从肌腱起始至腕管近端,即前臂下 1/3 处。此区屈肌腱,有腱周组织及周围软组织保护,粘连机会少。屈肌腱在此区损伤,应全部做Ⅰ期缝合,效果常较好。但在多条屈指深浅肌腱断裂时,要避免吻合口在同一平面,以减少粘连。

①切口可自伤口向两侧延长,腱鞘内的血凝块可为定位断裂肌腱提供线索。

②在前臂远端修复肌腱采用"双十字"或者褥式缝合法可获得满意效果。

③在前臂修复肌腱后,根据需要修复神经和血管,修复应该由深而浅地进行。

【术后处理】

1. 避免手指过伸,采用带垫的加压敷料

包扎固定手的位置,再采用背侧夹板固定手指和拇指的位置。

2. 夹板固定腕关节于屈曲 45°～50°,掌指关节位于屈曲 50°～60° 位,远侧和近侧指间关节位于伸直位。

3. 如果腕横韧带全部切开且无法修复,应固定腕关节接近中立位,尽量屈曲手指,减少掌侧皮肤压力和"弓弦"现象的发生。

4. 通过连在伤指指甲和腕之间的橡皮带进行主动伸指和被动屈指活动,禁止被动伸指及主动屈指活动(图 3-52)。

5. 术后 4～6 周去除夹板或者石膏,在保护下行功能锻炼 3 周。

6. 术后 8～10 周可行力量练习,10～12 周可正常使用手部。

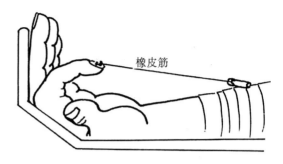

图 3-52　Kleinert 限制性活动夹板自主伸指,被动屈指

第十二节　伸指肌腱损伤的修复

【手术指征】　急性锐器或钝器损伤,局部软组织条件良好者。

【术前准备】

1. 准备好缝合材料。

2. 做好另增加切口的准备。

3. 准备充气止血带。

【麻醉方式】　臂丛麻醉。

【体位】　仰卧位,患肢外展置于手外科手术台上。

【手术步骤】

1. 中央腱束损伤

(1)做背侧平缓的"S"形切口或者刺刀形切口,暴露伸指结构,找到并修整断端(图 3-53)。

(2)将近侧指间关节置于完全伸直位,以一枚克氏针斜行穿过关节固定,用 4 号单股钢丝或尼龙线做褥式缝合(图 3-54)。

(3)闭合切口,轻度加压包扎,掌侧夹板固定。

2. 腱膜扩张部损伤

(1)在手指背侧指间关节水平做弧形或者"S"形切口,暴露指背部腱性结构,见腱膜扩张部损伤,使中央腱向一侧移位(图 3-55)。

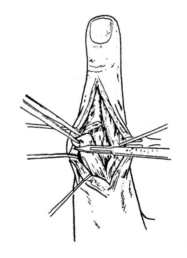

图 3-53　切口

(2)将损伤的腱膜扩张部直接缝合(图 3-56)。

(3)或由伤侧伸指中央腱束由近及远切取长 3cm、宽 2cm 的腱瓣,将该腱瓣向远端翻转,绕过已游离的侧副韧带后与腱瓣蒂缝合固定,形成一腱环,使肌腱能保持于掌指关节背面正中(图 3-57)。

(4)缝合切口,将指间关节在伸直位固定。

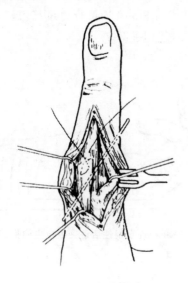

图 3-54　褥式缝合

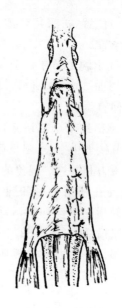

图 3-56　缝合

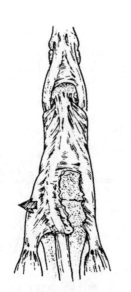

图 3-55　切口

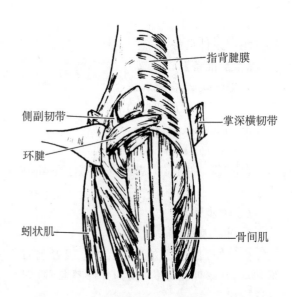

图 3-57　侧副韧带后与腱瓣缝合固定

【术后处理】

1. 中央腱束损伤

（1）轻度加压包扎，掌侧夹板固定。

（2）术后 10～14d 拆线。

（3）3～4 周拔除固定关节的克氏针，并逐渐进行保护性屈曲练习。

（4）当练习不当时，再以掌侧夹板固定

4 周。

2. 腱膜扩张部损伤

（1）术后 10～14d 拆线。

（2）夹板固定 3 周，以后可逐渐进行活动。

（3）保护性功能锻炼要持续 6～8 周，以后可逐渐增加活动量。

第十三节　锤状指一期修复术

【手术指征】

1. 新鲜的伸肌腱止点处的开放性损伤。

2. 远节指骨基底撕脱伤移位明显者。

【术前准备】

1. 准备好缝合固定材料。

2. 准备充气止血带。

【麻醉方式】　臂丛麻醉或者指根阻滞麻醉。

【体位】　仰卧位,患肢外展于手外科手术台上。

【手术步骤】

1. 开放性损伤

(1)清创后延长创面切口,找出远近端的肌腱断端,在远节指间关节伸直位用 4 号钢丝或者尼龙线采用经皮褥式缝合,修复后用细克氏针经关节加以保护(图 3-58)。

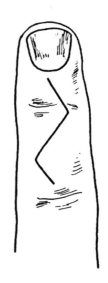

图 3-59　切口

腱,如伴有撕脱骨折,可采用抽出钢丝法固定,远侧指间关节伸直位克氏针经关节加以保护(图 3-60)。

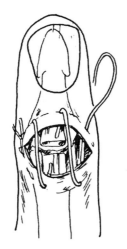

图 3-58　经皮褥式缝合

(2)闭合伤口,修复后手指以夹板临时固定。

2. 闭合性损伤

(1)于远侧指间关节背侧做"S"形切口(图 3-59)。

(2)显露肌腱后,经皮褥式缝合修复肌

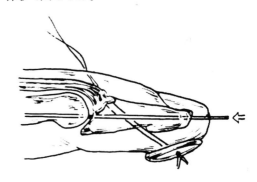

图 3-60　克氏针保护

(3)闭合伤口,手指以夹板固定。

【术后处理】

(1)褥式缝合术 3 周后拆除缝线。

(2)术后 4 周拔除克氏针,再用夹板继续保护手指 4 周。

(3)4 周后开始渐进性运动康复,直至获得最大功能恢复。

第十四节　外伤性截指术

【手术指征】

1. 不可逆性的血供丧失。

2. 仅一指严重毁损，五种组织区域（皮肤、肌腱、神经、骨和关节）中如果有三种或三种以上的组织需要处理，如皮肤移植。肌腱和神经的缝合、骨的固定和关节的闭合。

3. 年龄超过 50 岁的患者，如双侧指神经和深浅屈肌腱均已断裂，除拇指外可以做单指的截指。

【术前准备】

1. 准备截骨器械。

2. 准备充气止血带。

【麻醉方式】　臂丛麻醉或指根阻滞麻醉。

【体位】　仰卧位，患肢外展置于手外科手术台上。

【手术步骤】

1. 切口始于中指中节指骨两侧中线，预定截骨平面上方约 0.5cm 处，然后分别向掌、背侧做凸向远侧的弧形皮瓣，并使掌侧皮瓣与背侧皮瓣的长度比为 2:1。切掌侧皮瓣时，最好将该指伸直，切背侧皮瓣时，宜使该指屈曲，以减少皮瓣张力（图 3-61）。

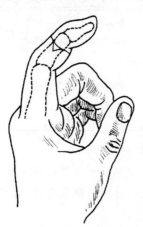

图 3-61　切口

2. 将皮瓣游离，于皮瓣回缩平面，在背侧切断伸指肌腱，在掌侧切断指伸屈肌腱，结扎切断两侧的指血管。指神经阻滞封闭，将其牵拉至截骨平面以下 1cm 处，用锐利刀片切断，使其回缩。与屈指深肌腱附着处的远侧，或按预定的截骨平面，环形切开骨膜，稍向远侧剥离，用小锯或骨刀截断指骨，锉平骨面（图 3-62）。

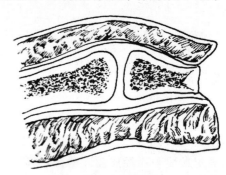

图 3-62　截断指骨

3. 残端创面清洗后，将皮瓣推向断端，使掌背侧两皮瓣相互对合靠拢，用间接缝合法缝合皮下及皮肤（图 3-63）。

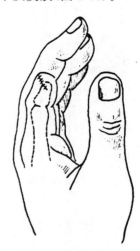

图 3-63　缝合

【术后处理】　术后 12～14d 拆除缝线，不需要制动。

第十五节　桡骨茎突狭窄性腱鞘炎腕背韧带切断术

【手术指征】　非手术疗法无效的桡骨茎突狭窄性腱鞘炎。

【术前准备】　充气止血带。

【麻醉方式】　臂丛麻醉或者局部麻醉。

【体位】　仰卧位,手和腕部外展于手外科手术台上。

【手术步骤】

1. 切口　自背侧向掌侧做一横行或者斜行切口,与第一背侧间室压痛区皮纹平行(图3-64)。

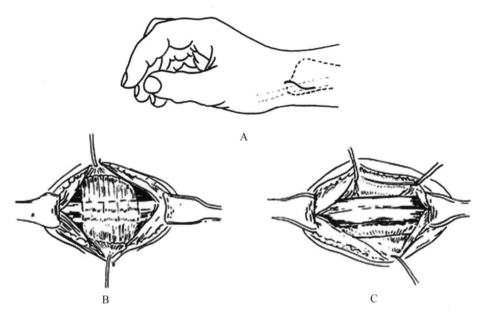

图 3-64　A. 手术切口;B. 浅层分离;C. 切开韧带

2. 浅层分离　锐性切开真皮层,避开桡神经浅支,牵开皮缘,钝性分离皮下脂肪,找到并保护桡神经浅表感觉支,它通常位于浅静脉的深层,在狭窄的背侧韧带与腱鞘近侧找到肌腱。

3. 切开韧带　在肌腱背尺侧切开第一背侧间室,外展拇指并屈腕,自肌腱沟中提起拇长展肌与拇短伸肌腱,如果不易游离,寻找有无其他异常肌腱与单独的间室。

4. 缝合　缝合皮肤切口,加压包扎。

【术后处理】

1. 48h 后去除加压敷料。

2. 鼓励术后立刻活动拇指与手,并且在可忍耐的范围内增加活动量。

第十六节　指屈肌腱狭窄性腱鞘炎环状韧带切断术

【手术指征】　非手术治疗无效或者症状反复发作者。

【术前准备】　充气止血带。

【麻醉方式】　臂丛麻醉或者局部麻醉。

【体位】　仰卧位,手和腕部外展于手外科手术台上。

【手术步骤】

1. 切口　沿远侧掌横纹做长约2cm 横

切口,拇指在掌指关节屈曲皮纹远侧做切口,两个切口可以与手指呈斜行或者纵行位于掌指关节和远侧掌横纹之间,并斜行跨越拇指掌指关节屈纹(图 3-65)。

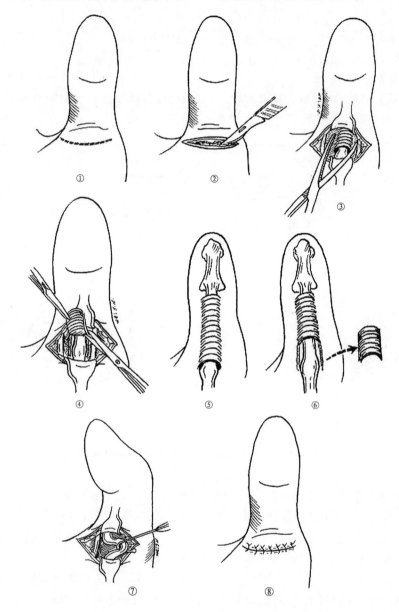

图 3-65 拇指屈肌腱腱鞘松解术

①、②. 手术切口及浅层分离;③. 显露腱鞘;④~⑥. 腱鞘松解;⑦. 探查肌腱;⑧. 缝合

2. 浅层分离 切开皮肤后,钝性分离皮下组织直达腱鞘。

3. 松解 用探针找到并分离腱鞘近侧缘,用小刀片或者略张开的钝头剪刀的一侧刀刃置于腱鞘缘下方,逐渐向远侧推进,切开腱鞘,确保所有神经血管结构均被牵开,并且直视下操作,松解后屈伸手指,确定松解是否彻底(图 3-66)。

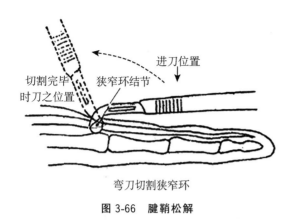

弯刀切割狭窄环

图 3-66 腱鞘松解

4. 缝合 止血后,缝合皮肤,不缝合腱鞘。

【术后处理】

1. 小块干燥敷料加压包扎 48h,以后改用粘贴敷料。

2. 术后 10～14d 拆除缝线,在伤口愈合后建议正常使用手指。

第十七节 腕管综合征腕管松解术

【手术指征】

1. 诊断明确的腕管综合征非手术治疗无效。

2. 症状或体征持续存在并进行性加重,尤其伴有鱼际肌萎缩时。

【术前准备】 腕部 X 线或超声等检查排除肿物压迫,如腕管内腱鞘囊肿、神经鞘膜瘤、脂肪瘤、外伤后血肿机化、滑囊炎等。

【麻醉方式】 臂丛麻醉或者局部麻醉。

【体位】 仰卧位,臂外展于手外科手术桌上。

【手术步骤】

1. 切口 在鱼际纹的尺侧,与其平行做一弧形切口,向近侧延长至屈腕横纹,如果需要可继续向近侧延长,切口的弧顶朝向腕关节的尺侧,避免成直角通过屈腕横纹(图 3-67)。

2. 浅层分离 切开皮肤、皮下组织,向近侧皮下钝性分离,显露腕管近侧的前臂深筋膜,切开筋膜,小心避开下方的正中神经,用钝性剥离子在筋膜下将腕管内容物自腕横韧带剥离,确认腕横韧带远端。

3. 松解 将腕横韧带沿其尺侧缘小心切断,避免正中神经及其返支,该返支通常于腕横韧带远侧缘穿出,亦可于正中神经掌部分出(图 3-68)。

4. 探查 探查腕管,观察正中神经的情

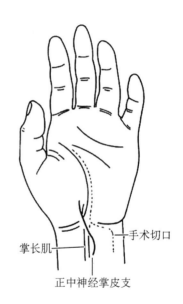

掌长肌

手术切口

正中神经掌皮支

图 3-67 切口

况,如受压变细部位神经外膜变硬,可用显微外科器械将其外膜切开减压(图 3-69)。

5. 缝合 探查结束,不缝合腕横韧带,直接缝合皮肤。

【术后处理】

1. 加压包扎与掌侧夹板固定。

2. 术后手部尽早功能锻炼,避免依赖性姿势。

3. 术后 10～14d 手术切口拆线。

4. 夹板固定 14～21d。

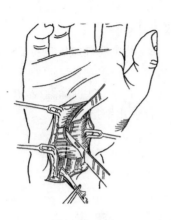

图 3-68　松解

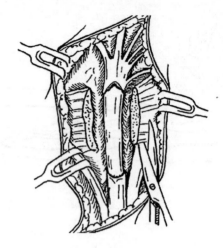

图 3-69　探查

第十八节　肘管综合征尺神经前置松解术

【手术指征】　诊断明确,非手术治疗无效的肘管综合征。

【术前准备】　肘部 X 线检查,了解骨质病变情况。

【麻醉方式】　臂丛麻醉或者局部麻醉。

【体位】　仰卧位,上臂外展于手外科手术台上。

【手术步骤】

1. 切口　在肘部后内侧肱骨内上髁近侧 7cm 处开始做皮肤切口,向远端延伸至内上髁前方,并继续沿神经走行向远端延长(图 3-70)。

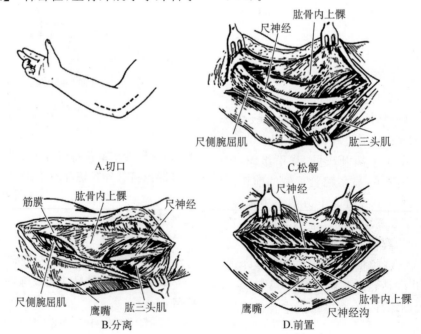

A.切口

C.松解

尺神经　肱骨内上髁

尺侧腕屈肌　　肱三头肌

筋膜　肱骨内上髁　尺神经

尺侧腕屈肌　鹰嘴　肱三头肌

B.分离

尺神经

鹰嘴　尺神经沟　肱骨内上髁

D.前置

图 3-70　尺神经前置松解术

2. 浅层分离 切开皮肤、皮下组织及深筋膜，翻转前侧皮瓣显露屈肌总腱起点，在内上髁后方的尺神经沟内找到尺神经，游离其软组织，用橡皮条提起尺神经，游离尺侧腕屈肌的肱骨内上髁起点，以进一步显露尺神经。

3. 松解 找到支配指深屈肌和尺侧腕屈肌的肌支，仔细的在神经内向上解剖此两分支，切除尺神经沟内附近的任何纤维组织和骨痂，将神经移出，如果有广泛的瘢痕形成，根据需要行神经或者神经内松解。

4. 前置 将尺神经绕过内上髁置于肘前，将其放在该区厚层脂肪的深面，旋前肌屈肌肌群的表面，切除内侧肌间隔，切除可能卡压或以其他方式损伤移位神经的任何其他腱性束带，间断缝合筋膜和皮下脂肪，防止神经滑回内上髁后方，缝合完毕后被动伸屈肘关节，证实松解神经无向后滑脱或紧张。

5. 缝合 仔细止血，逐层缝合。

【术后处理】

1. 用长臂石膏托将肘关节固定于 90°，前臂中立位 3 周。

2. 理疗配合功能锻炼，防止手部肌肉继发性变化。

第十九节 腱鞘囊肿切除术

【手术指征】 非手术治疗无效的腱鞘囊肿。

【术前准备】 充气止血带。

【麻醉方式】 上肢臂丛麻醉或者局部麻醉；下肢腰椎管内麻醉或者局部麻醉。

【体位】 以腕背部腱鞘囊肿为例：仰卧位，手和腕部外展于手外科手术台上。

【手术步骤】

1. 切口 于囊肿最突出处，沿皮纹做稍长于囊肿的横切口（图 3-71）。

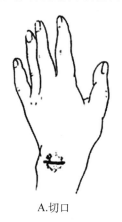
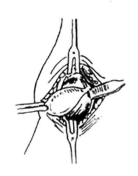

A.切口　　　　　　　　B.显露囊肿　　　　　　　C.分离囊肿至蒂部

图 3-71 腱鞘囊肿摘除术

2. 浅层分离 切开皮肤，只切至真皮层，纵行分离皮下组织，保护桡神经背侧皮支，切开腱鞘囊肿表面的伸肌支持带，显露囊肿。

3. 切除囊肿 沿囊肿壁周围分离至蒂部，全部切除囊肿，包括舟月韧带上关节囊的起源部分，如果与关节囊相通，可将关节囊开口处缝合。

4. 缝合 缝合伤口，局部加压包扎。

【术后处理】

1. 术后加压包扎，48h 后去除加压敷料。

2. 腕关节用小夹板半伸位固定 2 周，拆线后开始功能锻炼。

第二十节 腘窝囊肿切除术

【手术指征】

1. 非手术治疗无效。

2. 囊肿较大影响关节活动。

【术前准备】 下肢充气止血带。

【麻醉方式】 腰椎管内麻醉。

【体位】 俯卧位。

【手术步骤】

1. **切口** 在腘窝内侧做一长 7～8cm 的 S 形切口(图 3-72)。

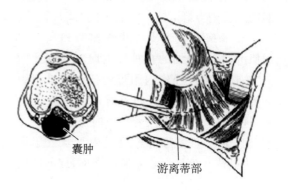

图 3-73 浅层分离

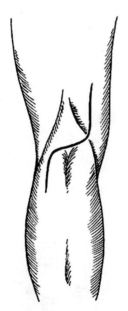

图 3-72 切口

2. **浅层分离** 切开皮肤、皮下组织,显露膨出的滑囊,沿滑囊做钝性分离,向其根部和深部解剖,尽量保持滑囊不破,手术操作应靠近半腱肌、腓肠肌内侧和滑囊进行(图 3-73)。

3. **切除囊肿** 将囊肿钳起提起,于根部切除,如与关节囊相通,做贯穿缝合,如关节囊较大,应修补缝合(图 3-74)。

4. **缝合** 止血后,逐层缝合切口,稍加压包扎。

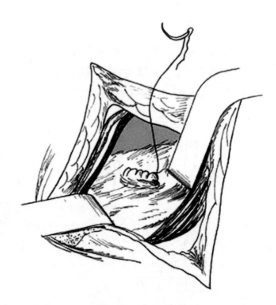

图 3-74 缝合蒂部

【术后处理】

1. 术后第 1 天开始直腿抬高及股四头肌练习。

2. 急性炎症期过后,开始主动关节功能锻炼。

第二十一节　血管球瘤切除术

【手术指征】　诊断明确的血管球瘤。

【术前准备】

1. 摄 X 线片明确是否存在骨的病变。

2. 上臂部上充气止血带。

【麻醉方式】　臂丛麻醉或指根阻滞麻醉。

【体位】　仰卧位,患肢外展于手外科手术台上。

【手术步骤】

1. 拔除指甲,甲床浅层可见肿瘤,沿包膜完整切除(图 3-75)。

2. 如在甲床深层,需要切开甲床后切除,然后缝合甲床。

3. 用凡士林纱条覆盖甲床后包扎,切除肿瘤送病理检查。

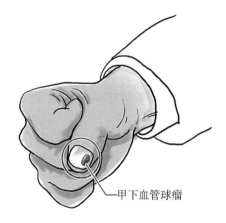

甲下血管球瘤

图 3-75　拔除指甲

【术后处理】

1. 术后抬高患肢,有利于血液循环。

2. 按时换药。

第二十二节　髌前滑囊炎滑囊切除术

【手术指征】

1. 髌前滑囊炎出现纤维化或者滑膜增厚并伴有痛性结节。

2. 非手术治疗无效。

【术前准备】　大腿部上充气止血带。

【麻醉方式】　椎管内麻醉。

【体位】　仰卧位。

【手术步骤】

1. 以滑囊为中心做适当长度横切口。

2. 切开皮肤及皮下组织,剥离滑囊表面的皮下组织及滑囊下面的髌腱膜,切除滑囊(切除时应避免滑囊破裂或者穿孔)(图 3-76)。

3. 剪掉多余的皮肤,彻底止血,一期关闭切口(为防止血肿,可在切口两侧经皮行褥式缝合,至深部组织,消灭无效腔)。

【术后处理】

1. 从术后当天开始进行股四头肌恢复练习。

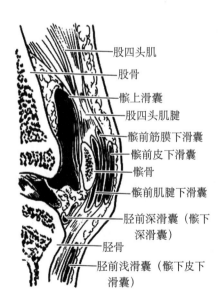

股四头肌
股骨
髌上滑囊
股四头肌腱
髌前筋膜下滑囊
髌前皮下滑囊
髌骨
髌前肌腱下滑囊
胫前深滑囊(髌下深滑囊)
胫骨
胫前浅滑囊(髌下皮下滑囊)

图 3-76　膝部解剖

2. 用较大的加压敷料自腹股沟至踝包扎,将下肢固定至少两周。

第二十三节　拔甲术

【手术指征】　甲沟炎已侵入甲下形成甲下脓肿者,嵌甲形成感染者。

【术前准备】

1. 根据病情合理选用抗生素。

2. 手部较深脓肿切口时,宜用止血带控制出血。

【麻醉方式】　指根神经阻滞麻醉。

【体位】　仰卧位,上肢外展于手外科手术台上。

【手术步骤】

1. 术者捏紧病指末节两侧,控制出血,在甲根两侧各做一纵向切口。

2. 用尖刃刀顺甲根分离甲上皮,再从指甲尖端顺甲床面将指甲与甲床分离。

3. 指甲完全游离后,用止血钳夹持指甲的一侧向另一侧翻卷,使指甲脱离甲床(图3-77)。

4. 检查无甲角残留后,即可用凡士林纱布覆盖包扎。

【术后处理】

1. 及时更换敷料。

2. 预防感染。

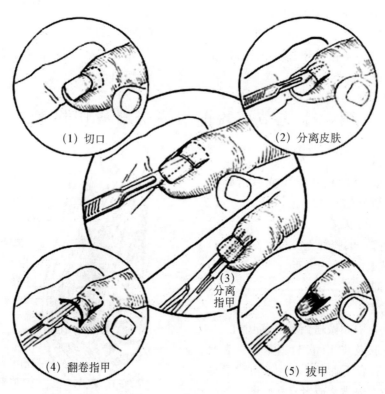

图 3-77　拔甲术

第二十四节　骨筋膜间室综合征筋膜切开减压术

【手术指征】

1. 肢体严重肿胀与疼痛。

2. 筋膜间隙张力大、压痛明显。

3. 受累肌肉被动牵拉时疼痛剧烈。

4. 肢体末端感觉障碍、肌力差。

5. 筋膜间隙测压在 30mmHg 以上。

【术前准备】

1. 筋膜间隙测压。

2. 确定筋膜减压范围。

【麻醉方式】　上肢可用臂丛麻醉,下肢可用椎管内麻醉。

【手术步骤】

1. 前臂掌侧筋膜切开减压

(1)取仰卧位,上肢外展置于手术桌上。

(2)做一长弧形切口,从肱二头肌腱内侧开始,斜行跨过肘横纹,向远侧直达手掌,以便打开腕管,注意切口与腕横纹勿成直角(图3-78)。

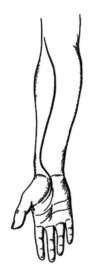

图 3-78　弧形切口

(3)用剪刀向前推行打开掌侧浅层筋膜,使掌侧浅层筋膜间室减压,这时需要找到尺侧腕屈肌,并连同及深层的尺神经、血管束拉向尺侧。

(4)将指浅屈肌及正中神经拉向桡侧以显露深层筋膜间室内的指深屈肌,检查其浅层筋膜或肌外膜是否紧张并纵行切开。

(5)向远侧分离,沿掌长肌腱和正中神经的尺侧缘切开腕横韧带。

(6)用无菌湿敷料覆盖伤口,长臂夹板固定,勿使肘关节屈曲超过 90°。

2. 前臂背侧筋膜切开减压

(1)取仰卧位,上肢外展置于手术桌上。

(2)从外上髁下方开始,在指总伸肌和桡侧腕短伸肌之间切开,向远端延长约 10cm(图 3-79)。

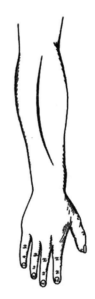

图 3-79　切口位置

(3)切开皮下组织,打开覆于 Henry 滑动束及伸肌支持带之上的筋膜以减压。

(4)用无菌湿敷料覆盖伤口,长臂夹板固定,勿使肘关节屈曲超过 90°。

3. 大腿筋膜切开减压

(1)取仰卧位,患侧臀部及下肢垫高。

(2)行外侧切口,从粗隆间线远端至股骨

外上髁。

（3）分离皮下组织，显示髂胫束，平行于皮肤切口切开髂胫束（图3-80）。

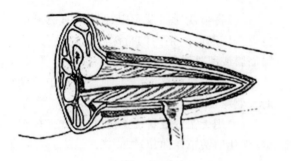

图3-80　切开髂胫束

（4）小心地从外侧肌间隔上翻开股外侧肌，仔细电凝所有的血管穿支，在外侧肌间隔切开1.5cm，用组织剪向上下延长，切开前后间室后，测量内侧间室压力，如压力升高则另做内侧切口以打开内收肌间室。

（5）伤口敞开，大量敷料包扎。

4. 小腿单切口筋膜切开减压

（1）体位取仰卧位。

（2）沿腓骨从腓骨头下端至外踝上3～4cm做一纵切口（图3-81）。

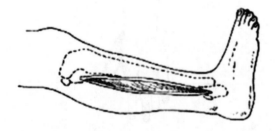

图3-81　纵向切口

（3）切开皮肤，向前侧皮下潜行分离，勿损伤腓浅神经。纵行切开前间室和外侧间室的筋膜。

（4）然后再向后做皮下分离，切开后侧浅间室筋膜。

（5）在远端找到浅间室与外侧间室之间的间隙，再由此向近侧延伸，从腓骨上剥离比目鱼肌，骨膜下分离腓骨上的踇长屈肌，将肌肉及腓血管向后侧拉开，找到胫后肌在腓骨上的筋膜附着点，将此筋膜纵向切开。

（6）留置负压引流管，仅缝合皮肤。

5. 小腿双切口筋膜切开减压

（1）体位取仰卧位。

（2）前外侧切口，于腓骨干及胫骨嵴中间做20～25cm长的小腿前间室纵向切口，行皮下分离，广泛显露筋膜间室，横行切开显露外侧肌间隔，在后方找到腓浅神经，用组织剪沿胫骨前肌上下分开前间室，沿腓骨干纵行切开外侧间室。

（3）后内侧切口，在胫骨后缘后方2cm处做第二个纵向切口，行广泛皮下分离确认筋膜面。向前牵开隐静脉及神经，横行切开，辨认在深浅后间室之间的肌间隔，在整个间室长度上分离覆盖小腿三头肌的筋膜，切开趾长屈肌表面筋膜，减压整个深后间室，在向近端分离时，如果比目鱼肌起点延伸到胫骨远侧半，则松解此延伸的肌肉起点。分开后侧间室后找到胫后肌间室，如果此间室张力明显增高，则分开此肌腹上的筋膜。

（4）双切口筋膜切开减压后，小腿四个间室圈闭减压。

（5）敞开伤口，充填敷料，用带足底的石膏托固定。

【术后处理】

1. 术后7～10d缝合伤口。

2. 如不能直接缝合伤口，则用中厚皮片移植覆盖创面。

3. 去除夹板需待拆线后或根据骨折情况决定。

4. 若诊断较迟，手术已晚，已有部分肌肉坏死，可做表浅清创，使用抗生素防止感染，如继续坏死则再清创，待伤口条件许可时，再做二期缝合或植皮术。

第二十五节　锁骨骨折切开复位内固定术

【手术指征】

1. 骨折不愈合。

2. 神经血管受累。

3. 成人锁骨远端骨折合并喙肩韧带撕裂。

4. 软组织嵌入,骨折断端之间有较宽的分离。

5. 锁骨骨折同时伴有肩胛骨外科颈骨折形成的漂浮肩。

【术前准备】

1. 术前骨折部位应摄正位及辅助的斜位 X 线片。

2. 术中 X 线透视。

3. 准备相应内固定器械。

【麻醉方式】　颈丛麻醉或者全身麻醉。

【体位】　仰卧位,患侧肩部适当垫高。

【手术步骤】

1. 切口　以骨折为中心,采用锁骨前上方略弧形切口,长约 5cm(图 3-82)。

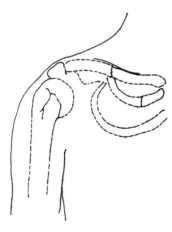

图 3-82　切口

2. 锁骨中段骨折　切开皮肤和皮下组织,显露骨折断端,尽量少剥离骨膜,使用4～7孔钢板,置于锁骨上表面进行固定。在钻孔和拧螺钉时应极其小心,以避免损伤锁骨下动静脉和胸腔内容物(图 3-83)。

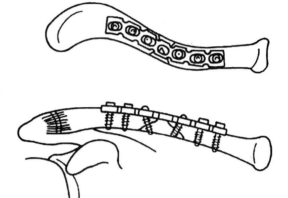

图 3-83　钢板固定

3. 锁骨外侧骨折　显露骨折断端,复位后先用一枚克氏针经肩峰临时固定,再用两枚带螺纹克氏针由远侧骨折块穿入近侧骨折块,取出临时固定克氏针做“8”字形张力带固定,折弯克氏针远端并折断,使其贴附于锁骨上(图 3-84)。

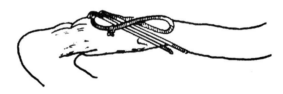

图 3-84　克氏针“8”字形张力带固定

此外,还可以应用小 T 形钢板或钩状钢板固定(图 3-85)。

【术后处理】

1. 患侧上臂应用悬吊带保护2～4周。

2. 骨折愈合前,上臂不能抬过头。

3. 骨折愈合后,取出内固定器械。

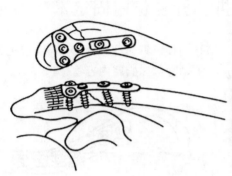
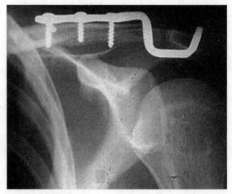

图 3-85　T 形或钩状钢板固定

第二十六节　桡骨远端骨折切开复位内固定术

【手术指征】

1. 严重粉碎性骨折,桡骨下端关节面破坏。

2. 手法复位失败。

3. 手法复位成功,外固定不能维持复位。

4. 嵌入型骨折,尺桡骨下端关节面不平衡。

5. 背侧或掌侧 Barton 骨折。

【术前准备】

1. 术前骨折部位应摄正位、侧位 X 线片,关节内骨折应做三维 CT 检查。

2. 松质骨螺钉、克氏针或小 T 型钢板。

3. 上臂充气止血带。

【麻醉方式】　臂丛麻醉。

【体位】　仰卧位,前臂外展于手外科手术台上。

【手术步骤】

1. 伸直型桡骨远端骨折

(1)切口:经腕背桡侧做纵向切口,长约 6cm。

(2)浅层分离:切开皮肤、皮下组织和筋膜,在桡侧腕长短伸肌与拇长伸肌之间切开伸肌支持带,显露骨折端。

(3)固定:在直视下将骨折复位,用 T 型钢板、克氏针或者螺钉固定。

(4)止血:彻底止血并冲洗伤口,逐层缝合。

2. 屈曲型桡骨远端骨折

(1)切口:在前臂远端桡侧掌面做一个 7.5cm 纵向切口(图 3-86)。

(2)浅层分离:切开皮肤、皮下组织及深筋膜,在桡侧腕屈肌及掌长肌腱之间做切口,切开腕掌侧韧带和筋膜,将拇长屈肌腱牵向桡侧,正中伸肌和其他肌腱牵向尺侧,切断旋前方肌在桡骨起始处的肌纤维,显露骨折。

(3)固定:整复骨折,用塑形后的 T 型钢板固定近侧骨块,其远侧的横行部分充当一个支架,保持骨折复位,通常只需要用两枚螺钉固定近侧骨块,一般不需要在钢板远端拧入螺钉。

(4)关闭切口:将旋前方肌经钢板表面重新缝合于其在桡骨的起始点,关闭伤口。掌侧支持带和筋膜不必缝合。

3. Barton 骨折

(1)背侧 Barton 骨折:同伸直型桡骨远端骨折。

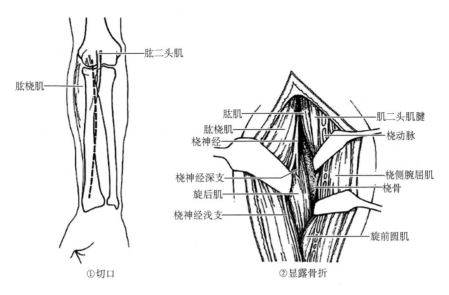

图 3-86 纵向切口及显露骨折

（2）掌侧 Barton 骨折：同屈曲型桡骨远端骨折。

【术后处理】

1. 石膏托功能位外固定 4 周。

2. 早期进行手指伸、屈活动。

3. 4 周后拆除石膏托，行腕关节功能锻炼。

第二十七节 髌骨骨折切开复位内固定术

【手术指征】

1. 合并伸肌支持带断裂的骨折。

2. 开放性骨折。

3. 超过 2～3mm 移位或者关节面不平的骨折。

【术前准备】

1. 术前应拍摄正侧位及髌骨轴位的 X 线片，范围应包括胫骨近端，观察有无胫骨结节撕脱骨折。

2. 术中 X 线透视。

3. 准备克氏针、钢丝及髌骨爪。

【麻醉方式】 腰椎管内麻醉或全身麻醉。

【体位】 仰卧位，可在患侧臀下放一垫子，以助患肢内旋。

【手术步骤】

1. 切口 髌前横弧形切口或者髌前正中纵向切口。

2. 浅层分离 将皮肤及皮下组织切开并牵开，显露髌骨前面、股四头肌及髌腱，去除所有的小的游离骨块，检查关节内面，尤其是髌骨沟部位有无骨软骨骨折，行关节内彻底冲洗，去除血凝块和小的碎骨片（图 3-87）。

3. 固定 用大号布巾钳或者合适的持骨钳将骨折块解剖复位（图 3-88）。

4. 穿针 用两枚 2mm 克氏针由下向上穿过两个骨折块，克氏针的深度为距髌骨前面约 5mm，穿入的位置要将髌骨分为内侧、中部、外侧三部分，两针应尽量平行，保留克氏针末端，使之突出于髌腱和股四头肌腱在上、下骨折块附着点的上方。

5. 张力带钢丝 在克氏针突出部位的深侧，尽可能靠近髌骨，将 18 号钢丝绕过克氏针深侧以"8"字形方式捆扎收紧（图 3-89）。

6. 关闭切口 将两枚克氏针的上端向

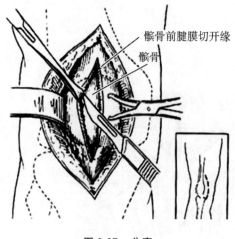

髌骨前腱膜切开缘

髌骨

图 3-87 分离

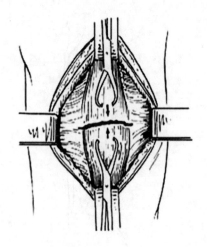

图 3-88 复位

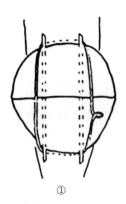

①

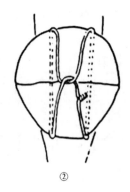

②

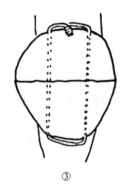

③

图 3-89 张力带钢丝捆扎

前折弯成锐角,并剪短,将其旋转 180°,嵌入环扎钢丝后的髌骨上缘,剪短下端突出的克氏针末端,间断缝合修复滑囊、破裂的关节囊和撕裂的伸肌支持带,逐层缝合切口。

【术后处理】

1. 用大腿石膏托或支具将患肢伸直位固定。

2. 术后第 1 天,即可下床活动,并根据患者的耐受情况决定患肢的负重程度,鼓励患者进行下肢肌肉舒缩锻炼。

3. 术后 2~3 周伤口愈合后,开始进行主动的关节活动练习。

4. 术后 4~6 周,如果 X 线证实骨折已经愈合,去除支具并逐渐开始抗阻力练习。

5. 术后 18~24 周,股四头肌肌力完全恢复,活动可不受限制。

6. 如果固定失败,骨折块发生 3~4mm 的分离,关节面台阶超过 2~3mm,则需再行手术治疗。

7. 去除内固定物平均时间为 1 年。

第二十八节　肱骨髁上骨折切开复位内固定术

【手术指征】

1. 肱骨髁上骨折并发肱动脉或正中神经损伤。

2. 肱骨髁上骨折手法复位失败,特别是远折端有尺偏移位。

3. 肱骨髁上骨折已 2 周,有肘内翻畸形,不能手法复位或尺骨鹰嘴牵引复位。

【术前准备】

1. 术前骨折部位应摄正侧位 X 线片。

2. 术中需要有 X 线透视或摄片。

3. 准备克氏针等内固定器械。

【麻醉方式】　臂丛麻醉或者全身麻醉。

【体位】　仰卧位,无血管损伤者患肢置于胸前;有血管损伤者伤侧上肢外展,前臂旋后置于手术台旁的小桌上。

【手术步骤】

1. 无血管损伤髁上骨折切开复位内固定

(1)切口:起自肱骨远端背侧中线,于尺骨鹰嘴处轻度弧向桡侧,直至尺骨嵴后方,如骨折不复杂,沿中线直接切开肱三头肌肌腱就能显露并整复骨折。

(2)复位:除去骨折部的血凝块,如有游离碎骨片,也可去除,尺偏型骨折因尺侧有粉碎及骨缺损,解剖复位会导致肘内翻,应与近位骨折端外侧切除少量骨质,骨折复位后,肘关节提携角应保持为 10°,或较健侧大 5°。

(3)固定:经皮从内、外上髁各钻入一枚克氏针,将骨折交叉固定,克氏针钻入方向,应于肱骨纵轴呈 35°～45°角,向后倾斜 10°,两枚克氏针应于骨折近端数毫米处交叉,而不是在骨折线处交叉,这样可以获得坚强的生物力学效应。

(4)伤口处理:冲洗伤口,逐层缝合。

2. 有血管损伤的髁上骨折切开复位内固定

(1)切口:S 形前切口,从肘窝上方起,沿肱二头肌及其肌腱内侧,做一长约 5cm 的直切口,至肘前屈侧横纹处,沿该横纹延伸,至肱桡肌边缘,再转为直切口,继续在前臂掌面延伸 4cm(图 3-90)。

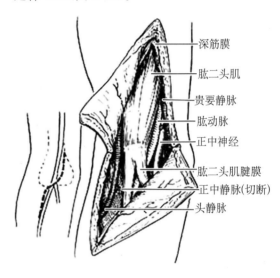

图 3-90　切口及分离

(2)浅层分离:切开皮肤及皮下,向两侧牵开皮瓣,注意勿损伤皮下的头静脉、贵要静脉和皮神经。在肱二头肌内缘找到肱二头肌腱膜,切开肘前深筋膜和肱二头肌腱膜,清除深筋膜下血肿,向下分离肱动静脉及在其内侧下行的正中神经,如有损伤则予以修复。

(3)骨折复位:纵行分离肱肌,向两侧拉开,即可见到肱骨髁上骨折的情况,助手握住前臂牵引,克服重叠移位,术者用骨膜剥离器撬开骨折端,手法复位,并用骨膜剥离器向后顶住骨折近端,维持复位。

(4)固定:拉开内侧切口,显露肱骨内髁,在肱骨内髁处将克氏针与骨干成 45°角斜行钉入,通过骨折面,直达对侧皮质骨(勿伤及内上髁后方的尺神经),然后在外髁另做一小切口,同样钉入另一根克氏针,与对侧克氏针交叉固定,检查骨折对位良好,即可将断裂的肱肌缝合,剪去多余的克氏针,外露针尾约0.5cm,折弯并埋于皮下(图3-91)。

(5)切口处置:缝合皮肤切口及外髁小切口,不需缝合深筋膜。

【术后处理】

1. 术后石膏托固定于90°屈肘位,做握拳等功能锻炼。

2. 儿童4周后去石膏,成人8周后去石膏,开始肘关节功能锻炼。

3. 骨折愈合后拔除克氏针。

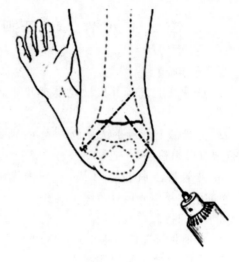

图 3-91　固定

第二十九节　骨软骨瘤切除术

【手术指征】

1. 肿瘤较大影响美观。

2. 压迫周围组织引发症状。

3. 影像学检查疑有恶变。

【术前准备】　行 X 线、CT 检查明确瘤体大小、部位。

【麻醉方式】　上肢臂丛麻醉;下肢椎管内麻醉。

【体位】　依据肿瘤不同而体位不同。

【手术步骤】

1. 股骨远端骨软骨瘤

(1)体位:仰卧位,患肢轻度屈曲外旋位。

(2)切口:以瘤体为中心,做纵向切口(图3-92)。

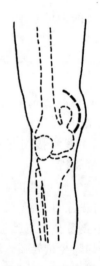

图 3-92　切口位置

(3)显露瘤体:切开皮肤、皮下组织及深筋膜,沿股骨内侧肌内缘的骨间隙纵行分开瘤体上的肌肉,向前牵开股内侧肌,向后牵开缝匠肌,充分显露瘤体。

(4)切开骨膜:充分显露瘤体基底部,于基底部约1cm处环形切开骨膜,并于骨膜下向周围稍加剥离正常骨膜。

(5)切除肿瘤:用骨刀自瘤体基底部完整切除肿瘤,包括部分正常骨组织、瘤体、软骨帽、骨膜滑囊(图3-93)。

(6)切口处置:逐层关闭切口,切除肿瘤组织送病理检查。

【术后处理】　术后将患肢抬高。

术后10~14d拆除缝线,逐渐开始下地活动。

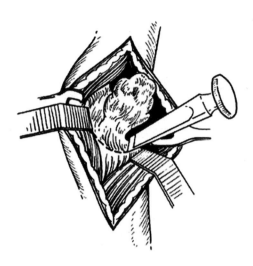

图 3-93　切除瘤体

第4章

妇产科及计划生育手术

第一节 宫颈活检术(点切法)

【适应证】

1. 阴道细胞学检查高度可疑或查到癌细胞,需经病理检查确诊者。

2. 阴道细胞学涂片检查虽无异常,但临床有接触性出血而可疑宫颈癌变者。

3. 确定宫颈病变性质者。

4. 观察治疗效果者。

【手术步骤】

1. 暴露宫颈,以活检钳咬取病变组织(图 4-1)。

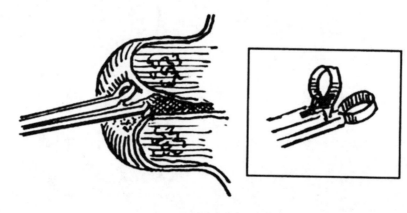

图 4-1 活检钳咬取病变组织

2. 疑为癌者,应用小型刮匙骚刮颈管,在颈管可疑处及宫颈 6 点、3 点、9 点、12 点处依次采取宫颈组织送检。取材部位位于鳞-柱状上皮移行带;可疑部分可藉碘试验不着色区,或在阴道镜下实行。组织块大小以 $0.5cm^3$ 为宜,应包括病变、正常、上皮及间质组织,以提高活检的准确性(图 4-2)。

【注意事项】

1. 如无宫颈活检钳或应用活检钳不易切取组织时,可应用宫颈钳或鼠齿钳夹持,以

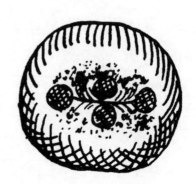

图 4-2 宫颈多点活检

尖刀或小剪刀切取(图 4-3,图 4-4)。

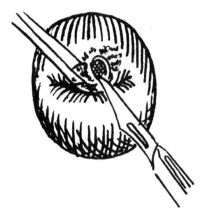

图 4-3 用尖刀切取宫颈组织

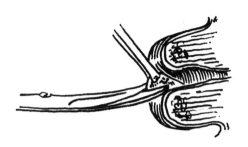

图 4-4 用剪刀切取宫颈组织

2. 活检后,创面用无菌纱布压迫止血,24h 后取出。

3. 所切取组织分别标志、分装,应用95％乙醇或 10％甲醛溶液固定送检。

第二节　诊断性刮宫术

诊断性刮宫是术者通过刮取子宫内膜组织或宫腔内容物,进行病理学诊断,以指导临床治疗的过程。

【适应证】

1. 怀疑有不全流产,拟诊子宫内膜结核、子宫内膜息肉、子宫内膜癌、子宫滋养细胞病变者。

2. 妇科内分泌疾病(包括闭经、不孕、多囊卵巢、功能性子宫出血等)。

3. 诊断或治疗学观察者,子宫肌瘤欲了解内膜病理变化者,子宫颈癌欲了解颈管及内膜病理者。

【禁忌证】 各类急性外阴炎、阴道炎、急性子宫内膜炎、急性输卵管炎及盆腔炎等。

【麻醉】 一般不需要麻醉,如患者特别敏感时,可于术前 30min 肌内注射哌替啶100mg 或镇静药。亦可于术前行宫颈旁 1％普鲁卡因 5～10ml 封闭。确有必要时可在硬膜外阻滞或全身麻醉下施术。

【手术步骤】

1. 体位取膀胱结石位。

2. 如小刮匙可以放入者,不必扩张宫颈。如小刮匙不能放入或需较大刮匙时,应先扩张宫颈。扩张号数依放入刮匙大小而定,一般至 8 号即可(图 4-5)。

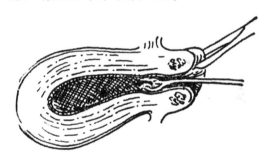

图 4-5 先刮宫颈管组织

3. 将刮匙按子宫腔方位送入宫底部,然后按前壁、侧壁、后壁、宫底部的次序刮取组织(图 4-6)。

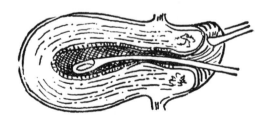

图 4-6 后刮宫腔组织

【注意事项】

1. 如功能失调性子宫出血时,应全面地刮除子宫内膜,已达彻底清除肥厚的内膜、止血和行病理检查之目的。

2. 如拟诊绝经后流血、内膜癌、恶性滋养叶病变者,诊刮要特别细心,除注意宫壁变化外,若刮出少许可疑癌组织能行病理检查即可,切忌粗暴过度刮宫以免造成损伤、出血和穿孔。恶性葡萄胎、绒癌刮宫前还应做好剖腹、输液输血准备。

3. 如拟诊子宫内膜结核,应特别注意刮取宫腔两侧角组织。

4. 如拟诊难免流产、不全流产、葡萄胎时,应急症行全面刮宫术。

5. 分段诊刮,其目的在于确定疾病的原发部位是属宫颈管或宫腔病变。先用小细刮匙刮取颈管组织。刮出物应分装送病理。

【并发症】

1. 出血 一般出血较少。如系葡萄胎、稽留流产、不全流产时出血较多,术前应予输液备血。如遇大出血,应予输血,必要时行剖腹探查,一般探查诊为子宫绒癌者,不应施行诊刮术。

2. 穿孔

3. 感染,败血症 如术前宫腔已有感染未能控制,应先控制感染,纠正一般情况后再予刮宫。如宫腔内残留组织感染,应以卵圆钳夹出宫腔内大块感染组织以达暂时止血和清除病灶之目的,待炎症基本控制后另行彻底刮宫。

第三节　处女膜切开术

【适应证】 处女膜闭锁主要是有胚胎期先天发育异常引起,主要临床表现为周期性下腹疼痛。检查可见阴道口部位明显向外突出且呈紫蓝色。

【麻醉】 局麻。

【手术步骤】

1. 切口,于阴道口突出处做"X"形切口,近达处女膜环。处女膜切开后流出潴留的暗黑而黏稠的月经血。对有子宫或输卵管经血潴留者,任其术后逐渐外流(图 4-7)。

2. 修剪处女膜切缘,形成圆形阴道口(图 4-8)。

3. 用 2 号肠线间断缝合切口边缘,如局部无出血,亦可不处理(图 4-9)。

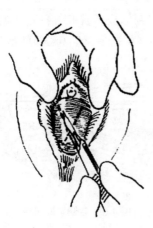

图 4-7　X 形切开

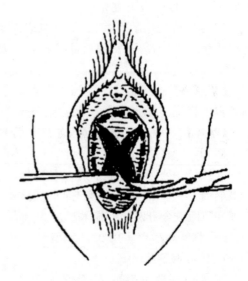

图 4-8　修剪处女膜

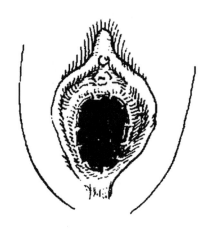

图 4-9　缝合处女膜边缘

4. 个别病例,闭锁部位较高,而且隔的组织较厚,可用金属导尿管插入尿道、膀胱,以示指伸入肛门作标志,引导切割闭锁处,以避免损伤尿道、膀胱或直肠。

【术后处理】

1. 手术后即可坐起或下床活动,利于经血流出。

2. 注意外阴清洁,但不宜坐浴或阴道灌洗。

3. 对无孔处女膜或一薄层组织闭锁者,术后不需放置阴道模型。否则,应按阴道瘢痕性闭锁手术后处理。

第四节　后穹穿刺及切开术

一、后穹穿刺术

【适应证】

1. 了解子宫直肠窝有无积液和积液性质,以便协助明确诊断。

2. 凡妇科双合诊检查,直肠子宫窝饱满,有液体潴留疑为积血或积脓时,可做后穹穿刺,抽吸液体进行检查。

3. 对个别盆腔脓肿或输卵管卵巢炎性积液患者,即可经后穹穿刺放液,同时于局部注入抗生素治疗。

4. 个别分娩过程发现卵巢囊肿盆腔嵌顿阻碍分娩时,可行后穹穿刺,排出囊肿内容物,以利于胎儿娩出。

【禁忌证】　临床怀疑恶性肿瘤者应禁忌做实验性穿刺,以免引起不良后果。

【手术步骤】

1. 膀胱截石位,常规消毒外阴阴道,窥器暴露子宫颈。

2. 以宫颈钳或鼠齿钳向前上方牵拉子宫颈后唇,暴露后穹。用 0.75% 碘酊棉球重新消毒后穹阴道壁。

3. 用 10ml 空针接上 17 号或 18 号长针头,在后穹中央或稍偏病变侧,距离阴道宫颈交界约

1cm 处平行刺入。当针穿过阴道壁后失去阻力呈空虚感时抽吸空针。必要时适当地改变方向或深浅度。抽出液体后随即拔出针头。将抽出液进行大体观察,必要时镜检培养(图 4-10)。

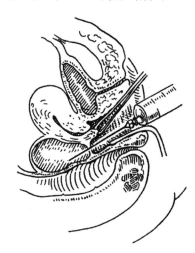

图 4-10　后穹窿穿刺

【注意事项】

1. 穿刺方向应是后穹中点向上顺着与子宫颈管平行方向深入至子宫直肠窝,不可盲目向两侧或过前过后刺入,以免损伤周围脏器。

2. 穿刺深度要适当,一般为 2～3cm,过深时可能刺入盆腔脏器,或者因子宫直肠窝

积液量少抽不出液体而延误诊断。

二、后穹切开术

【适应证】 后穹切开术的主要目的是为了排出盆腔脓液或积血；也用于探查盆腔或子宫附件肿块，协助疾病诊断。

【麻醉】 局麻、腰麻。

【手术步骤】

1. 按后穹穿刺法，以 18 号长针头刺入子宫直肠陷窝，抽出脓汁或血液后，保留针头不动。

2. 切开阴道壁放脓，用长尖刀在针头两侧做长 2～3cm 横切口，再用长弯钝头剪向

深层分离，直达脓腔或血肿处。

3. 用长弯血管钳经切口伸入盆腔，轻轻扩张，使内容物畅流干净。必要时以示指伸入进行探查分离，引流脓液，或用小卵圆钳取出血块。

4. 对盆腔脓肿者，应自切口放入橡皮管引流，不缝合切口。引流管下端近达阴道口，不宜过长或过短。

【注意事项】

1. 做后穹切口时，注意不要损伤直肠，必要时，用手指伸入直肠作引导。

2. 术后每天活动引流管，保持引流通畅，待内容物基本流尽即可取出。

第五节　前庭大腺脓肿切开引流术

【适应证】 当腺管呈急性化脓性炎症时，其开口往往被堵塞使脓液不能外流，积存而形成脓肿，应切开引流。

【麻醉】 局部浸润麻醉。

【手术步骤】

1. 切口，选择脓肿表面最波动部位做切口，纵置，长度近脓肿全长。切开小口后可用尖刃刀反挑式挑开脓腔，再用尖刀延长切口（图 4-11）。

2. 脓液完全排出后，再用生理盐水冲洗（图 4-12）。

3. 以盐水纱布条填塞脓腔，最后用消毒纱布保护外阴（图 4-13）。

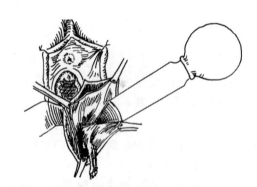

图 4-12　冲洗囊腔

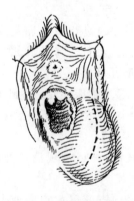

图 4-13　缝合囊壁阴唇皮肤

【术后处理】 术后 24h 开始更换囊腔引流。当无分泌物及窦道变浅时，开始 1∶5000 高锰酸钾坐浴。

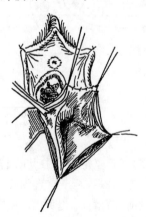

图 4-11　切线口

第六节　巴氏腺囊肿切开术

【适应证】　巴氏腺囊肿多发生于一侧，亦有双侧者，位于小阴唇内侧形成囊肿，并向大阴唇膨出，呈椭圆形，大小不等，囊感，无压痛。可继发感染形成脓肿。

【麻醉】

1. 局麻。

2. 囊肿较大或有过反复感染形成粘连，剥离困难，可在术前给予派替啶 100mg 肌内注射。

【手术步骤】

1. 切开囊肿，在黏膜与皮肤交界处切开囊肿，切口应与囊肿等长，使囊液流出（图 4-14）。

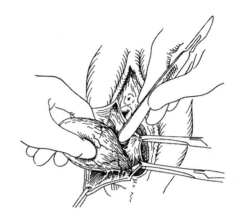

图 4-15　分离囊肿

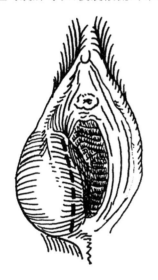

图 4-14　切线口

2. 用生理盐水冲洗局部，使囊液排空。

3. 将囊壁与周围之皮肤及黏膜做间断缝合，形成口袋状。因操作简单、不易发生并发症，故囊肿较大、部位较深、有粘连者更为适宜（图 4-15－图 4-18）。

【术后处理】　次日开始用苯扎溴铵棉球清洁外阴，术后遗留之窦道逐渐缩小变浅长平。

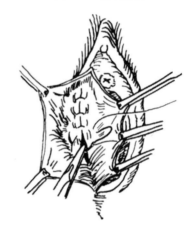

图 4-16　缝合基底层

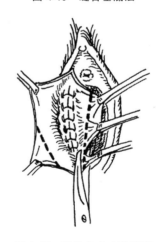

图 4-17　切除多余皮肤黏膜

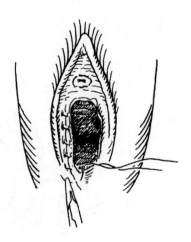

图 4-18　缝合皮肤黏膜

第七节　胎头吸引术

【适应证】

1. 宫缩无力,第二产程延长者。包括持续性枕横位和枕后位。

2. 母体患有某些疾病,如心脏病、高血压等需缩短第二产程者。

3. 有剖宫产史,不适在分娩时用力者。

4. 轻度头盆不称,胎头内旋转受阻者。

5. 胎儿宫内窘迫者。

【禁忌证】

1. 胎儿不能或不适宜从产道分娩者,如严重的头盆不称。

2. 异常胎位,如颜面位、额位、横位。

3. 臀位后出头。

【术前准备】

1. 检查吸引器有否损坏、漏气,橡皮套有否松动。

2. 取膀胱截石位,外阴准备同接生。

3. 导尿排空膀胱。

4. 阴道检查,了解子宫颈口开全或近全,确定胎头为顶先露,其胎头骨质部已达坐骨棘水平及下,排除禁忌证。胎膜未破者予以破膜。

5. 会阴较紧者应予会阴切开。

【手术步骤】

1. 放置吸引器　将吸引器大端外面涂以润滑油。左手分开两侧小阴唇先露外阴口,以中指、示指掌侧向下,撑开阴道后壁,右手持吸引器将大端下缘向下压,随左手中示指伸入阴道后壁。然后左手示中指掌面向上,挑开右阴道侧壁,使大端该侧滑入阴道内,继而向上提拉前阴道壁,将大端上缘滑入阴道。最后用右手示指拉开左侧阴道壁,使大端完全滑入阴道内并与胎头顶部紧贴(图4-19)。

2. 检查吸引器　用一手扶持吸引器,并稍向内推压,使吸引器始终与胎头紧贴。另一手示中指伸入阴道,于吸引器大端口与胎头衔接处摸1周,将压入大端口径范围内的阴道壁或宫颈组织推出。同时调整吸引器小端之两柄方向与矢状缝相一致,以便做旋转胎头的标记(图4-20,图4-21)。

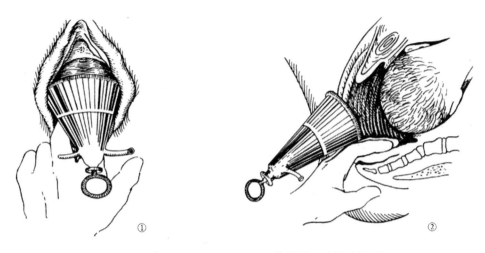

图 4-19　①放置吸引器(正面观);②放置吸引器(侧面观)

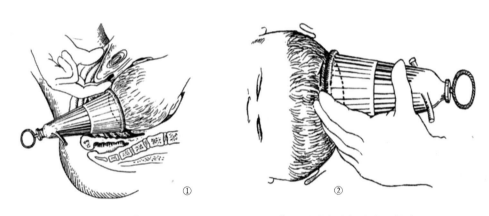

图 4-20　①吸引器大端上缘滑入阴道;②吸引器大端与胎头顶紧贴

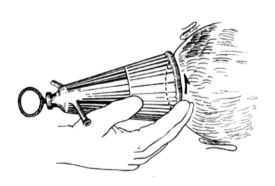

图 4-21　示、中指检查吸引器大端与胎头衔接情况

3. 形成吸引器内负压　术者左手扶持吸引器,助手用 50ml 或 100ml 空针接吸引器之橡皮管,逐渐缓慢抽出空气 150ml(低位)或 150～200ml(中位或旋转胎头),形成负压。术者右手用血管钳夹紧橡皮接管,取下空针管(图 4-22)。

4. 牵引与旋转吸引器　牵引前需轻轻缓慢适当用力试牵,了解吸引器与胎头是否衔接或漏气,避免正式牵引时滑脱或造成胎儿损伤(图 4-23)。

5. 牵引方向　应根据先露所在平面,循产道轴所取的方向在宫缩时进行。胎位不正时应在牵引同时进行旋转(图 4-24)。

6. 取下胎头吸引器　胎头娩出后,放开夹橡皮管的血管钳,吸引器内恢复正压,取下吸引器。

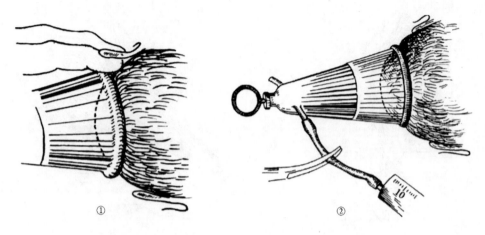

图 4-22　①将压入大端内宫颈推出；②形成负压

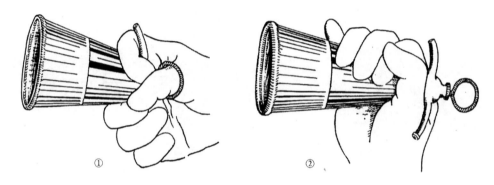

图 4-23　①拉式牵引；②握式牵引

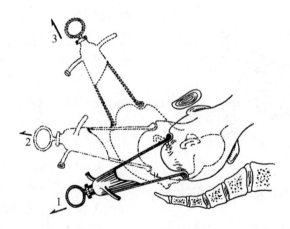

图 4-24　牵引力方向及旋转

【并发症】

1. 胎儿并发症 ①头皮血肿;②颅内出血;③头皮坏死;④颅骨损伤。

2. 母体并发症 ①宫颈裂伤;②外阴阴道裂伤;③阴道血肿。

第八节 人工剥离胎盘术

【适应证】 胎儿娩出后,胎盘仍未能剥离者,需迅速实行徒手剥离、取出滞留于宫腔内胎盘的手术。

【手术步骤】

1. 体位 产妇取膀胱结石位,消毒、导尿。

2. 麻醉 宫颈内口较紧者可用派替啶、阿托品,或丙泊酚等全麻药物。

3. 剥离胎盘 一手牵引脐带,另一手沿脐带通过收缩环。到达子宫体胎盘附着处。通过收缩环时应特别注意,因产后子宫下段很薄,子宫口也很松弛,如用力过猛或方向失误常可穿破下段。为避免此种意外,左手应在腹部固定并向下按压子宫体,然后顺胎盘面向下找到胎盘边缘与胎膜交界处,用四指并拢做锯状向上剥离。固定子宫体部与宫腔内操作的手配合动作,因胎膜较坚韧一般能随同胎盘一起剥离。待整个胎盘剥离后将胎盘握在手掌中取出。如此操作可减少胎盘剥离面上血窦感染(图4-25,图4-26)。

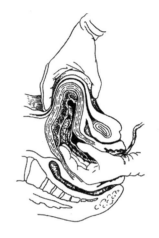

图4-26 将胎盘握于手中取出

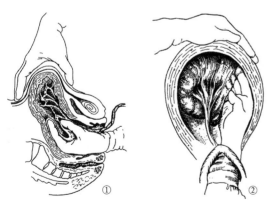

图4-25 ①徒手剥离胎盘侧面观;②徒手剥离胎盘正面观

4. 徒手剥离胎盘 应一次完成,不可反复进出伸入的手,增加感染机会,更不可用暴力拉扯胎盘。

5. 注射宫缩药 手术结束后肌内注射缩宫素10U。

6. 抗生素 手术结束后给予抗生素。

【注意事项】

1. 胎盘在子宫角部附着常较牢固,该部的肌肉较薄,胎盘及子宫接触面层次不清,用手剥离时不如其他部位疏松,操作时应特别当心。

2. 胎盘剥离后子宫壁上遗留的创面比较粗糙,切不可用刮匙骚刮以求平整。

3. 胎盘用手剥离,须严格掌握手术指征及注意无菌操作。

4. 剥离确实困难者,应想到可能为胎盘植入,考虑改为切除子宫。

第九节　二度及二度以下会阴裂伤缝合术

【会阴裂伤分度】　依其裂伤部位、轻重程度分为三度。

一度：会阴皮肤、黏膜裂伤，包括阴唇、前庭黏膜破裂。

二度：会阴皮肤、黏膜、肌肉的裂开，但肛门括约肌是完整的。

三度：会阴皮肤、黏膜、会阴体、肛门括约肌完全断裂，多伴有直肠壁裂伤。

【体位】　取膀胱截石位。

【麻醉】　局部浸润麻醉。

【手术步骤】

1. 一度裂伤的修复缝合　一度裂伤用 2 号肠线或细丝线做裂伤部位的间断缝合即可（图 4-27）。

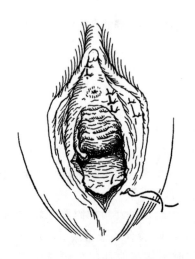

图 4-27　一度会阴裂伤缝合

2. 二度裂伤的修复缝合　二层修复缝合分为浅层肌肉、筋膜的缝合和皮肤黏膜的缝合。用手指或阴道拉钩暴露裂伤各部位、解剖结构，并判断裂伤深度。用 0 号肠线缝合裂伤肌肉，用 0 号或 1 号肠线间断缝合阴道壁黏膜，用细线间断缝合会阴皮下组织及皮肤（图 4-28）。

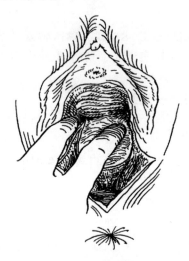

图 4-28　二度伤手指暴露裂伤侧缘

3. 二度复杂裂伤（蹄形）的修复缝合用阴道拉钩或手指暴露阴道壁裂伤顶端。手指暴露较为灵活，且可压迫止血，即术者用左手中、示指置于阴道裂伤两侧缘，向后下压迫阴道后壁直至暴露裂伤顶端。如若顶端较高不易暴露可先于裂伤顶端以下部位做缝合，将线端向下外牵引，然后在暴露顶端并缝合之。用 1 号肠线做间断缝合阴道裂伤，注意消灭无效腔和止血。有时阴道侧壁裂伤可沿阴道直肠间隙向深部撕裂，甚至可沿直肠侧壁达后盆腔，故在缝合时尤应注意。在缝合裂伤内侧基底部时应防止损伤和缝及直肠侧壁，故可以在左手示指置入肛门内引导以防穿透肠壁。肠线间断缝合会阴肌层。1 号丝线间断缝合会阴皮下组织及皮肤（图 4-29）。

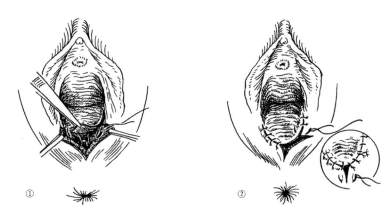

图 4-29　①二度会阴裂伤缝合裂伤肌肉；②缝合后壁裂伤黏膜

第十节　会阴侧切缝合术

【适应证】　会阴切开可缩短分娩过程中产程，是降低母体及新生儿发病率的重要手段。

【体位】　产妇取仰卧屈膝或膀胱截石位。

【麻醉】

1. 会阴及外阴局部浸润麻醉　在切开部位的下外方用 0.5% 的利多卡因做一皮丘，再沿切开部位的皮内及皮下、阴道前庭黏膜下呈扇形注射麻药，不超过 20ml。

2. 阴部神经阻滞麻醉　一手示指及中指深入阴道，触及坐骨棘及骶棘韧带，从坐骨结节与肛门中间进针，向坐骨棘尖端内侧 1cm 处刺入，再向内后方深入 1cm 回抽无血，注入 0.5% 的利多卡因 5～10ml。

【手术步骤】

1. 切开会阴　左手示、中指深入阴道与胎头之间，将阴道左侧壁撑起，用会阴切开剪自会阴后联合起，向外旁开 45°，向坐骨棘方向，在宫缩时剪开会阴 4～5cm 有效止血（图 4-30）。

2. 缝合　胎儿娩出后阴道内填入带尾纱布卷进行缝合。

（1）缝合阴道黏膜：用 1 号可吸收线自阴道黏膜切口顶端上方 0.5cm 处，连续或间断缝合阴道黏膜及黏膜下组织，直达处女膜环

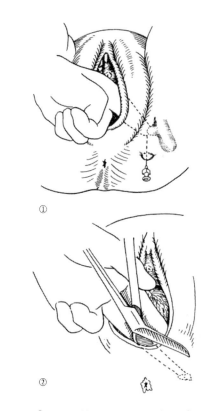

图 4-30　①于坐骨棘附近注射普鲁卡因；② 侧切剪开

处，将处女膜缘对齐，再继续缝至阴道口（图 4-31）。

（2）缝合肛提肌：按解剖层次间断缝合肛提肌，关闭无效腔（图 4-32）。

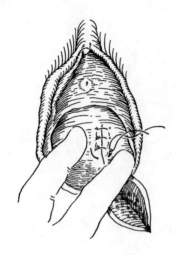

图 4-31　缝合阴道黏膜

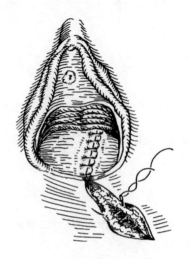

图 4-33　缝合皮下脂肪

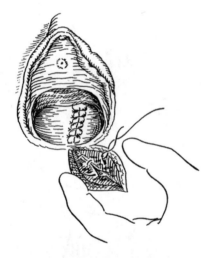

图 4-32　缝合肛提肌

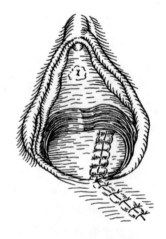

图 4-34　缝合皮肤

（3）缝合皮下脂肪组织：间断缝合皮下脂肪组织（图 4-33）。

（4）缝合皮肤：间断缝合皮肤（图 4-34）。

3. 术后检查　取出阴道塞子，阴道检查是否有纱布遗留、阴道黏膜是否有漏洞，处女膜口松紧度是否适中；肛诊检查是否缝线穿透直肠黏膜。

第十一节　宫内节育器放置术

【适应证】

1. 育龄妇女自愿要求放置宫内节育器无禁忌证者。

2. 用于紧急避孕，更适于愿继续以宫内节育器避孕且无禁忌证者。

【禁忌证】

1. 绝对禁忌证

（1）妊娠或可疑妊娠者。

（2）生殖器官炎症，如阴道炎、宫颈炎、盆腔炎，性传播疾病等。

（3）3 个月以内有月经频发、月经过多或不规则出血者。

（4）子宫颈内口松弛或重度狭窄者。

（5）子宫脱垂二度以上者。

（6）生殖器官畸形。

（7）宫腔深度＜5.5cm 或＞9cm 者。

（8）人工流产术后子宫收缩不良、出血多，有妊娠组织残留或感染可能者。

（9）产时或剖宫产时放置，有潜在感染或出血可能者。

（10）有严重的全身急慢性疾病者。

（11）有铜过敏史者不宜放置含铜节育器。

2. 相对禁忌证

（1）产后 42d 恶露未净或会阴伤口未愈者，应暂缓放置。

（2）葡萄胎史未满 2 年者慎用。

（3）有严重痛经者慎用。

（4）生殖器肿瘤，如子宫肌瘤、卵巢肿瘤等慎用。

（5）中度贫血，血红蛋白＜90g/L 者慎行。

（6）有异位妊娠者慎用。

【放置时间】

1. 月经期第 3 日起至月经干净后 7d 均可放置，以月经干净后 3～7d 为最佳。

2. 月经延期或哺乳期闭经者，应在排除妊娠后放置。

3. 人工流产负压吸宫术和钳刮术后、中期妊娠引产流产后 24h 内清宫术后即时放置。

4. 自然流产正常转经后、药物流产 2 次正常月经后放置。

5. 产后 42d 恶露已净，会阴伤口已愈合，子宫恢复正常者。

6. 剖宫产 6 个月后放置。

7. 剖宫产或阴道正常分娩胎盘娩出后即时放置。

8. 用于紧急避孕，不论月经周期时间，在无保护性性交后 5d 内放置。

【术前准备】

1. 询问病史，做体格检查及妇科检查。

做血常规及阴道分泌物检查。特别要了解高危情况，如哺乳、多次人工流产史、近期人工流产或剖宫产史、长期服避孕药物史等。

2. 做好术前咨询，受术者知情并签署同意书。

3. 测量血压、脉搏、体温，术前 2 次（相隔 4h）体温测量，均在 37.5℃ 以上者暂不放置。

4. 术前排空小便。

5. 检查手术包和节育器的有效灭菌日期。

【手术步骤】

1. 术者穿手术用衣裤，戴帽子、口罩，常规刷手后戴无菌手套。

2. 受术者取膀胱截石位，常规冲洗，消毒外阴及阴道。

3. 常规铺消毒巾、套腿套、垫治疗巾、铺孔巾。

4. 阴道双合诊检查，仔细查明子宫大小、位置、倾曲度及附件情况后，换无菌手套。

5. 用窥阴器暴露阴道和宫颈，拭净阴道内积液。

6. 消毒液消毒宫颈及阴道穹。

7. 子宫颈钳钳夹宫颈前唇或后唇。

8. 拭净黏液后，用棉签蘸消毒液消毒宫颈管。

9. 子宫探针沿子宫方向探测宫腔深度，遇有剖宫产史和宫颈管异常时，应探查宫颈管长度。

10. 根据宫颈口的松紧和选用绝育器的种类与型号大小，决定是否扩张宫颈口。如宫节育器、T 型节育器等，应扩至 5、6 号。

11. 除去节育器外包装，取出节育器。有尾丝者测量尾丝总长度。如使用消毒液浸泡的节育器，应用无菌生理盐水或注射用水冲洗。

12. 将准备放置的节育器，告知受术者，并示以实物。

13. 缓缓牵拉宫颈，拉至子宫轴线。

14. 置入节育器

（1）宫型 IUD——套管式放置叉放置（图 4-35）。

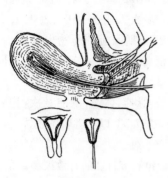

①宫形环的放置

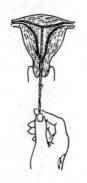

②测量宫腔深度

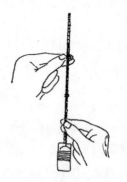

③调整定位器

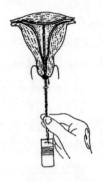

④将放置器顶端送至宫底

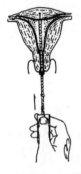

⑤推进插入器和IUD上手术线小结插入宫底部层

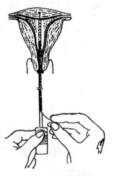

⑥从插入槽上松开吉妮的尾丝

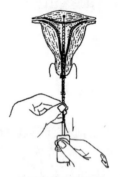

⑦缓慢抽出放置器

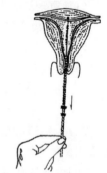

⑧放置器大部被抽出

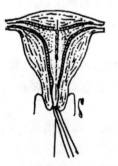

⑨从宫颈处剪断尾丝

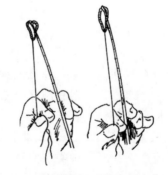

⑩带线放置叉放置

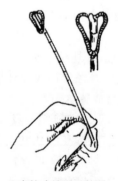

⑪套管式放置叉放置

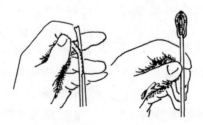

⑫有缺口放置钳放置

图 4-35　宫型 IUD 放置

①将 IUD 横臂中点的下方嵌入套管的放置叉上,IUD 露在套管外。

②将套管叉上的限位器上缘移至宫腔深度的位置。

③带 IUD 的放置器沿宫腔方向轻柔通过宫颈口达宫腔底部。

④固定内杆,后退外套管,同时内杆向上推出套管叉上的 IUD,IUD 即置入宫腔,退下放置器于近内口处,再用放置器向上顶送 IUD 后,撤出放置器。

(2)TCu220C 或 TCu380A IUD

①将 T 形 IUD 的双横臂轻轻下折,横臂下折时间不宜超过 3min,并将双横臂远端插入放置管内。

②将套管上的限位器上缘移至宫腔深度的位置。

③将带 IUD 的放置器沿宫腔方向,送达宫腔底部。

④固定内芯,后退放置套管,使 IUD 的横臂脱出套管。

⑤再将套管上推 IUD 并稍待片刻,使 IUD 处在宫腔底部。

⑥先取出内芯,然后小心取出放置套管。

⑦测量阴道内尾丝长度,以核对 IUD 是否放置到位。

⑧在宫颈外口 1.5～2.0cm 处剪去多余的尾丝。记录留置尾丝的长度。

(3)母体乐 IUD

①将 IUD 放置器上的限位器上缘移至宫腔深度的位置。

②将带有 IUD 的放置器按 IUD 的平面与宫腔平面平行的方向置入宫腔内,直至宫腔底部,等待 1～2min,抽出放置器。

③放置后,用探针检查宫颈管,以确定 IUD 纵臂末端已进入宫腔。

④测量阴道内尾丝长度,以核对 IUD 是否放置到位。

⑤在宫颈外口 1.5～2.0cm 处剪去多余的尾丝。记录留置的尾丝长度。

(4)活性环形节育器——一次性放置叉放置

①检查带环的放置叉,环的上缘应处在套管叉上,下缘应被内杆的小钩拉住,环的结头在侧方。

②拉下内杆至缺口处,把缺口嵌入套管下缘,使环拉成长椭圆形,便于放置。

③将带环的放置叉上的限位器上缘移至宫腔深度的位置。

④将放置叉上的环轻轻置入宫腔达宫底。

⑤上推内杆,使环的下缘从内杆钩上脱落。

⑥后退放置器至宫颈内口处,上推环的下缘,使环保持靠近宫底部后退出放置器。

(5)铜固定式 IUD(吉妮 IUD)

①用示、中、拇三指稳稳把持套管末端和内芯,避免移动,从放置系统中取出。

②检查 IUD 顶端的线结是否挂在内芯尖端上,尾丝是否紧扣在内芯的柄上,然后移动限位器上缘至宫腔深度位置。

③持放置器轻柔通过宫颈管入宫腔,直至宫底正中。

④一手持套管紧紧顶住宫底,另一手持内芯柄向宫底肌层刺入 1cm。

⑤松解内芯上的尾丝后,轻轻退出内芯,然后退出套管。

⑥轻拉尾丝有阻力,说明 IUD 已置入肌层。

⑦测量阴道内尾丝长度,以核对 IUD 是否放置到位。

⑧在宫颈口外 1.5～2.0cm 处或宫颈外口内剪去多余的尾丝。记录留置的尾丝长度。

15. 撤出宫颈钳,拭净血液,取出窥阴器,手术完毕。

【注意事项】

1. 严格无菌操作,在放置 IUD 的过程中,避免进入宫腔的器械和 IUD 等与阴道壁接触。

2. 遇宫颈较紧或使用须扩张宫口的

IUD 时,均须扩张宫口,不可勉强放置。

3. 操作应轻柔,以防发生心、脑综合征等不良反应。对高危的妇女更宜小心,以防子宫损伤。

4. 放置时如感到 IUD 未放至宫腔底部时,应取出重放。

5. 放置环形 IUD 时,放环叉应避开环的接头。

6. 手术过程中,如遇多量出血、器械落空感、宫腔深度异常、受术者突感下腹疼痛等,应立即停止操作,进一步查明原因,采取相应措施。

【术后处理】

1. 填写 IUD 放置术记录。

2. 发给 IUD 随访卡。

3. 告知受术者注意事项

(1)术后休息 2d。

(2)1 周内不做过重的体力劳动。

(3)2 周内不宜房事和盆浴,保持外阴清洁。

(4)放置后可能有少量阴道出血和下腹不适感,均为正常现象;如出血多、腹痛、发热、白带异常等,应及时就诊。

(5)放置 IUD 后 3～6 个月,在经期及大便后,应注意 IUD 是否脱落。

(6)放置带尾丝节育器者,经期不使用阴道棉塞。

(7)告知放置 IUD 的种类、使用年限、随访时间,放置术后 1 个月随访,以后每年随访 1 次。

第十二节　宫内节育器取出术

【适应证】

1. 因不良反应或并发症须取出者。

2. 带器妊娠者。

3. 要求改用其他避孕方法或绝育者。

4. 围绝经期月经紊乱者。

5. 到期需更换或已闭经半年以上者。

6. 计划妊娠或不须继续避孕者。

【禁忌证】

1. 全身情况不良或处于疾病急性期者暂不取,待好转后再取。

2. 并发生殖道炎症时,应在抗感染治疗后再取出节育器,情况严重者可在积极抗感染的同时取出节育器。

【取出时间】

1. 以月经干净后 7d 内为宜。

2. 如因子宫出血而须取出者,则随时可取,并酌情同时做诊断性刮宫,刮出物应送病理检查。术后给予抗生素治疗。

3. 月经失调者,也可在出血期取出节育器,并做诊断性刮宫,刮出物应送病理检查。

4. 因带器早期妊娠须做人工流产者,应在人工流产术同时取出宫内节育器,可根据节育器所在部位,先取器后吸宫或先吸宫后取器。带器中、晚期妊娠,应在胎儿、胎盘娩出时检查 IUD 是否随之排出,如未排出,可在产后 3 个月或在转经后再取。

5. 带器异位妊娠,应在术后出院前取出节育器,并发内出血、失血性休克者,可在下次转经后取出。

6. 更换 IUD 者,可在取出 IUD 后立即另换一个新的 IUD,或于取出后待正常转经后再放置。

【术前准备】

1. 术前咨询,了解取器原因。受术者知情并签署同意书。

2. 取器前,应对 IUD 做定位诊断,尽可能了解 IUD 的种类及位置。

3. 做妇科检查及阴道分泌物常规检查。

4. 测量血压、脉搏、体温。

5. 术前排空膀胱。

6. 绝经时间较长者的取器或估计取器有一定的困难者,应在有条件的计划生育技术服务机构和医疗保健机构取器。必要时在取器前行宫颈准备,改善宫颈条件后再取 IUD。

【手术步骤】

1. 无尾丝 IUD

(1)同"宫内节育器放置"手术步骤①-⑧。

(2)探针探查宫腔深度,同时轻轻探查 IUD 在宫腔内的位置。

(3)视宫口情况和所放置 IUD 的种类,酌情扩张宫口。

(4)用取出器钩住 IUD 的下缘或钳住 IUD 的任何部位轻轻拉出,如遇困难,须扩张宫口,切勿强拉,以免损伤宫壁。

(5)必要时将带出的子宫内膜送病理检查。

(6)环形节育器部分嵌顿肌壁内,可牵拉金属环丝,见环结后剪断取出,以免部分残留。

(7)如节育器嵌顿、断裂、残留,可用取器钳夹取或在 B 超监测下取出,亦可在宫腔镜下取出。

(8)节育器异位于子宫外者,应在腹腔镜下或改用开腹手术取出。

2. 有尾丝 IUD

(1)同"宫内节育器放置"手术步骤①-⑧。

(2)用钳或镊子在宫颈外口处夹住尾丝,轻轻向外牵拉取出 IUD。

(3)如尾丝断裂,按无尾丝 IUD 取出法取出。

(4)T 形节育器横、纵臂嵌顿颈管造成取出困难时,可酌情扩张宫口,用止血钳、取器钳或填塞钳夹住 T 形节育器纵臂向宫腔内推入约 1cm,旋转后即可顺利取出。凡取出断裂的节育器应核对是否完整(图 4-36)。

【术后处置】

1. 填写 IUD 取出术记录。

2. 告知受术者注意事项

(1)术后休息 1d。

(2)2 周内禁止性交及盆浴。

(3)继续避孕者,应落实避孕措施。

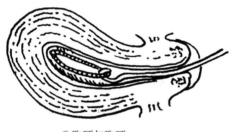
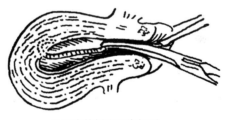

①取环勾取环　　　　②用血管钳夹取嵌顿环

图 4-36　节育器取出

第十三节　米非司酮配伍前列腺素终止早期妊娠术

【适应证】

1. 确诊为正常宫内妊娠,停经天数不超过 49d,本人自愿要求使用药物终止妊娠的 18－40 岁健康妇女。

2. 手术流产的高危对象,如生殖器官畸形、严重骨盆畸形、子宫极度倾曲、宫颈发育不全或坚韧子宫、瘢痕子宫、产后哺乳期妊娠、多次人工流产等。

3. 对手术流产有顾虑或恐惧心理者。

【禁忌证】

1. 米非司酮禁忌证:肾上腺疾病、糖尿病、内分泌疾病、肝肾功能异常、妊娠期皮肤瘙痒史、血液疾病和血管栓塞病史、与甾体激素有关的肿瘤。

2. 前列腺素禁忌证，心血管系统疾病、高血压、低血压、青光眼、胃肠功能紊乱、哮喘、癫痫等。

3. 过敏体质。

4. 带器妊娠。

5. 异位妊娠或可疑异位妊娠。

6. 贫血(血红蛋白<95g/L)。

7. 妊娠剧吐。

8. 长期服用利福平、异烟肼、抗癫痫药、抗抑郁药、西咪替丁、前列腺素生物合成酶抑制药巴比妥类药物等。

9. 吸烟每日超过 10 支或酗酒。

10. 居住地远离医疗单位或计划生育服务机构而不能及时随访者。

【接诊程序】

1. 医师应向用药对象讲清用药方法、流产效果和可能出现的不良反应，对象自愿选用药物流产并签署知情同意书后方可用药。

2. 询问病史，进行体格检查和妇科检查，确诊是否为宫内妊娠，注意子宫大小与停经天数是否相符。

3. 实验室检查，包括查血常规、尿妊娠试验，必要时行血人绒毛膜促性腺素测定。取阴道分泌物，查阴道清洁度、滴虫和念珠菌。

4. 必须经 B 超检查证实为宫内妊娠方可药物流产，如胚囊的平均直径>25mm，并有胚芽伴有胎心者不宜药物流产。经检查合格者，应予填写记录表，确定服药日期、随访日期，告知注意事项，发给月经卡，嘱对象记录阴道出血情况及不良反应。

【用药方法】

1. 米非司酮　分为顿服法和分次服法。每次服药前后各禁食 1h。

(1)顿服法:用药第 1 日顿服米非司酮 200mg，服药后 36～48h 加用前列腺素。

(2)分次服法:用药第 1 日，晨空腹服米非司酮 50mg，服药 8～12h 再服 25mg;用药第 2 日，早晚各服米非司酮 25mg;用药第 3 日，上午 7:00 左右空腹服米非司酮 25mg，

1h 后在原就诊单位加用前列腺素，或第 2 日按第 1 日同样服法。

2. 前列腺素　首次服米非司酮 36～48h 来原就诊单位，空腹服米索前列醇 600μg，或阴道后穹放置卡前列甲酯栓 1mg，留院观察 6h。

【用药后观察】

1. 服用米非司酮后，注意阴道开始出血时间、出血量，如出血量多或有组织物排出，应及时来院就诊，必要时将组织物送病理检查。

2. 使用前列腺素类药物后留院观察期间，应观察体温、脉搏、血压变化及恶心、呕吐、腹泻、头晕、腹痛、手心瘙痒，以及药物过敏等不良反应，警惕过敏性休克及喉头水肿等严重不良反应，不良反应较重者应及时对症处理。密切注意出血和胚囊排出情况。胚囊排出后如有活动性出血，应急诊处理。胚囊排出后再观察 1h，无多量出血方可离院，并嘱 2 周左右来院随诊。6h 内胚囊未排出且无活动性出血者可离院，并预约 1 周后来院随诊。

3. 填写药物流产记录。

【随访】

1. 用药 1 周后　重点了解胚囊未排出者离院后阴道出血和胚囊排出情况。胚囊仍未排出者应做 B 超检查。确诊为继续妊娠或胚胎停育者，应做负压吸宫术。若已见胚囊排出且出血不多者，预约用药 2 周后来诊。

2. 用药 2 周后　如胚囊排出后，至来诊时尚未止血，出血如月经样者，应做 B 超检查或 HCG 测定，诊断为不全流产者，应行清宫处理，刮宫组织物应送病理检查。如出血不多，根据临床情况，可继续观察。观察期间有活动性出血或持续性出血，应随时处理。

3. 用药 6 周后　做流产效果评定和了解月经恢复情况。

【注意事项】

1. 流产后休息 2 周。

2. 服药必须按时，不能漏服，用药期内

不可同时服用吲哚美辛、水杨酸、镇静药及广谱抗生素。

3. 按期随访。

4. 用药者在开始阴道出血后,大小便应使用专用便器或用一次性杯置于阴道口,以便观察有无组织物排出。如有组织物排出,应及时送原就诊单位检查。

5. 如胚囊排出后 3 周仍有阴道流血,应就诊。

6. 如突然发生大量活动性阴道出血,持续性腹痛或发热,应及时急诊。

7. 药物流产后至转经前应禁止性交,转经后应及时落实避孕措施。

8. 药物流产过程中,医护人员应随时注意鉴别异位妊娠、葡萄胎及绒毛膜上皮癌等疾病,防止漏诊。

【结果评定】

1. 完全流产　用药后胚囊自行完整排出,或未见胚囊完整排出,但经 B 超检查宫内无妊娠物,未经刮宫,出血自行停止,尿 HCG 转阴性,子宫恢复正常大小。

2. 不全流产　用药后胚囊自然排出,在随诊过程中因出血过多或时间过长而施行刮宫术者。刮出物经病理检查证实为绒毛组织或妊娠蜕膜组织。

3. 失败　至用药第 8 天未见胚囊排出,经 B 超证实胚胎发育或停止发育,最终采用负压吸宫术终止妊娠者,均为药物流产失败。

第十四节　依沙吖啶羊膜腔内注射中期妊娠引产术

【适应证】

1. 凡妊娠 14～27 周要求终止妊娠且无禁忌证者。

2. 因患某种疾病不宜继续妊娠者。

3. 产前诊断胎儿畸形者。

【禁忌证】

1. 绝对禁忌证

(1)全身健康状况不良不能耐受手术者。

(2)各种疾病的急性阶段。

(3)有急性生殖道炎症或穿刺部位皮肤有感染者。

(4)中央型前置胎盘。

(5)对依沙吖啶过敏者。

2. 相对禁忌证

(1)子宫体上有手术瘢痕,宫颈有陈旧性裂伤,子宫颈因慢性炎症而电灼术后,子宫发育不良者慎用。

(2)术前 24h 内两次测量体温,均为 37.5℃以上。

【手术步骤】

1. 手术操作应在手术室或产房进行。

2. 术者穿手术用衣裤,戴帽子、口罩、常规刷手,戴无菌手套。

3. 受术者术前排空膀胱。

4. 孕妇取平卧位,月份大者可取头稍高足低位。腹部皮肤用碘酊、乙醇或碘伏消毒,并铺无菌洞巾。

5. 选择穿刺点,将子宫固定在下腹部正中,在子宫底两三横指下方中线上,选择囊性感最明显的部位,或根据 B 超定位选择穿刺点,尽量避开胎盘附着处。

6. 羊膜腔穿刺,用 7 号带芯的腰椎穿刺针,从选择好的穿刺点子宫壁垂直刺入,一般通过三个阻力(即皮肤、肌鞘、子宫壁)后有落空感,即进入羊膜腔内。当穿刺针进入羊膜腔后,拔出针芯即有羊水溢出。如见血液溢出,暂勿注药,调整穿刺部位、方向,重复穿刺,不得超过 2 次。

7. 注药,准备好装有依沙吖啶药液的注射器,与穿刺针相连,注药前先往注射器内抽少许羊水,药液与羊水混合后呈絮状。确认针头在羊膜腔内,然后注入药液。一般注入依沙吖啶 50～100mg。

8. 拔出穿刺针,注完药液后,回抽少量

羊水后再注入,以洗净注射器内的药液,然后,插入针芯再迅速拔针。针眼处盖无菌纱布,并压迫片刻,胶布固定。

【术后处置】

1. 本法引产时间多数在48h内,引产后72h无规律宫缩定为引产失败。如一次注药引产失败,需做第2次羊膜腔注射引产时,则至少应在引产失败72h后方可再次用药。如两次引产均失败者,应采取其他方法终止妊娠。

2. 规律宫缩后,应严密监护孕妇及产程进展情况。胎儿娩出前应送入产房待产。

3. 外阴部应用消毒液消毒,臀部铺无菌巾。

4. 胎儿娩出后,如出血不多,可在严密观察下,等待胎盘自行娩出。

5. 胎盘娩出后,应仔细检查是否完整。

6. 流产后常规检查子宫颈、阴道有无裂伤,如发现软产道裂伤,应及时缝合。

7. 填写中期妊娠引产后观察记录及分娩记录。

8. 引产后给予抗生素、子宫收缩药和回奶药。

9. 告知受术者注意事项

(1)流产后休息1个月。

(2)流产后有阴道多量流血、发热、寒战、腹痛等,应及时就诊。

(3)注意外阴清洁卫生,预防感染。

(4)流产后1个月内不宜房事和盆浴。

(5)做好避孕指导,1个月后随访。

第十五节　水囊引产术

【适应证】

1. 妊娠在14-24周要求终止妊娠且无禁忌证者。

2. 因某种疾病不宜妊娠者。

3. 产前诊断胎儿畸形者。

【禁忌证】

1. 子宫有瘢痕者。

2. 生殖器炎症,如阴道炎、重度宫颈糜烂、盆腔炎或阴道分泌物异常。

3. 严重高血压、心脏病及其他疾病急性阶段。

4. 妊娠期间反复阴道出血,不能除外胎盘位置异常者。

5. 前置胎盘。

6. 当日2次(间隔4h)测量体温,均为37.5℃以上者。

【术前准备】

1. 必要时住院引产。

2. 术前检测阴道分泌物,检查血、尿常规,出凝血时间,血型,心电图,肝肾功能等,查乙型肝炎病毒表面抗原,做B超胎盘定位检查。

3. 有条件者时,应做宫颈管分泌物细菌培养及药物敏感试验。

4. 备好无菌水囊(图4-37)。

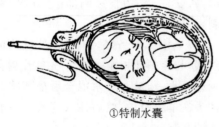
①特制水囊

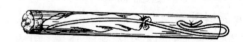
②阴茎套自制水囊

图4-37　无菌水囊

5. 术前阴道擦洗 2～3 次。

6. 术前咨询，夫妻双方知情，签署同意书。

【手术步骤】

1. 排空膀胱。

2. 取膀胱截石位，外阴及阴道消毒，铺无菌洞巾。

3. 检查事先备好的无菌水囊无漏气，并用注射器抽尽套内空气，用钳子夹住导尿管末端。

4. 窥阴器扩开阴道，拭净阴道内积液，显露宫颈。

5. 宫颈及颈管用 2.5％碘酊消毒后，以 75％乙醇脱碘，或用碘伏等其他消毒液消毒。

6. 子宫颈钳夹住宫颈前唇或后唇。

7. 将水囊顶端涂以无菌润滑剂，徐徐放入宫腔。放入时如遇出血则从另一侧放入，使水囊处于胎囊与子宫壁之间。水囊结扎处最好放在宫颈内口以上(图 4-38)。

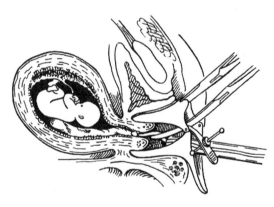

图 4-38　插入水囊

8. 经导尿管注入所需量的无菌生理盐水。液体内可加亚甲蓝数滴，以便识别羊水或注入液。注入的液量根据妊娠月份大小，酌情增减，一般在 300～500ml，缓慢注入，如有阻力应立即停止。也可采用静脉滴注的方法向水囊快速滴入。

9. 导尿管末端用丝线扎紧。

10. 将导尿管置于阴道穹处，阴道内填

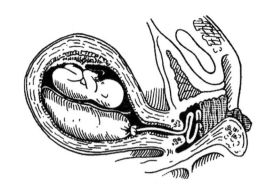

图 4-39　向水囊注水后处理

塞纱布数块，并记录纱布数(图 4-39)。

11. 一般放置 24h 取出水囊。如宫缩过强、出血较多或有感染征象及胎盘早剥时，应提前取出水囊，并设法结束妊娠，清除宫腔内容物。应用抗生素预防感染。

12. 水囊取出后，根据子宫收缩情况，酌情加用缩宫素。

(1)开始用 5％葡萄糖液 500ml 加缩宫素 5U 静脉滴注，根据宫缩情况用药量可逐渐递增，直至规律宫缩。最大浓度为 5％葡萄糖液 500ml 内加缩宫素 20U。

(2)滴注速度不宜过快，从每分钟 8 滴开始，并有专人观察体温、脉搏、血压、宫缩、出血、腹痛，以及子宫轮廓等。随时调整药物浓度及滴速，防止子宫破裂。

①胎儿及胎盘娩出后，注意阴道出血情况，并常规应用子宫收缩药，预防产后出血。

②检查胎盘胎膜是否完整，必要时清理宫腔。

③检查阴道及宫颈，如有损伤应及时处理。

④第 1 次水囊引产失败后，如无异常情况，休息 72h 后，应改用其他方法终止妊娠。

【注意事项】

1. 严格遵守无菌操作规程，放置水囊时绝对避免碰触阴道壁，以防感染。

2. 加用缩宫素静脉滴注时，必须专人严密观察和监护孕妇状态，以防子宫破裂。

3.宫缩过强时,可在严格消毒下进行阴道检查。如宫口未开,则应停用或调整缩宫素用量和滴速,并考虑应用镇静药或子宫肌松弛药,以缓解宫缩。

4.受术者放置水囊后,不宜活动过多,以防止水囊脱落。如有发热、寒战等症状,应查明原因,及时处理,必要时提前取出水囊。

5.胎儿、胎盘娩出后,应检查胎盘是否完整。严密观察 2h,注意阴道出血,子宫收缩状态,并测量和记录血压、脉搏、体温,如发现异常情况,及时处理。

【术后处置】

1.填写中期妊娠引产记录、中期妊娠引产后观察记录及分娩记录。

2.给予抗生素预防感染。

3.给予子宫收缩药、回乳药物。

4.告知受术者注意事项

(1)流产后休息 1 个月。

(2)注意外阴清洁卫生,预防感染。

(3)1 个月内不宜房事及盆浴。

(4)流产后有阴道多量出血、发热、寒战、腹痛等,及时就诊。

(5)做好避孕指导,1 个月后随访。

第十六节　负压吸宫术

【适应证】

1.妊娠在 10 周以内自愿要求终止妊娠且无禁忌证者。

2.因某种疾病不能继续妊娠者。

【禁忌证】

1.各种疾病的急性阶段。

2.生殖器炎症,如阴道炎、急性或亚急性宫颈炎、急慢性盆腔炎、性传播疾病等,未经治疗者。

3.全身健康状况不良不能耐受手术者。

4.术前两次(间隔 4h)测量体温,均为37.5℃以上者,暂缓手术。

【术前准备】

1.术前咨询,解除思想顾虑。讲明负压吸宫术可能出现的异常情况,受术者签署知情同意书。

2.详细询问病史及避孕史,特别注意高危情况。如年龄<20 岁或>50 岁,反复人流史,剖宫产后半年,哺乳期,生殖器畸形或并发盆腔肿瘤,子宫极度倾曲,有子宫穿孔史及子宫肌瘤剔除术史,带器妊娠及有内外科并发症等。

3.检查心、肺功能,测量血压、体温,必要时做相应的辅助检查。

4.做体格检查、妇科检查及尿妊娠试验。必要时做 B 超检查,确定宫腔内妊娠。取阴道分泌物检查滴虫、念珠菌、清洁度,如有阳性,应治愈后再手术。

5.检查血常规,如有异常,应做相应处理。

6.术前排空膀胱。

【手术步骤】

1.术者穿手术用衣裤,戴帽子、口罩。常规刷手并戴无菌袖套及手套,整理手术器械。

2.受术者取膀胱截石位,常规冲洗外阴及阴道。消毒方法和顺序同"宫内节育器放置"。

3.常规铺巾。

4.复查子宫位置、大小、倾曲度及附件情况,更换无菌手套(图 4-40)。

5.窥阴器扩开阴道,拭净阴道积液,显露子宫颈,2.5％碘酊及 75％乙醇或碘伏等消毒液消毒宫颈及颈管后,用宫颈钳钳夹宫颈前唇或后唇。

6.探针依子宫方向探测宫腔深度及子宫位置。

7.用宫颈扩张器以执笔式逐号轻轻扩

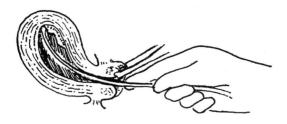

图 4-40　探测宫腔屈度和深度

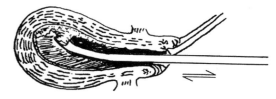

图 4-41　取出组织物

张宫口。如宫颈内口较紧，应避免强行扩张，可加用润滑剂。

8. 根据孕周及宫颈口大小，选择适当号的吸管及负压压力，负压一般为 53～66kPa（400～500mmHg）。

9. 吸引

（1）将吸管与术前准备好的负压装置连接，试负压。

（2）依子宫方向将吸管徐徐送入宫腔，达宫底部后退出少许，寻找胚胎着床处。

（3）开放负压 53～66kPa（400～500mmHg），将吸管顺时针或逆时针方向顺序转动，并上下移动，吸到胚胎所在部位时吸管常有振动并感到有组织物流向吸管，同时有子宫收缩感和宫壁粗糙感时，可折叠并捏住皮管，取出吸管（注意不要带负压进出宫颈口）。再将负压降低到 27～40kPa（200～300mmHg），继续用吸管按上述方法在宫腔内吸引 1 或 2 圈后，取出吸管。如组织物卡在宫口，可用卵圆钳将组织物取出（图 4-41）。

①必要时可用小刮匙轻轻地刮宫底及双角，检查是否已吸干净。测量术后宫腔深度。

②用纱布拭净阴道，除去宫颈钳，取出阴道窥器。如需放置 IUD，可按常规操作。

③手术结束前，将吸出物过滤，检查吸出胚胎及绒毛组织是否完全，并分别测量出血及组织物的容量。

【术后处理】

1. 填写负压吸宫手术记录。

2. 受术者在观察室休息 0.5～1h，注意阴道出血及一般情况，无异常方可离去。

3. 酌情给予子宫收缩药和抗生素。

4. 告知受术者术后注意事项

（1）术后休息 2 周。

（2）2 周内或阴道出血未净前禁止盆浴，但应每日清洁外阴。

（3）1 个月内禁止性交。

（4）指导避孕方法。

（5）如有阴道多量出血、发热、腹痛等异常情况，随时就诊。一般术后 1 个月应随诊 1 次，并填写人工流产随访记录。

第十七节　钳　刮　术

【适应证】

1. 妊娠在 14 周以内自愿要求终止妊娠且无禁忌证者。妊娠 12 周或以上必须住院。

2. 因某种疾病不宜继续妊娠者。

3. 其他流产方法失败者。

【禁忌证】

同"负压吸管术"。

【术前准备】　除与负压吸宫术相同外，还须做出凝血时间、血型检查，必要时做肝功能及心电图等检查。

1. 机械扩张法　应用本法扩张宫颈，术前阴道冲洗上药 2～3d。

（1）术前 16～24h，用 18 号专用无菌导尿管 1 根，放入宫腔内，留下部分用无菌纱布卷住,置于阴道后穹处(图4-42)。

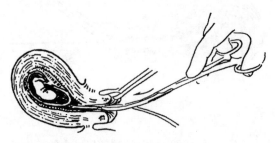

图4-42　向宫腔内羊膜腔外插尿管

(2)术前16~24h,用灭菌宫颈扩张棒或亲水棒扩张宫颈。

2. 药物准备(选其中之一)

(1)术前2~3h,口服米索前列醇0.4~0.6mg。

(2)术前1~2h,将卡孕栓0.5~1mg置入阴道后穹处。

【手术步骤】

1. 1~7. 与"负压吸宫术"手术步骤相同。

8. 用大号吸管或卵圆钳进入宫腔,破羊膜,流尽羊水。其后才能酌情应用子宫收缩药。

9. 取胎盘

(1)用卵圆钳沿子宫前壁或后壁逐渐滑入达宫底。

(2)到达宫底后,退出1cm,在前壁、后壁或侧壁寻找胎盘附着部位(图4-43)。

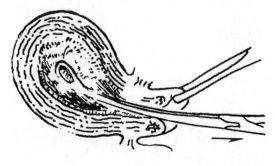

图4-43　寻找胎盘附着部位

(3)夹住胎盘(幅度宜小),左右轻轻摇动,使胎盘逐渐剥离,以便能完整地或大块地钳夹出胎盘(图4-44)。

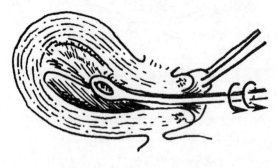

图4-44　钳夹、旋转取出胎盘

10. 取胎体时,应保持胎儿纵位为宜,避免胎儿骨骼伤及宫壁。如妊娠月份较大,可先取胎体后取胎盘。

11. 保留取出的胎块,手术结束时核对是否完整。

12. 用中号钝刮匙或6~7号吸管清理宫腔内残留组织,测量术后宫腔深度。

13. 观察宫腔有无活跃出血及子宫收缩情况。

14. 用纱布拭净阴道,除去宫颈钳。如宫颈钳钳夹部位出血,用纱布压迫止血。取出阴道窥器。

15. 填写钳刮术手术记录。

【术后处置】　同"负压吸宫术"。妊娠3个月内钳刮术术后休息3周,妊娠3个月以上钳刮术术后休息1个月。

【注意事项】

1. 凡进入宫腔的任何器械严谨碰触阴道壁,以防感染。

2. 胎儿骨骼通过颈管时,不宜用暴力,钳出时以胎体纵轴为宜,以免损伤颈管组织。

3. 出血较多时,可在宫颈注射缩宫素10U,必要时可静脉滴入。

4. 警惕羊水栓塞。

第十八节　输卵管结扎术

【适应证】

1. 已婚妇女自愿要求输卵管结扎术且无禁忌证者。

2. 因某种疾病,如心、肾疾病及严重遗传病等不宜妊娠者。

【禁忌证】

1. 有感染情况,如腹部皮肤感染,产时产后感染,盆腔炎等。

2. 全身情况虚弱,不能经受手术者,如产后出血、贫血、休克、心力衰竭和其他疾病的急性阶段。

3. 24h内2次(间隔4h)测量体温,均为37.5℃以上者,暂缓手术。

4. 严重的神经症者。

【手术时间】

1. 以月经后3～7d为宜,应尽量避免在排卵后或月经期进行。

2. 分娩后、中期妊娠引产流产后、人流后。

3. 自然流产正常转经后,药物流产两次正常月经后。

4. 哺乳期闭经排除妊娠后。

5. 取出IUD后。

6. 剖宫产、小剖宫产或其他开腹手术同时。

7. 妊娠或带器者要求绝育,必须先终止妊娠或取出节育器,然后进行输卵管结扎。

【术前准备】

1. 做好术前咨询,夫妻双方知情,签署同意书。

2. 详细询问病史,注意有无腹部手术史。

3. 做体格检查,包括测量体温、血压、脉搏,心肺听诊及妇科检查。必要时查宫颈防癌刮片。

4. 查血、尿常规及出凝血时间;做肝功能、乙型肝炎病毒表面抗原及其他检查。必要时行X线检查。术前应完成病历记录。

5. 采用普鲁卡因麻醉者应做皮试。

6. 腹部备皮,包括脐部处理。

7. 临术前排空膀胱,注意有无残余尿。尿潴留者应留置导尿管。

8. 必要时,术前0.5～1h给予镇静药。

9. 术前空腹或禁食4h后。

【手术准备】

1. 手术必须在手术室进行。

2. 术者穿手术用衣裤,戴帽子、口罩,常规刷手后戴无菌手套。

3. 受术者取平卧位或头低臀高位。

4. 用2.5%碘酊及75%乙醇或碘伏消毒皮肤。消毒范围上达剑突下,下至阴阜、耻骨联合及腹股沟以下,并至大腿上1/3处,两侧达腋中线。

5. 用无菌巾遮盖腹部,露出手术视野,并罩无菌大单。

【麻醉】

1. 切口部位注射0.5%～1%普鲁卡因,做局部浸润麻醉。亦可选用0.5%利多卡因。

2. 也可酌情选用其他麻醉方法。

【手术步骤】

1. 以选择纵切口为宜,也可选用横切口,长2～3cm。产后结扎者,明确宫底的高度;产后子宫过软者,轻轻按摩使之变硬,切口上缘在宫底下两横指。月经后结扎者,切口下缘距耻骨联合(上缘)2横指,即3～4cm处。

2. 逐层切开皮肤、皮下脂肪,剪开腹直肌前鞘,钝性分离腹直肌。提取腹膜,避开膀胱和血管,避免钳夹腹膜下肠管。确认为腹膜,将其切开后进入腹腔。

3. 寻找输卵管要稳、准、轻,可采取以下方法提取输卵管(图4-45)。

(1)指板法:如子宫为后位,先复到前位。用示指进入腹腔触及子宫,沿子宫角部滑向

输卵管后方,再将压板放入,将输卵管置于手指与压板间,共同滑向输卵管壶腹部,再一同轻轻取出(图4-46)。

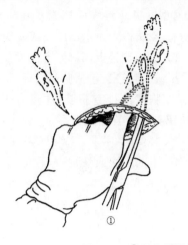 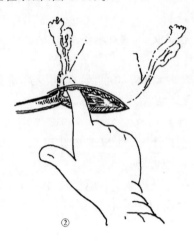

图4-45 ①用卵圆钳提输卵管;②小直角拉钩协助提管

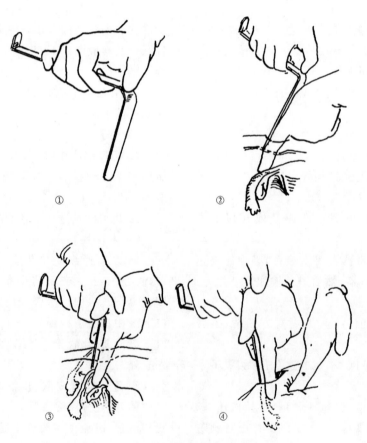

图4-46 取出输卵管

①吊钩法:将吊钩沿腹前壁经膀胱子宫陷凹,吊钩背部紧贴子宫前壁,滑至宫底部后方,然后向一侧输卵管滑去,钩住输卵管壶腹部后,轻轻提起,在直视下,用无齿镊夹住输卵管并轻轻提出。如吊钩提起时感觉太紧,可能钩住卵巢韧带;如太松可能钩住肠曲。

②卵圆钳夹取法:如子宫为后位,先复到前位,用无齿无扣弯头卵圆钳进腹腔后,沿前腹壁下经膀胱子宫陷凹滑过子宫体前壁至子宫角处,然后分开卵圆钳的两叶,滑向输卵管,向内旋转 90°,虚夹住输卵管壶腹部,并提起输卵管。

③提出输卵管:提出的输卵管均须追溯到伞端,确认输卵管无误。常规检查双侧卵巢(图 4-47)。

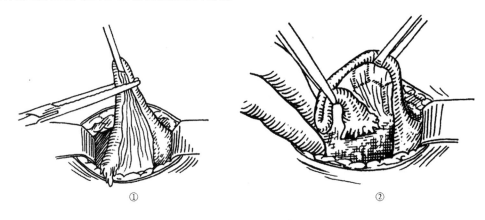

图 4-47　①卷折钳夹输卵管;②辨清输卵管

(2)阻断输卵管法:有多种,建议优选抽芯近端包埋法。

①抽芯近端包埋法:用两把组织钳将输卵管峡部提起,两钳距离为 2～3cm,选择峡部无血管区,先在浆膜下注射少量生理盐水,使浆膜层浮起,平行输卵管再将该部浆膜层切开,游离出输卵管后,用两把蚊式钳夹住两端,中间切除 1～1.5cm,用 4 号丝线分别结扎两断端,远端同时结扎浆膜层,用 0 号丝线缝合输卵管系膜,将输卵管近端包埋缝合于输卵管浆膜层内(图 4-48)。

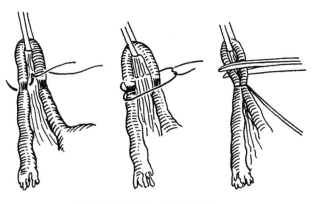

①于钳夹处结扎,线结外切除

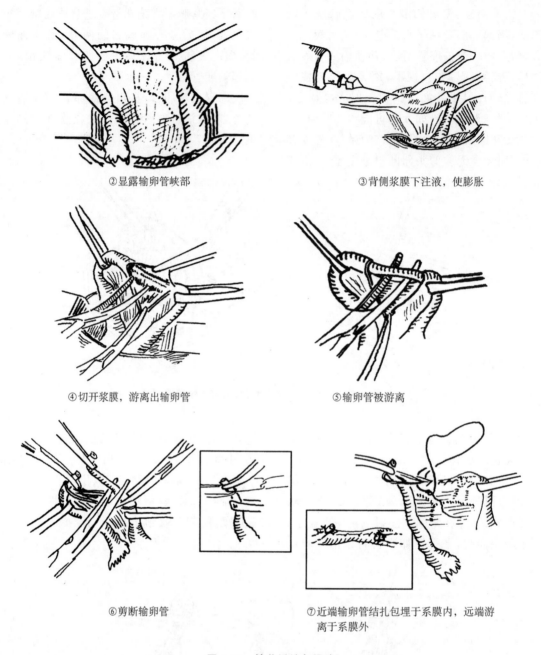

②显露输卵管峡部

③背侧浆膜下注液，使膨胀

④切开浆膜，游离出输卵管

⑤输卵管被游离

⑥剪断输卵管

⑦近端输卵管结扎包埋于系膜内，远端游离于系膜外

图 4-48　抽芯近端包埋法

②银夹法：将银夹安放在放置钳上，钳嘴对准提起的输卵管峡部，使峡部横径全部进入银夹的两臂怀抱中，缓缓紧夹钳柄，压迫夹的上下臂，使银夹紧压在输卵管上，持续压迫1～2s放开，上夹钳，检查银夹是否平整地夹在输卵管上。

③输卵管折叠结扎切断法（潘氏改良法）：此法仅在上述方法不能实施时使用。以一把鼠齿钳提起输卵管峡部，使之折叠成双折；在距顶端 1.5cm 处用血管钳轻轻压挫输卵管 1min；用 7 号丝线穿过系膜，于压挫处先结扎近侧输卵管，后环绕结扎远侧，必要时

再环绕结扎近侧;在结扎线上方剪去约1cm长的一段输卵管。

以同样方法结扎对侧输卵管。

结扎结束后,检查腹腔内、腹腔各层有无出血、血肿及组织损伤;清点纱布和器械无误,关闭腹腔,用丝线逐层缝合腹壁;无菌纱布覆盖伤口。

【注意事项】

1. 严格无菌操作,以防感染。仔细结扎出血点,以防出血或血肿形成。

2. 手术时思想应高度集中,术中应避免因言语不当造成对受术者的不良刺激。

3. 不要盲目追求小切口,应避免一刀切开全层。

4. 操作要稳、准、轻、细,防止损伤输卵管系膜、血管、肠管、膀胱或其他脏器。

5. 寻找输卵管必须追溯到伞端,以免误扎。结扎线松紧应适宜,避免造成输卵管瘘或滑脱。

6. 关闭腹腔前应核对器械、纱布数目,严防异物遗留腹腔。

7. 结扎术与阑尾切除术不宜同时进行。

【术后处置】

1. 填写输卵管结扎手术记录。

2. 酌情给予抗生素预防感染。

3. 受术者应住院观察,如有异常情况,及时处理。

4. 术后5d拆线。

5. 告知受术者术后注意事项

(1)术后休息21d,同时行负压吸宫术者休息1个月。

(2)鼓励受术者早期下地活动。

(3)保持手术部位清洁卫生,2周内不宜房事,流产后、产后绝育者1个月内不宜房事。

(4)休息期内不宜进行体力劳动或剧烈运动。

6. 定期随访

(1)术后3个月内随访1次,以后可结合妇科普查进行随访。

(2)随访内容包括手术效果、一般症状、月经情况、手术切口、盆腔检查、其他有关器官检查。

第十九节　输精管结扎术

【适应证】　已婚男子自愿要求输精管结扎术且无禁忌证者。

【禁忌证】

1. 出血性疾病、精神病、明显神经症、各种疾病急性期和其他严重慢性病。

2. 泌尿生殖系统炎症,如阴囊炎症、湿疹、淋巴水肿等尚未治愈。

3. 腹股沟斜疝、鞘膜积液、严重的精索静脉曲张等阴囊内疾病,但如受术者同意,可在手术治疗上述疾病时行输精管结扎术。

4. 性功能障碍。

【术前准备】

1. 做好术前咨询,解除思想上的各种疑虑,夫妻双方知情,签署同意书。

2. 询问有关病史,做全身体检及局部检查。

3. 对采用普鲁卡因麻醉者,用前应做皮试。

4. 阴部备皮后,用温水、肥皂清洗阴囊、阴茎、下腹及会阴。

【手术步骤】

1. 术者穿手术用衣裤,戴帽子、口罩。常规洗手后,戴无菌手套。

2. 橡皮筋悬吊固定阴茎后,用碘伏或其他刺激性小的消毒液消毒手术野。

3. 在阴囊下垫消毒手术巾,使阴囊和肛门区分开。铺无菌孔巾,仅露阴囊于孔巾外。

4. 用手指将输精管固定于阴囊皮下。

5. 选择阴囊血管稀少区,用 1‰~2‰ 利多卡因或普鲁卡因行阴囊手术入口处皮肤浸润麻醉及精索阻滞麻醉,每侧 2.5ml。

6. 用拇、示指挤压麻药皮丘以减轻皮肤肿胀。

7. 输精管结扎(传统方法)

(1)固定输精管,在固定处的阴囊皮肤做小切口,暴露输精管。

(2)挑出输精管,剥离输精管外膜,仔细游离输精管约 1.5cm。

(3)用眼科剪剪开精囊端的输精管前壁,插入 6 号钝针,缓慢注入 1‰ 普鲁卡因 5ml。

(4)用止血钳在输精管拟结扎处轻轻压挫,1 号丝线结扎,切除其间约 1cm,将附睾端包埋于精索筋膜内。

(5)检查无出血后,将输精管复位,全层缝合阴囊皮肤切口。

(6)皮肤切口无菌纱布覆盖、固定。

第5章

眼科手术

第一节　睑腺炎（麦粒肿）切除术

【适应证】　麦粒肿炎症局限,内麦粒肿的睑结膜面或外麦粒肿的皮肤面出现黄白色脓点,需切开排脓。

【术前麻醉】　结膜囊滴 0.5％丁卡因或爱尔凯因进行表面麻醉,外麦粒肿可不用麻醉。

【手术方法】　局部消毒后,外麦粒肿切开排脓,用尖锐的刀尖刺切脓点中央,平行睑缘扩大切口至脓液自行流出;脓液黏稠的,可用小镊子夹取脓头促脓液排出。

内麦粒肿切开排脓,需翻转眼睑,刀尖对准脓点,垂直睑缘切开脓点处睑结膜,脓液自行从伤口排出,切忌做挤压排脓,亦不可用刮匙搔扒,以防感染沿静脉扩散,如脓液较多,排脓后应冲洗结膜囊(图 5-1,图 5-2)。

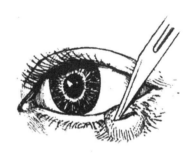

图 5-1　外麦粒肿切开

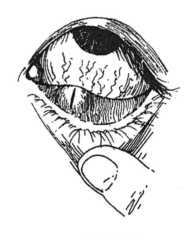

图 5-2　内麦粒肿切开

【术后处理】

1. 局部点用抗生素眼水,晚间睡觉前涂抗生素眼膏。

2. 对反复发作的患者,应提醒其注意保持眼局部清洁,矫正屈光不正,检查有无糖尿病等全身病,加强身体抵抗力。

第二节　睑板腺囊肿（霰粒肿）切除术

【适应证】

1. 从眼睑皮肤看,囊肿明显隆起,造成患者开睑不适;或囊肿将穿破皮肤,应争取在穿破皮肤前手术。

2. 囊肿穿破于结膜面，形成息肉样肉芽肿。

3. 囊肿如合并感染，应待感染消退后，方能进行手术。

【术前麻醉】 结膜囊滴 0.5% 丁卡因或爱尔凯因进行表面麻醉，囊肿对应穹窿部结膜下和囊肿周围皮下注射 2% 利多卡因浸润麻醉。

【手术方法】

1. 根据霰粒肿大小，选择合适的霰粒肿夹夹住肿粒，夹的环面放在睑结膜面。在肿粒中央，用刀尖垂直于睑缘方向切开睑结膜。如霰粒肿破溃，增生的肉芽组织突出于睑结膜或皮肤，应先剪除脱出的肉芽组织，然后将切口扩大继续手术（图 5-3）。

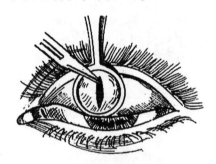

图 5-3　霰粒肿的睑结膜切口

2. 用小刮匙将囊腔的内容物彻底刮除干净，以避免术后复发（图 5-4）。

3. 将囊腔的内容物刮除干净后，仔细检查囊壁情况，尽量将囊壁与结膜或皮肤完整的分

离并剪除。皮肤有破溃口的，应修剪破口的边缘，然后缝合皮肤伤口 1 或 2 针（图 5-5）。

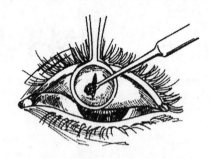

图 5-4　用小刮匙刮除囊腔内容物

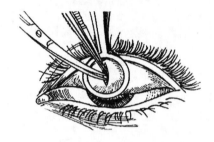

图 5-5　分离和剪除囊壁

4. 除去霰粒肿夹，待彻底止血后，结膜囊内涂抗生素眼膏、盖敷料四头绷带包扎患眼 24h。

【术后处理】

1. 术后第 1 天换药，伤口对合良好，去除敷料，局部点用抗生素眼水，晚间睡觉前涂抗生素眼膏。

2. 术后每天点用抗生素眼水，涂抗生素眼膏，持续 7d。

第三节　睑内翻矫正术

一、瘢痕性睑内翻矫正术（Hotz 改良法）

【适应证】 适用于上睑或下睑有较重的睑板肥厚变形所致的瘢痕性睑内翻患者。

【术前麻醉】 结膜囊滴 0.5% 丁卡因或爱尔凯因进行表面麻醉，睑皮肤下和穹窿部结膜下注射 2% 利多卡因浸润麻醉。

【手术方法】（上睑为例）

1. 插入眼睑板至穹窿部，垫起眼睑，保

护角膜并可以在术中压迫止血。

2. 睑缘上方 3mm 处，平行于睑缘切开眼睑皮肤，切口长达内、外眦角(图 5-6①)。

3. 沿皮肤切口上下缘分离皮下组织，充分暴露眼轮匝肌，剪除睑板前的眼轮匝肌，充分暴露睑板(图 5-6②)。

4. 用刀片在睑板水平中线上方 1～1.5mm 处，以 45°角向下倾斜切开睑板，深达结膜下组织，长度止于皮肤切口两端，同样在睑板水平中线下方 1～1.5mm 处，以 45°角

向上倾斜切开睑板，深度同上，切口两端在睑板两侧相连接(图 5-6③)。

5. 缝合切口，结膜囊内涂抗生素眼膏、盖敷料四头绷带包扎患眼(图 5-6④⑤⑥)。

【术后处理】

1. 术后第 1 天换药，伤口对合良好，去除敷料，局部点用抗生素眼水，晚间睡觉前涂抗生素眼膏。

2. 术后每天点用抗生素眼水，涂抗生素眼膏，7d 后拆除缝线。

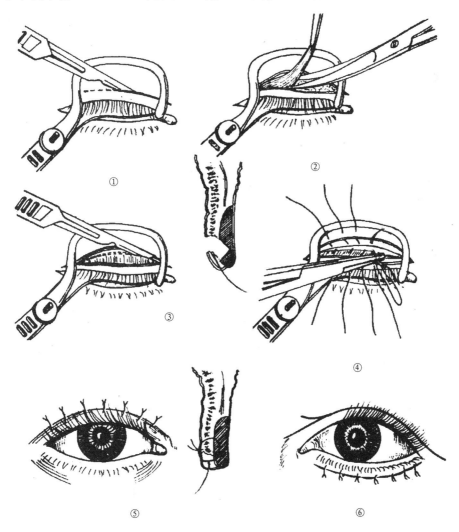

①

②

③

④

⑤

⑥

图 5-6　部分睑板切除法(Hotz 改良法)

二、老年性痉挛性睑内翻矫正术（Wheeler 法）

【适应证】 适用于老年人闭合眼睑时下睑缘向内侧翻转，睁开眼时睑缘无力恢复正常位置，要用手将下睑轻轻向下牵拉，下睑缘才能恢复正常位置。多发生于下睑。

【术前麻醉】 结膜囊滴 0.5％丁卡因或爱尔凯因进行表面麻醉，睑皮肤下和穹部结膜下注射 2％利多卡因浸润麻醉。

【手术方法】

1. 插入眼睑板至下穹部，垫起眼睑。

2. 距下睑睫毛缘 3～4mm，平行睑缘全长切开皮肤（图 5-7①）。

3. 沿皮肤切口上下缘分离皮下组织，充分暴露眼轮匝肌。分离睑板前 7～8 宽的眼轮匝肌条带，从中央剪断（图 5-7②）。

4. 将两侧肌肉条带断端相重叠带用双针线做两对褥式缝合缩短眼轮匝肌。缝线一端上的缝针先穿过近睑板下缘的眶隔组织，然后从后向前穿过一侧肌肉条带出针，进针处距肌肉断端的距离按肌肉缩短量而定，再从后向前穿过另一侧肌肉条带。另一端缝针在 5mm 距离处按上述缝合径路缝合（图 5-7③④）。

5. 根据下睑皮肤松弛程度适量切除松弛的皮肤，缝合皮肤切口（图 5-8⑤）。

6. 结膜囊内涂抗生素眼膏、盖敷料四头绷带包扎患眼。

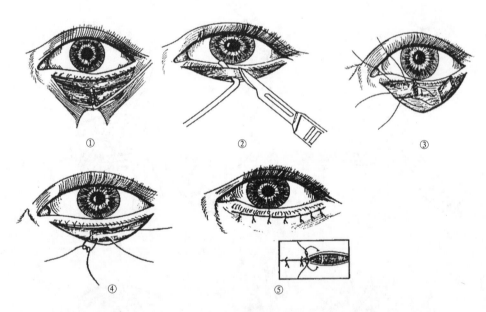

① ② ③

④ ⑤

图 5-7 老年性痉挛性睑内翻矫正术

【术后处理】

1. 术后第 1 天换药，伤口对合良好，去除敷料，局部点用抗生素眼水，晚间睡觉前涂抗生素眼膏。

2. 术后每天点用抗生素眼水，涂抗生素眼膏，7d 后拆除缝线。

三、先天性睑内翻埋藏缝线法

【适应证】 适用于因婴幼儿眼轮匝肌或睑板发育异常所致，多发生在下睑。可用胶布牵引法暂时解除不适及流泪症状，1—2 岁仍不改善者，可考虑手术矫正。

【术前麻醉】　基础麻醉和局部麻醉。

【手术方法】

1. 用 3 对褥式缝线,从下穹部结膜穿入,经过睑板与肌肉之间,在睫毛之下 1～2mm 处皮面穿出。3 对缝线于下睑内中外三处均匀分布(图 5-8①)。

2. 3 对褥式缝线内垫以小纱布垫,拉紧缝线,结扎使睑缘呈轻度外翻。(图 5-8②)

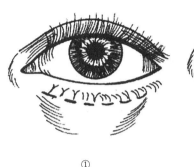 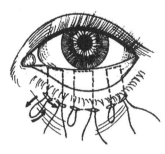

①　　　　　　　　　　②

图 5-8　先天性睑内翻埋藏线法

3. 结膜囊内涂抗生素眼膏、盖敷料四头绷带包扎患眼。

【术后处理】

1. 术后第 1 天换药,去除敷料,局部点用抗生素眼水,晚间睡觉前涂抗生素眼膏。

2. 术后每天点用抗生素眼水,涂抗生素眼膏,7～10d 拆除缝线。

第四节　睑外翻矫正术

一、瘢痕性睑外翻矫正术(Hotz 改良法)

【适应证】　下睑中央部的轻度瘢痕性睑外翻而无深在瘢痕者。

【术前麻醉】　结膜囊滴 0.5% 丁卡因或爱尔凯因进行表面麻醉,睑皮肤下和穹窿部结膜下注射 2% 利多卡因浸润麻醉。

【手术方法】(V-Y 缝合法,下睑为例)

1. 局麻下在近睑缘中央的下睑皮肤,做“V”字形皮肤切开,深达皮下组织;“V”字形基底向睑缘,宽约为睑缘中央的 2/3,尖端向下(图 5-9)。

2. 将“V”字形皮肤切口周的皮下组织剥离松动,直至可以推动睑缘回复正位。

3. 切除“V”字形皮肤切口两侧皮下的

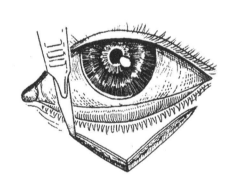

图 5-9　“V”字形皮肤切口

瘢痕组织,除去牵引力量。

4. 缝合从“V”字形皮肤切口的尖端开始,向上缝合,皮肤切口由“V”字形变成“Y”字形(图 5-10)。

5. 结膜囊内涂抗生素眼膏、盖敷料四头

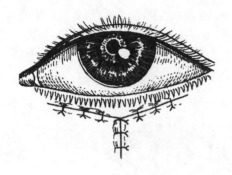

图 5-10　切口由"V"字形变"Y"字形

绷带包扎患眼。

【术后处理】

1. 术后第 1 天换药,伤口对合良好,去除敷料,局部点用抗生素眼水,晚间睡觉前涂抗生素眼膏。

2. 术后每天点用抗生素眼水,涂抗生素眼膏,7d 后拆除缝线。

二、老年松弛性睑外翻矫正术

【适应证】　适用于老年人眼睑组织松弛、延长,使下睑失去其固有张力,加上重力的作用,使下睑外翻。

【术前麻醉】　结膜囊滴 0.5％丁卡因或爱尔凯因进行表面麻醉,睑皮肤下和穹窿部结膜下注射 2％利多卡因浸润麻醉。

【手术方法】

1. 将下睑中外 2/3 睑缘沿灰线切开,至外眦处并向外上方延长皮肤切口约 15mm,切口末端一定要高于外眦角,并从此切口末端向下做一垂直切口,长约 18mm(图 5-11①②)。

2. 在下睑中外 1/3 处,切除一条基底朝向睑缘的楔形眼睑全层组织,切除宽度视下睑松弛状况而定。

3. 缝合 V 形切除后的结膜层,间断缝合睑板 2 针,若睑缘能紧贴眼球,表示切除的厚度合适(图 5-11③)。

4. 将下睑皮瓣做广泛分离,使下睑皮肤有较大的游离。将睑缘外侧部分睫毛剪除,然后将下睑近外眦处做间断缝合 2 针(图 5-11④⑤)。

5. 将外眦角以外皮瓣贴敷至创面上,多余皮肤做三角形切除,缝合对位皮肤切口。外眦角处皮肤缝合要过外眦韧带(图 5-11⑥)。

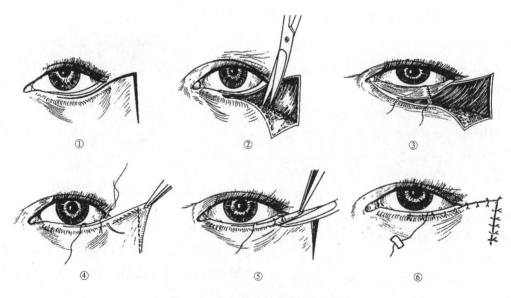

①　②　③

④　⑤　⑥

图 5-11　老年松弛性睑外翻矫正术

6.结膜囊内涂抗生素眼膏、盖敷料四头绷带包扎患眼。

【术后处理】

1.术后第 1 天换药,伤口对合良好,去除敷料,局部点用抗生素眼水,晚间睡觉前涂抗生素眼膏。

2.术后每天点用抗生素眼水,涂抗生素眼膏,7d 后拆除缝线。

三、下睑外翻 Y-V 改形缝合法

【适应证】 适用于面神经麻痹以至眼轮匝肌无力、眼睑松弛,加上下睑本身重力所致的下睑外翻。

【术前麻醉】 结膜囊滴 0.5％丁卡因或爱尔凯因进行表面麻醉,睑皮肤下和穹窿部结膜下注射 2％利多卡因浸润麻醉。

【手术方法】

1.距离下睑缘 2mm 由睑中央开始,平行睑缘切开皮肤直至内眦水平上方 2mm 处,再切口下方 6mm 处另做一平行切口,当切口达泪阜处即弯向上方并与第一切口相接(图 5-12①②)。

2.分离两切口间皮肤形成一舌形皮瓣,然后把皮瓣前移缝合,使下睑略引向上方,若切口末端出现皮肤皱褶,可做小三角形皮肤切除,内眦角皮肤间断缝合时要过内眦韧带(图 5-12③④)。

3.结膜囊内涂抗生素眼膏、盖敷料四头绷带包扎患眼。

【术后处理】

1.术后第 1 天换药,去除敷料,局部点用抗生素眼水,晚间睡觉前涂抗生素眼膏。

2.术后每天点用抗生素眼水,涂抗生素眼膏,7d 后拆除缝线。

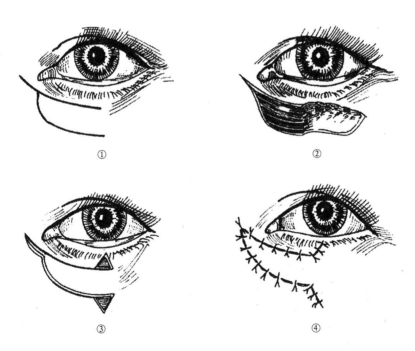

①　　　　　　　　②

③　　　　　　　　④

图 5-12　下睑外翻的 Y-V 改形缝合法(Imer 法)

第五节　眼睑缘良性小肿瘤的切除与修复

【适应证】　适用于肿瘤没有侵犯睑缘灰线以后组织。

【术前麻醉】　在近生长小肿瘤睑缘处皮肤下 2% 利多卡因浸润麻醉。

【手术方法】

1. 方形切除法

(1)局麻下从灰线处切开,先把眼睑分为皮肤肌肉层和睑板睑结膜层(图 5-13①)。

(2)离肿瘤 2～3mm 处,分别从两侧做垂直睑缘的皮肤切开,然后在瘤体下 2～3mm 处把肿瘤切除(图 5-13②)。

(3)平行睑缘延长两侧的皮肤切口,把皮瓣下的皮下组织分开,使皮瓣松动,造成两个相对移行的皮瓣,然后把两个皮瓣对合缝合(图 5-13③④)。

(4)结膜囊内涂抗生素眼膏、盖敷料四头绷带包扎患眼。

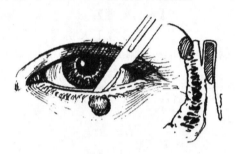
①从灰线切开,将眼睑分开为两层

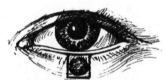
②切除肿物

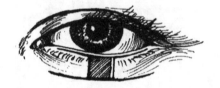
③延长平行睑缘的皮肤切口

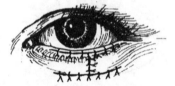
④将两皮瓣对合后,缝合固定

图 5-13　眼睑缘良性小肿瘤切除与修复

2. "V"形切除法

(1)局麻下从灰线处切开,分离皮肤肌肉层和睑板睑结膜层(图 5-14①)。

(2)用"V"形切口把肿瘤切除,然后分离两侧皮下组织,两侧皮瓣对合缝合(图 5-14②③)。

3. 移行皮瓣切除法　如果切除范围的直径>6mm,用上述两种方法关闭切口有困难,可用颞侧移行皮瓣方法解决(图 5-15①②)。

【术后处理】

1. 术后第 1 天换药,去除敷料,局部点用抗生素眼水,晚间睡觉前涂抗生素眼膏。

2. 术后每天点用抗生素眼水,涂抗生素眼膏,7d 后拆除缝线。

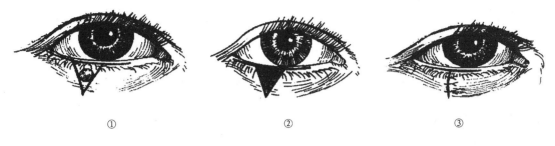

①　　　　　　　　②　　　　　　　　③

图 5-14　"V"形切除法

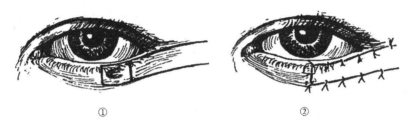

①　　　　　　　　②

图 5-15　利用颞侧移行皮瓣方法切除肿物

第六节　眼睑分裂痣的切除及修复

【适应证】　适用于仅侵犯皮肤及睑缘上下睑均可见的色素痣。

【术前麻醉】　色素痣周皮肤下 2% 利多卡因浸润麻醉。

【手术方法】

1. 局麻下切除上下睑分裂痣,受累睑缘一并切除,睑结膜受累不多可一并切除,若受累太多则暂不处理,留待二期手术(图 5-16①)。

2. 把上下睑缘创面缝合,缝线两端引出手术野外(图 5-16②)。

3. 将皮瓣覆于创面上,与周围皮肤缝合,然后外加消毒棉纱软垫,再以皮瓣边缘之上下左右多条相对缝线结扎固定。最后外加中等压力绷带包扎(图 5-16③)。

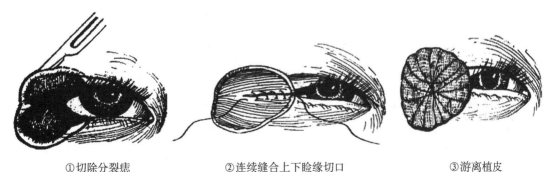

①切除分裂痣　　　②连续缝合上下睑缘切口　　　③游离植皮

图 5-16　上下睑分裂痣的切除及修复

4. 结膜囊内涂抗生素眼膏、盖敷料四头绷带包扎患眼。

【术后处理】 术后5~6d解除棉纱软垫枕与压力绷带包扎,观察皮瓣成活后,于术后7~10d拆除缝线。

第七节　眦部良性小肿瘤的切除与修复

【适应证】 适用于内外眦部良性小肿瘤。

【术前麻醉】 内外眦部良性小肿瘤周皮肤下2%利多卡因浸润麻醉。

【手术方法】

1. 外眦部良性小肿瘤　良性小肿瘤因切除范围不大,睑板与外眦韧带未被切除,故可在切除肿瘤后利用颞部皮肤移位修补或用游离皮瓣修复(图5-17)。

2. 内眦部良性小肿瘤　良性小肿瘤与未侵犯深层组织的基底细胞癌等,手术切除后可用鼻额部皮瓣做"V"-"Y"式切开缝合,利用该处皮瓣的一侧修复缺损面(图5-18)。

【术后处理】 术后5~6d利用棉纱软垫枕的,解除棉纱软垫枕与压力绷带包扎,观察皮瓣成活后,于术后7~10d拆除缝线。

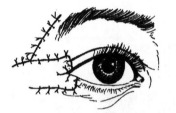
①外眦肿瘤切除线与颞额皮瓣切除线

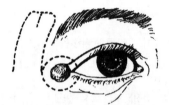
②颞额皮瓣转位于缺损区

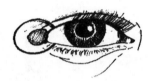
③外眦部肿瘤切除术

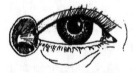
④外眦部肿瘤切除后缺损面

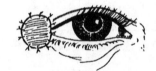
⑤游离皮瓣移植

图5-17　外眦部良性小肿瘤切除

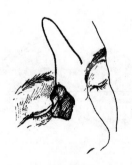
①V-Y皮瓣切除线

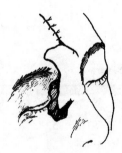
②皮瓣移向缺损区

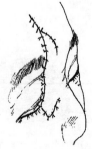
③缝合完成侧面观

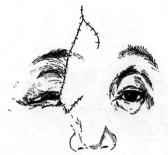
④缝合完成正面观

图5-18　内眦部良性小肿瘤切除

第八节　眼球摘除术

【适应证】

1. 眼球破裂伤严重,连带视网膜的眼内容物大部分脱出,患者视力无光感,无恢复希望者。

2. 眼球穿通伤合并有色素膜嵌顿,伤后未及时处理炎症持续不退,视力已丧失,且已发生早期交感性眼炎者。

3. 角膜巩膜葡萄肿,视力完全丧失,已破裂或有破裂倾向者。

4. 绝对期青光眼经各种治疗不能降低眼压,患者头痛、眼胀症状不能缓解者。

5. 眼球内恶性肿瘤,为防止扩散和转移,必须尽快进行眼球摘除,如果是双眼可根据情况慎重考虑。

6. 凡视力完全丧失,如严重的眼球萎缩,经过各种治疗恢复无望,并且影响患者美容,在患者要求的情况下均可行眼球摘除同时联合义眼胎植入术。

【术前麻醉】　患眼球后注射 2% 利多卡因 3ml 阻滞麻醉,小儿或因精神病不合作的患者可施行全身麻醉。

【手术方法】

1. 环角膜缘剪开结膜(图 5-19①)。

2. 从球结膜切口伸入眼科弯剪刀紧贴巩膜分离结膜下组织,直至四条直肌附着点之后,若结膜同巩膜有瘢痕粘连,应注意避免将球结膜或巩膜分离破损。

3. 用斜视钩勾起内直肌,距附着点 3~4mm 处剪断,留此小蒂的目的是为了牵引眼球,然后依次将下、外、上直肌从止端剪断,不必再留眼肌小蒂。用钝头弯剪刀再紧贴巩膜向后分离,两斜肌可剪断或待眼球摘除后再剪断(图 5-19②)。

4. 术者左手用血管钳夹住内直肌残留小蒂,向外牵拉眼球,右手持视神经剪,从内眦部闭合伸入球后,上下摆动剪刀即可寻到视神经,然后将剪刀稍向外撤,张开剪刀将视神经干置于剪刀两叶之间,剪断之,随即将眼球向外提出,迅速剪断眼球后部附着的组织,眼球全部脱出眼眶。如为眼球内恶性肿瘤时,在剪视神经时,应尽量向外提起眼球,同时将剪刀向后压,以求尽量多剪除一部分视神经(图 5-19③)。

眼球摘除以后,助手用准备好的热盐水纱布填入球结膜囊内,压迫止血。在止血的同时,术者要检查所摘除的眼球。在严重的眼球萎缩时,有时容易将眼球后部视神经附近的巩膜和色素膜误当视神经剪断,此时摘除的眼球便不会完整,待血止后,应重新将所残留的巩膜和色素膜剪除干净,如为恶性肿瘤,瘤组织以穿越眼球后壁,则应考虑做眶内容剜除术。

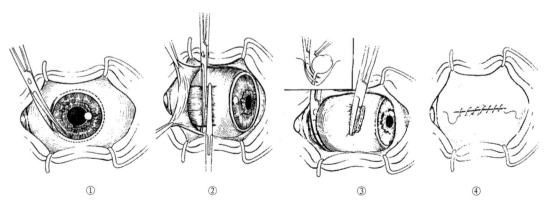

①　　　　②　　　　③　　　　④

图 5-19　眼球摘除术

5. 连续缝合球结膜,结膜囊内涂抗生素眼膏,填入透明义眼片,绷带包扎。疑为恶性肿瘤的,摘除的眼球立即送病理检查(图5-19④)。

【术后处理】 术后给予抗生素以预防感染,3d后换药,用抗生素液冲洗结膜囊,涂抗生素眼膏,用干净纱布遮盖患眼,7d拆除结膜缝线,术后14d可装入义眼。

第九节　眼球内容剜除术

【适应证】

1. 全眼球炎,视力无光感,是这种手术的绝对适应证,因为全眼球炎时切断视神经,以防将眼球内的感染经视神经鞘传到颅内而引起脑膜炎。

2. 内眼手术时发生的严重脉络膜暴发性出血,创口无法缝合关闭者。

3. 已无保留价值的新鲜眼球破裂伤。

4. 有眼球摘除指征的非恶性肿瘤眼球,但角膜以溃疡坏死穿孔,无法再修补者。

【术前麻醉】 患眼球后注射2%利多卡因3ml阻滞麻醉,小儿或因精神病不合作的患者可施行全身麻醉。

【手术方法】

1. 环角膜缘剪开结膜,从球结膜切口伸入眼科弯剪刀紧贴巩膜分离近角膜缘出结膜下组织(图5-20①)。

2. 环角膜缘外1mm剪除角膜,用虹膜小铲紧贴巩膜内面深入巩膜下,将巩膜同睫状体分离(图5-20②③④)。

3. 用大刮匙伸到巩膜和脉络膜之间,剥离眼球后部的脉络膜,把眼球内容全部挖出。色素膜与巩膜有三个紧密相连处,即睫状体、涡静脉和视神经,如将这三处分离,则眼球内容可整个剜出(图5-20⑤)。

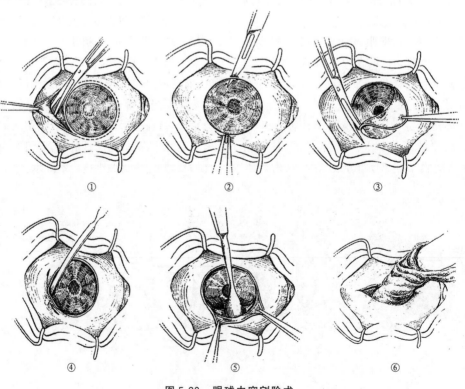

①　　　　　　②　　　　　　③

④　　　　　　⑤　　　　　　⑥

图5-20　眼球内容剜除术

4. 眼球内容剜除以后，术者用示指套以纱布，伸入球内擦去残留的色素膜。然后用大量生理盐水和庆大霉素充分冲洗(图 5-20⑥)。

5. 将半寸宽、2 寸长的油纱布填入巩膜腔内以引流，清洁结膜囊和眼睑皮肤，单眼绷带包扎。

6. 如果感染不重，也可不放引流条，直接将巩膜连续缝合，两侧端线从结膜面引出，再将结膜连续缝合。结膜囊内涂抗生素眼膏，填入透明义眼片，单眼绷带包扎。

【术后处理】　术后给予抗生素以预防感染，3d 后换药，用抗生素液冲洗结膜囊，涂抗生素眼膏，用干净纱布遮盖患眼，7d 拆除结膜缝线，术后 14d 可装入义眼。

第十节　泪道探通及扩张术

【适应证】

1. 新生儿泪囊炎，由于鼻泪管先天膜闭，经局部按摩并滴抗生素滴眼液治疗无效，又经适当加压冲洗泪道后仍不通者。

2. 溢泪，压挤泪囊部有黏液或脓性分泌物自泪点溢出冲洗泪道不通者。

【术前麻醉】　结膜囊滴 0.5％丁卡因或爱尔凯因进行表面麻醉。

【手术方法】

1. 采用卧位或坐位，头部稍后仰。先用泪点扩张器将泪点口扩大(图 5-21①)。用手指固定泪点处的睑皮肤，使泪点稍外翻。用 0 号或 1 号泪道探针垂直插入泪点内 1～2mm，然后拉直泪小管，将探针转向水平位置与泪小管走向一致，用柔和的力量向前推动探针，如遇阻力可用探针试探其强度，稍用力探针能否通过，如阻力很大，稍加大力将探针向前推动，如能通过再向前推动探针直到能触及泪囊窝骨壁，使探针从水平转向垂直向下，并稍向后外侧，向下推动探针直插入鼻泪管(图 5-21②③④⑤⑥)。

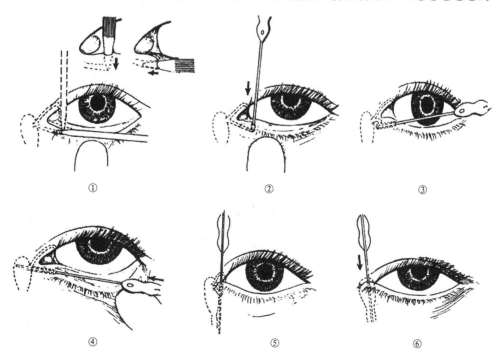

① ② ③

④ ⑤ ⑥

图 5-21　泪道探通及扩张术

2. 治疗性的扩张泪道,一般探针在泪道内停留 20～30min,拔探针时,用左手拇指压住泪囊部皮肤,然后慢慢将探针向上方拔出。

3. 探通后用抗生素溶液或生理盐水冲洗泪道,注意有无水流入睑皮下组织并引起眼睑肿胀,如有则可能有假道形成,应停止冲洗。

【术后处理】 术后给予抗生素滴眼液点眼。

第十一节　急性泪囊炎切开排脓术

【适应证】 泪囊区皮肤红肿处出现黄白色脓点并有波动感或皮肤穿破有黏稠脓阻塞穿破口。

【术前麻醉】 通常不做局部麻醉。

【手术方法】 选择波动最明显的部位或在原穿破口,用刀片顺皮纹做 8mm 的皮肤切口,深达泪囊腔,排出脓液后放入引流条(凡士林纱布或橡皮引流条)(图 5-22)。

【术后处理】 术后每天更换引流条至脓液干净为止,通常 1 周后切口可逐渐闭合。可口服抗生素,局部点用抗生素眼膏。

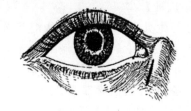

图 5-22　急性泪囊炎切开排脓切口位置

第十二节　翼状胬肉切除术

【适应证】

1. 翼状胬肉为进行性、肥厚且充血。

2. 胬肉已侵入近瞳孔区影响视力(图 5-23)。

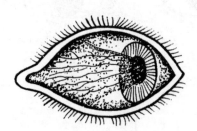

图 5-23　翼状胬肉

【术前准备】 术前可用肥皂水揩拭手术眼周围的皮肤,并用无菌盐水拭干,然后用纱布或眼垫罩盖。送入手术室。

【麻醉】 结膜囊内滴入爱尔凯因每 5 分钟进行表面麻醉 2 次,或联合鼻侧结膜下注射 2% 利多卡因 0.2ml 进行局部浸润麻醉。

【手术方法】

1. 翼状胬肉头部转移法 对于胬肉不肥厚者仔细用刀片从角膜缘翼状胬肉头部将胬肉切除,并将其头部埋入结膜下(图 5-24①)。

2. 暴露巩膜法 切除翼状胬肉的头部,分离及剪除结膜下变性组织,暴露角膜缘外 3mm 巩膜,并将结膜缝合固定在浅层巩膜上。暴露巩膜的目的是使结膜到达角膜缘之前,被切除的角膜浅层组织已愈合,达到光滑平面,这样可防止结膜组织再向角膜移行(图 5-24②)。

3. 自体结膜转位移植术 在胬肉头部前 0.5mm 处切除角膜上皮,但不损伤角膜前弹力层及实质层,分离胬肉下组织直至泪阜部,剪除该处组织,用刀片刮去巩膜上残留

组织,取鼻上或鼻下方健康球结膜转位至缺损处,距角膜缘 2～2.5mm 处缝合并固定于

表层巩膜(图 5-24③)。

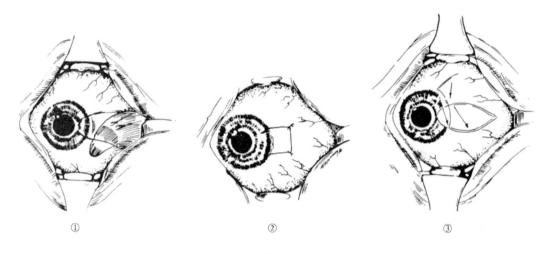

①　　　　　　　　　　　②　　　　　　　　　　　③

图 5-24　翼状胬肉切口

【术后处理】

1. 局部点用抗生素滴眼液、促角膜上皮生长滴眼液。

2. 局部皮质类固醇治疗,翼状胬肉术后易复发,可能与新生血管有关,皮质类固醇可

抑制炎症反应与角膜水肿从而防止血管新生。使用时间可在角膜上皮缺损修复后开始点用 0.1% 氟米龙滴眼液或 0.025% 地塞米松滴眼液,每天 4 次,持续 2 周。

第十三节　结膜良性肿物切除术

【适应证】　结膜良性肿物,如乳头状瘤、皮样脂肪瘤与色素痣等。

【术前麻醉】　局部结膜下浸润麻醉,儿童可用基础麻醉加局部浸润麻醉。

【手术方法】

1. 囊肿切除与皮样脂肪瘤切除,用镊子把囊肿旁的结膜提起、剪开,分离囊肿或皮质瘤表面的结膜,暴露出囊肿将其摘除,或把皮样脂肪瘤组织剪除,缝合结膜切口(图 5-25)。

2. 结膜角膜皮样肿切除,从正常角膜与皮样肿交界处,略偏角膜侧切割,继续向前边

割边分离,将整个皮样肿从角膜、角膜缘、结膜及浅层巩膜上完全彻底切除干净。残余结膜固定于浅层巩膜上,角膜及巩膜创面暴露(图 5-26)。

3. 结膜囊内涂抗生素眼膏,包扎患眼。

【术后处理】

1. 局部点用抗生素滴眼液,促角膜上皮生长滴眼液。

2. 局部点用皮质类固醇滴眼液,可在角膜上皮缺损修复后开始点用皮质类固醇滴眼液,每天 2 次,持续 1 周。

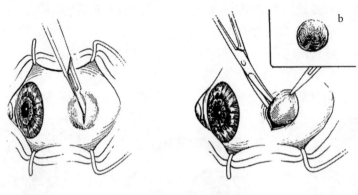

图 5-25　结膜良性肿物切除

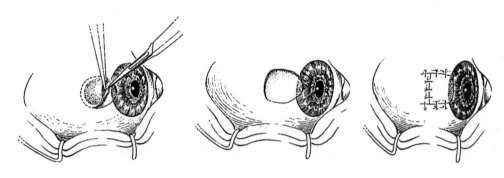

图 5-26　结膜角膜皮样肿切除

第十四节　青光眼手术

一、虹膜根切术

【适应证】

1. 急性闭角型青光眼的临床前期及间歇期。在急性发作时,眼局部滴用毛果芸香碱后,眼压可控制在正常水平,停药后48h眼压不回升者。

2. 急性闭角型青光眼的慢性期及慢性闭角型青光眼眼压稍高,前房角功能性小梁开放为>1/2圆周。瞳孔阻滞,虹膜膨隆,前房较浅,用缩瞳药可以控制眼压。

3. 慢性高褶虹膜闭角型青光眼。

4. 如患者一眼确诊为急性或慢性闭角型青光眼,另眼房角狭窄,暗室试验阳性者,应尽早施行预防性手术。

【术前麻醉】　表面麻醉、结膜下浸润麻醉,儿童可用全身麻醉。

【手术方法】

1. 开睑器开睑,做上直肌固定牵引缝线。

2. 距颞上角巩膜缘3~4mm处弧形剪开球结膜4~5mm长,切口的两端达到或接近角巩膜缘,沿巩膜面分离至角巩膜缘,形成一个半圆形小结膜瓣(图 5-27①)。

3. 用尖刀片在颞上角膜缘前界之后1mm处,与角膜缘平行方向全层切开,外切口长约3.5mm,内切口为2mm(图 5-27②)。

4. 当切口穿通后,房水缓缓外流,如切

口位置、长度均适当,虹膜根部自然脱出,可用虹膜镊稍加提起,用虹膜剪平行并紧贴切口剪除脱出之虹膜。切除虹膜根部的宽度以2.0～2.5mm为佳(图5-27③)。

5. 用虹膜恢复器自切口沿角膜表面向角膜中心方向做推送性按摩,虹膜恢复的标志是瞳孔圆形正中位(图5-27④)。

6. 缝合球结膜伤口(图5-27⑤)。

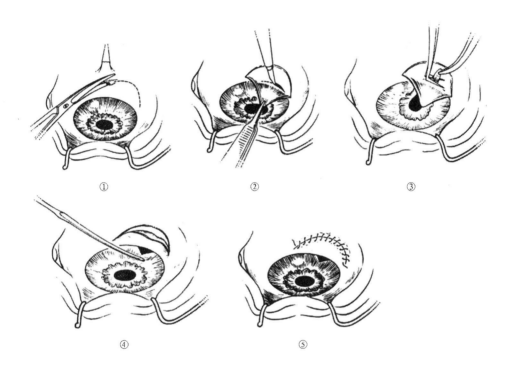

图5-27 虹膜周切

7. 结膜下注射妥布霉素 10mg,地塞米松 2 mg,结膜囊涂抗生素眼膏,包扎患眼。

【术后处理】

1. 术中和术后无特殊并发症的患者,术后第一天即可下床步行,不要过分限制患者的活动和强调卧床休息。但对有前房积血者则应卧床并采取半卧位或高枕体位。对术后早期眼压过低(<5mmHg)的患者,应限制活动并避免咳嗽和擤鼻等动作。

2. 术后术眼常规应用抗生素和皮质类固醇眼药水和眼药膏,术后每天4次,连续用4周。

3. 术后5d拆除结膜线。

二、小梁切除术

【适应证】

1. 原发性开角型青光眼,两种以上局部降眼压药物治疗均未能控制眼压至正常范围,而视杯逐渐扩大或视野进行性缩小,应进行小梁切除术。

2. 原发性闭角型青光眼,药物未能控制眼压,或不适合做周边虹膜切除术(房角粘连超过1/2圆周)的急性或慢性闭角型青光眼。

3. 先天性青光眼,多与小梁切开术联合。

4. 继发性青光眼,主要针对色素性青光眼和剥脱性青光眼。

【术前麻醉】 球后阻滞麻醉加结膜下浸润麻醉,儿童可用全身麻醉。

【手术方法】

1. 开睑器开睑。

2. 做结膜筋膜瓣,对于初次手术患者,鼻上方为最佳选择位置,以保留完好的颞上部位,便于将来再次青光眼手术。切口长度左眼从9点或9点半角巩膜缘开始至12点为止或左眼自12点至2点半或3点为止,沿巩膜面向穹窿方向分离5～6mm(图5-28①②)。

3. 自结膜下用4-0的黑丝线做上直肌牵引缝线固定眼球。

4. 制作正方形4mm×4mm巩膜瓣,从鼻上方角巩膜缘做两处放射状半层切口长4mm,两切口间隔4mm,然后在两切口的远心端做连接切口,向角巩膜缘方向分离巩膜瓣约1/2巩膜厚度,将分离好的巩膜瓣反置于角膜上(图5-28③④)。

5. 切除小梁,在近角巩膜缘处的深层可以看到一条与角巩膜缘平行的暗黑色带,此为巩膜沟的标志,在此沟内就是Schlemm管,暗黑色带的后缘有一条由巩膜突组织组成的灰白色带,可以作为Schlemm管后界的标志。平行角膜缘做深层角膜切口长2mm,在此切口的两端各做深层巩膜切开,形成巩膜瓣,在巩膜突的上方将包括Schlemm管小梁网的深层巩膜瓣剪除。如虹膜脱出,可轻压已脱出的虹膜表面,让房水进一步流出,或在脱出虹膜的基底部做一小口,以降低前后房的压力差,促使虹膜复位(图5-28⑤⑥⑦)。

6. 切除虹膜根部,用虹膜镊抓住虹膜根部向右侧方向脱出,将虹膜剪紧贴角巩膜缘左侧巩膜表面剪除左侧根部虹膜,再将虹膜向左侧方向拉出,同样剪除余下的虹膜根部组织。虹膜根部组织完全切除,形成一个三角形的缺损区,缺损范围应大于小梁网组织缺损区,使虹膜根部远离Schlemm管断端开口处,避免发生粘连致管口阻塞(图5-28⑧⑨⑩)。

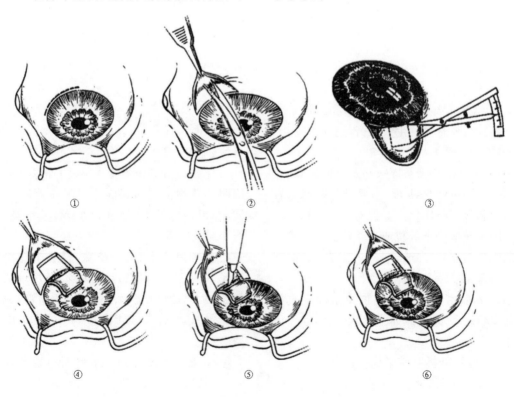

①　　　　　②　　　　　③

④　　　　　⑤　　　　　⑥

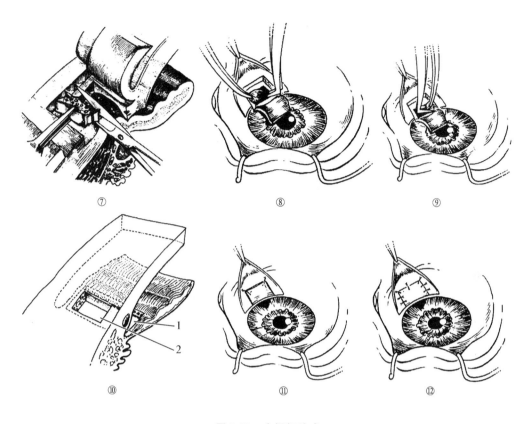

图 5-28　小梁切除术

7. 恢复巩膜瓣,缝合两个游离角和两个放射状切口。恢复结膜筋膜瓣,使该瓣的游离缘与角巩膜缘妥善相接,在瓣的两端各做一针穿过浅层巩膜的缝线结扎(图 5-28 ⑪⑫)。

8. 结膜下注射妥布霉素 10mg,地塞米松 2 mg,结膜囊涂抗生素眼膏,包扎患眼。

【术后处理】

1. 青光眼术中和术后无特殊并发症的患者,术后第 1 天即可下床步行,不要过分限制患者的活动和强调卧床休息。但对有前房积血者则应卧床并采取半卧位或高枕体位。对术后早期眼压过低(＜5mmHg)的患者,应限制活动并避免咳嗽和擤鼻等动作。

2. 青光眼术后术眼应常规应用抗生素和皮质类固醇眼药水和眼药膏,术后 1 周内每 2 小时 1 次,第 2 周期起每天 4 次,连续用 4 周。术后葡萄膜炎症严重者可全身加用皮质类固醇。

3. 术后 5d 拆除结膜线。

4. 青光眼术后不应只注意术眼而忽视对侧眼的监护,非手术眼应继续使用抗青光眼药物。如对侧眼的眼压可以用药控制,则停用口服碳酸酐酶抑制药,这有助于滤过性手术眼前房和滤过泡的形成。

5. 青光眼患者术后一定要定期随访,监测眼压、视盘损害和视功能损害的变化,一旦术后眼压不能控制在理想的范围或视盘损害和视野缺损有进行性发展,应采取相应的处理措施。

第十五节　白内障囊外摘除联合人工晶体植入术

【适应证】　除了晶状体脱位,所有白内障都可做囊外摘除术。

【术前麻醉】　表面麻醉,或加用球后阻滞麻醉,儿童可用全身麻醉。

【手术方法】

1. 开睑器开睑。

2. 做以穹窿为基底的结膜瓣(图 5-29①)。

3. 在上方角巩膜缘后界做一板层切口,弧长 9～10mm,于 1 点位穿刺入前房,注入粘弹剂(图 5-29②)。

4. 进入截囊针,在前囊上方造成"L"形切口,然后挑着囊膜,以与囊破裂方向呈 90°的方向向前扯动,环绕 1 周(图 5-29③④⑤)。

5. 前囊截开后,可用冲洗针头边灌注边转动晶体核,使核与皮质分离,扩大角巩膜缘切口内层。

6. 娩出晶体核。①压迫法:用镊子或晶体圈压在巩膜后唇中央上方 5～6mm 处晶体核上极会脱入前房,此时看到上方虹膜变尖,用斜视钩在下方角巩膜缘稍加压,促使晶体核赤道部向切口方向移动,双手配合,轻轻挑动,核即进入切口区,缓慢滑出,然后用针将核拨转出。②晶体圈法:在晶体核与后皮质之间伸入晶体圈将核拖出(图 5-29⑥)。

7. 娩核之后,缝合切口两端,中间部分留下 6.5～7.0mm 宽为植入人工晶体之用,其中在 12 点缝合一针。手法吸出皮质:用同轴双管灌吸针,打开灌注夹,灌吸针头进入前房,灌注液使后囊后移,前房加深,灌吸针先停在瞳孔区,吸孔向上,吸出游离的皮质,然后伸到下方 6 点位,达到虹膜下方,使吸孔对准周边部囊袋的赤道部表面皮质,抽吸注射器,使吸孔吸着皮质,然后向瞳孔中心缓慢移动,皮质即被剥离,达到瞳孔区后,即以较强吸力将皮质吸入针内。重复以上手法,依次吸出各个方位的皮质,吸孔不能对着后囊(图 5-29⑦⑧)。

8. 注入粘弹剂于囊袋内,拆除 12 点缝线,用人工晶体镊夹着下襻,通过切口植入前房,然后夹着光学部向下前进,将下襻滑入 6 点位囊袋内,用人工晶体镊夹着上襻末端的部位,送入前房,然后向下同时稍向左旋转,襻会自然弹入囊袋内。用调位钩钩着定位孔,缓慢顺时针旋转人工晶体使襻达到水平位(图 5-29⑨⑩)。

9. 在 12 点缝合一针,注吸前房内残留粘弹剂,缝合余角巩膜切口,缝合结膜切口(图 5-29⑪)。

10. 结膜下注射妥布霉素 10mg,地塞米松 2mg,结膜囊涂抗生素眼膏,包扎患眼。

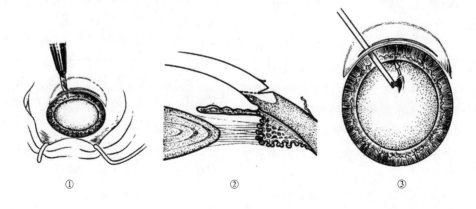

①　　　　　　　　②　　　　　　　　③

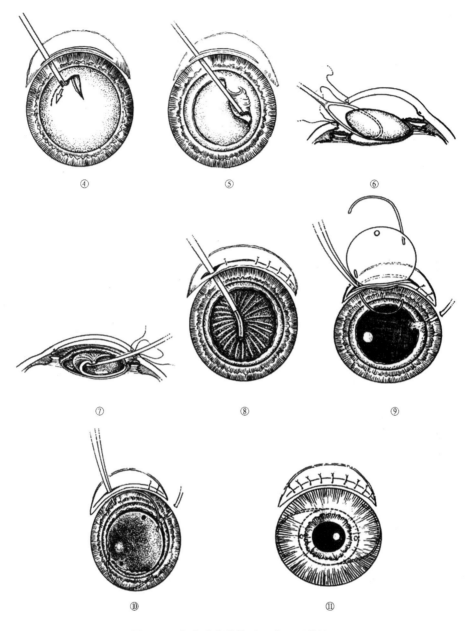

④ ⑤ ⑥

⑦ ⑧ ⑨

⑩ ⑪

图 5-29 白内障囊外摘除及人工晶体植入

【术后处理】

1. 抗生素和激素滴眼液点眼,每日 3～4 次,连续 2～3 周,炎症反应明显时应增加点眼次数,或结膜下注射地塞米松 2mg。

2. 为防止瞳孔粘连,可间断点用短效散瞳剂,以活动瞳孔。

3. 术后 1～3d 每天检查 1 次,术后 5d 拆除结膜线,1～6 周每周检查 1 次。

第十六节　眼外伤早期处理

一、眼外伤清创缝合的处理原则

1. 如果伤员意识不清,除眼部伤外,合并有颅脑及全身性损伤,为抢救生命,应先处理危及生命的损伤,待无生命危险后再做眼部手术。

2. 患者有颅脑或身体其他部位伤,处理时需要全麻者,眼部伤也应争取在全麻下同时进行手术。

3. 如果眼球和眼睑同时破裂伤,应在全麻或局麻下先处理眼球伤,后处理眼睑伤。

4. 对于眼睑全层裂伤,必须逐层分别对位缝合,即皮肤、眼轮匝肌对位缝合,睑板、结膜对位缝合。因为眼睑血运丰富,伤后尽管组织已成暗紫色,只要能对位缝合,均可成活。

5. 外伤致眼睑全缺损或上睑的全缺损,必须及时处理,遮盖角膜,否则角膜外露易形成溃疡、坏死、穿孔。对于下睑全缺损,因有上睑保护角膜,可以等待眼成形术进行修复。

6. 眼睑被劈柴崩伤或树枝刺伤,往往在伤道末端有木质异物,清创时必须充分暴露伤道及其末端,将所有不同质的异物取净。

7. 眼科手术者,术前应先了解眼部伤情、部位、性质、视力。对于不能移动的伤员,可用数手指或辨别有无灯光方法,判断伤者的视功能。

8. 对角巩膜裂伤,应在显微镜下先找到角巩膜缘标志,予以缝合,然后再缝合巩膜、角膜。球结膜水肿、色调暗紫者,应切开结膜进行探查,找到巩膜伤口,探查至伤道末端,尤其是直肌下,怀疑眼球内有异物时,在不影响晶体透明的情况下,在伤口内做磁性试验,阳性立即取出,阴性则缝合伤口。

9. 对脱出嵌顿的虹膜、睫状体、脉络膜,先用 0.4% 庆大霉素液冲洗,然后复位,

缝合巩膜;脱出的虹膜仍完整且在伤后 12h 内者,可经庆大霉素眼液处理后复位;脱出的玻璃体应剪净,直至伤口内无嵌顿玻璃体为止。

10. 无玻璃体脱出的角膜裂伤,缝合完毕后向前房内注入消毒空气或平衡盐液,可判断伤口是否漏气、漏水,也可形成前房。如果无角膜伤口,仅巩膜缝合,玻璃体剪除,则自睫状体扁平部向玻璃体腔内注入消毒空气或平衡盐液。

11. 如果眼球破裂严重,眼内容大部脱出,并有视网膜脱出,伤眼无光感,视功能无恢复希望者,应将破裂眼球摘除。

12. 对有开放性伤口的伤员,应在 48h 内肌内注射破伤风抗毒素(TAT)1500U,应先做皮肤过敏试验。

13. 为了预防感染,所有伤员伤后均需应用抗生素。

二、眼睑部分全层缺损修复术

【适应证】　累及全层及睑缘的眼睑撕裂伤,缺损不超过 1/4 的轻度缺损。

【术前麻醉】　局部浸润麻醉。

【手术方法】

1. 修整伤口两侧创缘(图 5-30①②)。

2. 缝线穿过灰线,从一侧睑缘进入,穿过睑板,横过伤口,从对侧睑缘穿出,进针与出针部位均距伤口 1.5mm,拉紧缝线,伤口边缘自动对合(图 5-30③)。

3. 眼睑前后缘各做一补充缝线并结扎之,此三线可保证睑缘对合(图 5-30④⑤)。

4. 用小钩拉开皮肤,分别做睑板前缝合及肌肉缝合(图 5-30⑥)。

5. 最后在睫毛下 2mm 处,做间断缝线缝合皮肤,将睑缘缝线之长头放在皮肤缝线之下,以防缝线剪短后摩擦角膜(图 5-30⑦)。

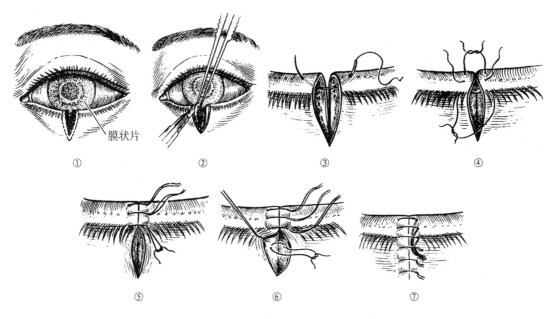

膜状片

① ② ③ ④

⑤ ⑥ ⑦

图 5-30　眼外伤清创缝合

6. 结膜囊涂抗生素眼膏,用绷带包扎患眼。

【术后处理】

1. 全身应用抗生素预防感染。

2. 72h 后更换敷料。

3. 5d 拆除皮肤缝线。

4. 1 周以上方可拆睑缘缝线。

三、角膜裂伤缝合、虹膜嵌顿复位和外伤性白内障冲洗吸出术

【适应证】

1. 角膜裂伤,伤口内无眼内组织嵌顿。

2. 晶体前囊破裂,后囊完整,晶体皮质大量进入前房使前房变浅或消失。

3. 眼球完整,视功能尚部分存在。

【术前麻醉】　球后阻滞麻醉及结膜下浸润麻醉,儿童或情绪焦急、烦躁的成人可用全身麻醉。

【手术方法】

1. 缝线分开眼睑。

2. 用 0.5％ 的庆大霉素液冲洗脱出的眼内组织,用海绵拭子清除虹膜上面的渗出物。

3. 前房内注入粘弹剂,可以帮助将嵌顿的组织向内推,但无足够力量可将其复位(图 5-31①)。

4. 将嵌顿的虹膜及晶状体囊膜组织复位。如果不能送入,可取虹膜恢复器从角膜周边做切口进入前房,将虹膜从脱出部位底部轻轻横扫,将脱出或嵌顿的虹膜恢复原位(图 5-31②)。

5. 用粘弹剂维持前房深度,用深层角膜缝线取代浅层角膜缝线(图 5-31③)。

6. 在角膜缘做两个切口,一个伸入晶体截囊刀,进一步在瞳孔区做开罐式形状切开晶体前囊,另一个切口伸入冲洗吸出器,边冲洗边吸出(图 5-31④)。

7. 冲洗吸出完毕,将部分粘弹剂吸出,缝合角膜缘切口(图 5-31⑤)。

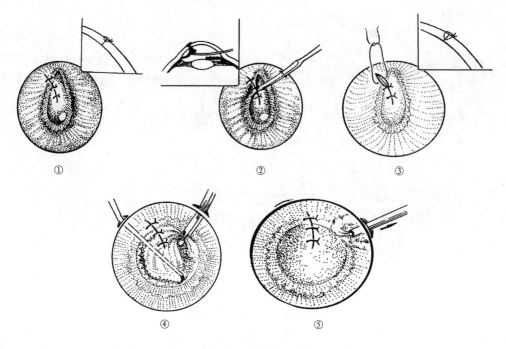

①　　②　　③

④　　⑤

图 5-31　角膜裂伤缝合术

8. 结膜下注射妥布霉素 10mg,地塞米松 2mg,结膜囊涂抗生素眼膏,包扎患眼。

【术后处理】

1. 全身应用抗生素预防感染。

2. 局部点用抗生素、激素、散瞳滴眼液。

3. 有结膜缝线的,术后 5d 拆除,3 个月后拆除角膜伤口缝线。

四、前房积血穿刺冲洗术

【适应证】

1. 前房积血,经过 6h 治疗眼压没有下降至 25mmHg(3.33kPa)者,即应手术。

2. 前房积血二级,经过 3d 治疗无减少者,即应手术。

3. 裂隙灯下,角膜呈现水肿及少量血染者。

【术前麻醉】　球后阻滞麻醉及结膜下浸润麻醉,儿童可用全身麻醉。

【手术方法】

1. 开睑器分开上下睑,在鼻上方取固定镊夹住角膜缘。

2. 用前房穿刺刀从颞下象限的角膜缘内,斜行穿入角膜。切口是斜的,可作为安全阀,防止房水外漏(图 5-32①)。

3. 用虹膜恢复器,从角膜切口伸入前房,将切口掀开,房水从切口流出,血液多随之外流。如前房内仍有血凝块,则应改为前房冲洗吸出术:①按上述方法改用三角刀浸入前房,切口宽度为内径 3mm;②用生理盐水 5ml,加入尿激酶 5000U 配成冲洗液,装入注射器做前房冲洗,纤维血凝块很快溶化,并被洗出(图 5-32②③)。

4. 如血凝块不溶化,可试用平镊夹出(图 5-32④)。

5. 术毕,角膜切口不必缝合,前房内注入生理盐水或空气,恢复前房深度,防止粘连,并可止血。

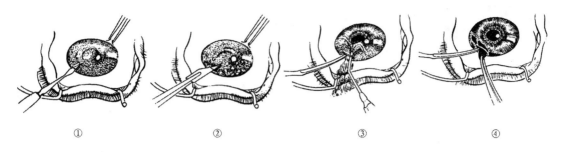

①　　　　　　　　　②　　　　　　　　　③　　　　　　　　　④

图 5-32　前房积血穿刺冲洗术

6. 穿刺口较大或房水流出过快时,可缝合角膜切口。

7. 结膜下注射妥布霉素 10mg,地塞米松 2mg,结膜囊涂阿托品、抗生素眼膏,包扎患眼。

【术后处理】

1. 卧床休息,头部稍加高。

2. 第 2 天换药,局部点用抗生素及激素滴眼液,服用止血药。

第6章

耳鼻咽喉科手术

第一节　舌下腺囊肿摘除术

【适应证】　所有类型的舌下腺囊肿，因囊肿引起咀嚼、吞咽不适感和下颌下部突出而要求治疗的病例。

【麻醉】　麻醉可选用局部麻醉或全身麻醉，而全身麻醉更利于手术操作。

1. 将万能开口器置于术区对侧，术区侧用拉钩牵拉口角，充分显露口底区，用粗线缝扎舌尖部牵拉舌体。

2. 用细注射针在囊壁与黏膜下层之间注入局部麻醉药，如利多卡因，同时可配用血管收缩药。

3. 用15号刀片切开口底黏膜，后端起于第一磨牙内侧，平行于下颌骨内侧呈弧线，止于中线处切口线距牙龈沟处应留一定宽度，以便缝合。单纯型舌下腺囊肿常将下颌下腺导管挤压至内侧，此切口不易伤及导管(图6-1)。

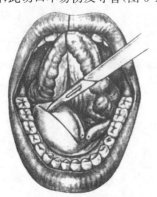

图 6-1　切开

4. 用剪刀将黏膜下层与囊壁分离。患下颌下型囊肿者，剥开黏膜可直接显露出舌下腺。

5. 锐性分离显露舌下腺表面后，再分离腺体的其他面，用小纱布球将腺体与周围组织钝性分离。腺体与颌骨骨膜间有疏松组织粘连，易于剥离，先从该侧起剥离腺体，有利于将腺体与囊肿一同摘除，即使囊肿破裂，只摘除舌下腺而残留囊壁亦可达到治疗目的(图6-2)。

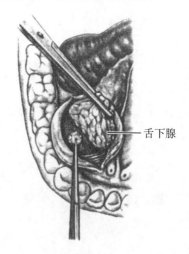

—— 舌下腺

图 6-2　锐性分离

6. 舌神经和下颌下腺导管走行于舌下腺的后内侧，辨认后应加以保护。下颌下腺导管辨认困难时，可从其导管口插入泪囊探针，将导管扩张后留置硅胶软管。在下颌下腺导管外侧稍上方处可以看到舌神经走行，绕过导管下方后行向内侧。交叉的位置常不恒定,可在第二前磨牙到第三磨牙之间。舌下动脉并行于舌神经的内下方,并发出多个分支进入舌下腺,这些分支必须逐个细致切断、结扎,以防术后出血。止血时(尤其是在电凝止血时)应注意保护舌神经不受损伤,在该视野内一般不能显露舌下神经(图 6-3)。

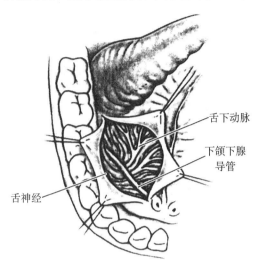

图 6-3　保护舌神经

7. 处理腺体前部。在 2/3 的病例中可以辨认出舌下腺主要导管与下颌下腺导管相连,确认后将舌下腺导管切断结扎(图 6-4)。

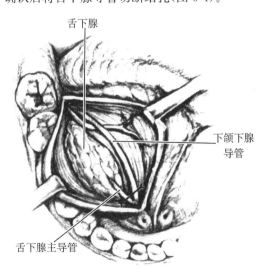

图 6-4　处理腺体导管

8. 将舌下腺切除后,检查创面内有无出血点,并确认舌神经及下颌下腺导管无损伤。

9. 对于口外型舌下腺囊肿,可在此时从口底侧或皮肤侧穿刺吸出囊液。

10. 下颌下腺导管被切断时,应修剪与腺体相连一端的导管,将其缝合在邻近的黏膜上,形成新的导管开口(图 6-5)。

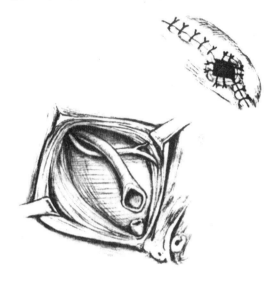

图 6-5　缝合导管

11. 用 4 号线缝合口底黏膜。为了防止血肿,缝合不宜过于紧密(图 6-6)。

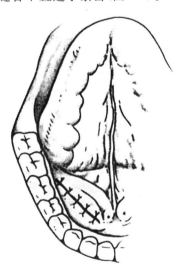

图 6-6　缝合口底黏膜

【注意事项】

1. 术后当天出现的并发症常为舌下动脉出血。当发生出血时,应将切口缝线拆除,重新结扎出血的动脉断端。

2. 舌神经损伤和导管损伤亦可发生。会导致舌麻木,如果腺体切除彻底,很少复发。

第二节　鼻骨骨折复位

【适应证】　鼻骨骨折并有移位者。

【复位方法】

1. 鼻外复位法　此法仅适用于单侧向侧方移位的轻度鼻骨骨折,未累及另一侧鼻骨或鼻中隔者。手术时医师立于患者背后,用两手拇指同时用力压迫突起一侧的鼻骨,当感到有复位摩擦感时,骨折片即已复位。骨折侧填塞少量凡士林纱条,除防止出血外,也有支持鼻骨防止下陷的作用。

2. 鼻内复位法　此法适用于骨折片向下塌陷的鼻骨骨折,这是通常习用的方法。复位器械可用枪状镊、鼻中隔剥离器、钝头血管钳或专用的鼻骨复位钳等,其前端可裹凡士林纱布或套入一段较薄的橡皮管备用。先于鼻外试测骨折处与鼻前孔缘的距离,然后右手持复位器械轻轻插入患侧鼻腔,置于移位骨片之下,然后向上用力将塌陷的骨片抬起,同时用左手拇指与示指按住鼻梁,并推按健侧鼻骨,以防止过度向上移位,当鼻骨恢复原位时,可闻及复位的骨摩擦声,同时观察鼻梁外形,以鼻梁外形基本正直为止。复位器械插入鼻腔时切勿超过两侧瞳孔连线,以免损伤筛状板等,增加颅内感染的机会(图6-7)。

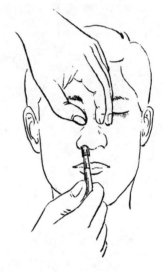

图 6-7　鼻内复位法

嵌入的骨折片复位。若骨折片嵌入在鼻骨与上颌骨额突的连接处,则可按同样的方法将复位钳向上向内转动,即可使之复位(图6-8)。

若施行两侧鼻骨骨折的复位手术,以使用鼻骨骨折复位钳为适宜。将复位钳的两叶分别插入两侧鼻腔,置于两侧断裂鼻骨的下面,夹持鼻中隔,同时按以上手法将复位钳向上向前用力,则可使两侧断裂移位的鼻骨复位。

若用鼻骨复位钳施行单侧鼻骨骨折的复位手术,此种骨折的骨折片常嵌入中线的骨缝间,可将复位钳的一叶插入患侧鼻腔,置于断裂鼻骨的下方,而另一叶置于鼻外部,将钳闭合以夹住骨折片,向上向外稍加转动,即可使

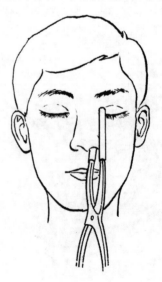

图 6-8　单孔鼻骨复位钳复位

若鼻骨骨折合并鼻中隔骨折,可用鼻骨复位钳的两叶插入两侧鼻腔,置于鼻中隔骨折偏斜的下面,夹住鼻中隔并向上移动钳的两叶,此时骨折偏斜处即可恢复正常位置。然后将复位钳向上置于断离鼻骨的下方,向上抬起将鼻骨复位,此时左手拇指与示指应按压鼻梁,协助鼻骨复位并使之变直(图 6-9)。

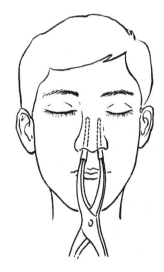

图 6-9 双孔鼻骨复位钳复位

以上各种鼻内复位手术后,均应两侧填塞凡士林纱条,以止血和支撑鼻梁,防止再塌陷。一般 24~48h 取出纱条,并注意保护外鼻部不要受到碰触或压迫。

3. 开放性鼻骨骨折的复位手术 对于开放性鼻骨骨折应予妥善止血,同时并对软组织创口进行清创,仔细去除创口内的污泥、异物和游离的碎骨片等。如有骨片嵌顿,可将梨状孔缘骨质去除一些,以使嵌入的骨片松解取出。在直视下将创口内可存活的骨片复位,鼻腔内撕裂的黏膜用细肠线对齐缝合,即使缝合困难,也应尽可能定位固定。最后逐层缝合软组织及切口,缝合时应对合整齐并避免张力过大。以凡士林纱条或碘仿纱条填塞鼻腔。术后注意黏膜面的愈合情况,防止鼻腔粘连或狭窄。

4. 鼻中隔开放性复位法 鼻中隔软骨脱位或垂直板骨折的处理较为困难,若经闭合性复位法失败后,可改为开放性复位法。在鼻前庭做半贯通性切口,分离切口侧的鼻中隔黏骨膜,以直接观察鼻中隔的损伤情况,清除鼻中隔血肿的积血和游离的骨片,将断裂但尚能存活的软骨或垂直板复位,使其基本正直。鼻中隔矫正后,再按闭合性复位法处理鼻骨骨折。为保持复位的鼻中隔于正常位置愈合,防止鼻中隔血肿形成,鼻腔应填塞 10d 左右,外鼻并用夹板固定。

5. 鼻骨粉碎性骨折的处理 鼻骨粉碎性骨折,因粉碎的骨片无固定的骨质相连,以至于失去了外鼻的支撑作用,而使鼻梁明显下陷,当复位器械伸入鼻腔后,甚易抬起塌陷部位,但当抽出复位器械后,鼻梁又重新塌陷。此类患者多伴有邻近组织或器官的损伤,应注意有关症状,并及时处理。这种骨折复位后,应用两根不锈钢丝横贯鼻腔,将两侧骨片分别固定于鼻梁两侧的金属板或塑料板上,而加以固定。见图 6-10。

【手术后处理】

1. 鼻骨骨折复位后,鼻腔内必须用凡士林纱条或碘仿纱条填塞,其作用似内夹板,以固定骨折片不再塌陷移位。但填塞物不宜过多,以免影响鼻外形,只要足以支撑鼻梁即可。填塞物每 2~3 天更换 1 次,一般 7~10d 后拆除。

2. 程度较重的或粉碎性鼻骨骨折,还要用牙模胶、丙烯树脂或金属薄板做成鼻外夹板协助固定,鼻外夹板一般于 4~7d 去除。

3. 术后 1 个月内禁止碰触或挤压鼻部,也不宜戴较重的眼镜,同时禁止用力擤鼻。以上这些都是为了避免鼻骨重新塌陷。

4. 为了预防局部伤区、鼻腔,鼻窦或咽鼓管等部位的感染,术后应酌情给予适当的抗生素治疗。

5. 鼻腔填塞物取出后,每天清除鼻腔内痂皮,并用 1% 麻黄碱滴鼻液滴入或喷入鼻腔,每天 2~3 次,以利引流和预防粘连。

6. 术后随访一年,注意有无瘢痕挛缩、鞍鼻或鼻腔粘连等后遗症,以便及时处理。

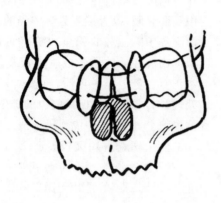
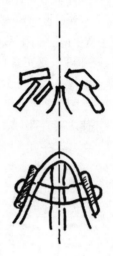

图 6-10　鼻骨粉碎性骨折复位固定

第三节　鼻腔堵塞手术

一、前鼻孔填塞

【适应证】

1. 鼻出血经用烧灼、吸收性明胶海绵贴敷、麻黄碱或肾上腺素棉片收敛等方法处理，出血仍未能控制者。

2. 鼻腔手术如鼻息肉摘除、鼻甲切除、鼻内肿瘤切除、鼻中隔矫正、鼻内刮筛等术后，术腔出血不易止住者。

【手术器械】　鼻镊、窥鼻器、弯盘各 1 把（个）。

【术前准备】

1. 了解出血情况，注意全身状态，做好血化验及测定血压等检查，以防术中发生失血性休克或虚脱。

2. 备好堵塞物，一般用碘仿纱条或消毒的凡士林纱条，后者留置时间稍长易发臭，故可用干纱条渗以抗生素软膏，或液状石蜡加抗生素溶液制备。以对组织刺激性小，具有防腐、止血作用为原则。

【麻醉】　1％丁卡因喷布（加 1∶1000 肾上腺素）或棉片浸之做鼻黏膜表面麻醉。如果不是病情特别紧急，一般都应先行麻醉后才做鼻腔堵塞。

【手术方法】　用窥鼻器将前鼻孔充分撑开，以鼻镊夹住纱条的一端，送入鼻腔前上方，使之嵌紧在中鼻甲前端，然后将纱条由前上向后下，再由后下向前上，来回逐层填满整个鼻腔（图 6-11）。

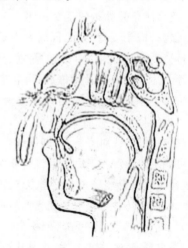

图 6-11　前鼻腔堵塞

二、后鼻孔填塞

【适应证】

1. 经鼻腔堵塞后,仍有血自后鼻孔不断流下,出血不能控制者。

2. 鼻咽纤维血管瘤或鼻咽癌手术后,术腔堵塞止血。

3. 为防止全麻下行鼻腔或鼻窦手术时,血液流入下呼吸道,术中可暂时做后鼻孔堵塞,手术结束后无出血,即可取出堵塞之纱球。

【手术器械】　除鼻腔堵塞器械外,加导尿管 1 根,直角形压舌板 1 块,大号血管钳 1 把。

【术前准备】

1. 同鼻腔堵塞,堵塞物应准备圆枕形(长约 3cm,直径 2.5cm)或锥形后鼻孔堵塞用纱布球 1 个。

2. 后鼻孔填塞,填塞物应准备纱布球,包括圆枕形、锥形等纱布球。

【麻醉】　1% 丁卡因做鼻腔及口咽黏膜表面麻醉。

【手术方法】

1. 将导尿管自需堵塞侧前鼻孔插入,至口咽部用血管钳将其拉出口外,另一端仍留在前鼻孔外,把后鼻孔纱球的两根固定线缚于导尿管上(图 6-12、图 6-13)。

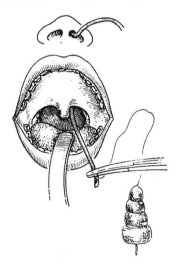

图 6-12　后鼻孔填塞(一)

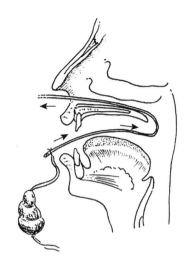

图 6-13　后鼻孔填塞(二)

2. 左手将导尿管向外抽,使纱球固定线引出前鼻孔,并继续外拉,嘱患者张口,助手用压舌板压住舌面,术者右手持血管钳(或用示指)顺势将纱球经口咽送入鼻咽部,使之妥贴固定于后鼻孔(图 6-14)。

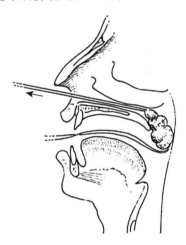

图 6-14　后鼻孔填塞(三)

3. 行鼻腔堵塞。

4. 鼻孔前放一小纱布卷,将后鼻孔纱球的两根固定线打活结固定其上、纱球后部的引线从口腔引出,用胶布固定于面颊部(图 6-15)。

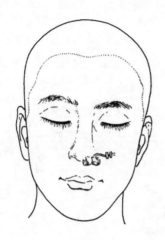

图 6-15　后鼻孔填塞(四)

三、前后鼻孔堵塞

【注意事项】

1. 根据患者年龄及体形,选用适当大小的后鼻孔纱球,过大过小都会影响止血效果。

2. 在将后鼻孔纱球拉向鼻咽部时,当心引起悬雍垂擦伤及血肿等,以免术后吞咽疼痛。

3. 纱球固定线要牢固,不能太细,最好用尼龙线,并必须在前鼻孔固定好,以防纱球脱落引起窒息。

【术后处理】　一般同鼻腔堵塞,但尚需注意以下几点。

1. 为防止中耳炎、鼻窦炎等并发症,常规应用抗菌药物以预防感染,但不宜采用耳毒类抗生素。

2. 填塞期间密切注意患者呼吸、吞咽及神志情况,一旦出现并发症征兆,要及早处理。

3. 经常留意后鼻孔纱球固定线是否牢固,有否切伤鼻翼皮肤。前鼻孔固定纱布卷为血液及鼻腔分泌物浸渍时,要随时更换,以防前鼻孔周围皮肤糜烂、发炎。

4. 填塞物可分次逐步取除。纱条、纱球孰先孰后,或同时取除,要根据病情而定。去净填塞物后,可保留一根引线,24h后再去除,以备再出血时方便重做后鼻孔填塞。

第四节　扁桃体切除术

【适应证】

1. 慢性扁桃体炎反复急性发作。

2. 有扁桃体周围脓肿病史者。

3. 扁桃体过度肥大,妨碍吞咽、呼吸,导致营养障碍者。

4. 风湿热、肾炎、关节炎、风心病等患者,疑扁桃体为病灶者。

5. 因扁桃体,增殖体肥大,影响咽鼓管功能,造成慢性分泌性中耳炎,经非手术治疗无效者。

6. 白喉带菌者,经非手术治疗无效者。

7. 不明原因的长期低热,而扁桃体又有慢性炎症存在时。

8. 各种扁桃体良性肿瘤,对恶性肿瘤则应慎重选择病例。

【禁忌证】

1. 急性扁桃体炎发作时,一般不施行手术,需炎症消退后 3～4 周方可手术。

2. 血液病,高血压,代偿功能不全的心脏病,活动性肺结核等均不宜手术。

3. 风湿热及肾炎等全身症状未控制时不宜手术。

4. 在脊髓灰质炎及流感流行期间,妇女月经期暂时不宜手术。

5. 患者家属中免疫球蛋白缺乏或自身免疫疾病的发病率高者。白细胞计数低于正常值。

【术前准备】

1. 认真询问病史及体格检查,特别注意有关出血病史的询问及出血凝血机制的检查。

2. 血、尿、便常规及出凝血时间。

3. 胸透、心电图检查。全麻者,进行肝、肾功能检查。

4. 采用全麻者术前禁食;局麻者,术前酌情进少量饮食或禁食。术前半小时皮下注射阿托品(挤切法免用)。患者紧张可服镇静药。

【手术方法】　用剥离法与挤切法两种。

扁桃体剥离法

【麻醉及体位】　采用局部麻醉者,取坐位或半坐位,咽反射敏感者可于咽部喷 1% 丁卡因,再以 1% 利多卡因(加 1:1000 肾上腺素)于腭舌弓及腭咽弓黏膜下及扁桃体外侧包膜周围浸润麻醉。采用全麻者取仰卧位,垫肩,常规消毒铺巾单。

1. 全麻　见图 6-16。

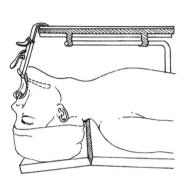
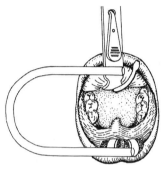
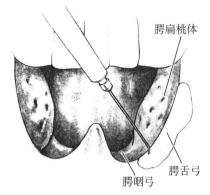

图 6-16　全麻图示

2. 局麻　见图 6-17。

【操作步骤】

1. 切口　用扁桃体钳夹持扁桃体向内、上牵拉,暴露腭舌弓游离缘与扁桃体之间黏膜皱襞,以弯尖刀切开此处黏膜,并向后切开腭咽弓与扁桃体间部分黏膜(图 6-18)。

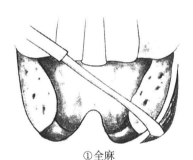

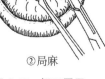

①全麻

②局麻

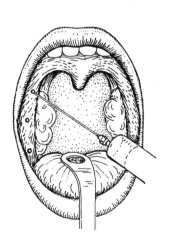

图 6-17　局麻图示

图 6-18　切口图示

2. 剥离 用血管钳或剥离器插入腭舌弓切口,并向上后将扁桃体上极游离,然后用扁桃体钳夹持扁桃体上极,再以剥离器由上向下将扁桃体在其被膜外下周围组织分离,直至其下极。

剥离步骤如下。

(1)全麻:见图 6-19。

(2)局麻:见图 6-20。

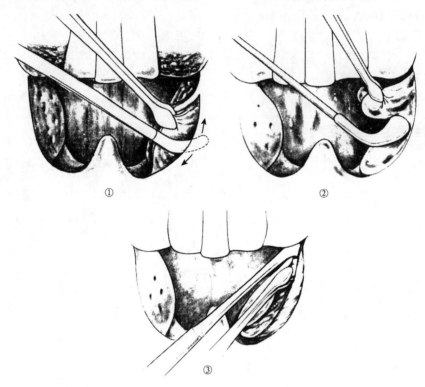

图 6-19 全麻手术图示

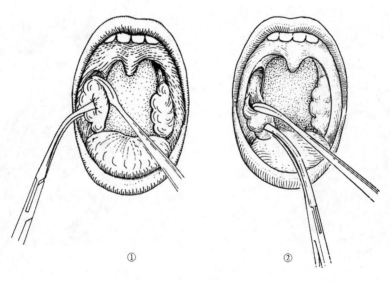

图 6-20 局麻手术图示

3. 切除扁桃体　将扁桃体圈套器的钢丝套住扁桃体,同时将扁桃体向上提,钢丝向下压,收紧钢丝圈,绞断扁桃体下极根蒂部分,将扁桃体完整切除(图 6-21、图 6-22)。

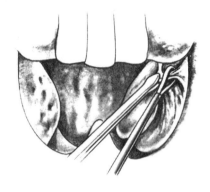

图 6-21　全麻切除扁桃体

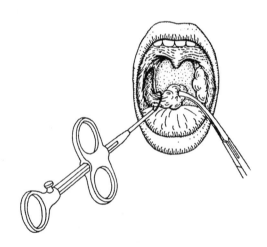

图 6-22　局麻切除扁桃体

4. 止血　切除扁桃体后立即用大棉球压迫扁桃体窝进行止血,见有血管出血,给予结扎。最后用腭弓拉钩牵开舌腭弓,充分暴露扁桃体窝进行检查,如出血已完全停止,且无残余扁桃体组织,一侧手术即告完毕。

用同法切除对侧扁桃体。

【术后处理】

1. 术后体位全麻者未清醒前应采用半俯卧位。局麻者,儿童取平侧卧,成人平卧或半坐位均可。

2. 饮食术后 4h 进冷流质饮食,次日创面白膜生长良好者改用半流质饮食。

3. 嘱患者随时将口内唾液吐出,不要咽下。唾液中混有少量血丝时,不必介意,如持续口吐鲜血,应检查伤口,考虑止血措施。全麻儿童不断出现吞咽动作时,可能有伤口出血,应立即检查,及时止血。

4. 创口白膜形成术后第 2 天创面出现一层白膜,属正常反应,对创面有保护作用。

5. 创面疼痛术后 24h 较为明显,可用 1% 利多卡因数毫升做下颌角处封闭以止痛。若创口疼痛并伴有咳嗽,可给予少量可待因镇痛和止咳。

【并发症及处理】　出血分原发性出血和继发性出血两种。术后 24h 内发生为原发性出血,最常见的原因首先为手术欠细致、止血不彻底、遗有残体或肾上腺素的后遗作用所致;其次为术后咽部活动过甚,如频繁咳嗽、吞咽等。继发性出血发生于术后 5～6d,此时白膜开始脱落,由于进食不慎擦伤创面而出血。发生出血后,应按下述方法处理。

(1)查明出血部位,扁桃体窝内若有血块,应予清除,用纱布加压至少 10～15min,或用止血粉、明胶海绵贴敷于出血处,再用带线纱布球压迫止血。

(2)活动性出血点,可用双极电凝止血或用止血钳夹住后结扎或缝扎止血。

(3)弥漫性渗血,纱球压迫不能制止时,可用消毒纱球填压在扁桃体窝内,将腭舌弓与腭咽弓缝合 3～4 针,纱球留置 1～2d。

扁桃体挤切术

扁桃体挤切术具有器械简便,仅需一把挤切刀和一块压舌板,手术时间短等优点,唯要较熟练地掌握这一手术有一定的难度。手术前必须了解扁桃体的解剖及能熟练地掌握剥离法。否则贸然采用挤切法时,会带来较多组织损伤,甚至扁桃体残留等不良后果。

【适应证】　挤切法一般适用于扁桃体体积较大,突出而粘连少的扁桃体。

【手术器械】 压舌板、撑开式张口器、挤切刀。

【术前准备】 同扁桃体摘除术。

【麻醉】 表面麻醉,局部喷以 0.5％～1‰丁卡因溶液或全身麻醉。

【手术方法】

1. 取卧位或坐位,儿童取仰卧位,头向后仰,肩下垫枕。由一助手抱持并固定头部,另一助手固定肩胛及两手足,术者立于患者左侧,左手持压舌板。右手持挤切刀(图 6-23)。

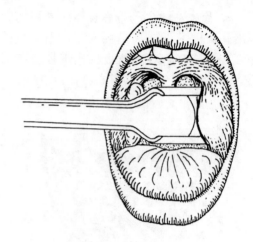

图 6-24 挤切术(二)

进刀环内,直至拇指或示指隔腭舌弓能扪及刀环边缘。注意不可将腭舌弓黏膜也压进刀环,以免将其撕裂(图 6-25)。

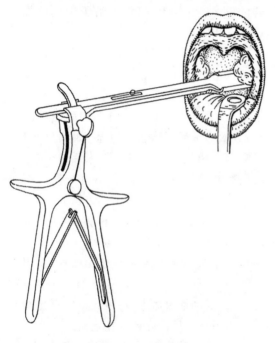

图 6-23 挤切术(一)

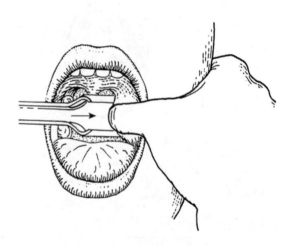

图 6-25 挤切术(三)

2. 成人及儿童一般不需张口器,不合作的儿童需用张口器,用压舌板将右侧舌面压下,暴露右侧扁桃体下极,将挤切刀的刀环自下极套入,沿扁桃体纵轴方向向上移,转动挤切刀,使刀环的方向与纵轴平行,并将刀柄移向对侧口角。置刀环于腭咽弓和扁桃体之间,并将其上抬,此时扁桃体已大部分套入刀环内,少部分位于腭舌弓之下,刀环之上,在腭舌弓处形成一个隆起的包(图 6-24)。

3. 用左手拇指或示指将此隆起的包压

4. 收紧刀刃,此时整个扁桃体应位于刀环的下面。扭转刀柄,同时术者立即变动位置,自患者左侧移向头后。移动压舌板将左侧舌面压下,暴露左侧扁桃体下极,此时右手用力将扁桃体拉出切下。迅速将刀环套入左侧扁桃体下极,依上法切下左侧扁桃体。让病孩坐起,吐出血液(图 6-26)。

5. 检查伤口扁桃体摘出后,用压舌板压低舌背,检查有无扁桃体残留,活动性出血,

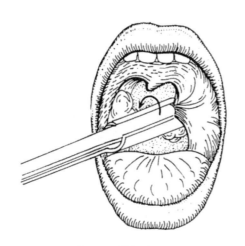

图 6-26　挤切术(四)

周围组织有无撕裂。如有扁桃体组织残留,可用小号刀环再次切取,也可用活检钳咬除残留扁桃体组织(图 6-27)。

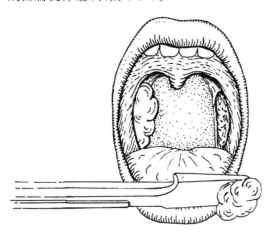

图 6-27　挤切术(五)

【注意事项】

1. 局麻手术时要注意将麻药注射于扁桃体包膜外,如此麻醉效果好,又易于剥离。手术过程中并需密切观察患者,注意有无麻醉药物的过敏反应。

2. 剥离扁桃体上极时要注意,不可剥入扁桃体实质。

3. 用圈套器摘除扁桃体时,以抓钳将扁桃体抓牢,以防止扁桃体脱落,阻塞声门,造成窒息。

4. 扁桃体切除后,要仔细检查扁桃体窝有无扁桃体残留及出血。

5. 全麻扁桃体切除术要注意保持呼吸道的通畅,以防止窒息。

【术后处理】　同扁桃体摘除术。偶有并发症进行如下处理。

1. 出血是最常见的并发症,手术后 24h 内的出血属原发性,往往因手术操作损伤较大,止血不彻底,扁桃体残留等引起。术后 6d 内出血属继发性,往往因局部白膜脱落,伤口感染等引起。止血时首先检查伤口,了解出血的部位,清理伤口,取除血块。若少量渗血,可用棉球或纱球浸蘸 1‰ 肾上腺素,止血粉压迫;活动性出血,则用止血钳夹住后缝合结扎止血。如扁桃体窝内感染,并有弥散性出血,单纯压迫不能止血,可用消毒的纱球填于窝内,随后将腭舌弓和腭咽弓缝合数针,使纱球固定压迫 24h 以后拆线,取出纱球。但缝合必须牢紧,以免纱球脱落,阻塞声门,造成意外。

2. 伤口感染是由于手术中消毒不严格,或扁桃体炎症未控制,全身抵抗力差等因素造成。表现为术后不生长,或白膜长得不好,或表现为厚的灰色或灰绿色膜,局部充血明显。应注意清洁口腔,适当选用抗生素类药物。

3. 肺炎、肺脓肿、气管支气管异物主要是手术过程中血液、分泌物或异物被吸入呼吸道所致,可应用抗生素治疗。

4. 软腭、悬雍垂水肿多为手术时牵扯或损伤,术后局部组织循环障碍所致,故手术时应操作轻柔。

5. 咽部瘢痕、悬雍垂及舌腭弓损伤多因手术中损伤较重而在咽部形成较广泛的瘢痕。软腭牵紧,悬雍垂消失,鼻咽腔关闭不全。故手术时应尽量少损伤扁桃体周围组织。

第五节　扁桃体周围脓肿切开引流术

【适应证】　扁桃体周围脓肿已形成。

【手术方法】　在局麻下选择脓肿最隆起或穿刺获脓处进行切开。对无法确定切开部位者,则从悬雍垂根部做一假想水平线,从腭舌弓游离缘下端做一假想垂直线,二线交点稍外即为切口处(图 6-28)。

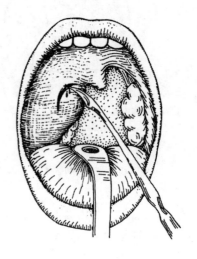

图 6-29　切口

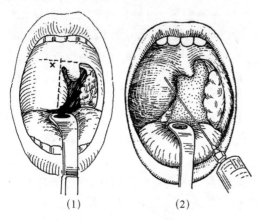

(1)　　　　　　(2)

图 6-28　切口及穿刺处

切开黏膜及浅层组织,用一血管钳向后外方顺肌纤维走向逐层分离组织,直达脓腔,有时脓腔为多个,需逐个充分开放。术后不需置放引流。数日内,视需要可重新撑开切口排脓,至无脓排出为止(图 6-29、图 6-30)。

【术后处理】　积极抗感染、支持治疗及充分引流脓肿,可获痊愈。如出现并发症,特别是坏死性颈筋膜炎、纵隔炎和 Lemierre 综合征,则预后险恶,病死率可高达 40%。

脓肿消退后的处理:应在脓肿消退后 2 周,将扁桃体切除,以预防复发。

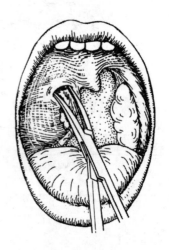

图 6-30　排脓

第六节　耳前瘘管切除术

【适应证】　耳前瘘管反复感染者。

【麻醉与体位】　一般采用局部浸润麻醉,小儿可采用全身麻醉。取仰卧位,术耳向上,头偏向对侧。

【手术方法】

1. 以瘘口为中心与耳轮脚平行的梭形切口(图 6-31①),切开皮肤。

2. 分离瘘管组织切除(图 6-31②)。

3. 缝合切口(图 6-31③)。

【注意事项】

1. 瘘管可有主干与支管,如遗漏支管今后会再复发,所以切除要彻底。

2. 靠近或穿越耳郭软骨的瘘管,手术时要小心,不要损伤软骨,以免引起软骨膜炎。

3. 术后应用抗生素,预防感染。

【术后处理】

1. 术后第 2 天换药时取出橡皮引流条。

2. 使用抗生素,控制感染。

3. 术后第 5 天可拆线。

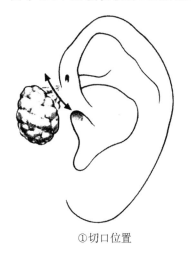 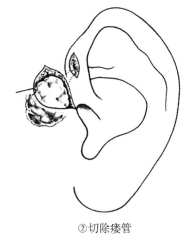 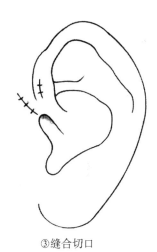

①切口位置　　　　　　　　②切除瘘管　　　　　　　　③缝合切口

图 6-31　前耳瘘管切除

第七节　甲状舌管囊肿摘除术

【适应证】

1. 囊肿逐日增大。

2. 有继发感染,已形成瘘管。

3. 有碍美观。

【手术步骤】

1. 术前准备

(1)控制感染,可适当应用抗生素及冲洗瘘管。

(2)男性应剃须、刮脸。

(3)需同时行口内径路手术者或儿童,均应做全麻前准备及保持口腔卫生。

(4)如为瘘切除术,应准备好 1‰亚甲蓝溶液,以备术中注射显示瘘管的行径。

2. 麻醉　成人采用局部浸润麻醉或针麻。儿童或需同时采用口内径路者采用鼻插管全麻。

3. 体位　仰卧、垫肩、头向后仰 45° 左右。

4. 手术过程

(1)颈部皮肤做水平向切口。切口的高低取决于瘘口及囊肿的部位,切口的长度根据囊肿大小而定,以利显露手术区为原则。甲状舌管瘘口的周围皮肤应做梭形切口,切除由于反复炎症而瘢痕化粘连的皮肤及瘘管(图 6-32)。

(2)囊肿位置较低时应在舌骨水平做第二水平切口以利舌骨以上的手术操作(图 6-33)。

(3)切开皮肤、皮下组织和颈阔肌;向上下分离皮瓣,上至显露舌骨上方,下至甲状软骨峡部。提起皮肤及颈阔肌,钝性分离带状肌并向两侧牵引,显露囊肿(图 6-34)。

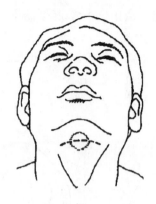

图 6-32 切口

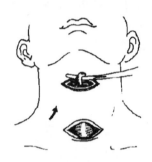

图 6-33 第二水平切口

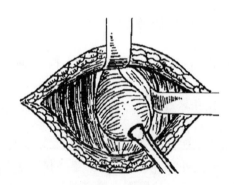

图 6-34 显露囊肿

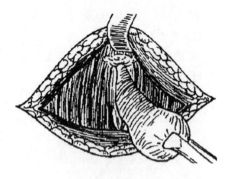

图 6-35 剥离囊肿

着,继而切开骨膜。切除与囊肿或瘘管粘连的舌骨体部,一般约 1cm 长(图 6-36)。

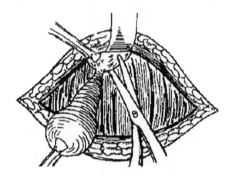

图 6-36 切除粘连的舌骨体部

(6)轻轻提起切断的舌骨体部,由舌骨至舌盲孔处连同瘘管周围 2～3mm 的肌肉组织做柱状整块切除(图 6-37)。

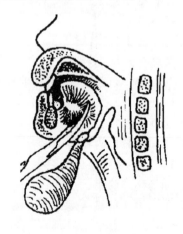

图 6-37 肌肉组织柱状整块切除

(4)剥离囊肿底部及后上极时,应仔细寻找与之相连的管状物,并避免损伤深面的甲状舌骨膜。沿囊肿剥离至舌骨体,可见囊肿或瘘管与舌骨体粘连,切不可当作终末切断或从舌骨表面予以分离(图 6-35)。

(5)以皮钳将舌骨向上提起,避开囊肿及瘘管与舌骨粘连处,切断舌骨中部的肌肉附

（7）忌用暴力牵引，以免拉断瘘管末端。助手可伸示指于病员口咽部，自舌盲孔处将舌根推向手术野，以利操作（图6-38）。

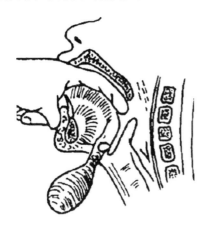

图6-38　忌用暴力牵引

（8）柱状切除到达瘘管末端时用小弯血管钳夹住；切断前应行贯穿缝合。如系完全性瘘，切除应包括瘘口（舌盲孔处）处的黏膜，并用细肠线在黏膜下行荷包缝合，以封闭与口咽之通道（图6-39）。

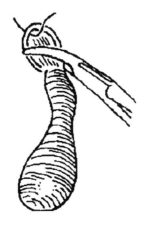

图6-39　荷包缝合

（9）冲洗创腔，彻底止血，将创腔内肌肉做数针间断缝合，消除无效腔；舌骨断端牵引

至正常位置，无须使断端接触，并缝合附着于其上的肌肉3～4针，以作固定（图6-40）。

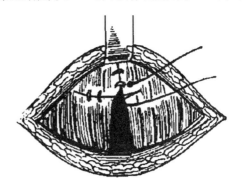

图6-40　固定

（10）创腔内放置橡皮引流条，缝合带状肌、颈阔肌，皮肤分层缝合。创口置凡士林纱布加压包扎（图6-41）。

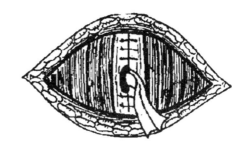

图6-41　橡皮条引流

【术后处理】

1. 术后48h抽去橡皮引流条，局部加压包扎。

2. 剥离较深，创伤较大的完全性瘘患者，术后2～3d适当应用激素预防舌根部水肿，并注意观察患者呼吸情况。

3. 完全性瘫痪的患者，术后应注意口腔卫生及适当应用抗生素，预防继发感染。

4. 术后5～7d拆线。

5. 切除肿物，常规送病理检查。

第八节 气道异物取出术

【适应证】 气道内存在异物。

【麻醉】 成人可采用1%丁卡因表面麻醉；婴幼儿可采用全身麻醉。

【手术步骤】

1. 口腔插入直达喉镜，窥见会厌（图6-42）。

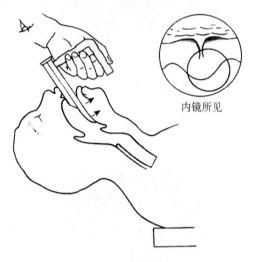

内镜所见

图 6-42 窥见会厌

2. 越过会厌，暴露声门（图6-43）。

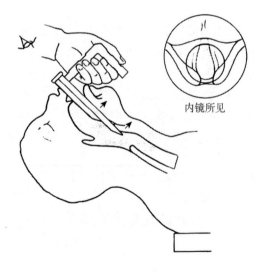

内镜所见

图 6-43 暴露声门

3. 导入适合的支气管镜（图6-44）。

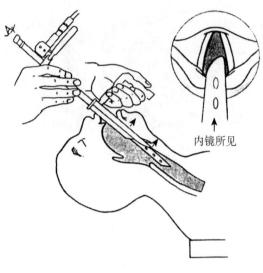

内镜所见

图 6-44 导入支气管镜

4. 撤出直达喉镜（图6-45）。

5. 寻找异物，取出（图6-46）。

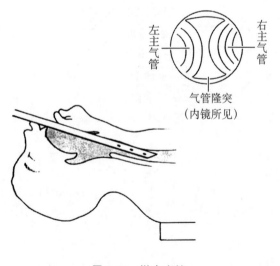

左主气管 右主气管

气管隆突
（内镜所见）

图 6-45 撤出喉镜

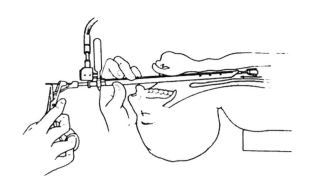

图 6-46　寻找取出异物

第九节　下鼻甲部分切除术

【适应证】　下鼻甲增生肥大,引起鼻塞等局部症状,经其他治疗无效时。

【手术器械】　窥鼻器、鼻镊、直血管钳、鼻剪、鼻咬骨钳、中隔剥离器、鼻息肉圈套器。

【手术准备】　修剪鼻毛,清洁鼻腔。用1%麻黄碱喷布病变的下鼻甲黏膜,根据黏膜收缩程度,决定手术方式。

【麻醉】　1%丁卡因表面麻醉,并在下鼻甲黏膜下注射含 1%肾上腺素的 1%普鲁卡因 1～2ml。必要时可用针麻。

【手术方式】　按照黏膜肥厚程度,有两种手术方法。若肥厚严重,黏膜不能保留者,做下鼻甲部分切除术;如下鼻甲肥大以骨质增生为主时可做黏膜下部分切除术。

1. 下鼻甲部分切除术　取半卧位或坐位。以鼻甲剪将下鼻甲前端的肥厚黏膜剪开,然后用圈套器套住肥厚的下鼻甲后端,连同已剪开的部分一并切下。用肾上腺素棉片止血后再以碘仿纱条堵塞鼻腔(图 6-47)。

2. 下鼻甲黏膜下部分切除术　左下鼻甲前端做一小切口,深达下鼻甲骨质,由此插入鼻剪,将下鼻甲下缘剪开形成内外两个侧瓣,并分离下鼻甲骨质,用骨剪剪除增生骨质。并按下鼻甲肥厚程度,将外侧瓣做条状

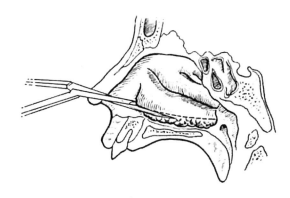

图 6-47　下鼻甲部分切除

楔形剪除。止血后将下鼻甲内、外两侧瓣合拢缝合。如无法进行缝合,可直接用凡士林纱布或碘仿纱条堵塞,任其自行愈合(图 6-48、图 6-49)。

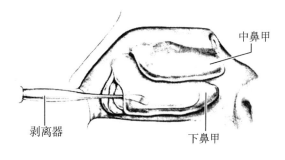

图 6-48　下鼻甲黏膜下部分切除

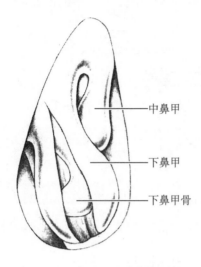

中鼻甲

下鼻甲

下鼻甲骨

图 6-49　下鼻甲肥厚黏膜楔形切除

【注意事项】　下鼻甲切除切忌过多,以免鼻腔过于宽大,形成萎缩性鼻炎,使鼻腔结痂、发臭,增加患者痛苦。如愈合后通气仍不畅,可考虑再次手术。

第十节　咽部脓肿切开引流术

【适应证】

1. 面颈部淋巴结或颌周筋膜间隙感染后肿胀区域局限,或者皮肤发红、发亮、压痛明显并伴凹陷性水肿,有波动感者,或局部疼痛加重,呈搏动性跳痛。

2. 深在颌周筋膜间隙感染 5d 以上,疼痛加剧,体温升高,周围血象白细胞升高并核左移或穿刺有脓者。

3. 发生于口底、舌体、咽侧、颈侧急性炎症,病情发展迅速,虽无典型脓肿形成指征,但可导致呼吸梗阻等严重并发症者。

4. 口底腐败坏死性蜂窝织炎,无脓肿形成体征,但为及早排出腐败坏死物质及气体,减轻全身和局部症状,阻止炎症继续扩散者。

5. 外伤或手术后继发感染已有脓肿形成者。

6. 放射性骨坏死继发感染后脓肿形成者。

7. 结核性淋巴结炎,冷脓肿波及皮下接近溃破者。

8. 化脓性炎症脓肿已溃破,但引流不畅者。

【禁忌证】

1. 急性化脓性蜂窝织炎,未形成脓肿者。

2. 合并全身脓毒血症处于休克期者。

3. 血液系统疾病或凝血机制严重不全者。

4. 唇、面部疖痈虽有脓栓形成亦不宜广泛切开引流。

【手术步骤】

1. 麻醉　浅表脓肿一般使用局部浸润麻醉;对颞下窝或舌根等深部脓肿或儿童可用全身麻醉或基础麻醉加局麻。

2. 消毒铺巾　常规消毒铺巾。

3. 切口部位选择　① 尽量隐蔽,切口在口内、不做口外切口,面部常用下颌下,颌

【术后处理】

1. 注意出血。术后一般可有少量血性分泌物自前鼻孔渗出,于 12～24h 停止。如有鲜血不断流出或后鼻孔有流血,说明堵塞不够紧,需重新堵塞或加后鼻孔堵塞。

2. 术后 24h 鼻内可滴液状石蜡,以利抽纱条。

3. 术后 48h 取出鼻腔填纱条,如抽纱条时易出血,纱条可分次逐段抽出,以减少出血。此后每天滴 1% 麻黄碱溶液数次。

4. 不要用力擤涕,以免引起出血。

5. 若黏膜肿胀明显且创面较大,易发生粘连,应每天进行鼻腔检查,必要时用塑料薄膜或吸收性明胶海绵置于鼻中隔与鼻甲间,一旦有粘连形成,应将粘连分开后再用塑料薄膜隔开。

6. 可视情况应用抗生素。

后或发际内切口。②切口方向尽可能与皮纹一致。③切口部位尽量位于脓肿的最低位,有利脓液的自然引流。

4. 切口长度　一般应与脓肿大小一致,但浅表脓肿亦可小于脓肿直径。

5. 脓肿切开　按设计切口切开皮肤或黏膜,对下颌下颈部化脓性淋巴结炎,颊、舌下、眶下、下颌下间隙等浅在脓肿,此时可用大血管钳直接钝性分离进入脓腔,颞下、咬肌、翼下颌等深在间隙脓肿创缘应用二次分离脓腔的方式,即先按设计切口切开皮肤,皮下组织颈阔肌等,解剖分离该区知名血管神经后,再切开颞肌、咬肌或翼内肌附着,然后进入脓腔,引出脓液。

6. 冲洗脓腔　以生理盐水反复冲洗至无明显脓液。浅在无明显渗血的脓腔可留置橡皮引流条,深在脓腔有明显渗血者应用盐水纱布或纱条填塞,无渗血者也可用乳胶管做引流。

7. 包扎　除长切口需做部分创缘缝合外,一般以盐水纱布包扎创口。

8. 换药　术后应根据脓腔大小,分泌量多少进行换药。换药时可用生理盐水、抗生素液等冲洗脓腔。

【注意事项】

1. 切口设计应兼顾有利引流、减少术后瘢痕和神经损伤,特别深在脓腔创道较长应注意面神经的保护。

2. 手术仅为达到脓液充分引流,分离脓腔时避免损伤腔壁,以减少感染扩散的可能。

3. 脓肿切开引流后局部及全身症状无明显缓解多系脓液引流不畅或另有脓肿未能引流,应探明原因以补救。

4. 切开引流虽为脓肿治疗最直接有效的方法,但手术必定有不同程度局部感染扩散的可能,故应注意术后有效抗生素的应用和水电解质平衡。有条件者切开引流时应送脓液培养及药敏试验,其结果对进一步用药有重要参考价值。

5. 对疖痈中央形成黄色脓点,或痈有多发性脓肿,难于穿破皮肤者,可考虑在不损伤周围红肿区的前提下,由变软区做保守性切开、剪去坏死组织和脓栓,借助术后高渗盐水持续湿敷引流,切忌术中钝性分离。

眶下间隙脓肿切开术

口内切口(图 6-50):适用于脓肿位于尖牙窝者,一般在 2-5 或 5-2 间的口腔前庭黏膜皱褶处切开,做横行切开长 1～2cm 切口。用 11 号刀片或 15 号刀片横行切开黏骨膜,血管钳钝性分离至脓腔。分离时血管钳朝尖牙窝的方向,不可向上太深或用暴力。分离至脓腔后,将血管钳轻轻撑开,脓液自然流出。反复几次后即可放入橡皮片引流,放入时要遵循"一通到底"的原则,防止引流条中途打折造成引流不畅。

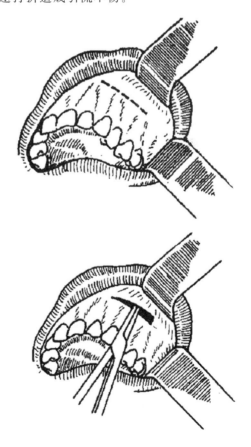

图 6-50　眶下间隙脓肿切口

皮肤切口:适用于脓肿局限在皮下者,可在脓肿低位做切口,切口方向应和眼轮匝肌纤维方向、鼻唇沟或面部皮纹相一致。切口长度1～1.5cm切开皮肤皮下组织钝性分离至脓腔建立引流。

颊间隙脓肿切开术

口内切口(图6-51、图6-52):脓肿局限在颊肌与颊黏膜之间者。在脓肿低位或龈颊沟即口腔前庭黏膜转折处做平行于下牙槽嵴的切口。长1～2cm,切开黏膜及黏膜下层,血管钳分离即达脓腔,置入橡皮片引流。

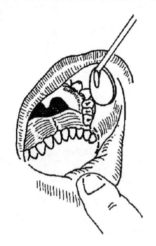

图6-51 口内切口

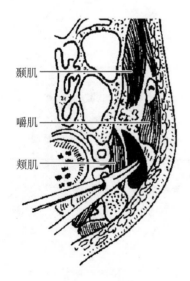

图6-52 脓肿切开

皮肤切口:脓肿在颊肌与皮肤之间局限在皮下时,范围较局限,可在脓肿低位做顺皮纹的小切口。长0.5～1.5cm,最长不超过脓肿直径的2/3。切开皮肤后钝分离达脓腔。应注意勿损伤腮腺导管、面神经颊支及下颌缘支。

颌下切口(图6-53):广泛的颊间隙感染,往往已波及颊脂垫,在皮下、黏膜下脓肿均不明显者应取此切口。在下颌骨下缘以下2cm处,长1～2cm,切开皮肤皮下组织,不切开颈阔肌,血管钳紧贴下颌骨外侧骨面进入颊部脓腔,置入橡皮片引流。

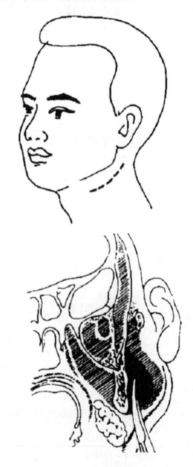

图6-53 颌下切口及脓肿切开

嚼肌间隙脓肿切开术

口内切口:适用于无开口受限者。可沿翼下颌皱襞稍外侧纵行切开黏膜,切口长2～3.5cm。用血管钳分离进入嚼肌间隙,置入橡皮片引流条。

口外切口(图 6-54):适用于伴有张口困难者。切开时在下颌角及下颌骨下缘下 2cm 处做弧形切口,长 5~7cm,切开皮肤、皮下组织,钝性分离颈阔肌,术中避免损伤颌外动脉、面前静脉及面神经下颌缘支,在颈深筋膜浅层的深面向上分离至下颌骨下缘,切开嚼肌附着及骨膜进入嚼肌间隙引流脓液,置入橡皮片引流。如已发生边缘性骨髓炎,则应早期施行病灶刮除术。

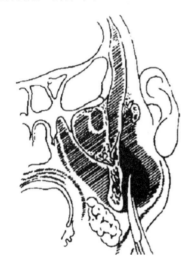

图 6-54　口外切口

翼颌间隙脓肿切开术

口外切口(图 6-55):适用于有张口困难者。切口部位基本与嚼肌间隙脓肿切开相同。切开皮肤后,用血管钳分开皮下组织,颈

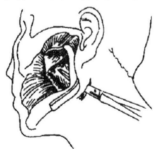

图 6-55　口外切口

阔肌。当触及下颌骨下缘,然后,将血管钳紧贴下颌骨面,向内侧分开翼内肌后进入翼颌间隙,引出脓液,置入橡皮管引流。

口内切口(图 6-56):无张口受限的患者。切口部位在翼下颌皱襞稍外侧约 0.5cm 处,升支前缘稍内侧做纵向切口,长 2~2.5cm,切开黏膜、黏膜下层,血管钳钝性分离,沿升支内侧骨面向后进入翼颌间隙,引流。注意不要损伤下牙槽神经、血管、舌神经。

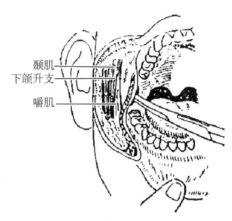

图 6-56　口内切口

舌下间隙脓肿切开术

口内切口(图 6-57)。在肿胀最明显或波动区,与下颌骨体内侧面平行切开黏膜,钝性分离进入脓腔进行引流。勿损伤导管及其开口。

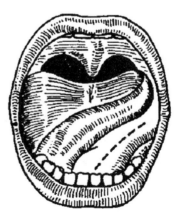

图 6-57　口内切口

咽旁间隙脓肿切开术（图6-58）

口内切口：适用于张口基本正常的患者。口内切口位于翼下颌皱襞稍内侧长约2cm纵行切开黏膜层，深度仅达黏膜下层，勿切开过深，以免伤及咽旁间隙内的颈内动脉、静脉和第Ⅸ—Ⅻ对脑神经。切开后用血管钳钝性分离，进入咽上缩肌与翼内肌之间的脓腔即可建立引流。

口外切口：适用于张口度受限的患者。在下颌骨下缘下2cm处，长2～3cm，切开皮肤、皮下，钝性分离颈阔肌，血管钳在颈深筋膜浅层的深面向上分离至下颌骨下缘，后转向下颌支内侧向深处分离至翼内肌的内侧面即进入咽旁间隙，引流脓液。

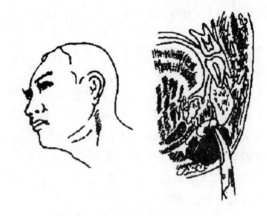

图6-59　切口位置及脓腔钝性分离

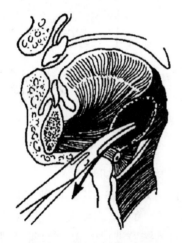

图6-58　咽旁间隙脓肿切开

颌下间隙感染脓肿形成后，应在下颌骨下缘下2cm处做与下颌骨平行的皮肤切口，切开皮肤、皮下组织，血管钳钝性分离进入脓腔（图6-59），放置橡皮片引流。如果颌下区肿胀较重，无法确定切口部位时，可以健侧下颌骨下缘的位置来估计患侧的位置。术中应避免损伤面神经下颌缘支、颌外动脉及面前静脉。

颏下间隙脓肿切开术

切口位于口外（图6-60）。在颏下肿胀最突出区做横行皮肤切口。切开皮肤，皮下，

沿切口用大弯血管钳分离至双侧二腹肌前腹之间的脓腔，置入橡皮片引流。

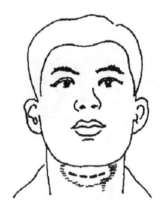

图6-60　颏下间隙脓肿切口

咽后脓肿

【适应证】　咽后脓肿确诊后应尽快予以排脓处理。

【手术步骤】

1. 手术器械准备　主要有长柄尖刀、长血管钳、穿刺吸引长针头和注射器、吸引器、开口器，以及气管切开包和氧气等。

2. 麻醉　婴幼儿急性咽后脓肿，经口腔切开引流者，不用任何麻醉。儿童或成人可在局部涂布1％丁卡因麻醉。经颈外侧切开者可用1％普鲁卡因浸润麻醉。有牙关紧闭者，并发食管周围脓肿而手术时间较长，或已行气管切开术者，可考虑全身麻醉。

对小儿,咽反射敏感和特异体质者,目前多主张术前用阿托品肌内注射,可抑制迷走神经兴奋,减少反射性喉痉挛、心脏传导阻滞及休克发生。

3. 体位 成人可采取坐位或卧位进行穿刺抽脓。婴幼儿多采用仰卧头低位,一助手用双手固定其头位,另一助手用中单包好患儿上肢及躯干,扶按其双肩。

4. 经口腔切开排脓术(图 6-61) 用直接喉镜,将咽后脓肿充分暴露。先用穿刺针在脓肿隆起处穿刺抽吸脓液,减低脓腔压力。再用扁桃体刀或尖头刀在穿刺处或偏下方,切开长 1～2cm,然后用止血钳扩张之,用吸引器吸引脓液。

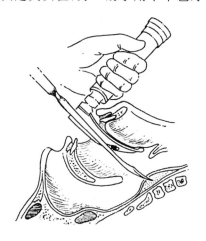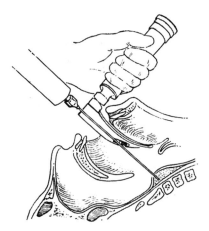

图 6-61 经口腔切开排脓

结核性脓肿可经口腔做多次穿刺抽脓,然后注入链霉素和异烟肼溶液于脓腔内。如穿刺无效可做颈侧切开引流术。

5. 经颈侧切开排脓 适用于慢性咽后脓肿。患者仰卧,肩下垫枕,头偏向健侧,常规消毒患侧颈部皮肤铺巾。切口区皮肤及皮下用 2% 普鲁卡因浸润麻醉,于胸锁乳突肌后缘,上自下颌角平面,向下做一长 5～6cm 切口,切开皮肤及皮下组织。分离浅深筋膜,将胸锁乳突肌及其深面的颈动脉鞘向前拉开,即可到达咽后间隙。用手指摸清脓肿部位,再用止血钳分离软组织,即可进入脓腔。引流口应尽量扩大些,并用手指伸入脓腔,探查并分离可能有粘连性囊腔,如有游离死骨应取除,放置引流条,切口不必缝合。术中应特别注意勿伤及颈交感神经节,以免发生颈交感神经麻痹综合征。

【术后处理】

1. 经口腔切开引流后,术后每天应用长止血钳分离切口,排出积存的脓血,直至脓液排尽为止,一般 3～4d 即可无脓。

2. 若经颈侧切开途径引流时,术后应每天换药 1 次,更换橡皮引流条,直至炎症消退,使伤口由内向外自行愈合。

3. 全身应用足量抗生素或抗结核药物治疗。

4. 术后尚需注意呼吸,以防发生喉阻塞。

【注意事项】

1. 咽后脓肿临床上一经确诊,检查时要准备好吸引器及气管切开等抢救设备,要注意勿碰破脓肿,以防大量脓液流入气管引起窒息。

2. 手术体位要取头低足高位,脓肿暴露后应先以粗长针头穿刺抽吸脓液,以减低脓腔内压力,避免切开脓腔时因压力过高,大量脓液流入下呼吸道引起窒息或吸入性肺炎。

3. 对结核性脓肿,有颈椎骨质破坏者,不可将头位过于后仰,以防发生颈椎脱位,引起突然死亡。因此,术前最好做颈椎石膏固定。

4. 可适当应用抗生素,避免并发纵隔炎,或大血管糜烂出血。

5. 若遇脓肿突然破裂,应立刻将患者置于头低位,使脓液自口腔流出,以防窒息。

第十一节　鼻前庭囊肿摘除术

【适应证】　鼻前庭囊肿,囊肿较大或引起局部继发感染(图 6-62)。

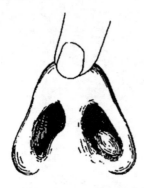

图 6-62　鼻前庭囊肿

【术前准备】

1. 需做鼻窦 X 线摄片或 CT 检查,了解囊肿与周围组织的关系,以便确定手术方案。

2. 如为牙源性囊肿,宜请口腔科会诊。

【麻醉】　表面麻醉和局部浸润麻醉。

【手术方法】

1. 切口　于唇龈部沟上约 1cm 近鼻前庭处做一横行切口或 L 形切口,其长度根据囊肿大小而定(图 6-63、图 6-64)。

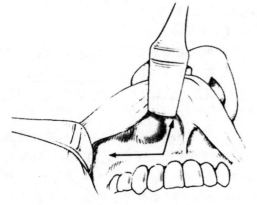

图 6-63　L 形切口

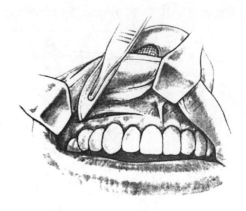

图 6-64　切开

2. 剥离囊肿　切开黏膜后沿囊壁逐层分离,将其充分暴露后完整取出(图 6-65)。

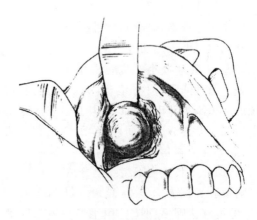

图 6-65　剥离囊肿

3. 术腔处理　囊肿摘除后,可切开鼻底黏膜与术腔沟通,以利于引流和伤口愈合。如术腔较大并与上颌窦相通时,可酌情在下鼻道外形成对孔与鼻腔相通。

4. 缝合　堵塞止血后,缝合唇龈部伤口(图 6-66)。

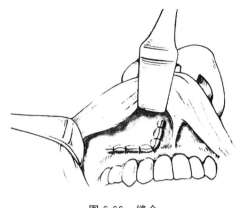

图 6-66　缝合

【注意事项】

1. 囊腔摘除后，一定做好术腔的引流，或与鼻腔沟通，或向上颌窦引流，否则伤口不能愈合而形成瘘管。

2. 如属牙源性病变，宜处理牙病方可免于复发。

【术后处理】

1. 手术当日面颊部以纱球压迫，防止出血。

2. 术后 1～2d 抽出鼻内堵塞物；5～7d 拆线。

第十二节　鼻外伤缺损的修复

【适应证】　创伤或手术切除肿瘤造成皮肤缺损。

【手术操作】　根据外伤缺损的具体情况，可做不同的皮瓣(图 6-67)。

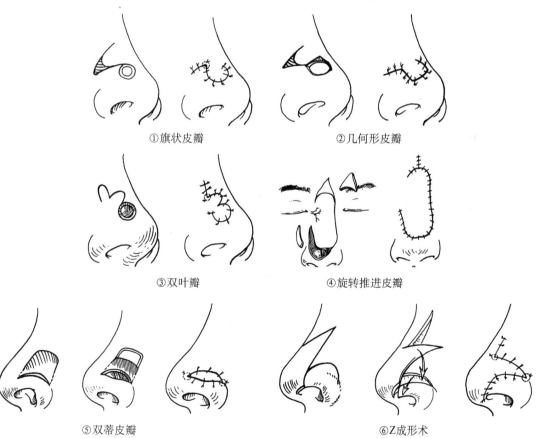

①旗状皮瓣　　　　②几何形皮瓣

③双叶瓣　　　　④旋转推进皮瓣

⑤双蒂皮瓣　　　　⑥Z成形术

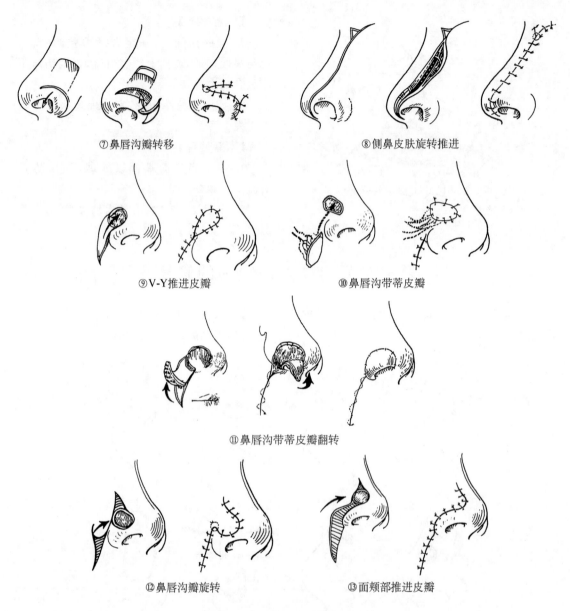

⑦鼻唇沟瓣转移　　　　　　　　　　⑧侧鼻皮肤旋转推进

⑨V-Y推进皮瓣　　　　　　　　　　⑩鼻唇沟带蒂皮瓣

⑪鼻唇沟带蒂皮瓣翻转

⑫鼻唇沟瓣旋转　　　　　　　　　　⑬面颊部推进皮瓣

图6-67　鼻外伤缺损修复各种皮瓣

第十三节　鼻中隔矫正术

【适应证】

1. 鼻中隔偏曲显著,影响鼻腔通气、鼻窦引流者。

2. 鼻中隔嵴突致经常鼻衄或头痛者。

3. 矫正鼻中隔偏曲,作为某些鼻腔、鼻窦手术的前置手术。

【器械准备】　除一般鼻内手术器械外,还需要鼻咬骨钳、中隔剥离器。

【术前准备】

1. 修剪鼻毛。

2. 如鼻中隔高位偏曲影响鼻窦引流时,需行上颌窦穿刺冲洗,改善上颌窦炎症后再行手术。

【麻醉】

1. 表面麻醉 以含有少量1‰肾上腺素的1%丁卡因棉片分别置于双侧鼻腔外侧面及鼻中隔黏膜处。

2. 黏膜浸润麻醉 用1%普鲁卡因10～20ml加上1‰肾上腺素4～5滴,自前向后做两侧鼻中隔黏膜下浸润麻醉。除起到麻醉作用外,并使黏骨膜易与软骨和骨质分离。

【手术方法】

1. 体位 一般多采用坐位,术者坐于患者对侧。如取半卧位,则术者立于患者右侧。

2. 切口 用左手持窥鼻器,扩张左侧前鼻孔右手持小圆刀,于鼻中隔左侧皮肤与黏膜交界处做一凹面向后的稍带弧形切口,起始鼻中隔前端上方,下至底部,完全切开黏骨膜。若崤突或矩状突位置较低,可于切口下端沿鼻底向后方延长如"L"形,以减少黏膜张力;如鼻中隔偏曲部位较前,则切口可稍向前移(图6-68)。

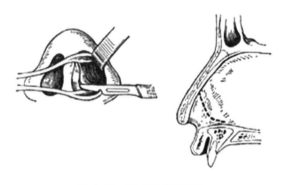

图6-68 手术切口正侧位

3. 分离黏骨膜 用鼻中隔剥离器由切口处伸入,剥离黏骨膜,暴露白色软骨,然后紧贴鼻中隔软骨,沿黏骨膜上做上下平行的分离,动作宜轻巧,上下剥离的幅度应由小而大,由前向后超越偏曲的部分。分离软骨与骨部连接处时,如有结缔组织黏着。不易分离时,可用小刀轻轻切开;遇有尖锐突起处可用有上、下弧度的剥离器进行分离剥离。剥

离矩状突上方黏膜时,可用弧度向下的一面;剥离下方时可用弧度向上的一面,直至完全暴露矩状突(图6-69)。

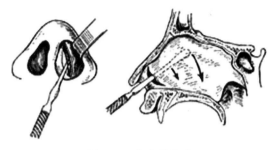

图6-69 分离黏骨膜

4. 切开软骨 用中隔软骨刀或小圆刀于黏膜切口稍后2～3mm处,切开中隔软骨(图6-70)。为避免切通右侧中隔面黏膜,可用左手小指伸入右侧鼻腔顶住中隔软骨。

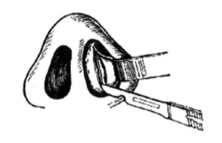

图6-70 切开鼻中隔软骨

5. 分离对侧黏骨膜 经软骨切口用同法剥离右侧黏骨膜,此时可用窥鼻器扩张右侧鼻孔,直接观察黏骨膜下剥离情况。鼻中隔两侧黏骨膜完全分离后,经切口置入鼻中隔固定扶钩,使中隔软骨固定于中隔固定扶钩两片叶片之间(图6-71)。

6. 切除中隔软骨 用中隔软骨旋转刀于已切开之中隔软骨前缘上部推向后上方,于筛骨垂直板处转向后下,在犁骨及腭骨鼻嵴处再向前拉,使中隔软骨大部切下(图6-72)。此软骨片应保留至手术结束,以备万一两侧黏膜撕破形成穿孔时作修补用。

7. 切除弯曲的筛骨垂直板及犁骨 用咬骨钳钳取筛骨垂直板及犁骨的偏曲部分

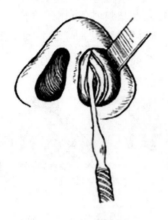

图 6-71　分离对侧黏骨膜

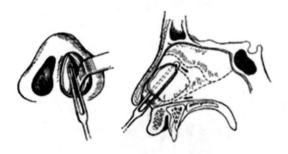

图 6-72　用中隔旋转刀切除鼻中隔软骨

（图 6-73）。切忌左右摆动，以免损伤筛板。中隔底部的骨嵴可用鱼尾凿凿除（图 6-74）。此时应注意避免损伤血管。可用浸有 1‰ 肾上腺素的小棉球充分止血并清除伤口中血块及碎骨片，取出中隔固定扶钩，将两侧黏骨膜推向中部使互相贴合。检查偏曲部分是否已矫正。

　　8. 缝合　切口处黏膜可用细线缝合 1

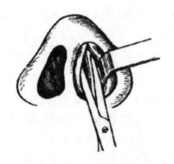

图 6-73　用咬骨钳去除弯曲的鼻中隔骨部

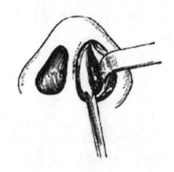

图 6-74　凿除鼻中隔骨缘

或 2 针（图 6-75），以利愈合。切口一侧中隔面敷凡士林纱布后，用两只橡皮指套分别置于两侧鼻腔，指套内适量均匀填入纱条，压迫止血（图 6-76）。

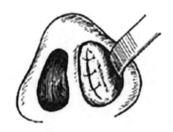

图 6-75　缝合黏膜切口

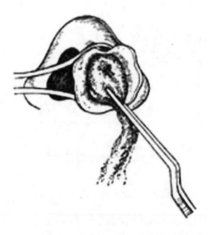

图 6-76　放橡皮指套内加纱条堵塞

【注意事项】

　　1. 由于嵴（棘）突尖锐或手术操作不够细致，剥离时可能撕破黏膜。若一侧黏膜损伤，多可自行愈合，若两侧黏膜损伤于相同部位时，可引起穿孔。故剥离黏膜时应谨慎小心。如发现穿孔,应立即用软骨或筋膜进行修补。

2. 若手术过程中未妥善止血,或因鼻腔堵塞不够妥帖等原因,致手术腔内仍有积血,可形成中隔血肿。一旦发生中隔血肿应经原切口取出血块,仔细止血。并应用止血药物及抗生素,以免继发感染。如有脓肿形成,及时切开排脓。

3. 手术时鼻中隔软骨上端不要切除过多,以免鼻梁下塌。

【术后处理】

1. 鼻腔堵塞物一般于术后 48h 抽除。

2. 抽除堵塞物后,可用 1% 麻黄碱滴鼻,收敛黏膜,防止鼻腔粘连。

第十四节　腭部肿瘤切除术

一、硬腭良性肿瘤切除术

【适应证】　适用于腭部良性肿瘤,如混合瘤、乳头状瘤等。

【手术步骤】

1. 术前准备

(1)术前行口腔清洁及牙周洁治。

(2)术前 1 日用漱口液含漱 2～3 次。

(3)摄上颌咬𬌗 X 线片及相关牙的牙片。

(4)较大肿瘤术前需做腭护板。

2. 麻醉　双侧腭大孔及切牙孔阻滞麻醉或插管全麻。

3. 体位　平卧位,垫肩,头稍后仰。

4. 手术过程　在肿瘤表面腭黏膜上做梭形切口,切除小部分黏膜,分离显露肿瘤。有包膜者可完整摘除肿瘤,切口拉拢缝合(图6-77)。

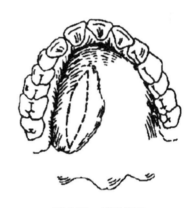

图 6-77　梭形切口

如腭黏膜受累,或为乳头状瘤、混合瘤时可同时切除黏膜及肿瘤。切缘缝合留长线,用碘仿纱条填塞加压,包扎加压还有止血作用;或戴腭护板保护创面不受污染,并待肉芽组织生长,上皮形成(图 6-78)。

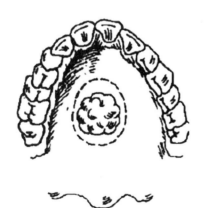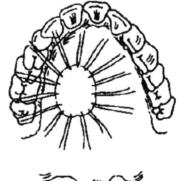

图 6-78　切缘缝合留长线

【术后处理】

1. 注意口腔清洁,进食后漱口。

2. 术后5～6d拆线或拆除包扎,待肉芽组织生长。

二、腭部恶性肿瘤切除术

【适应证】 上腭黏膜鳞状细胞癌、涎腺癌或恶性黑色素瘤等。

【手术步骤】

1. 术前准备

(1)同腭部良性肿瘤切除术前准备。

(2)摄上颌咬𬌗X线片及瓦氏位片,了解腭骨、上颌窦是否受累及受累情况。

(3)术前应做腭护板。

(4)配血备用。

2. 麻醉 同硬腭良性肿瘤切除术,宜采用全麻。

3. 体位 平卧,垫肩,头后仰。

4. 手术过程 距肿瘤周围正常黏膜1cm以上做切口,深及骨面。用骨凿凿开腭骨,保留鼻底黏膜。如骨质已破坏穿孔,还应切除鼻底黏膜,形成洞穿性鼻孔。创面碘仿纱条填塞,戴护板防止纱条脱落(图6-79)。

上腭癌侵犯牙龈时应同时凿去部分上腭、牙槽骨及被波及的牙。创面碘仿纱条填塞(图6-80)。

位于硬软腭交界处的癌瘤,切除后造成

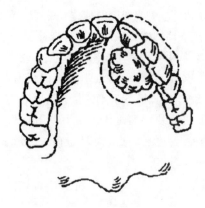

图6-80 凿去病灶部分

穿孔,可利用硬腭黏骨膜瓣转位修复之(图6-81)。

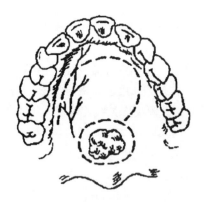

图6-81 黏骨膜瓣转位修复

硬腭遗留的创面用碘仿纱条填塞,用丝线缝合固定于创缘以防脱落。创面待肉芽组织生长修复(图6-82)。

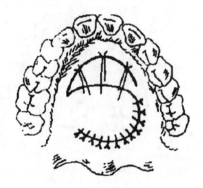

图6-82 丝线缝合固定

悬雍垂及软腭癌瘤应全层切除;口腔面

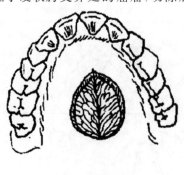

图6-79 周围切口

黏膜与鼻咽面黏膜相对缝合消灭创面。也可用游离前臂皮瓣移植,立即行软腭成形术(图6-83)。

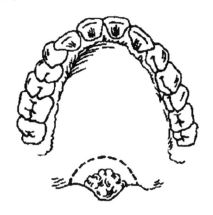

图6-83 软腭癌全层切除

腭癌侵犯硬软腭黏膜及部分硬腭骨质,并接近牙龈时,须将牙及牙槽突与硬腭骨质一同切除;必要时鼻腔底部及上颌窦黏膜也一起切除,形成与鼻、上颌窦相通的缺损。后期可用赝复体充塞;也可用游离皮瓣或肌皮瓣行一期腭再造术修补缺损(图6-84)。

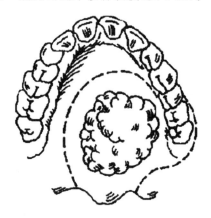

图6-84 鼻腔底部及上颌窦黏膜切除

【术后处理】

1. 同硬腭良性肿瘤切除术。

2. 行皮瓣游离修补术者,术后鼻饲流食6～7d。未修复者术后可戴腭护板,创口愈合后做赝复体修复。

3. 使用抗生素控制感染。

4. 术后6～7d拆线。

第十五节　鼓膜穿刺术

【适应证】

1. 分泌性中耳炎经非手术治疗,中耳渗出液不能自行排出者。

2. 中耳腔内需要注入药液,达到治疗目的者。

3. 中耳积液黏稠或为胶耳。

【麻醉】　较大儿童及成人可采用鼓膜黏膜表面麻醉,即取丁卡因棉片贴于鼓膜表面1～5min;不能配合的婴幼儿可于全麻下施术。

【手术方法】

1. 取侧坐位,患耳朝向术者。

2. 清除外耳道内耵聍,以75%乙醇消毒耳周、耳郭及外耳道皮肤。

3. 鼓膜表面以2%丁卡因棉片贴敷麻醉。

4. 用针尖较短的7号针头,在明视下或耳内镜下从鼓膜前下方或后下方刺入鼓室,固定针头,用2ml注射器抽吸液体(图6-85)。

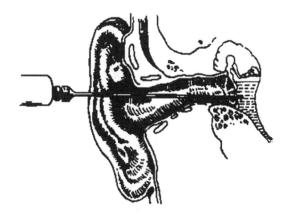

图6-85 抽吸液体

5. 根据病情需要可于穿刺抽液后注入药液,如地塞米松、糜蛋白酶等。

6. 以消毒棉球塞于外耳道口。

【注意事项】

1. 记录抽出液体的总量,并注意观察其性状,必要时送实验室检查。

2. 术中须遵循无菌操作原则。

3. 穿刺时,针头的方向应与鼓膜垂直,不得向后上方倾斜,以免损伤听骨,或刺入蜗窗、前庭窗。

4. 穿刺针刺入鼓室后,一定要固定好针头位置,否则,在抽吸液体时针头可能顺势脱出鼓室,可能误判为无鼓室积液。

鼓室置管术

【适应证】

1. 中耳积液非手术治疗无效。

2. 中耳积液伴持续性听力下降。

【禁忌证】

1. 清澈的浆液性渗出,有可疑的脑脊液漏病史。

2. 听骨链固定、破坏、先天畸形或有先天性胆脂瘤可能。

【手术方法】

1. 在鼓膜紧张部的前上象限放射形切开一个小口。切开鼓膜后可见中耳腔积液流出(图 6-86)。

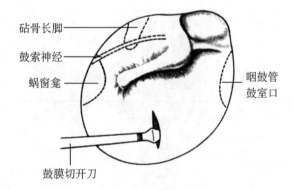

图 6-86　鼓膜切开

2. 切开鼓膜后,用细的吸引器将中耳腔内的分泌物吸净,放置引流管(图 6-87,图 6-88)。

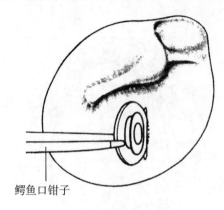

图 6-87　用鳄鱼口钳置管

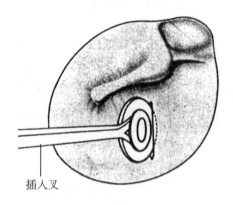

图 6-88　用插入叉置管

不同类型的引流管见图 6-89～图 6-92。

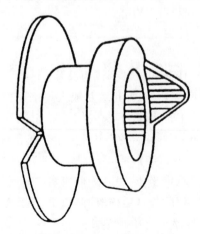

图 6-89　Paparrella Type Ⅱ

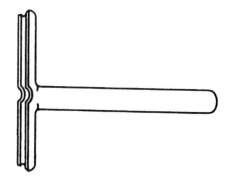

图 6-90 Goode T-Tube

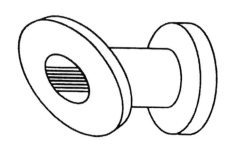

图 6-91 Armstrong Beveled Grommet

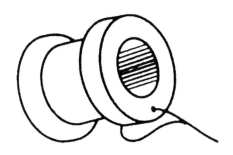

图 6-92 Shepard Grommet

第十六节 甲状腺次全切除术

【适应证】

1. 甲状腺功能亢进药物治疗效果不好者。

2. 单纯性甲状腺肿,肿块较大,产生压迫症状者。

3. 多发性甲状腺腺瘤,巨大甲状腺腺瘤或巨大囊肿。

【禁忌证】

1. 年龄小,病情轻,甲状腺肿大不甚明显者。

2. 年龄大,合并有严重心、肝、肾等疾病而难以耐受手术者。

【术前准备】

1. 甲状腺功能亢进患者 必须在内科抗甲状腺药物治疗,基础代谢率降至正常或接近正常(＋15％以下),脉率在 90/min 以下后,停服抗甲状腺药物,改服复方碘剂 2 周左右。具体方法为口服复方碘液(Lugol 液),每日 3 次,第 1 日每次 5 滴,次日每次 6 滴,以后逐日递增 1 滴,直至增到每次 15 滴,维持 3～5 日手术。

2. 镇静药物的使用 有失眠时可用苯巴比妥 0.1g 或地西泮 5mg,每晚口服 1 次。

3. 必要的术前检查 如心、肝、肾功能检查,基础代谢率测定,喉镜检查声带功能,X 线检查气管位置及血钙、磷测定等。

【麻醉】 气管内插管麻醉,以保证术中呼吸道通畅。

【手术步骤】

1. 体位 仰卧位,垫高肩部,使头后仰,以充分显露颈部；头部两侧用小沙袋固定，以防术中头部左右移动污染切口。

2. 切口 于胸骨上切迹上方2横指处，沿皮纹做弧形切口，两端达胸锁乳突肌外缘；如腺体较大，切口可相应弯向上延长（图6-93）。切开皮肤、皮下组织及颈阔肌，用组织钳牵起上、下皮瓣，用刀在颈阔肌后面的疏松组织间进行分离，上至甲状软骨下缘（图6-94），下达胸骨柄切迹。此间隙血管较少，过深或过浅分离时常易出血。用无菌巾保护好切口，用小拉钩拉开切口，用4号丝线缝扎两侧颈前静脉（图6-95）。

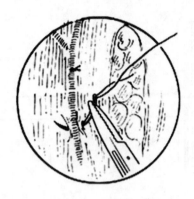

图6-95 缝扎颈前静脉后切断

甲状腺腺体，并将肌肉顶起，在血管钳间横行切断，以扩大甲状腺的显露。注意肌肉横断部位不应与皮肤切口在同一水平上，避免愈合后形成瘢痕粘连（图6-97）。

4. 处理甲状腺上极 通常先自右叶开始施行手术，为便于处理上极，首先在上极的内侧分离、切断结扎甲状腺悬韧带，此韧带内有血管，分离要仔细，结扎要牢靠。再沿着甲状腺侧叶的外缘用手指向上极剥离，以充分显露右叶上极。将甲状腺右叶向下内牵引（或在甲状腺右上极处贯穿缝扎一针，便向下内牵引甲状腺上极），再用小拉钩将甲状腺前肌群上断端向上拉开，露出上极。术者以左手拇、示、中指捏住上极末端，右手持直角钳由内侧沿甲状腺上动、静脉深部绕至外侧，顶住左示指，向外穿出，引过一根7号丝线，在

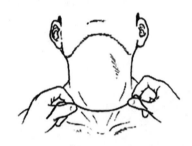

图6-93 切口

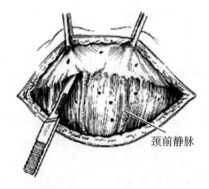

颈前静脉

图6-94 分离颈阔肌后疏松组织

3. 切断甲状腺前肌群显露甲状腺 在两侧胸锁乳突肌内侧缘剪开筋膜，将胸锁乳突肌与颈前肌群分开，然后在颈中线处纵行切开深筋膜，再用血管钳分开肌群，深达甲状腺包膜（图6-96）。以示指和刀柄伸至颈前肌群下方，在甲状腺与假包膜之间轻轻分离

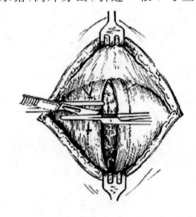

图6-96 将颈前肌群与胸锁乳突肌分开

离开上极 0.5～1.0cm 处结扎上极血管（图
6-98）。在结扎线与上极间再夹 2 把血管钳，
用血管钳间剪断血管，血管残端再缝扎一道
（图 6-99）。注意此处血管结扎、缝扎要牢
靠，否则血管一旦缩回，出血较多，处理困难。
处理上极血管时应尽量靠近腺体，以防损伤
喉上神经外侧支（图 6-100）。继续钝性分离
甲状腺上极的后面，遇有血管分支时，可予结
扎、切断。将甲状腺轻轻牵向内侧，在腺体外
缘的中部可找到甲状腺中静脉，分离后，结
扎、剪断（图 6-101）。

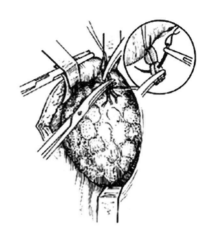

图 6-99 结扎、剪断加缝扎甲状腺上动、静脉

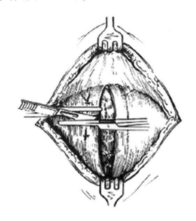

图 6-97 钳间切断甲状腺前的颈前肌群

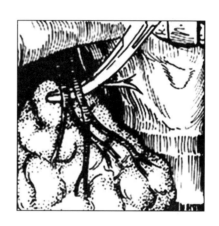

图 6-100 尽量靠近腺体处理上极血
管，避开喉上神经外侧支

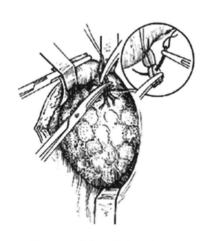

图 6-98 分离甲状腺上动、静脉

5. 处理甲状腺下极　将甲状腺向内上
方牵引，沿甲状腺外缘向下极分离，用小钩将
甲状腺前肌群下断端向下拉开，露出下极，在

下极，甲状腺下静脉位置较浅，一般每侧有
3～4 支，并较偏内下方，寻见后予以结扎、切
断（图 6-102）。在少数情况下，此处有甲状
腺最下动脉，如有，应一并结扎、切断。甲状
腺下动脉一般不需显露或结扎，以免损伤喉
返神经并使甲状腺缺血，发生功能障碍。如
需结扎，应采用囊内结扎法，不结扎主干，只
结扎在远离喉返神经，进入真包膜和腺体处
的甲状腺下动脉分支（图 6-103）。一般不需
常规显露喉返神经。

6. 处理峡部　完全游离甲状腺下极后，
将腺体拉向外侧，显露甲状腺峡部，用血管钳
由峡部下缘的气管前方向上分离峡部后方，

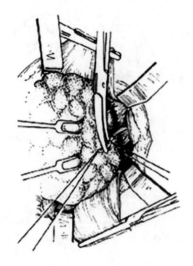

图 6-101　结扎、切断甲状腺中静脉

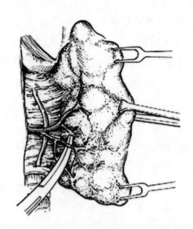

图 6-103　包膜内结扎、切断甲状腺下动脉分支

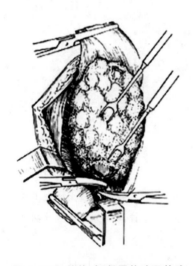

图 6-102　结扎、切断甲状腺下静脉

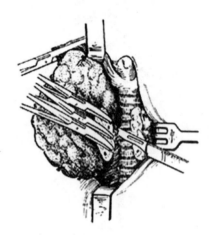

图 6-104　分离峡部后方

将钳尖由峡部上方穿出(图 6-104)。张开血管钳,扩大峡部和气管间的间隙,引过两根粗丝线,分别在峡部左右结扎后在两结扎线之间将其切断。若峡部较宽厚,可用两排血管钳依次将其夹住、切断、结扎或缝扎,并将切断的峡部继续向旁分离,至气管的前外侧面为止(图 6-105)。至此,右侧甲状腺基本已大部分离。

7. 楔状切除甲状腺　从腺体外缘将甲状腺体向前内侧翻开,显露其后面,并确定切

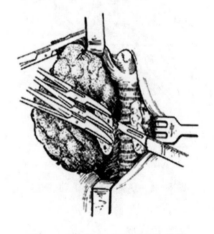

图 6-105　钳夹、切断、结扎峡部

除腺体的边界,切线下方必须保留甲状旁腺和避免损伤喉返神经。沿外侧预定的切断线上,用一排或两排蚊式直血管钳夹住少许腺体组织(图 6-106)。然后在血管钳上方楔形

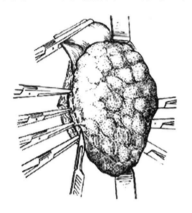

图 6-106　沿腺体后侧切线夹钳

切除甲状腺。切除腺体的多少,按患者病证的程度而定。如为甲状腺功能亢进患者,应切除腺体的 90% 左右。一般每侧残留腺体组织约一拇指末节大小的薄片遮盖甲状旁腺及喉返神经,即足以维持其生理功能,又不致复发。对于结节性甲状腺肿的患者,则应适当多保留一些(约相当于功能亢进患者保留的 2 倍左右)。腺体后面被膜亦应尽量多保留,以防止损伤甲状旁腺和喉返神经(图 6-107)。为了减少断面出血,切除前术者或助手可用左手在钳子下面压紧甲状腺下动脉,

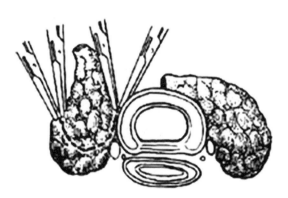

图 6-107　沿血管钳前侧楔形切除腺体大部,保留
腺体后部

或在两排血管钳之间,边切边止血,以减少出血。在腺体残面上的出血点均应结扎或缝扎,然后再对缘缝合(图 6-108)。缝合时注意穿针不要过深,以免缝住喉返神经。用热盐水纱布堵塞切除后的甲状腺窝。右侧叶切除后,以同法切除左侧叶。

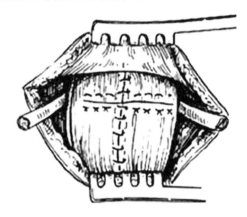

图 6-108　对拢缝合切缘

8. 引流、缝合切口　将双侧甲状腺残面彻底缝合止血后,用热盐水纱布敷于创面。此时抽出患者肩下垫物,以利患者颈部放松,移去热盐水纱布;再查有无出血点,如整个创面无出血,在左、右腺体窝处,分别置管形胶皮片或直径在 3～5mm 的细引流管,自胸锁乳突肌内缘和切口两角引出并固定(图 6-109、图 6-110)。切口逐层缝合。

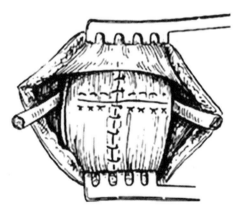

图 6-109　缝合甲状腺前肌群

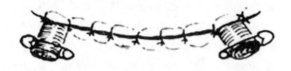

图 6-110　缝合皮肤，胶皮片引流

【注意事项】

1. 对精神紧张且腺体较大或气管受压严重的患者，应采用气管内插管麻醉，以保证术中患者呼吸道通畅和手术顺利进行，减少术后并发症。

2. 切口要有足够的长度，一般需要超过肿块外缘 1～2cm，必要时可以切断部分胸锁乳突肌，以保证充分显露腺体，安全地在直视下分别处理上、下极血管，防止损伤其他组织。

3. 仔细止血。甲状腺血液供应丰富。动脉中有来自颈外动脉的甲状腺上动脉，来自锁骨下动脉甲状颈干的甲状腺下动脉，偶有来自无名动脉或主动脉弓的甲状腺最下动脉。静脉中，甲状腺上、中静脉均流入颈内静脉，甲状腺下、最下静脉则流入无名静脉（图6-111）。需注意辨认。止血时，对较大血管要常规双重结扎，断端要留得长些，防止术中或术后线结滑脱、出血，上极血管的处理尤其要慎重。腺体切除后，宜用热盐水纱布反复热敷，

细心检查，即使是微小的出血点也应结扎止血，待整个创面无出血后方可缝合，关闭切口。

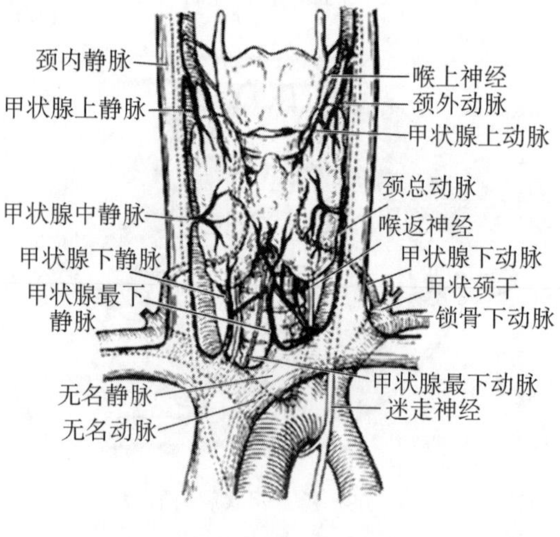

4. 保护喉返神经及喉上神经的外侧支。喉返神经与甲状腺下动脉接近（图6-112、图6-113），一般不必常规显露喉返神经。甲状腺次全切除术也不一定需要显露或结扎甲状腺下动脉，如需结扎，应在颈动脉内侧甲状腺下动脉起点处结扎一道，然后再在甲状腺下动脉分叉后进入甲状腺腺体处分别结扎、切断。这种方法不会误扎，又不会损伤喉返神经，当楔状切除腺体时，要尽量多留一些腺体被膜，也可防止喉返神经损伤。喉上神经外侧支常伴甲状腺上动、静脉走行，为了不损伤喉上神经的外侧支，结扎甲状腺上动、静脉时，一定要靠近甲状腺组织。

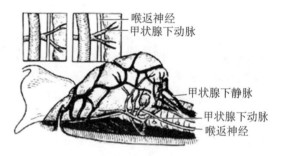

图 6-112　甲状腺下动脉和喉返神经的关系

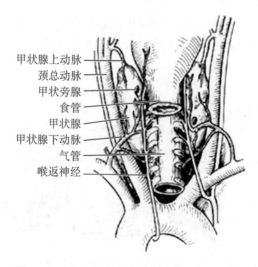

图 6-111　甲状腺的血液供应

图 6-113　从后侧看甲状腺下动脉和喉返神经

5. 保留甲状旁腺。切除甲状腺后,应立即检查有无甲状旁腺(呈黄褐色,长 5～6mm,宽 3～4mm,厚约 2mm,如误切下,应立即埋藏于胸锁乳突肌内)。

6. 预防危象发生。对甲状腺功能亢进患者,术中应及时静脉滴注复方碘液,以防甲状腺危象发生(每 500ml 10％葡萄糖液中含碘液 5ml)。

7. 注意癌变可能。对结节性甲状腺肿患者,在行甲状腺次全切除术时,须注意检查腺体周围的淋巴结,如发现有可疑癌变的淋巴结,或甲状腺组织不正常,疑癌变时,应立即送冰冻切片活组织检查,以求确诊,及时做根治手术。

【术后处理】

1. 加强术后观察和护理,密切注意患者呼吸、体温、脉搏、血压的变化,如体温高、脉搏快,有发生危象趋势,应肌内注射冬眠Ⅱ号。

2. 暂禁饮食,静脉内补液,用抗感染药物和蒸气吸入。

3. 术后取头高 30°斜坡位 2～3d(全麻患者清醒后再抬高),以利呼吸和切口引流。

4. 患者床边应备气管切开包,以备万一发生窒息时抢救使用。

5. 甲状腺功能亢进患者,术后继续服用复方碘液,每日 3 次,第 1 日每次 15 滴,以后逐日递减 1 滴,直至每次 5 滴为止。

【并发症的处理】

1. **术后呼吸困难和窒息**　这是术后最危急的并发症,多发生在术后 48h 内。常见原因:①切口内出血,形成血肿,压迫气管;②气管塌陷;③喉头水肿;④双侧喉返神经损伤。临床表现为进行性呼吸困难、烦躁、发绀,甚至发生窒息。如因切口内出血所致,还可有颈部肿胀,切口渗出鲜血等。发现上述情况时,应立即在患者床旁进行抢救,剪开缝线,敞开切口,除去血肿,如血肿清除后,呼吸困难仍无改善,应立即行气管切开。气管塌陷常因巨大甲状腺肿压迫气管使之变软,当切除腺肿后,气管内失去支持而塌陷,因此术中即应做气管切开术。喉头水肿一旦出现,应采取头高位,充分给氧,如不好转,也应及时行气管切开术。双侧喉返神经损伤会发生两侧声带麻痹而引起严重呼吸困难,需做气管切开。

2. **甲状腺危象**　病因尚未肯定,危象的发生多由于手术前准备不够,甲状腺功能亢进症状未能很好控制所致。甲状腺危象多在术后 12～36h 发生,表现为高热,脉快而弱(每分钟在 120 次以上),烦躁、谵妄,甚至昏迷,常伴有呕吐,水样泻。如处理不及时或不当,患者常很快死亡。治疗包括以下综合措施。

(1)碘剂:口服复方碘化钾溶液 3～5ml,紧急时用 1％碘化钠 5～10ml,加入 10％葡萄糖溶液 500ml 中静脉点滴注。

(2)镇静药:肌肉注射冬眠Ⅱ号半量,每6～8 小时 1 次,利血平 1～2mg,或普萘洛尔 5mg,加入葡萄糖溶液 100ml 静脉滴注。

(3)激素:氢化可的松每日 200～400mg,静脉滴注。

(4)降温:应用退热药、冬眠药物、物理降温等使体温保持在 37℃左右。

(5)输液:静脉输入大量葡萄糖溶液。

(6)吸氧:以减轻组织的缺氧。

3. **手足抽搐**　手术时甲状旁腺误被切除,挫伤或其血液供给受累,都可引起甲状旁腺功能低下,血钙浓度下降至 8mg％以下,严重者可降至 4mg％～6mg％,使神经肌肉的应激性显著增高,引起手足抽搐。症状多在术后 1～3d 出现。多数患者症状轻而短暂,只有面部、唇或手足部的针刺感、麻木感或强直感,严重者可出现面肌和手足持续性痉挛,每天发作多次,每次持续 10～20min或更长。症状轻者可口服钙剂,症状严重者可立即静脉注射 10％葡萄糖酸钙或 3％氯化钙 10～20ml。但仅能起暂时作用,最有效的治疗是口服二氢速变固醇油剂,有提高血中钙含量的特殊作用,从而降低神经肌肉的应激性。

4.声嘶 主要是手术操作直接损伤喉返神经所致,如切断、缝扎、钳夹等;少数由于血肿压迫或瘢痕组织的牵拉而发生。前者在术中或全麻醒后立即出现症状,后者在术后数天才出现症状。切断、缝扎所致声嘶为永久性损伤;钳夹、牵拉或血肿压迫所致为暂时性声嘶。

第十七节 甲状腺腺瘤切除术

【适应证】

1.孤立性甲状腺结节,包括甲状腺腺瘤和甲状腺囊肿。

2.甲状腺腺瘤合并有甲状腺功能亢进时,应行甲状腺次全切除,不宜行单纯腺瘤摘除。

【术前准备】 同甲状腺舌管囊肿切除术。有甲状腺功能亢进的,应按甲状腺次全切除术准备。

【麻醉】 颈丛阻滞麻醉或局麻。

【手术步骤】

1.体位、切口,体位同甲状腺次全切除术。

2.在胸骨切迹上横指沿皮纹横行切开,切口宜靠近腺瘤,长度视腺瘤大小而定。

3.显露腺瘤。皮瓣分离和甲状腺前肌群的切断、分离均同甲状腺次全切除术。显露甲状腺后进行全面仔细检查,明确病变的部位、数目及性质。如腺瘤较小,向左右两侧充分拉开甲状腺前肌群即可,不一定常规切断肌群。

4.切除腺瘤。如为囊肿多系良性,可先缝扎或钳夹腺瘤表面甲状腺组织的血管,然后切开表面的甲状腺组织,直达腺瘤表面(图6-114),用弯血管钳或手指沿腺瘤周围做钝性分离直至蒂部,将腺瘤从周围的甲状腺组织中剥出(图 6-115),将蒂部钳夹(图 6-116)、切断后结扎,切除腺瘤。在剥离过程遇有出血点时均应钳夹止血,待腺瘤切除后,血管钳所夹的血管组织须一一结扎。最后,用细丝线间断缝合甲状腺组织和甲状腺包膜,

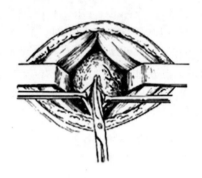

图 6-114 切开表面的甲状腺组织

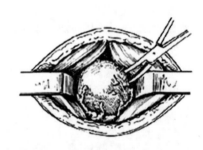

图 6-115 用手指对腺瘤做钝性分离

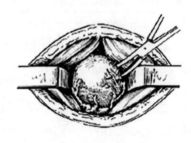

图 6-116 钳夹蒂部

以消灭腺瘤切除后所留下的无效腔。如为实质性腺瘤,在切除过程中应将肿瘤周围的1cm正常腺体组织一并切除。

5. 引流、缝合。仔细止血后，于腺瘤窝置一胶皮片，自切口侧角引出，然后逐层缝合切口。

【注意事项】

1. 术中应仔细止血，如腺瘤较大、较深，在缝扎时应注意勿损伤深部的喉返神经。

2. 如果腺瘤包膜不完整、质硬、呈结节状及周围明显粘连，应行次全切除，立即送冰冻切片，如为恶性，应改为根治手术，扩大切除范围。

【术后处理】 注意呼吸道通畅，24～48h拔除引流。有甲状腺功能亢进者，继续服用碘剂1～2周。

第十八节　上颌窦穿刺术

【适应证】

1. 怀疑有上颌窦内病变，可做试验性穿刺。

2. 急性或亚急性上颌窦炎，帮助脓液吸收可反复穿刺及冲洗上颌窦。

3. 慢性上颌窦炎可反复穿刺冲洗并注入抗生素于上颌窦内。

4. 临床怀疑上颌窦内有良性或恶性肿物时可做上颌窦穿刺及碘油造影。

5. 临床诊断为上颌窦恶性肿瘤的患者，可做上颌窦穿刺或经鼻窥镜活检。

【禁忌证】

1. 老幼体弱、过度劳累、饥饿、高血压、心脏病及急性炎症期等暂缓穿刺。

2. 血小板减少，女性月经期，血友病患者禁止穿刺。

【麻醉】 先用1%麻黄碱棉片置于中鼻道，使下鼻甲、中鼻道等处黏膜充分收缩，然后用1%～2%丁卡因棉片放置在穿刺进针的下鼻道（距下鼻甲前端1～1.5cm），进行局部麻醉2次，等待10～15min穿刺。

【手术方法】

1. 穿刺。在前鼻镜窥视下，将上颌窦穿刺针（带有针芯）尖端引入下鼻道外侧壁的穿刺部位，针尖斜面朝向下鼻道外侧壁，并固定。一般穿刺左侧上颌窦时右手固定患者的头部，左手用拇指、示指和中指捏住上颌穿刺针，掌心顶住针之尾端。针的方向对向同侧耳郭上缘，稍加用力钻动即可穿通骨壁进入

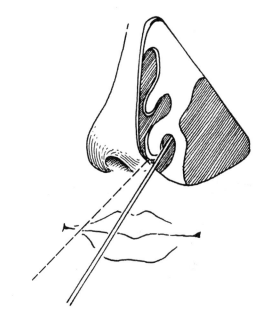

图 6-117　穿刺部位

窦内，此时有一落空的感觉（图 6-117，图 6-118）。

2. 冲洗。拔出针芯，接上注射器回抽检查有无空气或脓液，以判断针尖是否在窦内，抽出的脓液送培养和药物敏感试验。证实针尖是在窦内后，撤下注射器，用一根橡皮管连接于穿刺针和注射器之间，再慢慢注入消毒生理盐水以冲洗。如上颌窦积脓即可随生理盐水一并自鼻腔流出。这样反复冲洗，一直到盐水清亮为止。最后将抗菌药物注入窦腔内。

3. 冲洗完毕，按逆时针方向退出穿

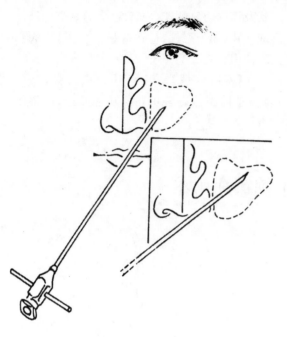

图 6-118　穿刺图示

刺针。

4. 穿刺部位用 1‰ 麻黄碱棉片压迫止血。每次冲洗应记录脓液的性质、颜色、臭味和脓量。如一次不能治愈,可根据病情每周 1 次或 2 次重复冲洗。

【并发症】

1. 面颊部皮下气肿或感染,是由于穿刺部位偏前,针刺入面颊部软组织所致。

2. 眶内气肿或感染,穿刺方向偏上、用力过猛致针穿通上颌窦顶壁入眶所致,眶内感染或气体进入视网膜中央动脉引起眶内蜂窝织炎、脓肿或暂盲。

3. 翼腭窝感染,针穿通上颌窦后壁入翼腭窝所致。

4. 气栓,针刺入较大血管,一旦空气进入即可发生,虽然罕见,但后果严重。

【注意事项】

1. 发生晕针及过敏反应时,应立即拔出穿刺针,让患者平卧休息,观察病情。

2. 穿刺后让患者休息 15min 左右才可离开。

3. 告诉患者近日勿用力擤鼻涕,以防出血增多。

第十九节　上颌窦根治术

【适应证】

1. 上颌窦内含齿囊肿者。

2. 上颌窦内疑有恶性肿瘤者,应自上颌窦前壁凿开,观察窦内病变,取组织做活检。

3. 齿源性上颌窦炎,已形成上颌窦齿槽漏者。

4. 上颌窦内有弹片等异物者。

【麻醉】　常规采用黏膜表面麻醉,加局部麻醉。以浸有 1% 丁卡因加少量肾上腺素的棉片,置于术侧下鼻道及鼻顶部,置留 15min 左右;另以 1% 普鲁卡因 20ml,内加 1‰ 肾上腺素 4 滴左右,做以下三处注射。①阻滞三叉神经上颌支:令患者咬牙,在手术侧咬肌前缘与颧弓交界处,以 7 号长针头向内后上方刺入,沿上颌窦外后壁,深入约 4cm 许,患者有同侧上牙列酸痛感表示已达神经。在推进针头时如抵住骨质,可稍退出,再向后方深入。抽吸无回血后,注入药液 4～5ml。②阻滞眶下神经:以短针头在距眶下缘中点 0.5～1cm 眶下孔处刺入,抽吸无回血,注入药液 2～3ml。③切口局部浸润麻醉:在手术侧上牙列唇龈沟,并向上深入至尖牙窝、梨状孔,将余下药液做局部浸润注射(图 6-119)。

【手术方法】

1. 取仰卧位,手术者站于术侧,助手站于其对侧。

2. 局部消毒后,将一小纱布卷放在手术侧上下磨牙间,让患者轻轻咬住,以防止血液流向咽部。

3. 切口,用拉钩向上翻起上唇,距唇龈

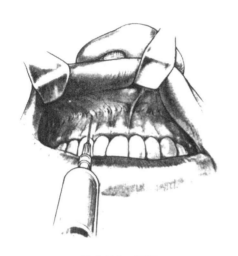

图 6-119 麻醉

沟上约 0.5cm 处,自尖牙嵴至第二双尖牙以圆头刀片做长 2～2.5cm 横切口,刀刃应与黏膜面垂直、一刀连贯切开黏膜、骨膜,直达骨质。为防止损伤唇角,可先用棉片将刀片后部裹住,仅露出前端,这样使用较为安全(图 6-120)。

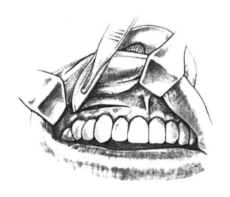

图 6-120 切口

4. 暴露前壁,以扁桃体剥离器沿骨壁向上、内、外方将骨膜连其上的软组织和黏膜做全层剥离,向上接近眶下孔,向内达梨状孔,内外距离约 2.5cm。如骨膜未完全切开,张力较大,需用手术刀补切,而勿用剥离器强行离断。从切口置入拉钩向上牵拉(注意勿过度用力牵拉,以至损伤眶上神经、血管,引起出血或术后面颊部麻木、肿胀),充分暴露以

尖牙窝为中心的上颌窦前壁。

5. 凿开前壁,用圆凿在距梨状孔外侧 0.3cm 处按内、下、外、上的顺序凿开上颌窦前壁。凿子要锐利,锤击时避免在骨面上跳动或滑动,或因用力过猛引起骨裂。也可以电钻或手摇钻钻开前壁。在凿去部分骨片、打开上颌窦后,即可用乳突咬骨钳将骨孔向四周扩大,向内至上颌窦内侧壁,向上勿伤眶下孔,向下勿伤尖牙根尖部。骨孔直径一般达 1.5cm,但根据手术需要,其形状和大小可做适当调整。在去除骨质遇到骨层间小动脉喷射性出血时,可用骨止血钳压迫,或局部填以骨蜡止血(图 6-121,图 6-122)。

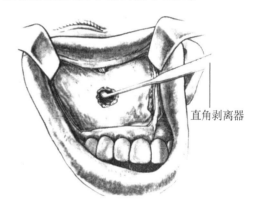

直角剥离器

图 6-121 凿开上颌窦前壁

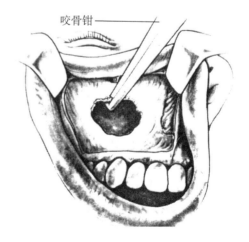

咬骨钳

图 6-122 除去骨质

6. 清理窦腔,在凿、咬前壁骨质时,往往连同去除黏膜,窦腔已开放。如黏膜仍完整,可予以切开,用吸引器吸去窦内脓血、分泌物等,观察窦内病变性质及范围,以决定下一步处理方针。如为息肉、囊肿或出血坏死组织,可用中隔剥离器将其剥离后,用环形组织钳取出;如窦腔黏膜仅为充血、肥厚,表面尚光滑,则一般都应予以保留;如窦内充满菜花样新生物,估计恶性肿瘤可能较大,则取数块活检组织后,即可关闭术腔,待病理检查明确诊断后再做处置;如黏膜病变严重,无法保留,则可用剥离器及刮匙彻底剥离,彻底去除之。注意在剥离顶壁,即眼眶下壁黏膜时,用力勿过大,以免引起眶底骨折;剥离底壁时,不要刮得太深,以免牙齿根尖暴露而引起术后牙痛。在窦腔清理完毕后,用无菌生理盐水冲洗术腔,再将干纱条或浸以外用肾上腺素溶液纱条填入窦腔,置留片刻。

7. 建立对孔,在上颌窦内侧壁前下方,相当于下鼻道处骨质常有凸起,用弧形短圆凿,按上、下、前的次序,凿开骨壁,再向后轻轻撬起,折下约 1.0cm 直径之薄骨片,再用咬骨钳扩大此骨孔,使前缘平窦腔前壁,下缘平窦腔下壁,最后形成约 1.0cm×(1.5~2)cm 大小、边缘光整的椭圆形骨孔。此后,用弯头血管钳或鼻中隔剥离器插入下鼻道,将鼻腔外侧黏膜顶向窦内,用尖头刀片自窦内,沿骨孔边缘,按前、后、上的次序将黏膜切开后,形成"∩"形黏膜瓣翻入窦底。

8. 堵塞窦腔,如用碘仿纱条堵塞,自下鼻道送入纱条一端(可缚一道丝线作标记,去除时见丝线,则表示纱条已全部抽完),将黏膜瓣贴平后压住,再用纱条将整个窦腔填满,另一端经对孔留于下鼻道前端。

9. 缝合切口,间断、连续或褥式均可,骨膜应连同缝合。最后,取出塞于磨牙间的纱布卷。

【术后处理】

1. 手术结束,即于面部尖牙窝处加四头固定带的纱球压迫以防出血,纱带绕过耳郭上下,固定于枕后,24h 后除去。

2. 术后 48h 去除鼻腔及窦内堵塞物。

3. 术后 3~5d,适当应用抗生素。

4. 术后 5d 拆线。

5. 术后 5~7d,经对孔做窦腔冲洗,如洗出液欠清或有较多血块等,必要时隔日可重复冲洗,直至洗出液澄清为止。

第二十节　食管镜检查术

【适应证】

1. 取出食管异物。

2. 扩张食管瘢痕性狭窄或贲门痉挛。

3. 施行食管静脉曲张的填塞止血法或硬化剂注射疗法。

4. 食管憩室切除术前的灌洗。

5. 以药物(如硝酸银)涂布食管溃疡。

6. 在食管黏膜的出血面上喷撒碱式碳酸铋粉,或做局部电灼。

7. 食管带蒂良性肿瘤的切除。

8. 诊断食管内各种已知的或可疑的疾病。

【禁忌证】

1. 严重食管腐蚀伤的急性期。

2. 主动脉动脉瘤。

3. 有严重的全身疾病者,尤以心脏病、失水或全身衰竭等。

4. 食管静脉曲张较重的患者。

5. 颈椎有病变或脊椎显著向前弯曲者。

【术前准备】　术前应禁食 4~6h。除去活动假牙。

【手术方法】

1. 体位　通常采用仰卧垂头位或坐位。送入食管镜时,第一助手保持受检者颈部伸直,头稍向前俯屈;待食管镜越过舌根后,使头渐向后仰。

2. 进入右侧梨状窝　检查者左手握食

管镜的靠近远端处,并将中指与环指固定于受检者切牙上,以保护上唇,使勿压于食管镜与切牙之间,拇指与示指捏住食管镜,右手如执笔状持镜的近端,使镜柄朝前将食管镜从右侧口角送入口内,沿舌背右侧边缘下行所需的压力,从镜中看到腭垂与咽后壁后,左手拇指向前抬起食管镜,将舌背压向口底,即可见到会厌,将会厌抬起看清右侧小角结节后,渐进入右侧梨状窝。然后,将食管镜移置正中线上,并以鼻尖、喉结中点及胸骨上切迹中点的连线作标志,将食管镜沿正中线往下推进约 3cm,即达食管入口(图 6-123)。

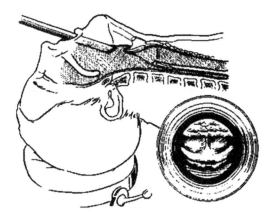

图 6-124　不经梨状窝达食管入口

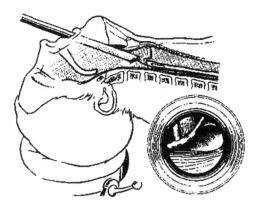

图 6-123　经梨状窝达食管入口

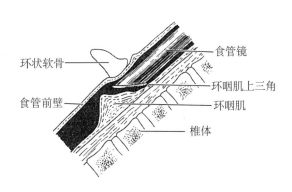

图 6-125　通过食管入口

不经梨状窝而直接由正中线送下食管镜的,操作时,将食管镜从口腔正中置入,从镜中看清腭垂和咽后壁,下压舌背、会厌,看清两侧小角结节后,注意保持食管镜与鼻尖、喉结中点与胸骨上切迹中点的连线同在一直线上,不经梨状窝而直接从构状软骨后方送下,并以左手拇指向前抬起镜管,将环状软骨板推压向前,稍稍送下食管镜,远端即可到达食管入口(图 6-124)。

3. 通过食管入口　自上切牙下行约 16cm,食管镜远端即达食管入口,此处呈放射状裂孔,环咽肌在后壁上隆起如一门槛。此时应尽量以左手拇指持起食管镜,向前轻压环状软骨板,即可看到食管入口(第一狭窄)渐渐张开(图 6-125)。

4. 通过胸段食管　通过食管入口后,将食管镜缓缓送入胸段食管。此时应将受检者头部稍向前方屈曲,当镜的远端到达距上切牙 23cm 时即到达食管与主动脉弓交叉处(第二狭窄),此处于食管镜中常未见有明显的突起,但在左前方可见搏动。继续下行至距上切牙 25～27cm 时。即经过左主支气管横过食管处(第三狭窄)之后,应将受检者头部逐渐后仰使低于手术台的平面。

5. 通过第四狭窄　当食管镜将到达食管通过膈食管裂孔处(非贲门)所形成的第四狭窄时,应将受检者头部尽量后仰,镜的近端置于右侧口角,远端正对左侧髂前上棘并稍向前方推进。食管镜下行至距上切牙 36cm 处时,即到达第四狭窄处(图 6-126)。

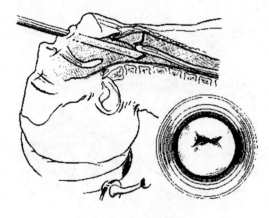

图 6-126　通过第四狭窄

6. 完成手术操作　在下镜过程中,可完成相关手术操作,如取出异物、注射药物及止血等。

【注意事项】

1. 食管穿孔　如发生食管穿孔,可因继发纵隔气肿或颈深部感染而引起严重后果。除应立即禁食及应用大量抗生素外,如已发生纵隔脓肿,应请胸外科协同处理。

2. 声带麻痹　手术中如用力过猛,可能损伤环杓关节,也可压迫喉返神经引起声带麻痹,但均少见。

3. 出血　食管镜过粗,强行或盲目通过,可造成食管黏膜损伤,或因尖锐异物取出时刺伤食管黏膜所致。少量出血经全身应用止血药多能停止,较多出血时可采用电灼法或手术止血。

第7章

口腔科手术

第一节　舌系带过短矫正术

一、舌系带过短术式（一）

【适应证】

1. 儿童舌系带过短，影响舌的自由运动和发音者，手术年龄最好在 1－2 岁，幼儿学说话之前进行。婴儿期因发育原因，舌系带附着常较高，但随着学会发音会逐渐降低，不必急于手术。

2. 老年患者因牙槽嵴萎缩而致的舌系带相对附着过高，影响下颌义齿修复者。

【禁忌证】　全身禁忌证参照牙拔除术。

【手术步骤】

1. 术前漱口，保持口腔清洁。用 2‰ 利多卡因 0.5～1.0ml 在舌系带两侧行浸润麻醉，或行两侧舌神经的阻滞麻醉。

2. 用一把止血钳在舌腹部下夹住舌系带，提起止血钳使系带绷紧，用小剪刀或小刀片在止血钳下方（图 7-1、图 7-2），平行于口

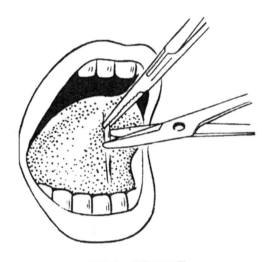

图 7-2　剪断舌系带

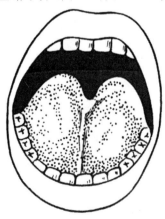

图 7-1　显露舌系带

底，由前向后剪开舌系带，长度剪至伸舌时其"V"形态消失，或舌尖前伸于上抬无障碍时为止；或在行舌神经阻滞麻醉和局部浸润麻醉下，首先用一粗丝线贯穿舌尖部将舌提起，舌系带呈紧张状态。用剪刀自舌系带中部横形剪开，直达口底、舌肌平面为止。此时剪开的舌系带创面呈菱形。注意切口不要过深，不宜过于贴近舌面，因能损伤舌下血管造成出血。

3. 将菱形创面做纵向拉拢缝合（图 7-3、图 7-4）。

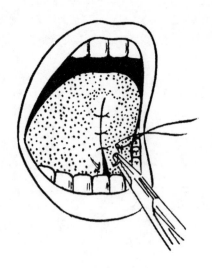

图 7-3 缝合(一)

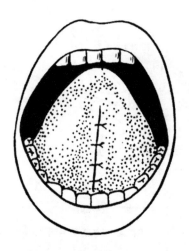

图 7-4 缝合(二)

【注意事项】

1. 切断舌系带时,注意勿切过深。

2. 婴儿做舌系带矫正术可不用麻醉,因舌系带上血管发育不全,剪开后出血很少,用纱布压迫止血,不需缝合。

二、舌系带过短术式(二)

【适应证】

1. 舌系带为Ⅱ度或Ⅲ度短缩时,常引起患儿家长的注意而要求手术。

2. 患儿不能正常哺乳吸吮。

3. 由于舌系带过短,卷舌音发音不清。

【麻醉】 表面麻醉或局部麻醉。

【手术方法】

1. 将气管插管固定于口角处,安装开口器。

2. 用有钩镊子向上提拉舌尖,用压舌板向下压迫下唇,充分显露舌下区(图 7-5)。

3. 在舌系带前上 1/3 处用眼科剪刀水平剪断舌系带。

4. 充分展开切口后达到切开目的。

5. 创面的形状为菱形(图 7-6)。

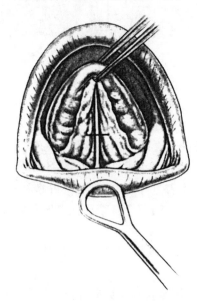

图 7-5 显露舌下区

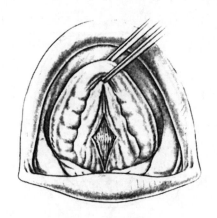

图 7-6 菱形创面

6. 从上端开始用 4 号可吸收线缝合 3～4 针。

7. 向上方牵引上端的缝线有利于下方的缝合(图 7-7)。

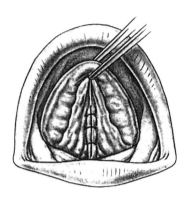

图 7-7　缝合

【术后处理】　为了预防感染,常规使用抗生素 3d。术后 1 周观察缝合情况,2 周后如果缝线仍残留,可拆除缝线。

第二节　涎石症取出术——颌下腺导管涎石摘除术

【适应证】　颌下腺导管内涎石,腺体尚未纤维化者。

【禁忌证】

1. 急性炎症期。

2. 结石位于导管后端接近腺体或腺内结石。

3. 全身严重系统性疾病。

【手术步骤】

1. 舌神经阻滞麻醉和局部浸润麻醉下。

2. 确定涎石部位后,用圆针穿 4 号线在涎石后方用缝线从导管深面穿过,提起导管

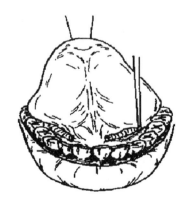

图 7-8　提起导管

(图 7-8),防止术中涎石向后滑动。也可用弯血管钳沿颌下腺导管走行方向(图 7-9),在涎石深面将涎石固定于口底。钳夹不能过紧,以免损伤组织。

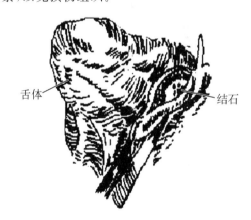

图 7-9　弯钳固定结石

3. 沿长轴切开导管,取出涎石(图 7-10)。用刮匙或血管钳取出结石(图 7-11),并用生理盐水冲洗遗留小块涎石,以防术后复发。

4. 涎石取出后,黏膜和导管可以不予缝合。如口底黏膜创口较宽也可只缝合黏膜创缘 1 针即可。

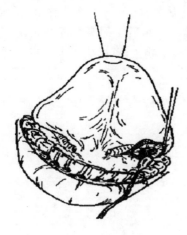

图 7-10　切开导管

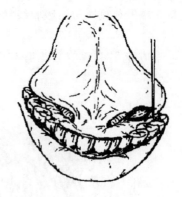

图 7-11　取出结石

【注意事项】

1. 术中取出结石后，应挤压腺体，以排出可能存在的深部小结石和脓性分泌物。

2. 术后保持口腔卫生，漱口剂漱口，酌情使用抗生素。

3. 适当应用酸性食物刺激唾液分泌。

4. 已明确为导管结石者，应禁忌做涎腺造影。

第三节　增殖体肥大去除术

【适应证】

1. 增殖体肥大阻塞后鼻孔，致张口呼吸，甚至表现为增殖体面容者。

2. 因增殖体肥大致鼻阻塞、进食困难、听力减退者。既往无急性扁桃体炎病史，扁桃体亦无明显炎症者，可单独行增殖体切除术。否则，应考虑将扁桃体同时切除。扁桃体是否同时切除，应根据扁桃体是否有明显炎症而定。如患儿伴有扁桃体肥大或慢性扁桃体炎，可考虑先行扁桃体切除术。

3. 常引起鼻窦、咽喉和气管急性炎症反复发作者。

4. 因抗原过度刺激，扁桃体过度肥大，并有临床症状者。

5. 鼻咽阻塞症状较重，如睡眠时打鼾、讲话时带有闭塞性鼻音等，经一般治疗效果欠佳者。

【禁忌证】

1. 4 岁以下儿童，对失血耐受力差，一般不宜手术。

2. 急性上呼吸道炎症消退不到两周者。

3. 麻疹、水痘、脊髓灰质炎等儿童传染病的流行期。

4. 有免疫缺陷家族史者或近期较长时间使用过免疫抑制药者，是否手术应慎重考虑。

5. 有黏膜下腭裂或有腭裂修补术史的儿童，因术后可能并发开放性鼻音，一般不宜手术。

6. 正在做脊髓灰质炎自动免疫预防的儿童服药后 6 周内禁忌手术。

【手术方法】

1. 麻醉与体位　一般应采用全身麻醉，取平卧位。局部麻醉可能增加手术创伤，并有将血液、分泌物或切下的增殖体组织吸入下呼吸道的危险。

2. 术前准备　同扁桃体手术术前准备。用全身麻醉者按常规准备，术前禁食 6h 以上。根据增殖体的大小和范围，选用大小合适的增殖体切除器或刮匙。

3. 术式　①增殖体切除法:将增殖体切除器沿咽后壁正中送入鼻咽部中央,紧贴鼻中隔后端及鼻咽腔顶壁,拉开增殖体切除器刀片,使切除器紧贴鼻咽顶壁,向鼻咽顶方向轻压,待增殖体完全进入刀匣内,紧闭刀片,将增殖体切下(图 7-12)。将增殖体切除器及切下的增殖体一并取出。用纱球送入鼻咽部做压迫止血,数分钟后取出压迫止血的纱球,探查鼻咽腔,若有残留,再按上述方法清除残体。②增殖体刮除法:将增殖体刮匙沿咽后壁送入鼻咽部,其顶端达鼻中隔后缘,自上而下刮除增殖体,趁势拉出口外,将增殖体带出,或用海绵钳将刮出的增殖体取出(图 7-13)。

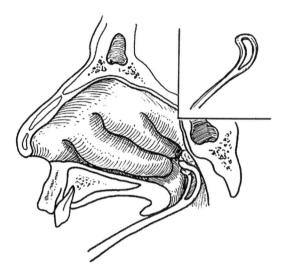

图 7-13　增殖体刮除

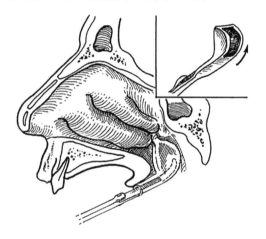

图 7-12　增殖体切除

增殖体切除法和增殖体刮除法也可联合使用。先用增殖体切除器切除,再用增殖体刮匙刮除残留组织。

【并发症】

1. 出血　原发性出血多发生在术后 24h 以内,继发性出血多发生在术后 5～10d。一般应给予镇静、止血药物,采用局部冷敷和抗感染等措施,出血多可停止。如果出血严重,应在全身麻醉下行后鼻孔填塞术。

2. 咽后壁损伤　多因手术操作不当引起,常见的有咽黏膜撕裂、咽腱膜及肌肉损伤。

3. 软腭瘫痪　多因损伤软腭所致,可能引起开放性鼻音,多数症状轻微,并可逐渐恢复正常。

4. 其他少见的并发症　咽鼓管咽口损伤、支气管肺炎、肺不张、手术创面感染等。

第四节　多生牙及其埋伏牙的拔除

多生牙(即额外牙)及其埋伏牙,常见于儿童的上颌前牙区。

【适应证】

1. 萌出中或已萌出的多生牙。

2. 埋伏牙致中切牙间隙过大。

3. 埋伏牙压迫正常牙牙根,易致后者牙根异常吸收,甚至引起脱落。

4. 正常牙萌出困难,阻生者形成含牙囊肿。

【禁忌证】

1. 患有系统性疾病不宜行手术者。

2. 年龄幼小不能合作的埋伏牙患者。

3. 对牙列、邻牙无不良影响的埋伏牙。

4. 邻牙牙根未发育完全且多生牙拔除时有可能会损伤邻牙牙根者。

【手术步骤】

1. 萌出中和已萌出多生牙的拔除术,方法、程序同一般拔牙术。因为上颌前牙区的多生牙牙根多为圆锥形,易以牙钳夹紧牙颈部转动脱位,拉出牙槽窝拔除。

2. 埋伏牙拔除术

(1)术前应详细做临床及 X 线片检查。X 线片检查确定埋伏牙的数目和部位,是否是横向位、倒逆位等,了解其与邻牙的关系。现 CT 三维重建可更直观定位埋伏牙的具体位置。

(2)口腔内、外局部清洁、消毒,铺手术巾。

(3)局部麻醉,做鼻腭神经阻滞麻醉及局部浸润麻醉。

(4)切口的选择依埋伏牙所处部位而定。埋伏牙位于唇侧、近前牙牙冠者,做梯形切口;埋伏牙近前牙根尖部者,做弧形切口(7-14)。埋伏牙位于腭侧者,如腭中缝的左右侧均有者,可做沿前牙牙龈腭侧切开剥离,暴露范围广;若埋伏牙为单侧者,可做类"L"形切口。剥离龈瓣,暴露部分牙体露出埋伏牙,或覆于埋伏牙的骨板。凿去所覆骨板,用牙挺挺松埋伏牙,用牙钳取出埋伏牙。

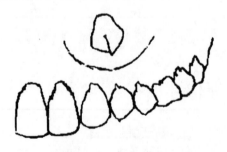

图 7-14　弧形切口

(5)用骨锉锉钝锐利骨缘,龈瓣复位、缝合。

上颌埋伏单尖牙拔除术步骤如下。

牙冠位于唇侧黏骨膜下者,取弧形切口。切开黏骨膜瓣,并剥离、掀起,显露牙冠。

用牙挺自近中或远中颈部插入,以骨质为支点,进行挺动(图 7-15)。挺松后以牙钳夹持冠部,左右向摇动,向下方沿阻力最小的方向拔除。黏骨膜复位、缝合(图 7-16)。

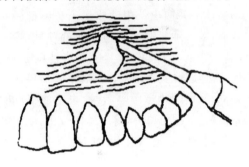

图 7-15　显露牙冠,进行挺动

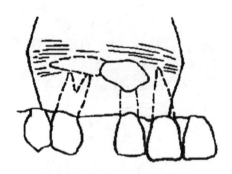

图 7-16　黏骨膜复位、缝合

唇侧完全骨埋伏者,做梯形切口。切开黏骨膜瓣,向根方剥离,暴露覆盖牙齿上的骨质,用骨凿去除骨质,露出全部牙冠。再用牙挺或牙钳,按前法将牙拔除。黏骨膜瓣复位、缝合。

腭侧完全骨埋伏牙应从腭侧做切口(图7-17)。沿腭中线由前向后切开黏骨膜,后界相当于第二双尖牙处。用尖刀沿患侧 $\underline{1}|$ ～ $\underline{5}|$ 腭侧龈缘切开,形成黏骨膜瓣,其蒂在后方(图 7-18)。

自前向后剥离掀起黏骨膜瓣,用骨凿凿除覆盖在牙齿上的骨质,充分显露埋伏牙。以牙挺挺松患牙或使牙脱位,再用牙钳沿阻

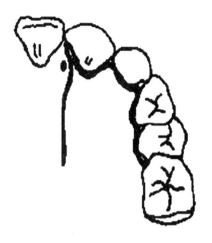

图 7-17　腭侧切口

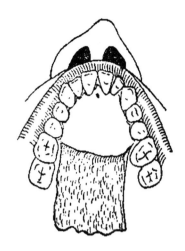

图 7-19　双侧腭侧阻生前牙手术翻瓣范围,拔除埋伏牙

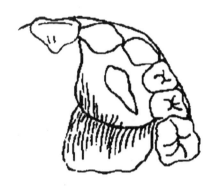

图 7-18　腭侧龈缘切开

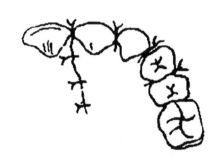

图 7-20　间断缝合

力最小方向拔除(图 7-19)。

清理术区,复位腭侧黏骨膜瓣,间断缝合(图 7-20)。

【术后处理】

1. 在术区相应面部加压包扎 2～3d,也可在口内用牙周保护剂覆盖切口创面,直到拆线。

2. 面颊局部 24h 内做冷敷,防止出血和肿胀,术后 3～5d 内用消炎镇痛药。

3. 搔刮病变组织,常规甲醛固定,送病理检查。

4. 告知患者正常的术后反应。术后 5～7d 拆线。3d 内术区轻度肿痛、体温低于 38℃时可不必处理。

5. 术后 3 个月复查,X 线检查手术效果。

【注意事项】

1. 埋伏牙术前定位应准确。

2. 做切口时应避免损伤局部的主要神经、血管。

3. 拔多个牙出现龈缘游离外翻时,应予缝合。

第五节 根尖手术

根尖手术包括根尖搔刮术、根尖切除术和根尖倒充填术。

【适应证】

1. 牙髓病和根尖周病,经完善的根管治疗后病变仍不愈合的患牙。

2. 较大的根尖周囊肿,根管治疗后不愈合。

3. 根管闭锁的慢性根尖周炎。

4. 根管内器械折断且超出根尖孔的患牙。

【手术步骤】

1. 术前准备　了解全身情况,常规临床检查。

2. 麻醉、消毒　根据患牙选择局部麻醉;常规消毒,铺巾。

3. 切开翻瓣　根据患牙数和位置,选用弧形、角形或梯形切口。一般在患牙唇侧距龈缘3～4mm处做弧形切口,切口的凸面应向牙冠,至骨膜下。完整剥离并翻起黏膜骨膜瓣,暴露根尖区的牙槽骨(图7-21)。

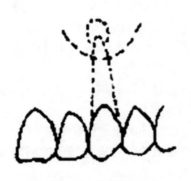

图7-21　选择切口

4. 去骨　若患牙根尖区牙槽骨板已有破坏穿孔,用涡轮手机细裂钻沿穿孔去骨,暴露病变区;若患牙根尖区牙槽骨板无破坏,则用涡轮手机细裂钻做一穿孔,然后沿穿孔去骨,暴露病变区(图7-22)。

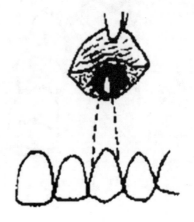

图7-22　切开翻瓣,去骨

5. 根尖切除、搔刮　如需做根尖切除,用裂钻或骨凿切除2～3mm根尖,使断面与牙长轴呈45°朝向唇、颊面的斜面。用锐利的挖匙沿破坏区骨壁搔刮除所有病变组织(图7-23、图7-24)。

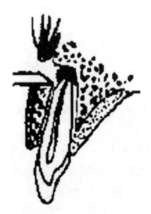

图7-23　切除根尖

6. 根尖倒充填术　在根尖切除的根管断面上备洞,用银汞合金、MTA或玻璃离子粘固剂等材料充填。如为根管内折断器械超出根尖孔者,可由断面根尖孔处向牙根的唇、颊侧冠方做一相应长度的矩形洞,并与根管穿通,取出折断器械后再充填。

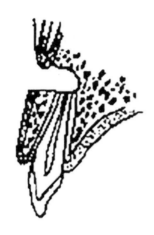

图 7-24　清除病变组织

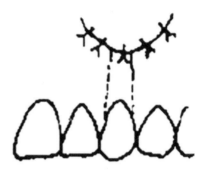

图 7-25　冲洗、搔刮骨腔,复位、缝合

7. 检查冲洗　仔细检查并去除破坏骨腔内和黏膜骨膜瓣内面残留的病变组织、炎性肉芽组织及碎骨,用生理盐水彻底冲洗术区。拭干骨腔,用挖匙轻刮骨面,使新鲜血液充满骨腔。

8. 缝合　将黏膜骨膜瓣复位,对齐切口防止内卷,缝合,加压包扎(图 7-25)。

【术后处理】　同多生牙拔除术。

【注意事项】

1. 切口达骨面,下方应有骨组织支持,注意避开龈乳头、唇、颊系带等重要解剖组织。

2. 手术过程中注意保护黏膜骨膜瓣,切勿过分牵拉和压迫。

3. 根尖切除的长度一般不超过根长的 1/3,如果病变超过根长 1/3,应考虑拔牙。

4. 搔刮出的病变组织置入甲醛溶液内固定,送病理检查。

5. 为避免充填材料碎屑粘入骨腔,可先用生理盐水纱布填满骨腔,充填完后再取出。

第六节　活体组织切取和切除检查

【适应证】

1. 临床上怀疑有恶变倾向的口腔黏膜疾病。

2. 一些口腔黏膜疾病需用病理检查来确诊。

【禁忌证】

1. 血常规异常者和血液病患者。

2. 有严重的慢性全身性疾病患者。

3. 切取部位有严重感染者。

【操作程序及方法】

1. 常规消毒铺巾。

2. 根据切取的部位行局部浸润麻醉或阻滞麻醉。

3. 用 0.25% 的氯己定溶液再次消毒手术区。

4. 在病损区做梭形切口。较小的局限性病损可以完整切除;较大的病损取损害与正常黏膜交界处切取。切取组织深度达黏膜下层(图 7-26)。

5. 止血。

6. 间断缝合(图 7-27)。

7. 切下的组织放入固定液中,固定液体积至少是被固定组织的 10 倍。

8. 根据创口大小和病损感染程度适当应用抗生素和镇痛药。

9. 做好病历记录,填写病理检查申请单,在装组织的容器贴上标签,写明日期、患者姓名、性别、年龄和初步诊断等。将病理检

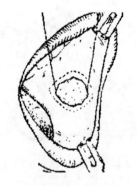

①颊部黏膜肿瘤切除术

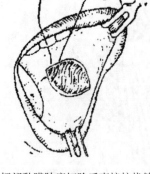

②颊部黏膜肿瘤切除后直接拉拢缝合

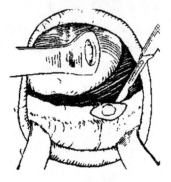

③切除肿瘤

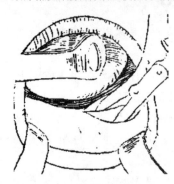

④咬去牙槽骨

图 7-26　口腔活体组织切除

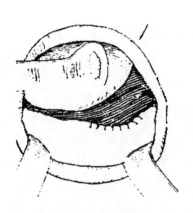

图 7-27　间断缝合

查申请单和组织一并送病理科。

10. 1 周后拆线。

【术后护理】　一般术后 5～7d 拆线。

【注意事项】

1. 术前详细询问病史,进行血常规及出、凝血时间检查,排除不能耐受手术的严重系统疾病。

2. 术前谈话应向患者及家属说明手术意义、手术风险,征得患者及家属的同意。

3. 患者一般不在空腹状态下接受手术。

4. 对于不能一次切除的病损切忌勉强切除。

5. 必须手术治疗,而术前活检对疾病本身治疗不利者应避免活检(如恶性黑色素瘤、颈动脉体瘤、血管瘤等)。

第七节　普通牙拔除术

【适应证】

1. 龋病　牙体严重广泛的龋坏而不能有效治疗利用者。

2. 根尖病　根尖周围病变,不能用根管治疗、根尖切除等方法治愈者。

3. 牙周病　晚期牙周病,牙周骨组织已大部分破坏,牙Ⅲ°松动者。

4. 裂牙　隐裂牙、牙根纵裂及创伤性磨牙根折者。

5. 牙外伤　如牙根折断且折断线与口腔相通,难以治疗利用者。

6. 牙内吸收的患牙　髓腔壁吸收过多或穿通者。

7. 埋伏牙　引起邻牙疼痛或压迫性吸收时,在邻牙尚可保留的情况下拔除埋伏牙。

8. 阻生牙　常发生冠周炎或引起邻牙牙根吸收、龋坏者。

9. 额外牙　使邻牙迟萌或错位萌出、牙根吸收或导致牙列拥挤者。

10. 融合牙及双生牙　发生于乳牙列的融合牙及双生牙,如阻碍其继承恒牙的萌出,应予拔除。恒牙列中的融合牙及双生牙应根据具体情况决定去除或保留。

11. 滞留乳牙　影响恒牙萌出者应拔除。成人恒牙列中的乳牙,如下方恒牙先天缺失或恒牙阻生未萌时,可保留。

12. 错位牙　导致软组织创伤而又不能用正畸方法矫正者。

13. 治疗需要　正畸治疗需要进行减数拔除的牙;义齿修复需要拔除的牙;恶性肿瘤进行放射治疗前需要拔除的牙;囊肿或良性肿瘤累及的患牙等。

14. 骨折累及的牙　颌骨骨折或牙槽骨骨折所累及的牙,应根据治疗是否需要,以及牙本身的情况决定去除或保留。

【禁忌证】

1. 心脏病　大多数心血管疾病患者可耐受拔牙手术或可在心电监护条件下拔牙。以下情况应视为禁忌。

(1)近期有心肌梗死病史者。

(2)近期心绞痛频繁发作者。

(3)心功能Ⅲ~Ⅳ级者。

(4)心脏病合并高血压者。

2. 高血压　血压高于 21.3/13.3kPa(160/100mmHg)的患者一般应禁忌拔牙。

3. 血液系统疾病

(1)贫血:血红蛋白在 80g/L(8g/dl)以下者。

(2)白细胞减少症和粒细胞缺乏症:周围血白细胞<4×10⁹/L(4000/mm³),粒细胞绝对计数<1×10⁹/L(1000/mm³),中性粒细胞<1×10⁹/L(1000/mm³)时,应避免拔牙。

(3)白血病:急性白血病为拔牙的禁忌证。

(4)恶性淋巴瘤:高度恶性者应禁拔牙。

(5)出血性疾病:血小板计数在 50×10⁹/L(50×10³/mm³)以下禁忌拔牙。血友病患者如必须拔牙时,应补充血浆因子Ⅷ,并待其浓度提高到正常的30%时方可进行。

4. 糖尿病　血糖在 8.88mmol/L(160mg/dl)以上者禁忌拔牙。一般在餐后 1~2h。

5. 甲状腺功能亢进症　本病未得到有效控制,静息脉搏在 1 分钟 100 次以上,基础代谢率在+20%以上,禁忌拔牙。

6. 妊娠　妊娠期间拔牙应慎重。在怀孕的第4、5、6个月期间,进行拔牙较为安全。

7. 月经期　月经期一般暂缓拔牙。

8. 口腔颌面部感染急性期　急性炎症期应根据具体情况慎重决定。牙已Ⅲ°松动,拔牙有助于引流及炎症局限时,在抗生素控制下可拔除。腐败坏死性龈炎,急性传染性口炎,应暂缓拔牙。

9. 长期抗凝药物治疗　长期使用抗凝药物者,拔牙应慎重。与内科医师会诊合作。术前应暂停抗凝药物。必须拔牙者术中及术后应采取仔细止血措施。

10. 神经精神疾病　不能合作的神经精神疾病患者,拔牙应慎重。

【手术步骤】

1. 术前准备　详细询问病史并进行口腔检查。做术前准备:向患者说明拔牙术中可能发生的意外情况及交代术后注意事项等。对难度较大及因其他治疗所需的牙拔除,应征得患者同意并签署手术知情同意书。

2. 消毒、麻醉　常规局部消毒,局部浸润或阻滞麻醉。

3. 基本步骤

(1)分离牙龈,挺松牙齿。对坚固不松动的牙、死髓牙、冠部有大的充填物或牙冠破坏较大时,应用牙挺将牙齿挺松后换用牙钳拔除。

(2)正确选用及安放拔牙钳,夹紧患牙。注意核对牙位,勿伤及邻牙。

(3)拔除患牙。牙钳夹紧后,分别应用摇动、扭转(上前牙)和牵引(拔除)的方式拔牙。摇动拔牙,适用于扁根的下前牙、前磨牙及多根的磨牙。扭转拔牙,适用于根为圆锥形的牙拔除,如上颌前牙。牵引拔除,应与摇动或扭转动作结合,向阻力最小的方向进行。如牙根有弯曲,应沿弯曲的弧线牵引。

各部位牙齿拔除术见图7-28～图7-37。

【术后护理】

1. 拔牙创口表面置消毒纱布棉卷并嘱患者咬紧至少30min弃去。有出血倾向的患者,应观察30min以上不再出血后方可离院。

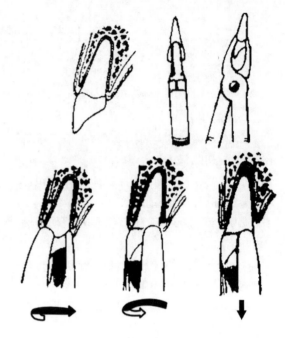

图7-28　上颌中切牙

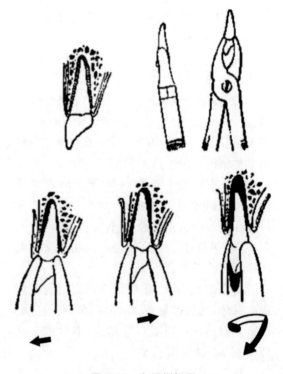

图7-29　上颌侧切牙

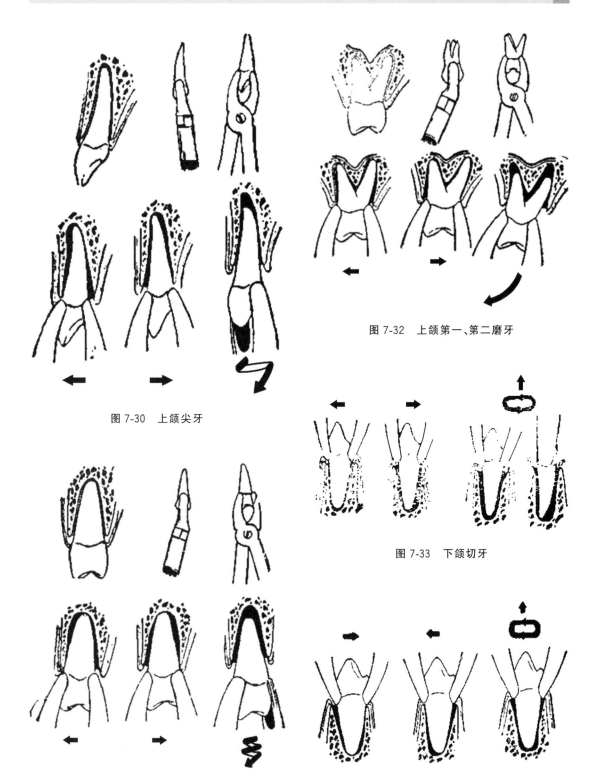

图 7-30　上颌尖牙

图 7-31　上颌双尖牙

图 7-32　上颌第一、第二磨牙

图 7-33　下颌切牙

图 7-34　下颌第一双尖牙

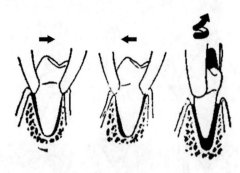

图 7-35　下颌第二双尖牙

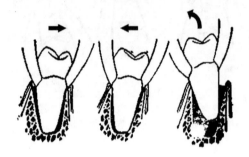

图 7-36　下颌第一、第二磨牙

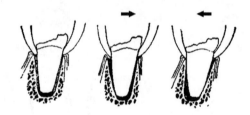

图 7-37　以牛角钳拔除下颌磨牙

2. 常规给予抗感染治疗,可口服或静滴抗生素,预防感染。

3. 麻醉药药效消退后,可视情况给予镇痛药物。

4. 嘱患者勿吸吮拔牙创口,24h 内勿漱口,预防血凝块脱落,防止干槽症的发生。

5. 手术创伤较大者,术后 24h 内面颊部可予冷敷,以减轻肿胀和疼痛。

【注意事项】

1. 拔牙后检查拔除的牙是否完整,牙根数目是否符合,牙龈有无撕裂,如有应予缝合。以刮匙探查牙槽窝,如有异物(牙石、残片等)或肉芽肿等应及时刮除。

2. 拔牙窝应用手指垫以纱布或棉球做颊舌侧向压迫使之复位。如有牙槽骨骨壁折断应压迫复位。骨折片已游离并与骨膜脱离者,应去除。

3. 过高的牙槽中隔、骨嵴或牙槽骨壁应给予修整。

4. 拔多个牙出现牙龈缘游离外翻时,应予缝合。

5. 复杂牙拔除后,常有肿胀、疼痛、开口困难、吞咽疼痛等现象。拔除后可立即给以冰袋冷敷,并给以消炎、镇痛药物。

第八节　下颌阻生第三磨牙拔除术

【适应证】　不能正常萌出且本身患有牙体或牙周疾病,影响健康邻牙者均应拔除。

【禁忌证】

1. 急性炎症期应暂缓拔除。

2. 伴有全身系统性疾病者其禁忌证见本章"普通牙拔除术"。

【手术步骤】

1. 详细的口内、外检查及 X 线检查。

2. 拔除方法

(1)麻醉:除常规的下颌阻滞麻醉外,应在第三磨牙颊侧近中角及远中三点做黏膜下局部浸润麻醉。

(2)切开及翻瓣:高位阻生牙拔除一般不需翻瓣,低位阻生者应切开覆盖的软组织并翻瓣。远中切口应在下颌支外斜线的舌侧,颊侧切口从远中切口的末端向下,切至前庭沟上缘处。远中切口勿过分偏向舌侧,防止损伤舌神经。切开时应直达骨面,做黏骨膜全层切开。翻瓣时,由远中切口的前端开始,向下掀起颊侧黏膜骨膜瓣。

(3)去骨:翻瓣后再决定应去除的骨量及所在部位。如𬌗面、颊侧及远中皆有骨质覆盖,需去骨直至牙颈部以下,去骨量决定于牙在骨内的深度、倾斜情况及根的形态等。将冠部骨阻力解除后,可根据牙根情况或将牙劈开,或再去除部分骨质,以解除根部骨阻力。去骨可用骨钻或骨凿。去骨的多少应以牙挺能否插入牙冠的近中面下方为宜。如水平阻生牙的牙冠位于第二磨牙远中面下方时,还需将牙冠及牙根分开方能拔除。

（4）劈开:常用的劈开方向为正中劈开,置骨凿于正中发育沟处,骨凿的长轴与牙长轴一致。劈开后应用薄挺先挺出远中冠及牙根,后挺出近中冠及牙根。劈开时如将牙的远中冠劈去,可试用窄而薄的双面凿从髓室底部将牙根分开,再分别去除。

（5）常规拔牙窝搔刮,压迫止血,缝合切口。

垂直位软组织阻生牙

先将𬌗面覆盖的龈瓣自近中向远中切开,其长度以完全显露牙冠远中边缘嵴为准（图7-38）。

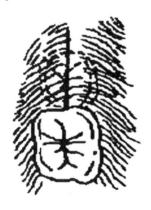

图 7-38　完全显露牙冠

分离牙龈,安放牙挺,以近中颊牙槽骨为支点,将牙挺松后用牙钳拔除（图7-39）。

自切口远中向近中将龈组织瓣行间断缝合,但近中部切口应留有一定间隙,以利引流,减轻术后肿胀（图7-40）。

高位近中斜位阻生牙

即位于下颌第二磨牙的远中邻面外形高点上,又无龈瓣覆盖者,可直接以牙挺将牙挺出（图7-41）。

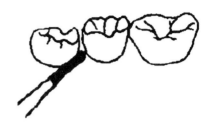

图 7-39　挺松后拔除

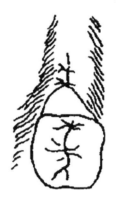

图 7-40　间断缝合

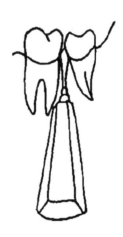

图 7-41　牙挺将牙挺出

低位近中斜位阻生牙

即近中牙冠嵌于下远中邻面外形高点以下,无龈瓣覆盖时,将骨凿置发育沟上（图7-42）,用斜劈法（也可用高速牙钻,下同）,劈开近中冠片,以解除邻牙对其冠部的阻力。再用牙挺插入劈开的裂隙中,挺出或以牙钳拔除远中片,以后再取出近中片。

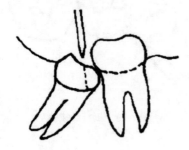

图 7-42 劈开近中冠片

低位近中斜位阻生牙有龈瓣覆盖时,应采用翻瓣去骨法,自下颌第二磨牙远中微向颊侧做远中切口,再于下颌第二磨牙颊侧远中或中部斜向近中做颊侧切口(图 7-43)。

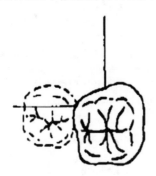

图 7-43 颊侧切口

沿切口边缘,自颊侧紧贴骨面向远中剥离,掀起黏骨膜瓣,显露牙冠及牙槽骨。用骨凿去除颊侧及远中部分骨质,露出冠部外形高点(图 7-44)。

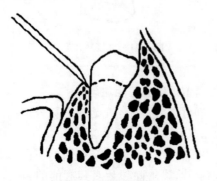

图 7-44 显露冠部高点

用纵劈法(对双根牙)或斜劈法(对单根牙)将牙劈开,分成近、远中各一片,用牙挺或牙钳或二者并用,将二片分别取出之(图 7-45)。

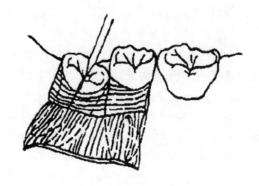

图 7-45 取出牙冠

清理创口,刮除碎骨片,将黏骨膜瓣复位,间断缝合(图 7-46)。

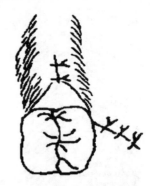

图 7-46 间断缝合

低位近中向水平阻生牙

应采用翻瓣凿骨法,其术式与近中倾斜低位阻生牙基本相同,或采用横断法,即切开黏骨膜瓣,翻瓣去骨后,用涡轮钻在牙颈部横钻一条深沟,再用骨凿将牙横断(图 7-47)。

先以牙挺挺出牙冠。剩下之牙根若融合为一单根,可用牙挺自颊侧或远中颊侧予以撬动,常可将根挺出(图 7-48)。

高位颊向阻生牙

若剩根为分叉时,则用骨凿将根劈为上、下两片,用窄牙挺分别挺出上、下牙根,或脱

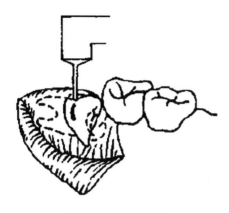

图 7-47　将牙横断

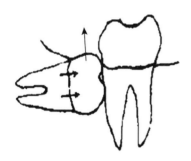

图 7-48　将牙根挺出

位后用钳分别取出之。清理牙槽窝,复位黏骨膜瓣并间断缝合(图 7-49)。

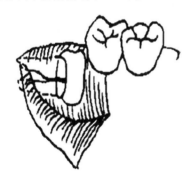

图 7-49　间断缝合

可用牙挺自近中颊部插入,以牙槽骨为支点,向上并向远中挺动,一般多可挺出(图 7-50)。

低位颊向阻生牙

先切开黏骨膜瓣,再翻瓣凿除颊侧及近

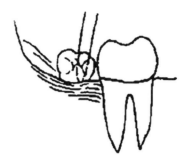

图 7-50　挺出

远中阻挡之骨质。以牙挺自近中颊部挺动,一般即可挺出。或将牙挺松、脱位后,再用牙钳拔除(图 7-51)。

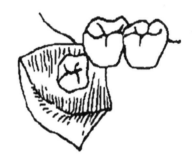

图 7-51　牙钳拔除

舌向阻生牙

其舌侧骨板菲薄甚至消失,将牙挺自颊侧挺动,即可将牙挺出或挺松、脱位后,再以牙钳将牙拔除。若舌侧骨壁发生折裂,待牙拔除后,应即时用手指捏压,使之复位(图 7-52)。

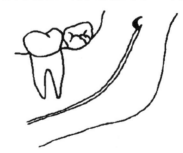

图 7-52　挺出拔除

【术后处理及注意事项】　同普通牙拔除术。

第九节 上颌阻生第三磨牙拔除术

【适应证】

1. 牙本身龋坏。
2. 与邻牙近中面间经常有食物嵌塞。
3. 无对殆牙而下垂。
4. 部分萌出，反复产生冠周炎。
5. 咬颊或摩擦颊黏膜。
6. 有囊肿形成。
7. 妨碍下颌喙突运动。
8. 压迫第二磨牙，产生龋坏或疼痛。
9. 妨碍义齿的制作及戴入。

【禁忌证】 见普通牙拔除术。

【手术步骤】

1. 术前检查 注意邻牙与阻生牙的关系和邻牙本身的情况，以及与上颌窦之间的关系。

2. 手术步骤

(1) 常规消毒、麻醉，嘱患者半开口，使颊部松弛易于拉开后切开翻瓣。

(2) 用骨凿去除覆盖牙冠的骨质，使牙冠显露至少达最大周径以上。

(3) 牙挺从近中颊角处插入，将牙向颊侧及远中方向挺出。

(4) 处理拔牙创后缝合。

自近中向远中切开覆盖之龈组织瓣，显露牙冠，分离牙龈组织瓣(图 7-53)。

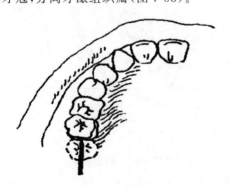

图 7-53 显露牙冠

将牙挺自近中颊侧插入，以牙槽骨为支点，向远中将牙挺松或脱位，再用牙钳拔除。清理牙槽窝，缝合龈瓣(图 7-54)。

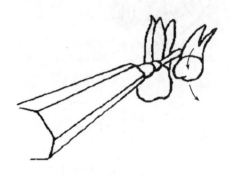

图 7-54 挺松拔除

完全埋伏骨阻生的上颌阻生第三磨牙，应先行黏骨膜瓣切开。切口自第二磨牙牙冠近远中径之中、后 1/3 处，自龈缘斜向前上方；向后通过牙槽嵴顶黏骨膜再向后上方适当延伸，使形成弧形的黏骨膜瓣(图 7-55)。

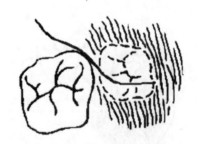

图 7-55 弧形黏骨膜瓣

自近中向远中紧贴骨面翻起黏骨膜瓣，显露骨面，凿除覆盖于牙冠上的骨质，使牙冠最大周径完全露出。以第二磨牙远中颊牙槽骨为支点，将牙向远中挺出(图 7-56)。

黏骨膜瓣复位、缝合(图 7-57)。

【术后处理及注意事项】 同普通牙拔除术。

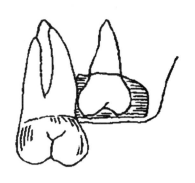

图7-56 远中挺出

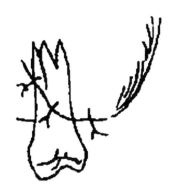

图7-57 缝合

第十节 松牙固定术

松牙固定术是指通过各种材料和方法（统称牙周夹板）将松动的患牙连接，并固定在相对健康稳固的邻牙上，形成一个咀嚼群体，从而使咬合力分散，减轻患牙负担，有利于牙周组织修复。可分暂时性夹板和永久性夹板，临床上一般用暂时性夹板，用8字结扎法固定。

【适应证】

1. 松动牙，已妨碍正常的咀嚼功能或有咬合不适感。

2. 牙周组织破坏较重，有继发性𬌗创伤而导致牙松动度继续增加，甚至移位者。

3. 前牙经牙周治疗后，松动仍较明显者。

4. 因外伤松动的前牙，一般固定4周后拆除。

5. 牙周手术前的临时性固定。

【操作程序及方法】

1. 用细不锈钢丝结扎患牙，并固定于相对健康的邻牙上。常用于上、下颌前牙。

2. 为了美观，可在结扎钢丝表面涂以薄层复合树脂，遮盖住唇面钢丝颜色即可。

3. 固定时应保持牙齿原来的位置，不能有牵拉移位等力量，结扎完毕后应即刻检查

有无早接触，必要时调𬌗。

前牙"8"字形结扎方法

①做"8"字形结扎并扭结（图7-58）；②在前牙唇面形成"Z"字形（图7-59）；③用自凝塑料或光敏树脂固定（图7-60）。

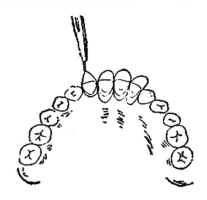

图7-58 "8"字形结扎

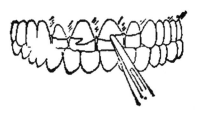

图7-59 形成"Z"字形

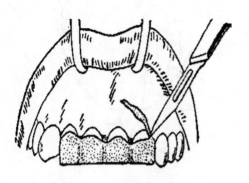

图 7-60　塑料或树脂固定

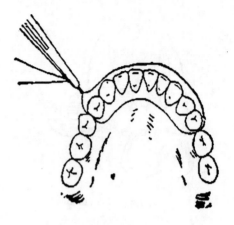

图 7-61　环形结扎

多数牙结扎方法

①自双尖牙至对侧双尖牙做环形结扎（图 7-61）；②在每个牙间隙做收紧结扎（图 7-62）。

【注意事项】

1. 结扎丝的位置要合适，一般在牙的邻接区与舌面隆凸之间，位于接触点的根方，不可陷入龈沟内。

2. 复合树脂不可压迫牙间乳头及形成悬突，应保留足够的龈外展隙，以利邻面的菌斑控制。

3. 结扎固定后，需定时复查，进行必要的调整。

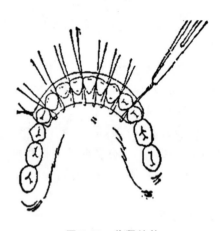

图 7-62　收紧结扎

第十一节　牙周病的手术治疗操作

牙周手术是牙周病系统治疗的重要手段之一。其目的是用手术方法在直视下彻底清除局部致病因素及病变组织；改善病变部位的形态使之接近生理外形，有利于患者和医师清洁并保持牙周组织的健康状态。牙周手术应在牙龈的炎症基本控制、患者的菌斑控制得较好，且有手术适应证时才实施。

一、牙龈切除术和牙龈成形术

在牙周基础治疗以后，牙龈炎症基本消退，但增生肥大和形态不良的病变牙龈组织需用手术切除和修整。

【适应证】

1. 牙龈肥大增生，形成假性牙周袋，经基础治疗仍未消退者。

2. 后牙（尤其是舌、腭侧）有中等深度的牙周袋，颊侧袋底不超过膜龈联合，附着龈宽度足够者。

3. 正位萌出的下颌第三磨牙，有龈瓣覆盖影响清洁者。

4. 巨大的妊娠期龈瘤影响进食或易出血者。

【禁忌证】

1. 未经系统牙周基础治疗或治疗不彻

底,炎症仍较明显者。

2. 牙周袋的袋底超过膜龈联合患者。

3. 牙槽骨病变需行骨手术者。

4. 前牙的牙龈增生或深牙周袋,切除后将使牙根暴露,影响美观。

5. 附着龈过窄患者。

【操作程序及方法】

1. 常规消毒和局麻,用探针或牙周袋标记镊标出龈沟(袋)底的位置,作为切口的参考点(图7-63)。

2. 刀片从标记点根方12mm处呈45°角做外斜切口,切透牙龈和龈乳头(图7-64)。

3. 创面应修整成薄刃状而接近生理外形,不可遗留平台状厚的龈缘(图7-65)。

4. 刮治和平整暴露的牙根面,清洗、压迫止血(图7-66)。

5. 放置牙周塞治剂,一周复诊。

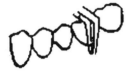
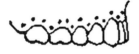
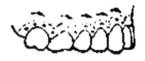

①测出龈袋深度　②做出相应穿孔点　③连接成切除线

图7-63　切口参考点

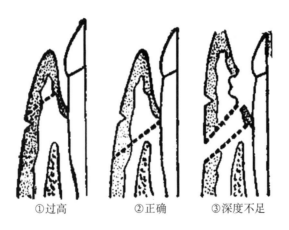

①过高　②正确　③深度不足

图7-64　龈切除术切口部位

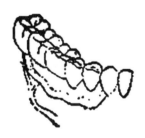
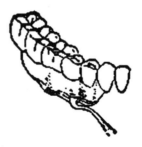
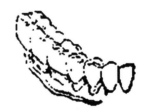

图7-65　牙龈切除步骤

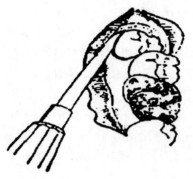
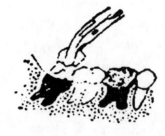

图 7-66　牙龈成形术步骤

【术后护理】

1. 术后应注意保护创口,暂不能使用牙刷刷牙,避免咀嚼硬性食物,尽量不用术区牙齿进行咀嚼。

2. 术后忌烟酒,因烟酒刺激牙龈而影响创口愈合。

3. 术后 1～2d 可能发生局部肿痛,体温升高等,一般可常规可给予抗感染及镇痛药。

4.1 周后可以再换 1 次塞治剂,2 周后拆除塞治剂,一般在 3～4 周牙龈可完全恢复,方可进行刷牙与轻柔地按摩牙龈。

5. 术后暴露的牙根面如有过敏,可脱敏;如有牙龈增生复发,并影响外观和咀嚼者,可重复行牙龈切除术。

【注意事项】

1. 术前应控制牙龈炎症,以免术中出血不易止住。

2. 体积较大、影响进食或出血严重的妊娠期龈瘤可在怀孕期的 4～6 个月做简单的切除术。一般建议分娩后再手术。

3. 牙龈增生的原因(如某些药物、家族性)如不除去,病变可能复发。术后保持口腔卫生对防止复发非常重要,应在术前向患者说明。

二、翻瓣术

翻瓣术是将牙周袋壁切开翻起,暴露患根和牙槽骨,在直视下刮除病变区的牙石、菌斑、感染的肉芽组织和病变的牙骨质,并平整根面,必要时修整牙槽骨外形,然后将龈瓣复位缝合。翻瓣术是最常用的、有效的牙周手术,在此基础上,可进行消除牙周袋、促进骨修复、重建牙周新附着、牙龈美容手术等。

【适应证】

1. 经基础治疗后,仍有深牙周袋和慢性炎症者。

2. 需行牙槽骨的修整或植骨者。

3. 根分叉病变伴深牙周袋,需截除某一牙根者。

4. 涉及附着龈的重度牙龈增生(尤其是前牙区)可以在切除部分增生牙龈的基础上行翻瓣术,既可消除增生牙龈,又可保留附着龈。

5. 引导性牙周组织再生术。

【禁忌证】

1. 未经基础治疗或炎症较明显者。

2. 全身疾病未控制者。

3. 菌斑控制不佳者。

【操作程序及方法】

1. 根据牙周袋深度、附着龈宽度和手术目的等,决定水平的内斜切口位置。例如,后牙的深牙周袋、附着龈较宽者,可以在距龈缘 2～3mm 处做切口;需要保留牙龈以覆盖骨面或植入物时,可沿龈缘处做内斜切口。水平切口应向患牙的近、远、中各延伸 1～2 个牙(图 7-67)。

2. 若手术涉及多个牙,或需做骨修整、根向复位瓣、引导性再生术等,应在术区两端(或一端)做纵切口。纵切口应位于龈乳头和龈缘交界处,不可在乳头中央或龈缘的中央。

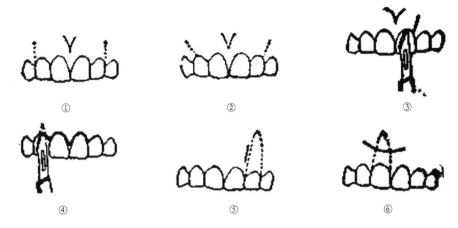

图 7-67 翻瓣术切口类型

①矩形瓣切口；②梯形瓣切口；③角形瓣切口；④龈乳头切口；⑤纽扣形切口；⑥弧形瓣切口

3. 翻开黏膜骨膜瓣，暴露患牙牙根和牙槽嵴顶，若不需修整骨，则尽量少暴露牙槽骨。

4. 清除牙石、平整根面，刮除肉芽组织，清洗创面，将龈瓣复位，缝合（图 7-68）。

5. 根据手术目的，可将龈瓣复位于原来的高度（改良 Widman 术），或向根方复位在牙槽嵴顶处（需做纵切口），后者既可消灭牙周袋，又可保存角化龈。

6. 放置塞治剂，其有助于止血并使龈瓣紧贴牙面和骨面。

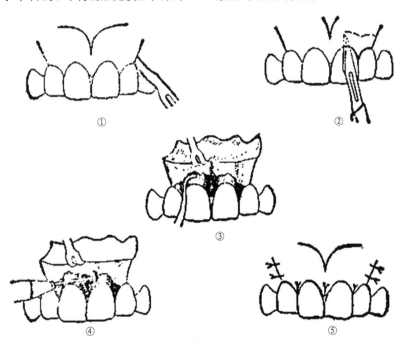

图 7-68 牙龈翻瓣术步骤

【术后护理】 同牙龈成形术。

【注意事项】

1. 术中应尽量减少对牙槽骨不必要的损伤（温度、机械等），手术结束时龈瓣应尽量覆盖骨面，避免骨面暴露。

2. 用不同的缝合方法使龈瓣密贴骨面，消除无效腔。

3. 放置牙周塞治剂时，不可将塞治剂压入龈瓣下方，以免影响愈合。

4. 术后 6～8 周内尽量勿探诊，以免影响组织的愈合。

第十二节　龈瓣切除助萌术

【适应证】

1. 多用于上颌恒前牙及下颌第三磨牙。

2. 与替换期或与同名牙相比明显迟萌者。

3. 需助萌的牙已达牙槽嵴顶部，切端在龈黏膜下，可被扪及，但因局部软组织厚而致密，萌出困难者。

【禁忌证】

1. 患者有血液病等系统性疾病。

2. 迟萌牙的切端尚在牙槽骨内。

【操作程序及方法】

1. 常规局部清洁消毒。

2. 局部麻醉。

3. 沿助萌牙牙冠的颊侧和舌侧龈缘，由近中至远中做颊舌侧两弧形切口，去除两切口间的梭形龈瓣，露出牙冠整个𬌗面（图7-69～图7-71）。

4. 局部涂 1% 碘酊，纱布或棉球压迫止血。

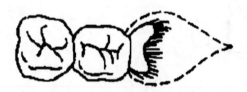

图 7-69　手术切口沿覆盖下颌第三磨牙牙冠之近中牙龈沿切口

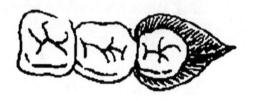

图 7-70　往远中做梭形切口将覆盖的龈瓣切除，暴露下颌第三磨牙牙冠

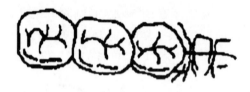

图 7-71　缝合下颌第三磨牙远中暴露露出的创面

【注意事项】

1. 迟萌牙离牙槽嵴顶甚远或在骨内，而迟萌期过长，则应考虑做牵引术助萌。

2. 去除切端或𬌗面梭形龈瓣，以牙切端或牙冠完全暴露为宜，过窄和过小都会使萌出受阻。

【术后处理】

1. 口服或注射抗生素预防感染。

2. 复方氯己定含漱。

3. 进食流质食物或软食。

4. 术后 6～7d 拆线。

第十三节　自体牙移植术

自体牙移植是指将患者自体口内的阻生牙、埋伏牙、错位牙拔出后易位移植于其他缺失牙部位。临床上多采用将牙根尚未发育完成的下颌第三磨牙移植于因龋坏而丧失的下颌第一磨牙部位，以代替第一磨牙行使功能。

【适应证】

1. 供移植的牙及其牙周组织健康，无急慢性炎症，无病变及缺损等。

2. 受植区及邻近牙无牙周炎、口腔黏膜病变，牙槽突情况良好者。

3. 患者口腔卫生状况良好，全身健康状况良好，无骨代谢障碍疾病。

4. 供牙的形态、大小与受植区的空间位置相适应。

【禁忌证】

1. 供移植的牙本身存在病变或牙周炎症者不宜移植。

2. 受区口腔黏膜、牙槽突情况不良者。

3. 邻牙患有牙周炎者。

4. 全身患有系统性疾病特别是伴有骨代谢障碍疾病者。

5. 口腔卫生状况不良者。

【操作程序及方法】

1. 术前准备

(1)拍摄供牙及受植区牙槽骨的 X 线片，了解供牙的牙根形态、牙根发育情况及受植区牙槽骨与邻牙情况等。

(2)术前全口洁治并保持口腔清洁。

(3)术前应用抗生素 1～3d。

(4)准备好移植牙所需全部器械。

2. 操作步骤

(1)局麻下拔除受植区患牙，拔牙时应力求保护拔牙窝的完整，并根据移植牙的牙根形态、大小进一步制备受植骨床。

(2)拔出移植牙，应保证其完整而未有根折及牙冠损伤。仔细保护牙根尚未发育完成的牙周膜及根尖部的牙乳头。

(3)移植牙离体后应立即植入备好的植牙骨床或拔牙窝。如植牙骨床或拔牙窝还有不适，应进一步修整受植骨床使之更适合供牙。植入后应使植入的牙稍低于𬌗平面，根尖尚未发育完全的牙应使根尖不受压(图 7-72)。

(4)完成移植，用钢丝横过移植牙𬌗面结扎移植牙两侧邻牙，或制作塑料夹板固定。牙胚移植可不做固定。

(5)复位缝合受植骨床的牙龈组织瓣。

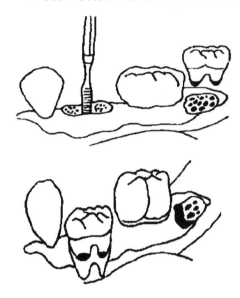

图 7-72　自体牙移植

先拔除下颌第一磨牙，再用牙钻除去牙槽中隔。常规翻瓣、去骨拔除下颌第三磨牙。注意清理牙槽窝，刮除碎骨质与肉芽组织，使窝中勿使牙根折断，并保护好根尖部的牙乳头。充满新鲜血液，形成适合的受植区。将下颌第三磨牙移植于下颌第一磨牙牙槽窝内，并使其𬌗面低于邻牙𬌗平面。将近中的颊舌侧龈乳头各缝合一针。远中之颊舌侧跟乳头各缝合一针(图 7-73)。

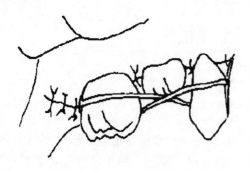

图 7-73　缝合及固定

用消毒的不锈钢丝做"8"字形结扎,将移植牙固定于第二磨牙和第二前磨牙上。最后为下颌第三磨牙颊舌侧牙龈缝合。

自体牙胚移植方法

(1)第一磨牙必须拔除,第三磨牙尚未萌出,准备做自体牙移植(图 7-74)。

(2)拔除第一磨牙,去除牙槽中隔(图 7-75)。

(3)拔除第三磨牙牙胚(图 7-76)。

(4)将第三磨牙移植于第一磨牙牙槽窝,龈瓣缝合(图 7-77)。

(5)移植后用钢丝结扎固定(图 7-78)。

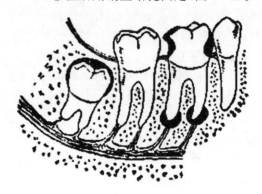

图 7-74　准备移植

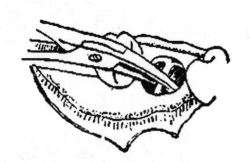

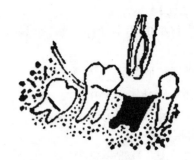

图 7-75　拔除第一磨牙,去除牙槽中隔

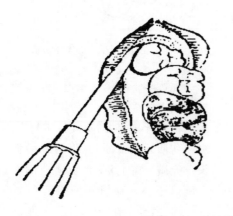

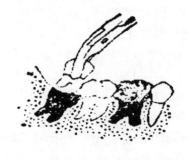

图 7-76　拔除第三磨牙牙胚

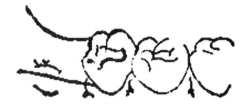
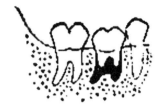

图 7-77　移植与缝合

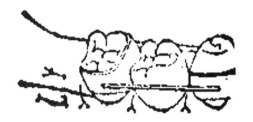
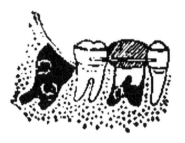

图 7-78　钢丝结扎固定

自体发育完成牙的移植方法

（1）第三磨牙阻生，第二磨牙龋及根尖病变，拔除第二及第三磨牙，去除第二磨牙牙槽中隔（图 7-79）。

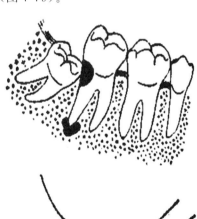

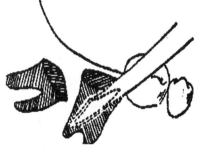

图 7-79　拔除第二、第三磨牙

（2）第三磨牙移植于第二磨牙区，用不锈钢丝固定（图 7-80）。

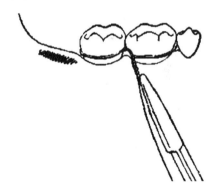

图 7-80　移植及固定

【术后处理】

1. 常规应用抗生素预防感染。

2. 进流质饮食 3d；以后半流食 4d。

3. 避免用移植侧咀嚼。

4. 含漱剂漱口，保持口腔清洁。

5. 术后 5～7d 摄移植牙 X 线片，备以后对比用。术后 7d 拆线。

6. 结扎丝固定 4～6 周后拆除。

【注意事项】

1. 术后应保持口腔清洁,每日以含漱液漱口。术后应用抗生素预防感染。术后1周内可进流食或半流食。避免移植牙过早承受殆力。

2. 定期复查,观察局部创口愈合、移植牙成活情况及变化,拍 X 线片检查牙根情况。

第十四节　唇颊系带矫正术

【适应证】

1. 儿童上唇系带附着过低或肥大,影响上前牙排列。

2. 牙槽突吸收造成的唇、颊系带附着近牙槽嵴顶影响义齿修复。

【禁忌证】　全身禁忌证参照牙拔除术。

【手术步骤】

1. 术前漱口,保持口腔清洁。一般采用局部浸润麻醉,注射 2% 利多卡因 0.5～1.0ml 于系带两侧。

2. 用拉钩将上唇向上牵开,使系带呈紧张状态(图7-81)。横向切断系带(图7-82),将创面纵向间断缝合(图7-83、图7-84)。如缝合张力大,可将创面稍做潜行剥离。

3. 中切牙间有间隙者,应将中切牙间隙内的纤维结缔组织切除,其创面可自行愈合。

4. 颊系带的矫正方法与唇系带矫正方法相同。

【术后处理】

1. 漱口剂含漱,保持口腔清洁。

2. 5～7d拆线。

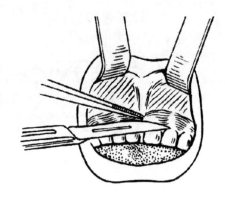

图 7-82　切断系带

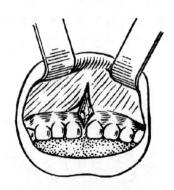

图 7-83　切口

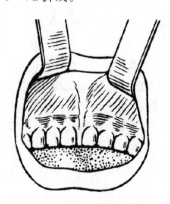

图 7-81　系带呈紧张状态

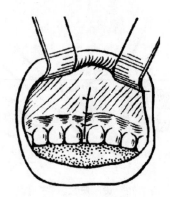

图 7-84　间断缝合

第十五节　骨隆突修整术

【适应证】　骨隆突影响义齿修复者。

【禁忌证】　全身禁忌证参照牙拔除术。

【手术步骤】

1. 腭隆凸修整术

(1)麻醉:双侧腭大神经阻滞麻醉下。

(2)黏骨膜切口:小的腭隆起,其切口可取直线形,切开黏骨膜瓣,显露骨隆突。较大的骨隆突可行"〤"切口(图7-85)。

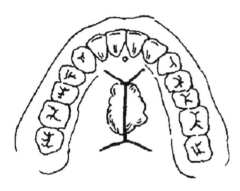

图 7-85　"〤"形切口

(3)翻瓣:切口应深达骨面,剥离黏骨膜瓣,向两侧掀起,显露骨隆突。

(4)去骨修整:用骨凿结合咬骨钳去除骨隆突,锉平,生理盐水冲洗(凿骨时由前向后,一层层去除,切忌大块凿除)(图7-86)。

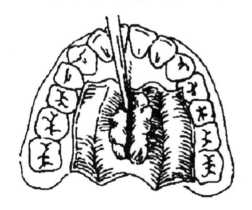

图 7-86　去骨修整

(5)缝合:将黏骨膜瓣复位,间断缝合。缝合后最好使用腭护板,防止术后黏骨膜瓣下形成无效腔。或采用碘仿纱条压迫,但需将其固定于两侧牙列(图7-87)。

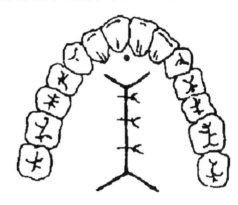

图 7-87　黏骨膜瓣复位、缝合

2. 下颌隆突修整术

(1)麻醉:下颌神经阻滞麻醉。

(2)黏骨膜切口及骨突修整:位于下颌双尖牙舌侧的下颌隆突,其切口位于下牙槽嵴顶部靠舌侧做弓背位于牙槽突顶的弧形切口,深达骨壁(图7-88、图7-89)。切开黏骨膜并翻瓣,用骨钻或骨凿去除隆起骨质,并修整使之平滑,生理盐水冲洗干净(图7-90)。

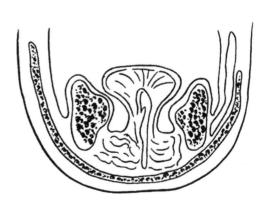

图 7-88　牙槽突顶

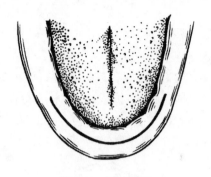

图 7-89 弧形切口

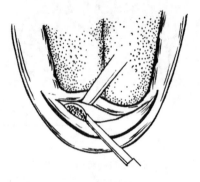

图 7-90 修整

（3）缝合：有牙区将颊侧牙龈乳头对齐缝合。无牙区唇颊侧牙龈与舌侧牙龈做间断缝合（图 7-91）。

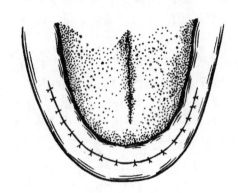

图 7-91 间断缝合创口

【术后处理】 7d 后拆线。

【注意事项】 去骨应适量，避免过多去骨质穿透鼻底或上颌窦。

第十六节　黏液囊肿切除术

【适应证】 多次复发或有瘢痕存在，囊肿与黏膜有粘连者。

【禁忌证】 全身禁忌证参照牙拔除术。

【手术步骤】 术前漱口，保持口腔清洁。局部浸润麻醉。牵开并固定下唇。在囊肿两侧做梭形切口。直达黏膜下层，显露囊肿（图 7-92、图 7-93）。用小剪刀或手术刀在囊肿周围做锐性剥离，完整切除黏液腺囊肿及粘连的黏膜（图 7-94）。修整创口内暴露的小黏液腺（图 7-95）。囊肿摘除或切除后，间断缝合黏膜创口（图 7-96）。

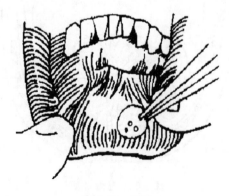

图 7-92 切开

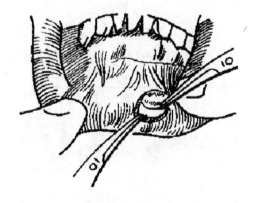

图 7-93 显露囊肿

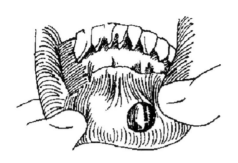

图 7-94　切除囊肿

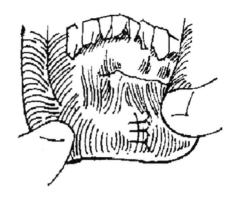

图 7-96　间断缝合创口

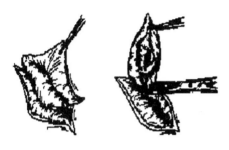

图 7-95　修整创口

【术后处理】

1. 保持口腔清洁,含漱剂漱口。

2. 术后 5～7d 拆线。

【注意事项】

1. 尽量避免损伤周围腺体组织,和囊肿粘连及明显突出的腺体应与囊肿一并切除,以防复发。

2. 伤口缝合不宜过紧,以防黏液腺导管阻塞。

3. 去除不良刺激(残根、锐利牙尖等)。

4. 术后应告诫患者改正咬唇等不良习惯。

5. 手术治疗的特点:容易复发。

第十七节　颞下颌关节脱位口内手法复位术

【复位步骤】

1. 患者坐位,头部固定,术者立于患者前方,下颌𬌗平面的位置应低于术者双臂下垂时肘关节水平。

2. 嘱患者精神放松,按摩双侧嚼肌,使肌肉松弛。

3. 两拇指缠以纱布伸入患者口内,置于下颌磨𬌗面上,并应尽可能向后。其余手指握住下颌体部下缘(图 7-97、图 7-98),复位时,术者先上下轻移下颌骨,两拇指同时压下颌骨向下,力量要均匀并逐渐增大,其余手指将颏部缓慢上推。当髁状突移到关节结节水平以下时,再轻轻将下颌向后推动,此时髁状突即可滑入关节窝而得复位,术者同步将两拇指迅速滑向颊侧以防被咬伤(图 7-99、图 7-100)。有时髁状突滑回关节窝时能听到清脆的弹响声,应告诉患者切勿惊慌。

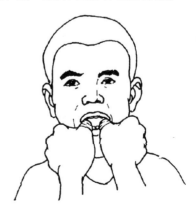

图 7-97　复位(一)

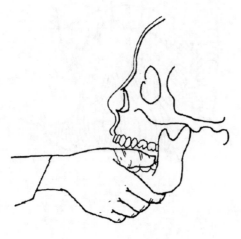

图 7-98　复位(二)

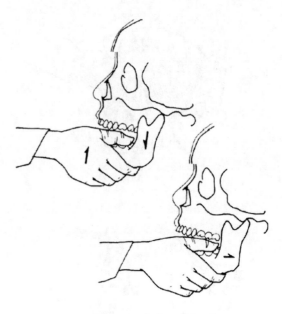

图 7-99　复位(三)

【注意事项】　复位后固定 2～3 周,限制开口运动在 1cm 以内。否则可能继发复发性关节脱位。

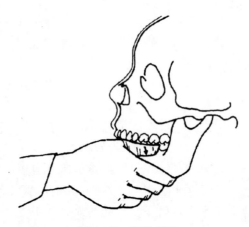

图 7-100　复位(四)

第十八节　颌面部软组织清创缝合术

【适应证】　全身情况良好或虽有多处伤但经治疗已稳定者。

【禁忌证】　全身情况差或有其他处严重损伤,如颅脑、胸腹等脏器伤致休克等未纠正前。

【手术步骤】

1. 冲洗伤口　先用消毒纱布盖住创口,用肥皂水、外用盐水洗净创口四周的皮肤;如有油垢,可用汽油或洗洁剂擦净。然后在麻醉下用大量生理盐水或 1％～3％过氧化氢溶液冲洗创口,同时用纱布团或软毛刷反复擦洗,尽可能清除创口内的细菌、泥沙、组织碎片或其他异物。清创时应注意探查有无面神经、腮腺导管损伤,有无骨折等。

2. 清理创口　创口冲洗干净后,消毒周围皮肤,铺巾,进行清创处理。原则上尽量保留组织,只清除坏死的组织,避免引起组织缺损畸形。对于新鲜而整齐的切割伤一般无须切除组织。对眼、耳、鼻、唇、舌等处的撕裂伤即使大部分游离,也力争原位缝合。清理创口时要进一步去除异物。组织内如有金属异物,表浅者可借助于磁铁吸出;深部者要通过X线摄片或插针X线定位后取出。但如创口有急性炎症、异物位于大血管旁、定位不准确、术前准备不充分或异物与伤情无关者,可暂不摘除。

3. 缝合　由于口腔颌面部血运丰富,组织再生力强,即使在伤后 24h 或 48h 内,均可在清创后行严密缝合;甚至超过 48h,只要创口无明显化脓感染无组织坏死,在充分清创后,仍可行严密缝合。对估计有可能发生感染者,可在创口内放置引流物;已发生明显感染的创口不应做初期缝合,可采用局部湿敷,待感染控制后,再做处理。首先要缝合、关闭与口、鼻腔和上颌窦相通的创口。对裸露的骨面应争取用软组织覆盖。创口较深者要分层缝合,消灭无效腔。尤其对面部创口的缝合要用小针细线,创缘要对位平整,尤其在唇、鼻及眼睑等部位,更要细致地缝合。如有组织缺损、移位或因水肿、感染,清创后不能做严格缝合时,可先做定向拉拢缝合,使组织尽可能恢复或接近正常位置,待控制感染和消肿后再做进一步缝合。这种定向拉拢缝合法常用纽扣褥式减张缝合或金属丝、铅丸定向缝合法。

4. 面颊部损伤清创术

(1)单纯裂伤可清创后分层缝合,如伤口过长,可设计多个小"Z"字形切口(图 7-101),交叉换位缝合,形成曲线瘢痕,防止直线瘢痕挛缩。

(2)贯通伤如无组织缺损,清创后先缝合

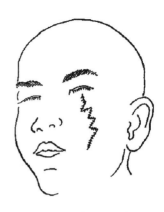

图 7-101　小"Z"形缝合

关闭口腔黏膜伤口,再清洗创腔,缝合肌层和皮肤。

(3)口腔黏膜无缺损或缺损较少而皮肤缺损较多者,应严密缝合口腔黏膜,关闭穿通创口。面颊部皮肤缺损应立即行皮瓣转移或游离植皮,或做定向拉拢缝合。如遗留缺损,以后再行整复治疗。

(4)较大的面颊部全层洞穿型缺损,可直接将创缘的口腔黏膜与皮肤相对缝合,消灭创面。遗留的洞形缺损,后期再行修复治疗(图 7-102)。如伤情和条件允许,也可在清创术时用带蒂皮瓣、游离皮瓣及植皮术行双层修复。

(5)清创时应探查有无面神经、腮腺及其导管损伤。

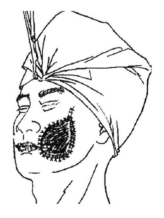

图 7-102　口腔黏膜与皮肤相对缝合

5.舌损伤清创术

(1)舌裂伤,经过氧化氢、生理盐水清洗后,首先止血,对舌动脉及分支的破裂,应仔细缝扎。舌组织较脆,活动性大,缝合则应采用较粗的丝线进行缝合,距创缘稍远些进针,缝得深一些,并打三叠结,以防创口裂开或缝线松脱,最好加用褥式缝合。肌层用1号丝线缝合,黏膜创口用4号粗丝线褥式加间断缝合,褥式缝合线下可垫以碘仿纱条,以免裂开。缝合创口应尽量保持舌的长度,使缝合后的创口呈前后纵向(图7-103)。不要将舌尖向后折转缝合,以防舌体缩短,影响舌功能。

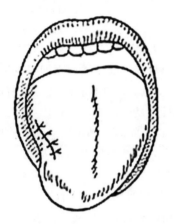

图7-103　保持舌长度

(2)舌尖较小的组织,离断在1/2以内者一般可不需再植,只需修剪成形后,直接缝合即可(图7-104)。

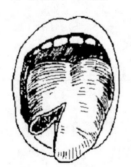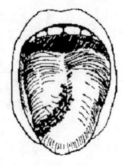

图7-104　修剪成形后直接缝合

(3)舌体组织块离断在1/2以上时,应将离断的舌组织经清洗后置于抗生素盐水中待用,应尽量减少离体时间,清洗止血后立即复原位分层缝合(图7-105);最好能行血管吻合。

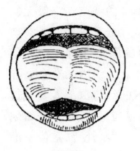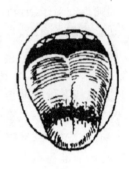

图7-105　复原位分层缝合

6.腭损伤

(1)软腭裂伤经清洗、清除异物后,小裂伤即可直接缝合;较大裂伤缝合后局部可覆盖碘仿纱布,以保护伤口,如有腭大动脉或其分支出血,应缝扎止血。

(2)如有缺损或硬腭穿通,可在硬腭两侧做松弛切口,沿骨面剥离黏膜骨膜瓣向中央拉拢缝合(图7-106),两侧遗留的骨面填塞

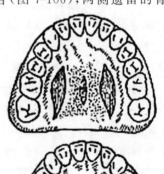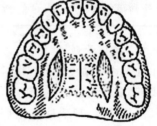

图7-106　骨膜瓣向中央拉拢缝合

碘仿纱条即可。如腭部缺损太大,不能立即修复者,可暂时做腭护板,使口腔与鼻腔隔离,以后再行手术修复。

7. 唇部损伤清创术

(1)唇单纯裂伤:如唇动脉断裂出血,应给予结扎。清创时应尽力保存组织,缝合用0号丝线先关闭口腔黏膜伤口,然后将两侧唇红缘确切对位,做定点缝合,再按肌层、皮肤-皮下(黏膜-黏膜下)分层缝合(图 7-107)。如口角有创口,术后应用胶布做纵向拉拢固定,以免口裂运动影响其愈合。

(2)唇离断伤:如断离的唇组织完整,应将其清洗干净,切勿揉挫挤压,可置抗生素生理盐水中保存,争取短时间内(一般不超过1h)再植(图 7-108)。缝合方法同上。

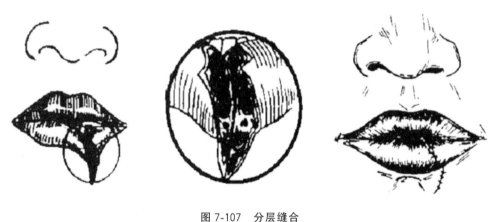

图 7-107　分层缝合

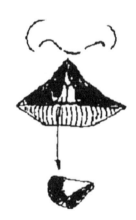
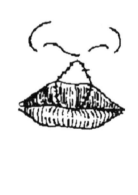

图 7-108　唇离断再植

第十九节　色素痣切除术

【适应证】　影响面容或怀疑可能恶变的色素痣。

【手术步骤】

1. 术前准备　局部皮肤准备,男性患者术前应剃须、刮脸。

2. 麻醉　一般采用局麻,色素痣较大且需植皮或邻近皮瓣修复者可选用全麻。

3. 体位　仰卧,头偏向健侧,或半坐位。

4. 手术过程

(1) 在痣的外周正常组织上，原则上顺皮纹做梭形切口，切开皮肤至皮下组织，在皮下组织层切除痣(图 7-109)。

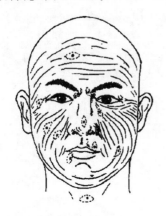

图 7-109 皮下组织层切除痣

(2) 分层缝合切口(图 7-110)。

【术后处理】

1. 切除或摘除之物应常规送病理检查。

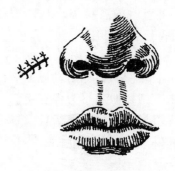

图 7-110 分层缝合切口

2. 术后 24～48h 可去除敷料，任手术区暴露。

3. 术后 5～7d 拆线。

4. 有继发感染史者口服抗生素预防感染。

5. 术中切除皮肤较多、张力较大者，拆线后以蝶形胶布减张 7～10d。

第二十节　面部皮脂腺囊肿及表皮样囊肿摘除术

【适应证】

1. 囊肿逐渐增大影响美观。

2. 囊肿经常有继发感染或化脓自溃，应待急性炎症消退后再行手术切除。

【手术步骤】

1. 术前准备

(1) 局部皮肤准备，男性患者术前应剃须、刮脸。

(2) 继发感染的皮脂腺囊肿术前应先行抗感染治疗；若已有脓肿形成应先行切开引流，排出脓液，控制感染。

2. 麻醉　局部浸润麻醉。

3. 体位　仰卧，头偏向健侧，或半坐位。

4. 手术过程

(1) 在皮脂腺囊肿区做一梭形切口，切除与囊壁粘连的皮肤。切口方向应与皮纹方向、神经走向一致，以减少瘢痕和避免损伤面

神经。

(2) 表皮样囊肿做直线切口，且通过囊肿的最隆起部分；囊肿最隆起处皮肤菲薄，切开皮肤时应避免切破囊壁(图 7-111)。

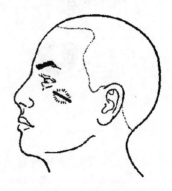

图 7-111 避免切破囊壁

(3) 用镊子夹持切开的皮肤切缘，先以 11 号刀片或眼科小剪刀做锐性分离至显露

囊壁,再以弯的蚊式血管钳将囊壁周围组织
做钝性分离(图 7-112)。

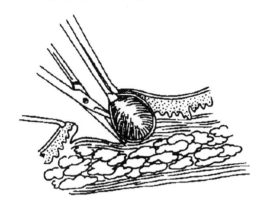

图 7-112　显露囊壁及钝性分离

(4)完全分离后,囊肿便可完整地摘除;若
在剥离时囊壁破裂,则有豆渣样内容物溢出,可
去除部分内容物后,用蚊式血管钳夹住破裂处
的囊壁继续分离,彻底摘除囊壁以免复发。

(5)用生理盐水或 0.25％氯霉素冲洗创
腔;若囊肿摘除后死腔较大可用 3 号丝线皮
下缝合 2~3 针(图 7-113)。

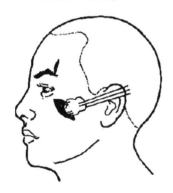

图 7-113　冲洗创腔

(6)用 5 号丝线缝合皮肤。创缘对合要
平整不可内卷,局部用敷料加压包扎(图 7-
114)。

(7)对于曾有继发感染的皮脂腺囊肿因
囊壁与皮肤及周围组织广泛粘连,应行囊肿
切除术。做梭形切口,范围包括整个炎性浸
润块(图 7-115)。

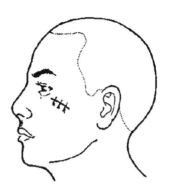

图 7-114　缝合及加压包扎

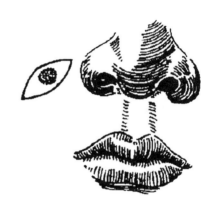

图 7-115　梭形切口

(8)沿浸润块周围用手术刀行锐性切除
(图 7-116)。

(9)皮下做潜行分离减张,彻底止血后,
用 3 号线做皮下缝合以减少张力;用 5 号线

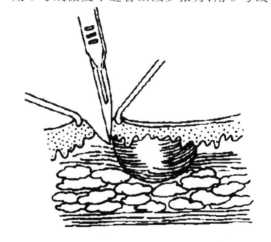

图 7-116　锐性切除

缝合皮肤(图 7-117)。

【术后处理】

1. 切除或摘除之肿物应常规送病理检查。

2. 术后 24～48h 可去除敷料,任手术区暴露。

3. 术后 5～7d 拆线。

4. 囊肿有继发感染史者口服抗生素预防感染。

5. 术中切除皮肤较多、张力较大者,拆线后以蝶形胶布减张 7～10d。

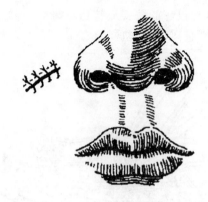

图 7-117　皮下及皮肤缝合

第二十一节　颌骨囊肿摘除术

【适应证】

1. 根尖周囊肿直径超过 2cm,无法用根尖切除及超填法治疗者应行手术治疗。

2. 根尖周囊肿虽直径未超过 1～1.5cm,但病灶牙无保存指征者。

3. X 线片(包括根尖片,咬𬌗片或颌骨片)显示有边缘清楚的圆形或椭圆形透光阴影,或穿刺抽出囊液证实为颌骨囊肿者。

4. 颌骨囊肿无继发感染,或虽有继发感染但已经过治疗,急性炎症已消退者。

【手术步骤】

1. 术前准备

(1)术前应做必要的 X 线摄片检查,包括牙片、咬𬌗片及颌骨片。以明确囊肿的大小范围与牙根尖的关系及与邻近组织结构的关系。应注意鉴别囊肿的种类。

(2)上颌后牙区较大囊肿可行囊内碘油造影以明确囊肿与上颌窦的关系,作为确定手术方法的参考。

(3)中小型颌骨囊肿可经口内手术在门诊手术室进行,但不能合作的儿童及年老体弱者或巨大的颌骨囊肿患者均应住院治疗。幼儿及巨大囊肿应做全麻准备。

(4)由经口内手术者应做好口腔卫生准备,男性患者应剃须;经口外手术者应常规备皮。

(5)对囊肿波及部位的牙齿,必要时术前应做活力测定。受累的牙若有保存指征,术前应先做好根管治疗,以便术中能做根管充填及根尖切除术。

(6)小儿患巨大颌骨囊肿,必要时术前应备血。

2. 麻醉　中小型颌骨囊肿采用局部麻醉,巨大囊肿,或不合作的儿童采用全麻。

3. 体位　中、小型颌骨囊肿可采用坐位或卧位;巨大囊肿或采用口外切口,或采用全麻者取卧位,头偏向健侧。

上颌骨囊肿摘除方法

中小型囊肿均采用口内切口,应充分显露病变区。切口长度应超过去骨范围 0.5cm 以上,使黏骨膜瓣复位缝合时有骨板支持以利愈合。一般在病变部位颊侧牙龈做梯形切口(用于术中同时拔牙者);两端附加切口应达到正常骨组织处(图 7-118)。

弧形切口(用于病灶牙保存者)蒂在前庭沟处,以保证血供良好。切口长度应视囊肿大小而定(图 7-119)。

颌骨正中囊肿或含牙囊肿位偏腭侧,腭侧骨板膨胀明显者应沿腭侧牙龈缘做切口。形成半侧腭瓣或全腭瓣。切口应透骨膜(图 7-120)。

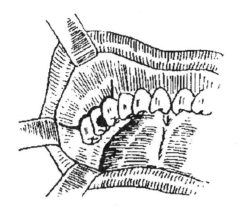

图 7-118 梯形切口

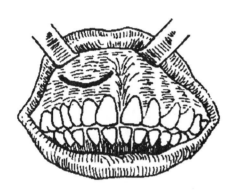

图 7-119 弧形切口

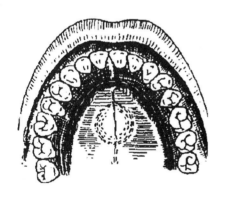

图 7-120 腭侧牙龈缘切口

用较锐利的骨膜分离器仔细剥离黏骨膜,将黏骨膜瓣掀起,露出囊肿所在部位的骨壁;若骨板已极薄甚至已吸收者更应仔细分离骨膜与囊膜;可用剪刀将变薄的骨壁剪除,以显露囊壁(图 7-121)。

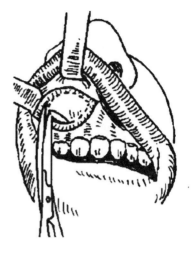

图 7-121 显露骨壁

如骨壁尚坚硬。可用骨凿凿除骨壁或用涡轮钻去除骨壁(图 7-122)。

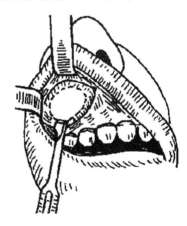

图 7-122 凿除骨壁

如囊肿部位的牙需拔除,则先拔牙,然后以咬骨钳从牙槽嵴处咬除部分牙槽骨及覆盖囊肿上的骨壁以显露囊肿(图 7-123)。

显露囊肿后,用扁刮匙沿囊壁与骨壁之间分离,摘除囊肿及含牙囊肿内的牙齿(图 7-124)。

若囊液过于充盈影响操作时,可用针筒抽出部分囊液以利手术。如囊壁与骨壁粘连,可用刮匙仔细刮尽残留的囊壁。后牙区较大囊肿应注意尽可能勿穿破上颌窦底黏

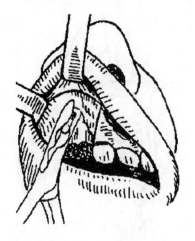

图 7-123　显露囊肿

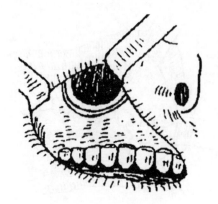

图 7-125　上颌窦根治术

的牙根尖(图 7-126)。

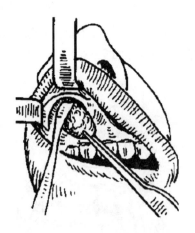

图 7-124　摘除囊肿

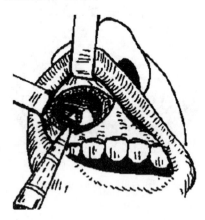

图 7-126　截除突入的牙根尖

膜;若已出现穿通,上颌黏膜有明显炎症反应者,应行上颌窦根治术,如无炎症则保留上颌窦黏膜(图 7-125)。

　　若创内出血较多,可用温热盐水纱条填塞止血。彻底刮除残留囊壁。若骨腔内有活动性出血点,可用骨蜡嵌入止血。如果囊壁与鼻底黏膜或上颌窦黏膜粘连,怀疑囊壁可能去除不够彻底时,应在可疑处以小棉球蘸石炭酸进行烧灼,并以乙醇还原。彻底止血后还应仔细检查病变区牙根尖有否直接暴露于骨腔内。对根尖已暴露于创腔内,但有保存指征的牙,应行根管充填(也可预先做好根管治疗),并用裂钻或骨凿,截除突入创腔内

以生理盐水及 0.25％氯霉素冲洗创腔。较小型的创腔,可不用任何充填物,任血凝块充盈后机化。较大的创腔一般以碘仿纱条填塞,可以达到止血、预防感染及促进肉芽生长的作用。填塞时应从深部向浅部有规则地进行。无感染的骨腔亦可以羟基磷灰石等充填材料填塞(图 7-127)。

　　缝合黏骨膜瓣:术中拔牙者应先咬去颊侧牙槽骨壁,以利于关闭拔牙创口。以褥式缝合加间断缝合严密关闭拔牙创口,碘仿纱条从附加切口处引出(图 7-128)。

　　与上颌窦相通者碘仿纱条应从下鼻道开窗处拉出,引流,缝合时注意勿缝住纱条(图 7-129)。

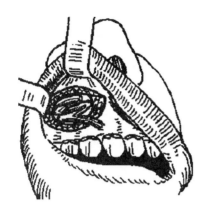

图 7-127　创腔填塞

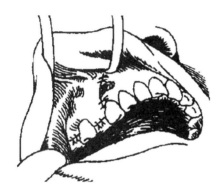

图 7-128　创面间断缝合

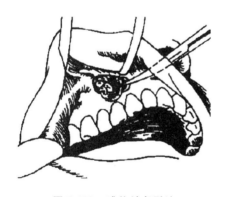

图 7-129　碘仿纱条引流

【术后处理】

1. 术后在唇颊部相当于囊肿部位以敷料加压包扎,减小无效腔和出血,促使创口早期愈合。

2. 保持口腔卫生,应用含漱剂漱口,每

天 3～4 次。

3. 填塞的碘仿纱条于术后 2～4d 去除;口外继续加压至拆线。

4. 应用抗生素 3～5d 预防继发感染。

5. 术后 1 周内给予流质或半流质饮食。

6. 把摘除的囊肿组织术后常规送病理检查;如疑为角化囊肿时,应术中送冰冻切片。

下颌骨囊肿摘除方法

根尖周囊肿或囊肿接近牙槽突者采用口内切口,需拔牙时多采用梯形切口,以充分显露手术野、保证血供,以及缝合处要有骨板支持为原则(图 7-130)。

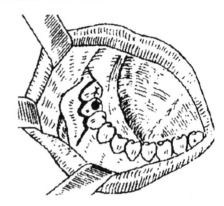

图 7-130　口内切口

范围较小,不需拔牙的囊肿可采用弧形切口,蒂在唇颊沟处(图 7-131)。

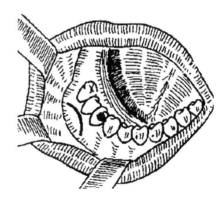

图 7-131　弧形切口

若囊肿位于下颌角或下颌升支部,应采用口外切口。于囊肿部位的颌下区距下颌下缘 2cm 处做 5～7cm 长的切口(图 7-132)。

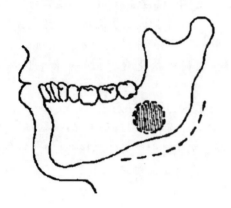

图 7-132　口外切口

切开皮肤、皮下组织和颈阔肌,于下颌下缘与嚼肌前缘交界处,颈阔肌的深面寻找显露颌外动脉、面前静脉和面神经下颌缘支(图 7-133)。

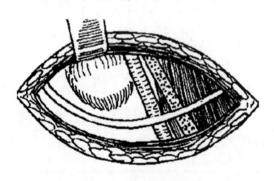

图 7-133　显露颌外动脉等

结扎切断颌外动脉和面前静脉,保护面神经下颌缘支。切开骨膜,以骨膜分离器翻起骨膜,显露囊肿区的颊侧骨板;以骨凿去除颊侧骨板。如骨板较厚可用电钻先沿囊肿范围钻孔(图 7-134)。

如囊肿骨壁因膨胀已很菲薄时,可用组织剪沿囊肿区骨壁的下缘将其剪开,并使菲薄的骨壁与骨膜相连,使形成包括肌肉、骨膜和骨壁的复合组织瓣(图 7-135)。

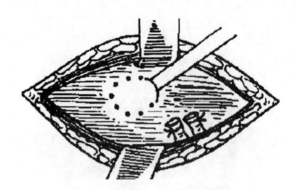

图 7-134　显露颊侧骨板

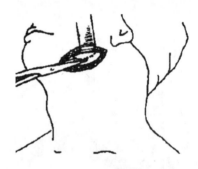

图 7-135　形成复合组织瓣

从囊肿骨壁剪开处,掀起复合组织瓣显露囊肿壁,用刮匙沿骨腔边缘分离囊壁,并向囊肿底部彻底剥离,完整摘除囊壁。刮除囊肿下壁时应特别注意防止损伤下牙槽神经管。此外,还应拔除埋伏牙或病灶牙。检查囊腔范围内其他牙根有否暴露。根尖已基露的牙若需保存应同时行根管治疗及根尖切除术。若怀疑有角化囊肿或造釉细胞瘤可能时,应将囊膜立即送冰冻切片检查(图 7-136)。

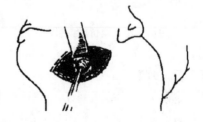

图 7-136　完整摘除囊壁

以咬骨钳去除骨锐缘及倒凹使成碟状，再以骨锉锉平骨缘，以减小无效腔（图7-137）。

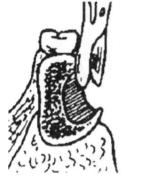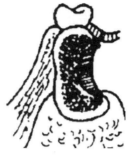

图 7-137　钳除锉平骨缘

或将带有骨壁的复合组织瓣压向创腔，尽可能将内外骨壁贴合以缩小无效腔。若为角化囊肿在刮除囊壁后，需用石炭酸或硝酸银等腐蚀剂涂抹骨创；或加用冷冻疗法消灭子囊，防止复发。必要时还应考虑在囊肿外围切除部分骨质；如病变范围太大，或多次复发的应考虑行颌骨切除术并立即植骨（图7-138）。

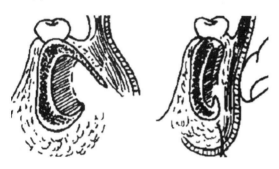

图 7-138　囊肿外围切除部分骨质

分层缝合骨膜、颈阔肌和皮肤，置橡皮引流条。创口置油纱布加压包扎（图7-139）。

口内外交通的切口，口内创口应严密缝合；口外创口置橡皮条并加压。经口内切口摘除囊肿者，若骨腔较小可任血块充填而不

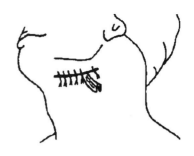

图 7-139　分层缝合及置橡皮引流条

用充填物；骨腔较大者应以碘仿纱条填塞，其末端自附加切口处引出（图7-140）。

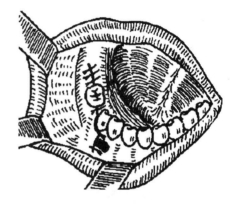

图 7-140　附加切口处

【术后处理】

1. 口外切口的橡皮引流条术后48h抽出，继续加压包扎。5～7d拆除口外缝线。

2. 口内切口术后3～5d抽出填塞的碘仿纱条，缝线7～10d拆除。

3. 术后应用抗生素3～5d并注意口腔卫生，预防继续感染。

4. 术后1周内服流质或半流质饮食。

5. 囊壁组织送病理检查。

6. 若囊肿较大，存留的颌骨较薄，有可能产生下颌骨病理性骨折者，术后应限制下颌运动，采用吊颌帽或颌间结扎固定。

第二十二节　牙龈瘤切除术

【适应证】

1. 除妊娠期龈瘤外,牙龈瘤不论大小均应尽早手术切除。

2. 妊娠期龈瘤无出血,不影响进食者可观察,分娩后可能自行消退,如不消退也应手术切除。

【手术步骤】

1. 术前准备

(1)术前牙周洁治,用漱口剂含漱。

(2)牙龈瘤累及的牙应摄 X 线片检查。

2. 麻醉　局部浸润麻醉或阻滞麻醉。

3. 体位　一般采取坐位。

4. 手术过程

(1)在肿瘤基底部蒂外 0.2～0.3cm 的正常黏膜上做切口,切口深及骨膜达骨面(图 7-141)。

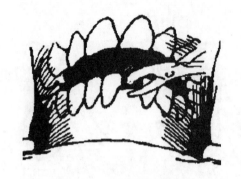

图 7-142　完整切除肿瘤

(3)切除后创面可利用颊或腭(舌)侧黏膜滑行覆盖创面;若不能闭合时,可用碘仿纱条覆盖创面,缝合固定,或用牙周塞治剂覆盖创面(图 7-143)。

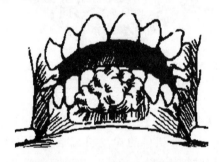

图 7-141　切口深达骨面

(2)自骨面剥离肿瘤,完整切除。常规需拔除受累牙,用刮匙及咬骨钳除去被波及的牙周膜、骨膜及牙槽骨,以防复发。妊娠期龈瘤切除可不拔牙及去除牙槽骨(图 7-142)。

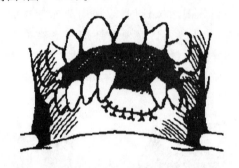

图 7-143　缝合固定

【术后处理】

1. 进食后漱口,保持口腔清洁。

2. 术后 5～6d 拆线或拆除碘仿纱条,待骨创面肉芽组织及上皮生长。

第二十三节　舌肿瘤切除术

一、舌部分切除术

【适应证】　舌的各种良性肿瘤及分化良好、界限清楚的早期局限性原位癌。

【手术步骤】

1. 术前准备

(1)治疗或拔除病牙,刮除牙结石。

(2)术前 2d 用 1∶5000 呋喃西林或

0.1%苯扎溴铵等漱口液漱口,保持口腔清洁。

2.麻醉　舌神经用阻滞麻醉,儿童用全麻。

3.体位　坐位或平卧位。

4.手术过程

(1)大张口用粗线在瘤体左右各缝一针作牵引。将舌牵拉向前,使手术区显露于口外,以利操作(图7-144)。

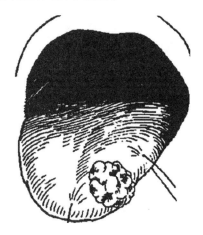

图 7-144　术区显露于口外

(2)用亚甲蓝画出切口线。良性肿瘤在瘤外正常黏膜上做切口;恶性肿瘤距瘤外 1 cm 以上做切口。在瘤旁切除范围内缝一针作牵引线(图7-145)。

(3)按肿瘤部位不同做不同类型的切口,

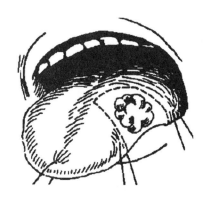

图 7-145　画切口线

如在舌侧缘及舌尖可做楔形切除。切除前用肠钳夹住切口后方或用粗线缝一针,以减少切口出血(图7-146)。

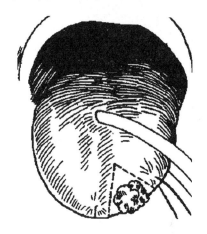

图 7-146　楔形切除

(4)舌体组织血运丰富,组织脆嫩,小血管可结扎止血,肌层不宜用止血钳,缝合后即可止血(图7-147)。

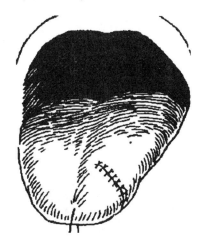

图 7-147　缝合止血

(5)肌层较厚处可行垂直褥式加间断缝合(图7-148)。

(6)舌背肿瘤可做梭形切除。在病灶周围正常黏膜上设计切口线(图7-149)。

(7)病灶后方用粗丝线缝一针作牵引,自后方开始做梭形切除。为减少出血,可一边切一边自后向前缝合(图7-150)。

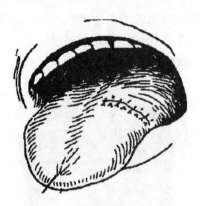

图 7-148　垂直褥式加间断缝合

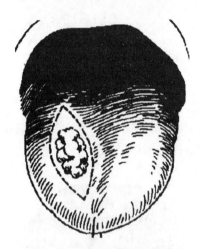

图 7-149　舌背肿瘤梭形切除

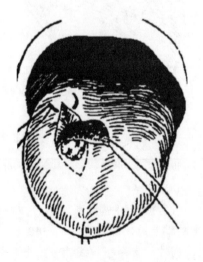

图 7-150　粗丝缝线作牵引

（8）将切口两侧拉拢,褥式加间断相隔缝合（图 7-151）。

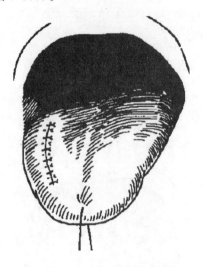

图 7-151　褥式加间断相隔缝合

（9）舌侧缘长形病灶亦可做梭形切除,同样自后向前切除（图 7-152）。

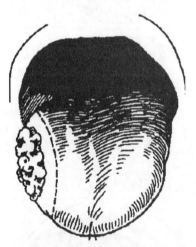

图 7-152　舌侧缘长形病灶梭形切除

（10）边切边缝,将舌腹黏膜与舌背黏膜拉拢缝合（图 7-153）。

【术后处理】

1. 术后注意口腔清洁。

2. 流质或半流质饮食。进食后漱口。如为婴幼儿,进食后可饮少量温开水,保持缝

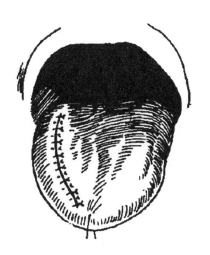

图 7-153　拉拢缝合

合创口清洁。

3. 缝合口线头如有食物污染,用 3% 过氧化氢溶液及生理盐水清洗。

4. 术后 8～10d 拆线。

二、半侧舌切除术

【适应证】

1. 限于半侧舌的良性肿瘤。

2. 舌前 2/3 的癌瘤已侵及舌肌,距舌中线 1cm 以上可行半舌切除。舌癌转移率高而早,应行同侧颈淋巴清扫术。如颌舌沟黏膜或口底黏膜受累时应行矩形或部分下颌骨切除术。

【手术步骤】

1. 术前准备

(1)按舌局部切除术行口腔准备。

(2)进行包括胸透、血尿常规、肝肾功能及心电图等全身检查。

(3)如为鳞状细胞癌,应行同侧颈淋巴清扫术前常规准备,必要时做下颌骨矩形或部分切除。

(4)配置足量的血,准备术中输血。

2. 麻醉　一般选用气管内插管全麻。

3. 体位　仰卧位,垫肩稍仰头。

4. 手术过程

(1)鳞状细胞癌患者应先行同侧颈淋巴清扫术。用开口器撑开口腔。全麻者咽部填塞消毒纱布条。用 4 号线在舌尖两侧各缝一针作牵引线(图 7-154)。

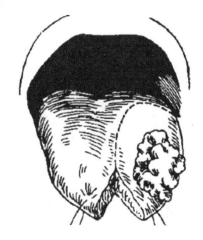

图 7-154　牵引线

(2)助手将两线拉开,术者持刀自舌尖向后将舌劈开,到肿瘤后方 1～1.5cm 处横向侧方切断患侧舌体。遇活跃出血点时用止血钳夹住血管,结扎止血。对同时施行颈淋巴清扫术者,可先将颈外动脉或舌动脉结扎后再行半舌切除术,可减少术中出血(图 7-155)。

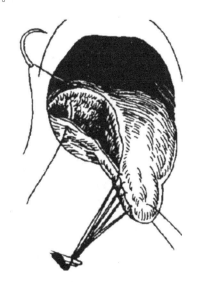

图 7-155　半舌切除

（3）舌背黏膜与舌腹黏膜相对，用1号及4号线间隔间断缝合；后部舌背与口底黏膜相对缝合。缝合时注意舌体位置在中线处，勿使扭转。缝毕取出咽部纱布条，剪去牵引线（图7-156）。

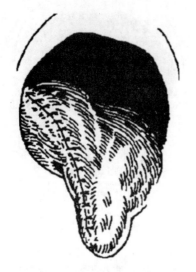

图7-156　黏膜缝合

（4）如舌癌已侵犯口底则需切除口底黏膜及部分颌骨。自下唇正中纵行全层切开下唇及颌正中线，与颌下切口相连接（图7-157）。

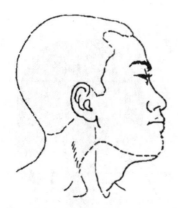

图7-157　全层切开下唇及颌正中线

（5）翻开下唇及唇颊组织瓣，矩形切除部分下颌骨及升支前部，保留下颌骨下缘。如癌瘤已侵犯颌舌沟或舌侧牙龈，则应行下颌骨部分切除术（图7-158）。

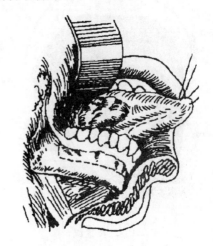

图7-158　矩形切除部分下颌骨及升支前部

（6）截断矩形下颌骨。切除半舌、口底及舌侧龈组织（图7-159）。

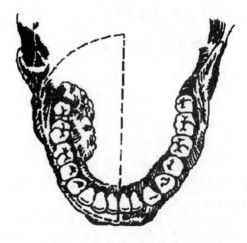

图7-159　切除半舌、口底及舌侧龈组织

（7）将切除的半侧舌体及矩形骨块连同口底自下颌骨舌侧分离后拖至颌下（图7-160）。

（8）半侧舌体、半侧矩形下颌骨组织与颈淋巴清扫切除之组织整块取下。创面止血后用生理盐水冲洗，1‰氮芥稀释液冲洗浸泡10min（图7-161）。

（9）舌背正中切缘向侧方与颊侧黏膜切口拉拢缝合，闭合创面。舌尖部舌背黏膜与

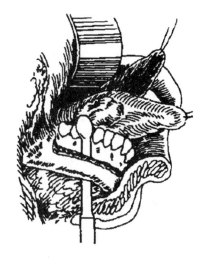

图 7-160　分离、拖至颌下

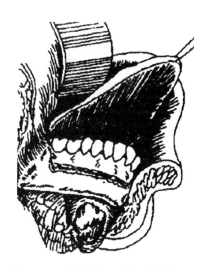

图 7-161　创面止血、冲洗、氮芥液浸泡

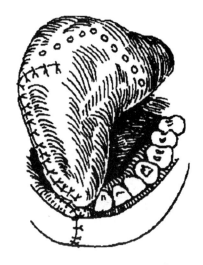

图 7-162　拉拢缝合

口内分泌物,保持呼吸道通畅。

3. 术后 2d 开始鼻饲流质饮食,并采取半卧位。

4. 每日进行口腔清洁护理 2 次。

5. 全身应用抗生素预防感染。

6. 术后 6～7d 拆除下唇及颌下、颈部缝线;术后 10d 拆除舌部缝线。

三、全舌切除术

【适应证】

1. 一侧舌癌已超过中线,累及对侧不能保留时需行全舌切除术。

2. 舌根肿瘤范围较广。累及两侧舌根时需全舌切除,病灶累及会厌时须行全舌及全喉切除术。

【手术步骤】

1. 术前准备

(1)术前准备同舌根肿瘤切除术。

(2)双侧有颈淋巴结大时需行双侧根治性颈淋巴清扫术。如一侧未触及淋巴结大可行功能性颈淋巴清扫术,保留一侧颈内静脉。

(3)准备肌皮瓣小血管吻合行舌再造修复术,做好供瓣区的准备。

(4)配备足够量的血,以备术中输血。

舌腹黏膜相对缝合。下唇组织瓣复位分层缝合。术后舌体与颊沟黏膜缝合,舌尖形态较尖,舌运动受限,言语及咀嚼受到一定程度的影响。如行前臂皮瓣等小血管吻合游离组织瓣行舌再造修复,术后舌外形及舌运动均优于直接拉拢缝合(图 7-162)。

【术后处理】

1. 手术完毕立即插入鼻饲管,抽尽胃内分泌物,可减少清醒时呕吐。

2. 注意清醒前护理,及时用吸引器清除

（5）做好全喉切除的准备工作，包括患者的思想工作。

2．麻醉　气管切开全麻。

3．体位　仰卧，垫肩。

4．手术过程

（1）局麻下做颈前纵切口行气管切开；接麻醉机后行双侧颈淋巴清扫术，颈部选"H"形切口（图7-163）。

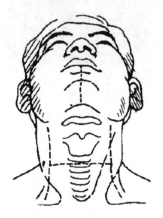

图7-163　"H"形切口

（2）颈淋巴清扫术毕，做下唇、下颌骨及口底正中切开后，舌尖缝一针将舌向前牵引（图7-164）。

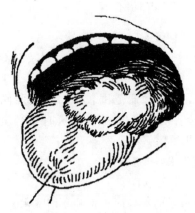

图7-164　舌尖牵引线

（3）将舌向前下方牵拉显露肿瘤后界，在后界以后1～1.5cm处切断舌根。如后界距会厌谷1cm以上，会厌功能可不受损伤，仅将舌体前2/3及部分舌根一同切除即可。为减少切除

时出血，在行双侧颈淋巴清扫时可将双侧舌动脉结扎。根据病灶情况，若口底一侧黏膜有侵犯，应切除一侧口底组织，并行下颌骨矩形切除，保留下颌下缘，或行一侧下颌骨部分切除术。舌缺损应立即做游离或带蒂肌皮瓣舌再造术；若行一侧下颌骨及口底切除者，缺损组织较多，宜用胸大肌岛状皮瓣行舌再造术。若肿瘤侵犯舌根、会厌谷及会厌，则应行全舌加全喉切除。因切口接近会厌谷，术后会厌功能受损伤，极易发生误吸，应行全喉切除。气管上端开口于颈前，由于呼吸道与消化道分离，可防止术后食物进入呼吸道（图7-165）。

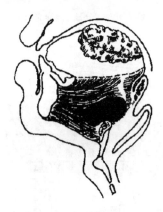

图7-165　舌切除

（4）颈淋巴清扫术后在环状软骨上方切断气管，钝性分离胸骨甲状肌、胸骨舌骨肌，在环状软骨平面附近用血管钳夹住后切断结扎，充分显露甲状腺及甲状软骨（图7-166）。

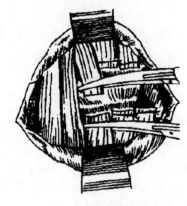

图7-166　充分显露甲状腺及甲状软骨

(5)将甲状腺峡部钝性从喉平面上分离，直到气管水平，钳夹后切开结扎甲状腺峡部，分别向外牵拉；注意缝扎两侧断端，避免引起出血。继续将甲状腺自气管上分离，显露气管深部的食管肌层。紧靠舌骨切断舌骨上肌群，避免损伤舌下神经，显露舌骨中 1/3（图 7-167）。

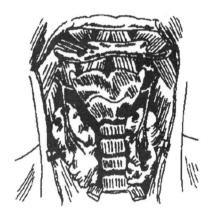

图 7-167　显露气管深部的食管肌层

(6)用拉钩钩住甲状软骨一侧，将甲状软骨翻向另侧，显露其后缘，沿着边缘剪断咽下缩肌附着；再沿甲状软骨缘切开软骨膜，从切口潜行分离内侧软骨膜到梨状窝，并显露喉上血管神经束，钳夹后切断结扎（图 7-168）。

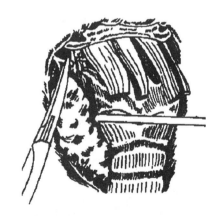

图 7-168　显露喉上血管神经束并切断结扎

(7)用切骨剪切断舌骨中、外 1/3 交界处，使中 1/3 舌骨连于喉头上。在环状软骨

上缘切断气管，拔出气管插管，从切断口插入气管，并缝合一针固定在皮肤切口上（图 7-169）。

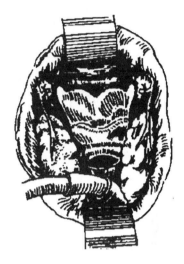

图 7-169　切断口插入气管

(8)用组织钳夹住甲状软骨，向上掀起，分离气管后壁与食管前壁肌层，向上到杓状软骨（图 7-170）。

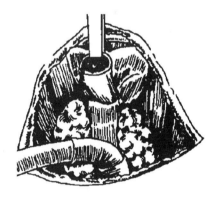

图 7-170　分离气管后壁与食管前壁肌层

(9)向上与口底舌根切口相连，切除喉、舌骨中 1/3、会厌及全舌。创面止血，且用生理盐水冲洗，1％氮芥稀释液冲洗浸泡后，用胸大肌肌皮瓣或其他游离肌皮瓣小血管吻合，行舌再造修复（图 7-171）。

(10)气管做永久性气管造口，将环状软骨修剪，保留环形软骨环，上下左右缝合 4 针于颈

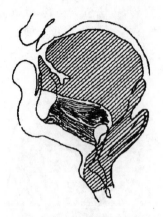

图 7-171　舌再造修复

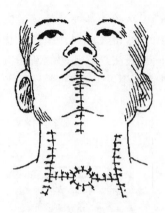

图 7-172　永久性气管造口

前皮肤上。气管内黏膜稍行分离后与皮肤相对缝合,最后将气管套管插入(图 7-172)。

【术后处理】

1. 术后处理同舌根肿瘤切除术。

2. 清醒前注意呼吸、脉搏、血压。保持气管造口清洁,气管套管通畅;有分泌物时及时用吸引器吸出。

3. 注意颈部缝合口的清洁,尽量减少被气管造口分泌物污染。

4. 环状软骨保留患者反应期过后可拔除气管套管,造口盖一层纱布以防异物进入气管。如环状软骨切除,用气管软骨造口者需永久带气管套管,否则造口有可能因瘢痕挛缩,发生狭窄,影响呼吸。

第二十四节　唇颊肿瘤切除术

一、唇红切除术

【适应证】　适用于唇红部黏膜弥漫性角化、广泛性白斑等癌前病变。

【手术步骤】

1. 术前准备　唇周围皮肤准备,男性患者应刮净胡须。

2. 体位　仰卧位。

3. 手术过程

(1)沿唇红缘及唇红与口腔黏膜交界做唇全长切口,深及黏膜下层(图 7-173)。

(2)在切口尖端缝一针作牵引,提起唇红黏膜,在黏膜下层和口轮匝肌浅面做锐性分离(图 7-174)。

(3)唇内侧黏膜潜行锐性分离。将黏膜前缘与皮肤切缘靠拢(图 7-175)。

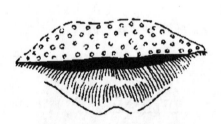

图 7-173　唇全长切口

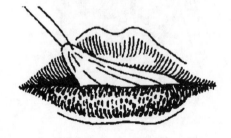

图 7-174　锐性分离

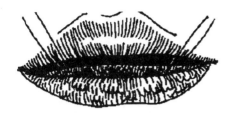

图 7-175　黏膜前缘与皮肤切缘靠拢

（4）创面止血后拉拢缝合，关闭创面（图 7-176）。

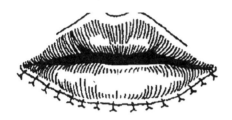

图 7-176　拉拢缝合，关闭创面

【术后处理】

1. 保持缝合创面清洁，用 3% 过氧化氢溶液和生理盐水清洗及除去食物污染，涂金霉素眼膏防止黏膜干燥。

2. 术后 5～6d 拆线。

3. 用抗生素防止感染。

二、唇部梭形切除术

【适应证】　适用于较小良性肿瘤的切除。

【手术步骤】

1. 术前准备　同唇红切除术。

2. 麻醉　局部浸润麻醉。

3. 体位　仰卧位或坐位。

4. 手术过程

（1）用手指压住肿瘤两侧，沿肿瘤四周做梭形切口，切除深度根据肿瘤范围而定。止血后用细丝线做间断缝合，或做垂直褥式与间断交替缝合（图 7-177）。

（2）如上唇肿瘤未涉及唇红，切除后缺损较大不能直接缝合时，可选用鼻唇沟皮瓣修

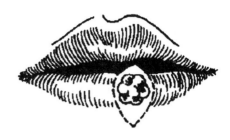

图 7-177　梭形切口

复（图 7-178）。

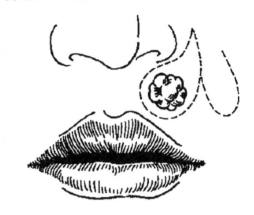

图 7-178　鼻唇沟皮瓣修复

（3）皮瓣蒂可在上方，转位修复缺损后，分层间断缝合（图 7-179）。

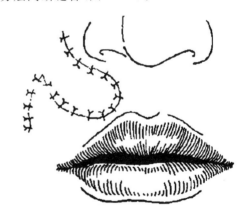

图 7-179　分层间断缝合

（4）皮瓣蒂也可设计在下方。如肿瘤侵及肌层及黏膜下层，需全层切除。鼻唇沟瓣亦应包括皮肤、肌肉和黏膜层。全层贯通旋

转修复缺损后,分层间断缝合。供区亦行拉拢分层缝合(图7-180)。

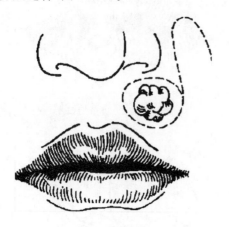

图7-180 拉拢分层缝合

【术后处理】

1. 缝合创口覆盖凡士林纱布及纱布。转移皮瓣上稍加压,用胶布固定。24h后更换敷料。保持缝合创口清洁干燥。

2. 术后口腔内保持清洁,每日用漱口剂含漱。如为复合皮瓣转位修补者,每日2次口腔护理,用3%过氧化氢溶液及生理盐水清洗口腔。

3. 用抗生素预防感染。

4. 术后5～7d拆线。

三、唇部楔形切除术

【适应证】

1. 适用于小型局限的恶性肿瘤,如唇癌病灶切除范围在唇宽线以内且有皮肤受累者。

2. 适用于中、小型良性肿瘤,如血管瘤、乳头状瘤等肿瘤在唇宽线以内并有皮肤被累及。

【手术步骤】

1. 术前准备 同唇红切除术。

2. 麻醉 局部浸润或阻滞麻醉。

3. 体位 仰卧位或坐位。

4. 手术过程

(1)沿肿瘤两侧设计"V"形切口。良性瘤在瘤外正常黏膜上做切口,恶性肿瘤在距瘤边缘1.0cm处做切口(图7-181)。

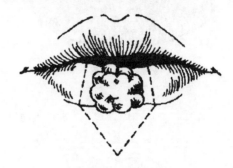

图7-181 "V"形切口

(2)根据肿物形态也可设计成"W"形切口线(图7-182)。

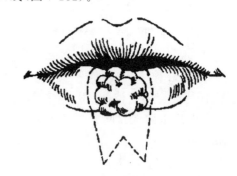

图7-182 "W"形切口

(3)用唇夹或手指捏住两侧唇动脉以减少切口出血。切开皮肤、皮下组织、肌层及黏膜。全层贯穿切除肿瘤,创面止血,结扎两侧唇动脉(图7-183)。

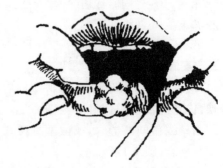

图7-183 全层贯穿切除

（4）将两侧切口拉拢，相对分层缝合，先缝黏膜层、肌层，最后缝皮肤，注意唇红缘要对齐(图 7-184)。

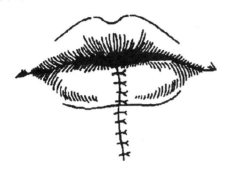

图 7-184　相对分层缝合

（5）如张力较大，为防止裂开，可用垂直褥式加间断法缝合皮肤层(图 7-185)。

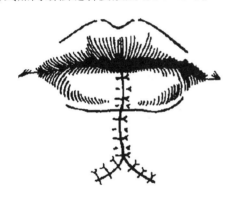

图 7-185　垂直褥式加间断缝合

【术后处理】　同唇部梭形切除术。

四、唇部矩形切除术

【适应证】

1. 适用于口唇部海绵状血管瘤累及唇红及超过皮肤唇宽 1/3～1/2 者。

2. 适用于上下唇癌侵犯唇红及皮肤，切除唇组织宽超过唇宽 1/3～1/2 者。

【手术步骤】

1. 术前准备

（1）口周皮肤准备，男性患者刮净胡须。

（2）术前进行牙周处理，保持口腔清洁。

术前 1d 用朵贝尔、0.1％苯扎溴铵等漱口液漱口。

2. 体位　平卧位。

3. 手术过程

（1）恶性肿瘤用亚甲蓝在瘤外 1cm 设计矩形切口线。底边切口线向两侧稍延长(图 7-186)。

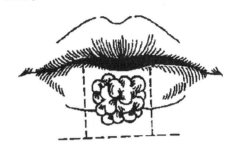

图 7-186　矩形切口线

（2）切口两侧用上唇夹压迫止血。按切口线全层切开取下肿瘤组织，并结扎出血点。将两侧唇组织向正中滑行，切缘相对接触；底边切口两侧各切除 1 块三角形组织，应使底边两侧切口长度相等(图 7-187)。

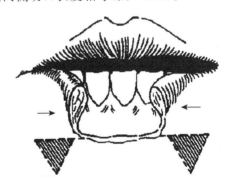

图 7-187　两侧各切除 1 块三角形组织

（3）将两侧唇组织拉拢相对分层缝合。先缝黏膜层、肌层，最后缝皮肤层。注意两侧唇红缘对齐。底边亦相对分层缝合。两侧三角形缺损呈直线缝合(图 7-188)。

（4）如为上唇肿瘤，则底边切口设计在鼻底部。于鼻翼外侧，沿鼻翼弧形各切除一块三角形组织；潜行分离，深及骨面，使两侧组

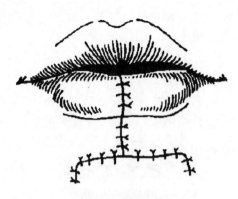

图 7-188　直线缝合

织瓣无张力地向中线滑行接触。底边上下长度相近可消除皱褶(图 7-189)。

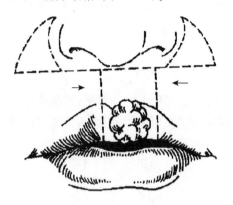

图 7-189　鼻翼弧形各切除 1 块三角形组织

(5)将切口拉拢,相对分层缝合(图 7-190)。

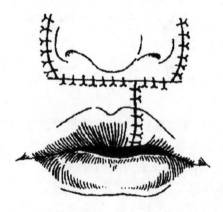

图 7-190　相对分层缝合

【术后处理】

1. 保持缝合创口干燥清洁,有污染或分泌物、血痂时,应及时清洗。

2. 下唇组织张力较大,创口用敷料覆盖;24h 后可除去敷料,任缝合创口暴露,局部涂抗生素眼药膏。

3. 应用抗生素防止感染。

4. 5～7d 拆线。张力大时可先间隔拆线。

五、颊黏膜良性肿瘤切除术

【适应证】

1. 用于颊黏膜白斑、久治不愈的扁平苔藓、乳头状瘤等癌前病损及良性肿瘤。

2. 未侵犯黏膜下层的早期局限性颊黏膜原位癌。

【手术步骤】

1. 术前准备

(1)用 0.1％苯扎溴铵或朵贝尔等漱口液。术前漱口 1～2d,每天 2～3 次。

(2)治疗病牙,拔除残根残冠牙。

2. 麻醉　局部浸润麻醉或阻滞麻醉。

3. 体位　坐位或仰卧位,头偏向患侧。

4. 手术过程

(1)白斑或良性肿瘤沿病变外正常黏膜做切口;癌灶需距肿瘤边缘 1cm 以上做切口。在病变边缘缝 1～2 针做牵引线以利手术切除(图 7-191)。

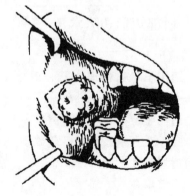

图 7-191　沿病变外做切口

（2）切除深度在肌肉表面包括黏膜下层组织。根据肿瘤形态，切除后可直接拉拢以间断加褥式间隔缝合（图 7-192）。

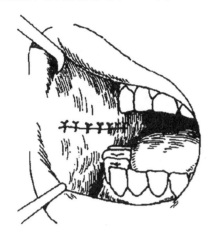

图 7-192 间断加褥式间隔缝合

（3）如切口为不规则形，可根据形态缝合。若类似三角形病损，切除后可延长底边切口（图 7-193）。

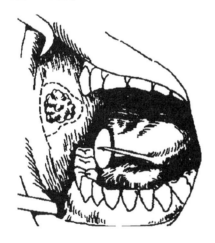

图 7-193 底边切口

（4）将三角形两侧组织拉拢，缝合呈"T"字形。张力较大处用褥式加间断缝合（图 7-194）。

（5）如切除范围稍大，拉拢缝合过紧或影响张口时，可设计局部黏膜瓣（图 7-195）。

（6）局部黏膜瓣旋转或滑行推进，闭合创面（图 7-196）。

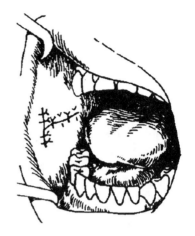

图 7-194 "T"字形缝合

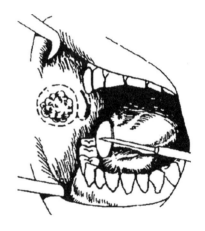

图 7-195 局部黏膜瓣

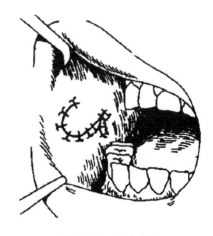

图 7-196 闭合创面

(7)如切除面积大,不能直接闭合时,可行中厚皮片游离移植,皮片四周间断缝合,且留长线(图7-197)。

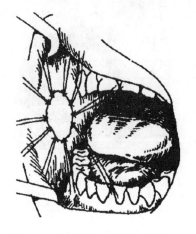

图 7-197　四周间断缝合且留长线

(8)皮片上盖一层凡士林纱布及碘仿纱布,以预留之长线行反包扎加压,以利皮片成活(图7-198)。

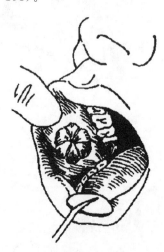

图 7-198　利用长线包扎加压

(9)颊黏膜病灶切除创面。植皮者还应行口内、外夹心敷料加压固定,以消灭无效腔,提高皮片成活率(图7-199)。

(10)口腔内宜用碘仿纱条加压,口外用纱布加压。用粗丝线自口外贯穿口内,包绕口内外纱布卷打结(图7-200)。

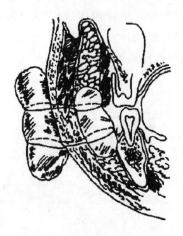

图 7-199　夹心敷料加压固定

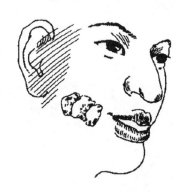

图 7-200　纱布卷打结

【术后处理】

1. 用3%过氧化氢溶液及生理盐水清洁口腔,每天2次,以保持口腔清洁。

2. 术后进流质及半流质饮食。尽量减少开闭口运动。

3. 全身用抗生素预防感染。

4. 术后5～7d拆线。植皮者加压包扎10～12d后拆包及拆线。

六、颊黏膜癌切除术

【适应证】　颊黏膜癌经病理证实者。

【手术步骤】

1. 术前准备

(1)口腔内准备同颊黏膜良性肿瘤切除术。

(2)如为鳞状细胞癌,皮肤准备范围自同侧眉下至胸部乳头线,耳后 5cm 至过中线 5cm,同期行颈淋巴清扫术。

(3)全麻术前准备。

(4)带蒂皮瓣或游离皮瓣修复术前准备。

2. 麻醉　鼻腔插管全麻。

3. 体位　仰卧位、垫肩、稍仰头,偏向健侧。

4. 手术过程

(1)鳞状细胞癌患者常先做同侧颈淋巴清扫术。腺源性上皮癌视病理类型,可行舌骨上清扫术。下唇正中纵切口,自唇向颏下纵行全层切开下唇,转而通过颏下与下颌下缘切口相连接。口内自正中起切开,颊侧黏膜是否保留应视癌肿侵及范围而定;如已侵及颊沟,还需同时行上、下颌骨矩形或部分切除术(图 7-201)。

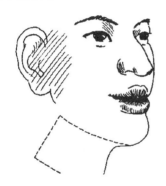

图 7-201　切口图示

(2)下唇正中切开止血后,用电刀或手术刀自下颌骨表面分离。掀起唇颊部组织瓣,显露颊黏膜肿瘤,距瘤缘 1cm 以上切除病灶。如癌瘤侵及黏膜下层,应切除颊肌,保留皮肤及皮下层;如已侵及颊肌,则只能保留皮肤(图 7-202)。

(3)如颊癌近口角时,下唇正中切口应改在瘤缘外口角处做弧形切口:自口角向下弧形全层切开,与颏下切口相连,同样翻瓣显露颊黏膜癌瘤后切除癌肿。这种切口可保证与健侧相连续的下唇血流可由健侧提供,保证

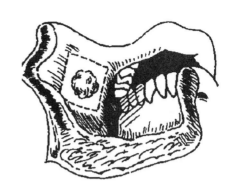

图 7-202　显露切除肿瘤

创口愈合。如行正中切口,则有发生患侧下唇瓣坏死之虞(图 7-203)。

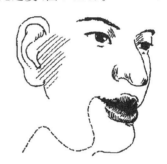

图 7-203　弧形全层切开

(4)颊黏膜缺损可选用额部岛状皮瓣通过颧弓下隧道通入口腔(图 7-204)。

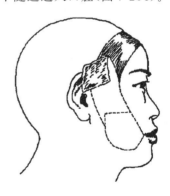

图 7-204　隧道通入口腔

(5)岛状皮瓣进入口内后予以修剪,皮瓣四周与黏膜切口相对间断缝合。留长线,做反包扎加压及口内外夹心加压(图 7-205)。

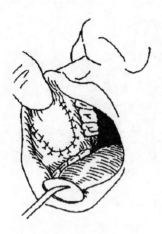

图 7-205　口内外夹心加压

（6）如颊黏膜癌侵及肌层及皮下组织，须贯通切除肌肉及皮肤，形成洞穿性缺损（图7-206）。

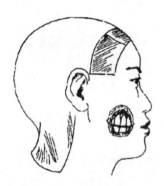

图 7-206　洞穿性缺损

（7）口内缺损可用额瓣或颈阔肌瓣修补；口外可用胸大肌肌皮瓣、颈项皮瓣、颈阔肌皮瓣或前臂皮瓣游离移植等方法，内外两块组织瓣瓦合修补口内外缺损（图7-207）。

（8）如颊癌侵犯口角，则需同时切除部分上下唇及口角的黏膜及皮肤（图7-208）。

（9）颊黏膜、口角缺损较大，同期行同侧颈清扫术者，可选用胸大肌肌皮瓣，旋转到口腔内及口角处，折叠修补口内外缺损；亦可设计胸大肌双岛皮瓣修补缺损。胸大肌肌皮瓣的肌肉血管蒂则系经颈部创口转移到口角及口腔黏膜缺损处。口角处皮瓣较臃肿，待成

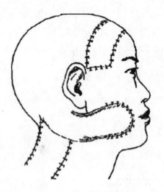

图 7-207　修补口内外缺损

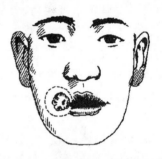

图 7-208　切除部分唇及口角的黏膜皮肤

活后需二期修整成形口角。如颊黏膜癌侵犯颌骨需做颊颌颈联合根治术。中晚期颊黏膜癌应尽量争取一次切尽肿瘤。创面止血，用盐水冲洗后再用化疗药物（1％氮芥溶液）冲洗浸泡创面 10min，以减少种植及复发机会（图 7-209）。

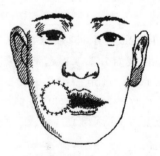

图 7-209　皮瓣修复创口

【术后处理】

1. 注意清醒前护理，保持呼吸道通畅。

2. 注意口腔清洁，用 3％过氧化氢溶液

及生理盐水清洁口腔,每天 2 次。

3. 术后鼻饲 5～7d。减少开闭口运动。

4. 术后全身用抗生素预防感染,补足一

定量的液体。

5. 注意皮瓣及颈淋巴清扫术后护理。

6. 术后 7～10d 拆除夹心敷料及拆线。

第二十五节　封闭治疗及注射治疗

【适应证】

1. 颞下颌关节紊乱综合征、颞下颌关节炎。

2. 神经痛、神经麻木。

3. 炎症或损伤等原因引起的张口受限、肌痉挛等。

4. 晚期恶性肿瘤常规止痛方法无效者。

【手术步骤】

1. 病灶周围封闭

(1)先在病灶附近正常皮内或黏膜下注射形成一皮丘。

(2)以细针穿过皮肤或黏膜在病灶下及周围局部注射麻醉药物。

(3)根据不同疾病可同时在麻醉药物内加入其他药物,如一般炎症可加入抗生素,淋巴结结核加入异烟肼等。

2. 三叉神经封闭　用 0.5%～2% 的利多卡因行三叉神经各分支的阻滞麻醉,如系神经痛或麻木,可与维生素 B_1 或激素等混合注射。

3. 颞下颌关节封闭

(1)患者张大口,扪到关节凹,扪关节凹的方法,是在患者张大口时,髁状突滑向前方,扪到髁状突后壁,与耳鼓板之间的凹陷区,即关节凹。

(2)用 25 号注射针自关节凹中点处进针。

(3)关节上腔注射,进针后向上,到达关节凹的骨面上,即可注射。

(4)关节下腔注射,进针后向前,到达髁状突后壁的骨面上,即可注射。

(5)根据病情需要可加入适量激素、透明质酸钠、维生素 B_1 等药物。

4. 咀嚼肌封闭

(1)咀嚼肌起点压痛,可沿颧弓下缘注射;咬肌止点压痛,可在下颌角外侧注射。

(2)翼外肌有压痛,可于半张口位,在下颌切迹髁状突前进针,针尖方向对准髁突前方内侧注射。

(3)翼内肌有压痛,可于下颌角内侧进针,或从口腔内进针。口腔内穿刺点与下牙槽神经麻醉的穿刺点相同,只是针筒的方向不是在对侧的口角,而是在同侧口角处。

(4)颞肌压痛,可在颞部进行浸润封闭。

【注意事项】

1. 明确适应证、药物种类、治疗方案、注射方法及剂量。

2. 颞下颌封闭术的注射部位较深,消毒必须非常严密,否则会造成深部组织的感染,后果严重。因此,在操作时务必严格消毒隔离,手术区最好能铺洞巾。关节区在操作时常会被头发污染,头发应该用胶布贴紧。

3. 注射药物前必须回抽无血。

4. 颞下颌关节封闭常会发生面神经暂时性的瘫痪,应向患者解释清楚。

5. 注射硬化剂切勿过量,用量以 0.5ml 为宜。因为硬化剂的作用是注射后组织发生溃疡,然后纤维化。如果用量过多,溃疡范围过大有发生关节强直的可能。

第二十六节 唇裂修复术

一、三角瓣唇裂整复术

【适应证】

1. 手术年龄以3-6月龄为宜。

2. 生长发育正常，营养良好。

3. 无全身性疾病。

4. 口面部无炎性或其他病变。

5. 适用于单侧唇裂。

【手术步骤】

1. 术前准备

（1）必须进行全面体检，包括体重、营养状况、心肺情况；有无慢性病和上呼吸道感染；面部有无湿疹、疮疖、皮肤病等。

（2）实验室检查，包括血常规和出、凝血时间，如发现异常，应查明原因，并给予适当治疗，恢复正常后才可进行手术。

（3）术前3～5d开始用汤匙行适应性喂养，改变吸吮喂养习惯。术前1d，小儿行局部皮肤清洁处理，成人应剃须和剪鼻毛。

（4）小儿全麻的术前禁食及麻醉前用药由麻醉师决定。成人用局部麻醉，术前可给予适量镇静药。

2. 麻醉

（1）小儿采用氯胺酮等药物行基础麻醉加两侧眶下孔阻滞麻醉，或气管内插管麻醉。

（2）成人采用两侧眶下孔阻滞麻醉。

3. 体位 平卧、肩垫高、头稍后仰。

4. 手术过程

（1）用5号细针，针尖蘸亚甲蓝，先定健侧唇峰点"1"和人中切迹点"2"。取1-2之等距离定裂隙内侧之患侧唇峰点"3"，使"1"-"2"＝"2"-"3"。裂隙外侧之患侧唇峰定点"4"，即在唇红最厚部位的唇红皮肤交界处；该点还应参照健侧唇峰与口角之距离做适当的内移或外移，使两侧唇峰与口角之距离相等或相近似（图7-210）。

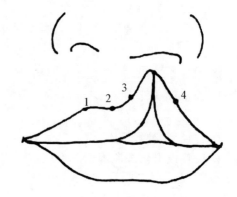

图7-210　唇裂修复（一）

（2）取正常侧鼻孔底（即鼻翼基底内侧至鼻小柱根部外侧缘之距）1/2宽度，分别在患侧鼻底，鼻小柱根部外侧和鼻翼基底部内侧各定点"5""6"。使点"5"与"6"缝合后两侧鼻孔底等大。在鼻底线正中定点"7""1"-"7"为正常唇高。"1"-"7"减"3"-"5"等于健、患侧唇高之差，该差距即为设计三角瓣底边的长度。三角瓣底边加患侧唇高即等于正常侧唇高（图7-211）。

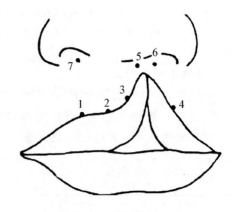

图7-211　唇裂修复（二）

（3）以三角边长为半径，以点"4"为圆心，在外侧皮肤上画一弧线；再以患侧唇高为半径，点"6"为圆心，在下方皮肤画一弧线，两弧线相交定点"8"。"6"-"8"加"4"-"8"即等于正常侧唇高。取"4"-"8"之距为半径，分别以点"4""8"为圆心各做一弧线，在裂隙外侧唇部皮肤上相交定点"9"；"4"-"9"-"8"形成等边三角形（图 7-212）。

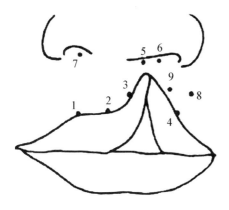

图 7-212　唇裂修复（三）

（4）再取三角瓣边长，从点"3"平面向人中凹内定点"10"。应使"3"-"10"连线与下唇平行，角"5"-"3"-"10"近似 120°。应注意点"10"不能超过正常侧人中嵴，以免破坏健侧人中嵴和加长健侧唇高。如三角边过长，点"10"必须超健侧人中嵴时，应缩短"3"-"10"距离，将等边三角形改为等腰三角形，即将"4"-"9"和"8"-"9"之距离也做相应调整，但"4"-"8"距离不变（图 7-213）。

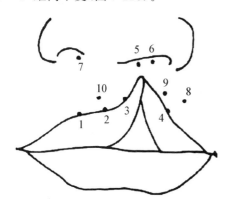

图 7-213　唇裂修复（四）

（5）用蘸有亚甲蓝的针尖将"10"-"3"-"5"连接再次校对点"10"位置无误后，再行

"6"-"8"-"9"-"4"连线（图 7-214）。

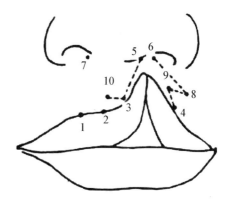

图 7-214　唇裂修复（五）

（6）用 11 号尖刀片，按连线先切开皮肤，然后全层切透，在点"3"和点"4"唇红部切断时应多保留唇红组织，以备唇红修整之用。为使鼻翼及梨状孔缘异位的肌肉复位和减少缝合张力，特别对完全性唇裂，应在患侧前庭沟前部做松弛切口，在骨膜上向眶下、鼻底区行广泛分离。以盐水纱布轻轻填塞，即可止血（图 7-215）。

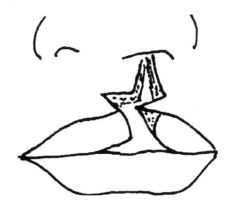

图 7-215　唇裂修复（六）

（7）缝合必须在无张力下进行，采用 3～5 号细丝线。按定点设计的各点对位，按黏膜、肌肉、皮肤次序分层缝合。缝合皮肤时应先缝合鼻底、三角瓣尖及唇峰的关键点（图 7-216）。

（8）三角瓣尖的缝合可采用褥式皮下缝

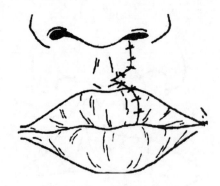

图 7-216　唇裂修复(七)

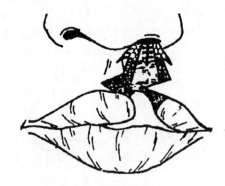

图 7-218　唇裂修复(九)

合法。从间隙顶端皮肤进针,在间隙顶的上边皮下出针,然后缝针穿过三角瓣尖皮下,再从间隙下边的皮下进针,皮肤出针,在间隙顶端皮肤上打结。本法可以预防三角瓣尖端皮肤因缝合导致坏死(图 7-217)。

翻,以充作鼻底部口腔面。两矩形瓣创面相对呈瓦叠式缝合(图 7-219)。

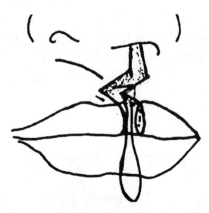

图 7-217　唇裂修复(八)

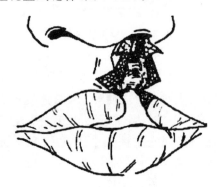

图 7-219　唇裂修复(十)

(11)缝合唇红。如两侧唇红厚薄匀称,一般在两侧唇峰点垂直切断,唇红组织直线对位缝合。如两侧唇红厚薄不匀,可采用"Z"形瓣交叉缝合,但应注意保存唇珠(图 7-220)。

(9)对完全性唇腭裂病例,在鼻底部可沿裂隙两侧切口延伸各做一矩形黏骨膜瓣,向下翻转,在中线缝合,并将结置于口腔面,以此作鼻底部的口腔侧。再将鼻小柱外侧和鼻翼基底部皮肤拉拢缝合,以修复鼻底部鼻腔侧(图 7-218)。

(10)鼻底修复也可采用瓦合式组织瓣缝合法,即在鼻底部点"6"延伸向下向后再向外上切开,形成约 1cm 大小的矩形组织瓣,向上翻转后作鼻底部的鼻腔面。在点"5"水平延伸,前后各做一纵向切口,使黏骨膜瓣向下

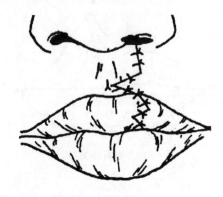

图 7-220　唇裂修复(十一)

(12)也可采用嵌入法,将薄的一侧唇红横向切开,厚的一侧唇红组织瓣修整后插入对侧切开之间隙中,使两侧唇红厚度均匀,唇红连续性移行较好。唇红的修整是非常灵活的,应根据患者两侧唇红组织的实际情况边修整边缝合,其原则是不能切除过多组织,以免造成唇红部平塌、紧缩。也不可保留过多组织,以免出现唇红部凹陷畸形(图 7-221)。

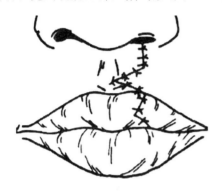

图 7-221 唇裂修复(十二)

【术后处理】

1. 术后全麻清醒前,患儿平卧,将头偏向一侧,以便呕吐时口腔分泌物可以流出。注意观察患儿呼吸、脉搏和体温,发现异常及时处理。

2. 全麻清醒后 4h 可给予少量流食或母乳,应用滴管或小汤匙喂饲,减少唇的活动,成人一般流质饮食 1 周。

3. 术后 2d 去除敷料,创口暴露。用 18号不锈钢丝制作的唇弓减张(图 7-222)。创口暴露后,还应用 3% 硼酸、95% 乙醇等量混

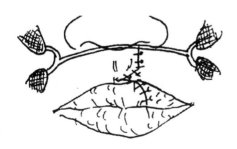

图 7-222 唇弓减张固定

合液清洁创口,保持创口清洁、干燥。如创口表面血痂形成可用过氧化氢溶液、生理盐水清洗,以防感染。

4. 给予适量抗生素 3～5d,预防感染。

5. 唇弓固定一般 12～14d 后去除。

二、对偶三角瓣唇裂整复术

【适应证】 同三角瓣唇裂整复术。

【手术步骤】

1. 术前准备麻醉体位 同三角瓣唇裂整复术。

2. 手术过程

(1)与三角瓣法相同,先在健侧唇峰定点"1",人中切迹定点"2",再根据"1"-"2"之距离定裂隙内侧之患侧唇峰点"3"。"4"为裂隙外侧之患侧唇峰点,应使口角至点"4"的距离大致等于口角至点"1"的距离。按健侧鼻孔底大小在患侧鼻孔底确定两点"6"和"7"。健侧鼻孔底线中点至"1"点的距离为健侧唇高(图 7-223)。按下表所示算出相应三角瓣臂(即"Z"臂)的长度。

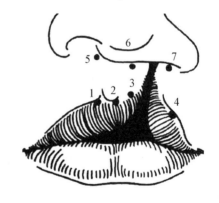

图 7-223 对偶唇裂整复(一)

唇高	8	9	10	11	12
"Z"臂长(mm)	5.0	5.5	6.0	6.5	7.0
	13	14	15	16	
	7.5	8.0	8.5	9.0	

（2）连接"3"-"6"及"4"-"7"，此距离各自均应约等于"Z"臂长；根据表格算出"Z"臂长度。如"3"-"6"距离小于此长度，则可沿唇红缘做弧形切口，以增加其长度，如果长度相差过多，可稍移动点"6"或放弃采用本方法。"4"-"7"的长度也可通过"7"或"4"的位置移动加以调节。以"Z"臂长为半径，自点"3"向裂隙健侧方向确定"5"点。要求"3"-"5"＝"3"-"6"。角"6"-"3"-"5"为60°（图7-224）。

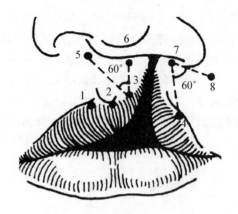

图7-225 对偶唇裂整复（三）

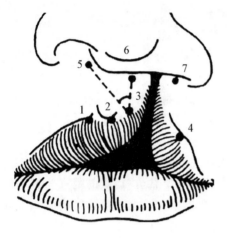

图7-224 对偶唇裂整复（二）

（3）以点"4"为圆心，"Z"臂长为半径，斜向裂隙外侧画弧线。同样以点"7"为圆心，以"Z"臂长为半径做弧线。在此二弧线相交处确定点"8"；"7"-"8"距离应等于"4"-"7"，角"4"-"7"-"8"亦为60°（图7-225）。

（4）用11号尖刀片，按连线先切开皮肤，再全层切开组织。分别在点"3"和点"4"处切开唇红组织，方法与三角瓣唇裂修复术相同。分别将裂隙两侧两个相同的三角瓣插入对侧间隙中（图7-226）。

逐层缝合黏膜、肌层及皮肤。对偶三角瓣法对于完全性唇裂，易出现患侧唇高不足的缺陷，为此有时需适当加长"Z"臂的长度1～2mm（图7-227）。

【术后处理】 同三角瓣唇裂整复术。

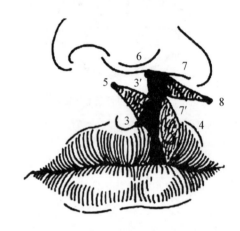

图7-226 对偶唇裂整复（四）

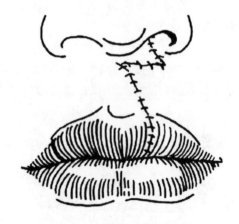

图7-227 对偶唇裂整复（五）

三、旋转推进唇裂整复术

【适应证】 同三角瓣唇裂整复术。

【手术步骤】

1. 术前准备麻醉体位 同三角瓣唇裂整复术。

2. 手术过程

（1）先在唇红缘上确定健侧唇峰点"1"、人中切迹点"2"及裂隙内外侧唇峰点"3"和"4"。其定点同三角瓣法。使"2"-"3"等于"1"-"2"。"4"至患侧口角的距离近似于"1"至健侧口角的距离（图7-228）。

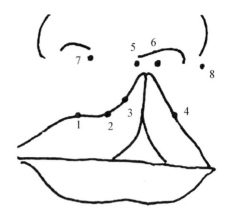

图 7-229　旋转推进唇裂整复（二）

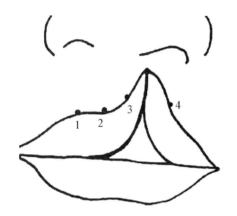

图 7-228　旋转推进唇裂整复（一）

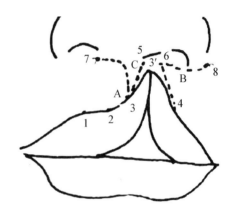

图 7-230　旋转推进唇裂整复（三）

（2）在患侧鼻孔底定"5"和"6"两点，"5"和"6"拉拢后的鼻孔底宽度应与健侧鼻孔底相等。点"7"在健侧，经历鼻小柱根部，此点应视唇瓣下降幅度而定，一般不超过健侧人中嵴。点"8"位于患侧鼻翼根部稍下方或下外方，注意此点先暂定，应待"3"-"7"切开，"3"点下降与"1"点平齐后再定（图7-229）。

（3）"3"-"7"之间以弧线相连，应使此弧线下段尽可能与健侧人中嵴相应平行一致。沿唇红缘在裂缘健侧连接"3"-"5"，在裂隙患侧连接"4"-"6"和"6"-"8"。按此连线分别在裂隙健侧唇部形成"A"瓣和"C"瓣，在裂隙患侧唇部形成"B"瓣（图7-230）。

（4）用11号尖刀片沿连线全层先切开

"3"-"5"及"3"-"7"。"C"瓣可向上旋转、向对侧推进，关闭鼻底部裂隙，并达到矫正鼻小柱位置的目的。"A"瓣向下旋转，须下降至使"3"点与"1"点平齐。此时按A，C瓣分开后的间隙距离即"3"-"3′"来决定调整点"8"的位置：即使"4"-"8"＝"3"-"3′"。如此切开"4"-"6"及"6"-"8"后，"B"瓣即可下降至使点"4"与点"3"，点"1"处于同一水平（图7-231）。

（5）各瓣切开后将B，C二瓣旋转推进，分别插入相对应的间隙中。若裂隙过大，可在患侧前庭沟做切口松弛、减张，在无张力情况下分层缝合，其操作同三角瓣法唇裂整复术。如果在缝合时发现"4"-"6"距离与"3"-

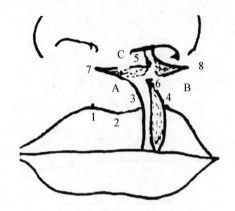

图 7-231　旋转推进唇裂整复(四)

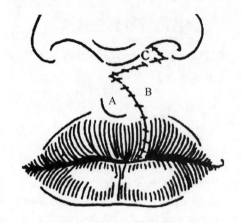

图 7-232　旋转推进唇裂整复(五)

"7"不符时,可改变"4"-"6"连线的弧度,或稍移动点"4"以适应之(图 7-232)。

【术后处理】　同三角瓣唇裂整复术。

第8章

肚肠手术

第一节 低位脓肿Ⅰ期根治术

【适应证】 同低位肛瘘切开引流术。在切开引流的同时,寻到原发病灶,一并切除或挂线,使Ⅰ期愈合。

【禁忌证】 严重血液病者,凝血障碍者。

【术前准备】 同低位肛瘘切开引流术,加球头软探针及槽探针1枚,或橡皮筋1条。

【体位】 截石位或侧卧位。

【手术步骤】

1. Ⅰ期切除术

(1)放射状切开皮瓣,方法同切开引流术。

(2)以球头探针自切口伸入,在示指于肛内引导下,查得内口位置并引出肛外(图8-1)。

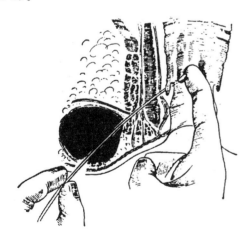

图8-1 探针探查

(3)沿球头探针送入槽探针,沿槽切开内、外口间皮肤及皮下组织。清除基底坏死腐烂组织,修剪皮瓣使引流通畅,结扎出血点,填引流条包扎(图8-2)。

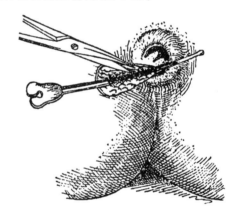

图8-2 修剪皮瓣,填引流条

2. Ⅰ期切开挂线术

(1)长效局麻。放射状切开皮肤方法同切开引流术。

(2)以球探针寻找内口同一期切除术。

(3)以橡皮筋挂线。

【术后处理】

1. 患者当日不排大便,以后每次便后以痔科浴液清洗创面,外敷九华膏。

2. 隔日门诊复查,换引流条至痊愈,换药中应检查有无分支瘘管,如有应及时切开,一并换药引流。

第二节　低位脓肿切开引流术

【适应证】　皮下间隙脓肿、肛管前、后浅间隙脓肿，及时切开引流则不致引起严重后果。

【禁忌证】　严重血液病及凝血障碍者。

【器械】　手术刀或手术剪1把，中弯钳2～4把，10ml注射器上7号针头1具。

【药物】　普鲁卡因或利多卡因10～20ml，灭菌干棉球，无菌纱布块，胶布适量，引流油纱条1条。

【体位】　截石位或侧卧位。

【手术步骤】

1. 取截石位或左侧卧位，肛周常规消毒。局麻生效后，于肛缘1.5cm外脓肿波动处做放射状切口，即见脓液流出。修剪皮瓣使成梭形（图8-3）。

2. 以示指伸入脓腔，分离纤维隔，使引流畅通。填引流油纱条包扎（图8-4）。

【术后处理】

1. 当日不排大便，以后每于便后以痔科浴液清洗创面，外敷化毒散软膏。

2. 隔日门诊复查，换引流油纱条，约10余日局部炎症消退，相机行肛瘘术。

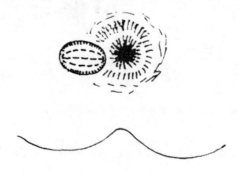

图8-3　放射状切口

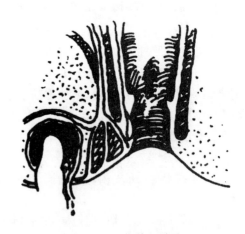

图8-4　示指伸入脓腔

第三节　肛裂切除术

【适应证】　陈旧性肛裂伴哨兵痔，肛乳头肥大或潜行瘘者，本式可将上述病理性改变彻底清除，创面愈合而根治肛裂。

【禁忌证】

1. 严重高血压，心脏病。

2. 凝血机制不全。

3. 腹泻和瘢痕体质。

【术前准备】

1. 器械，手术剪、组织钳、软头探针各1把（支），止血钳2把。

2. 药物，碘伏棉球，消毒干棉球，纱布块，止血粉，1号丝线，宽胶布适量，1％利多卡因10～20ml。

3. 患者排净大小便。

【体位】　截石位或侧卧位。

【手术步骤】

1. 以碘伏棉球常规消毒肛周皮肤和肛管，以肛裂为中心行扇形局麻，自肛裂两侧"△"形切开皮肤，底端起于肛缘外1.5cm，顶端之与齿线上0.3cm，底宽0.5cm左右（图8-5）。

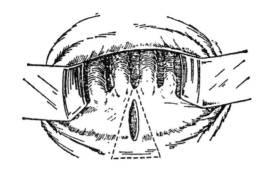

图 8-5 "△"形切口

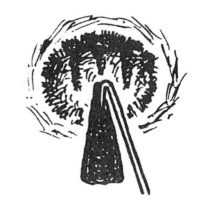

图 8-7 探查并切除潜行瘘

2. 以组织钳提起底边切口的皮肤,向上锐性分离皮下坚硬的纤维化组织,结缔组织性外痔及肥大肛乳头一并切除,以 1 号丝线结扎出血点(图 8-6)。

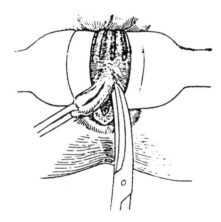

图 8-6 锐性分离及切除

3. 用软探针检查肛裂前端的肛隐窝,如有潜行瘘一并切除(图 8-7)。

4. 将已暴露的外括约肌皮下部和内括约肌下缘切断 1cm(图 8-8)。

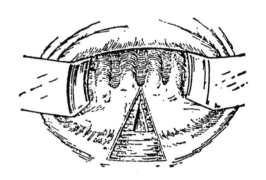

图 8-8 切断括约肌

5. 检查创面无活动性出血,渗出填止血粉棉球,纱布包扎固定。

【术后处理】

1. 术后观察 40min,查伤口无渗血,可令患者回家,如有渗血结扎出血点。

2. 24h 后排大便,以痔科浴液清洗创口,外敷九华膏。

3. 隔日复查,换药直至创面愈合。

第四节 肛瘘挂线术

【适应证】 离肛门 3~5cm,有内外口的低位肛瘘,以及某些肛管直肠环未纤维化的高位肛瘘,或作为复杂性肛瘘切开或切除的辅助办法。

【禁忌证】

1. 肛门周围有皮肤病的患者。

2. 有严重肺结核、梅毒和身体极度虚弱者。

3. 癌症并发肛瘘。

4. 肛瘘急性炎症期。

【术前准备】 器械探针 1 支,肛门镜 1 个。

【麻醉】 腰骶麻醉或局部麻醉。

【体位】 截石位或侧卧位。

【手术步骤】

1. 以探针从肛瘘的外口轻轻经瘘管通入内口,切忌操作粗暴造成假道。一般均可在齿线附近寻找内口,可用右手示指入肛门引导(图 8-9)。

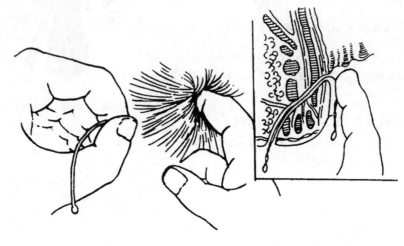

图 8-9 探查瘘道

2. 将探针头引出内口 2～3cm 折弯拉出肛外,在探针尾端系橡皮筋(图 8-10)。

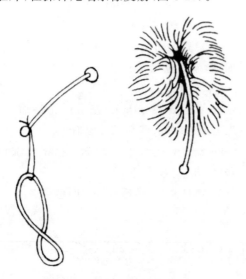

图 8-10 探针尾端系橡皮筋

3. 将探针自肛门内完全拉出,使橡皮筋从外口进入经过瘘管并从内口穿出(图 8-11)。

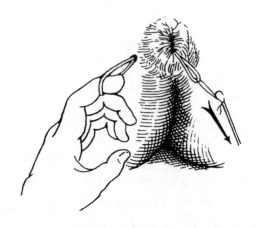

图 8-11 引出橡皮筋

4. 将瘘管内外口之间表皮和皮下组织切开,切除瘘管表面的部分皮肤拉紧橡皮筋(图 8-12)。

5. 紧贴肛门周围皮肤,用止血钳夹住橡皮筋拉紧,于止血钳下方用粗丝线将拉紧的橡皮筋结扎两次,嵌于皮肤切口内,除去止血

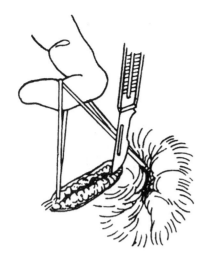

图 8-12　切开表口和皮下组织

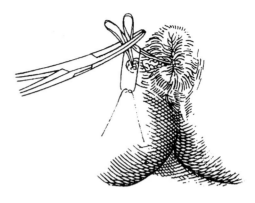

图 8-13　剪断多余橡皮筋

钳,剪断多余橡皮筋,以露出引流切口 1.5cm 为宜,外用油纱条压迫创口,敷料包扎(图 8-13)。

【术后处理】

1. 术后每天用 1∶5000 高锰酸钾热水坐浴,更换敷料,术后 10d 左右肛瘘被橡皮筋勒开,创面用去腐生肌散或玉红膏换药,2～3 周创口愈合。

2. 保持大便通畅,必要时可用缓泻药。

第五节　内痔单纯结扎术

【适应证】　Ⅲ 期内痔,以丝线结扎痔基底,阻断血供,使痔坏死脱落,去除病灶。

【禁忌证】　严重心肝肾疾病和凝血机制障碍等。

【体位】　截石位或侧卧位。

【手术步骤】

1. 用碘伏棉球消毒肛周皮肤和肛管,局部菱形麻醉肛管,以肛门镜纳入肛内,查清痔核数目,暴露痔核,选择位置靠下的先做。

2. 以止血钳自齿线上的 0.2cm 处夹持痔核上提,以 10 号丝线自钳下打结结扎(图 8-14)。

3. 以上述方法结扎其余痔核,一般可同时结扎 3～5 个痔核,各结扎点间至少要保留 1cm 以上的正常黏膜(图 8-15)。

4. 术后检查结扎线牢紧,无出血,指诊肛管无狭窄,然后肛内填入痔疮栓和油纱条,肛外包扎固定。

【术后处理】　术后当日不排大便,隔日复查,剪除上 2/3 坏死痔核,换引流纱条,直至创面恢复。

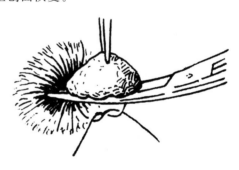

图 8-14　结扎痔核

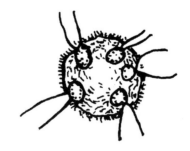

图 8-15　结扎其余痔核

第六节　混合痔外剥内扎术

【适应证】　各种类型的混合痔,外痔剥离和内痔一并结扎,使病灶坏死脱落,创面经引流换药而修复。

【禁忌证】　凝血机制障碍者,严重心肝肾疾病,肺结核活动期,糖尿病者或孕妇,伴有腹泻或瘢痕体质等。

【术前准备】　术前排净大小便。

【体位】　截石位或侧卧位。

【手术步骤】

1. 肛周皮肤和肛管常规消毒,行局部浸润麻醉,钳夹外痔顶部向外轻轻牵拉,暴露内痔,另取组织钳夹持内痔基底部,两钳合并提起,用手术剪在外痔两侧皮肤做"V"形切口,在皮下静脉丛和括约肌之间剥离至齿线上0.3cm(图 8-16)。

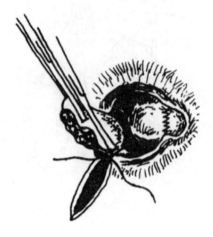

图 8-17　内痔根部结扎

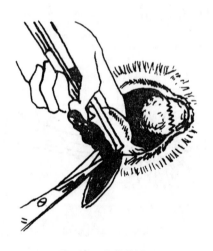

图 8-16　"V"形切口

2. 以 10 号丝线自夹持内痔的组织钳下方,行内痔根部结扎(图 8-17)。

3. 以同样方法剥离结扎其他痔核,注意各结扎点间保留正常黏膜(图 8-18)。

4. 创面的活动出血点以 0 号丝线结扎,渗血以钳夹止血,指诊肛管无狭窄,填止血粉棉球,纱布包扎固定。

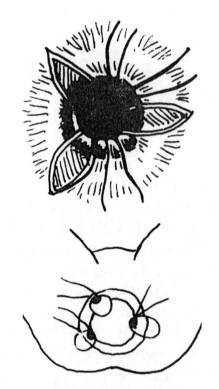

图 8-18　注意保留正常黏膜

【术后处理】　嘱患者当日勿排大便,以防出血。排便后用痔科浴液清洗创口,外敷九华膏。隔日由术者复查创口,坏死的痔核可于第 2 天剪除 2/3,留下 1/3 以防脱线,创口填引流纱条,直至痊愈。如发现结扎线松脱或痔核坏死不全,应及时于局麻下复扎。

如出现保留组织水肿,则以祛毒汤坐浴,加强换药。

第七节　血栓外痔剥离摘除术

【适应证】　血栓痔较大且与皮肤粘连者,去除血栓栓子及其包膜,伤口开放,使外痔丛瘀血得以引流。

【麻醉】　局部浸润麻醉。

【体位】　截石位或侧卧位。

【手术步骤】

1. 局部用碘伏棉球清洁消毒,以 0.5% 利多卡因于血栓痔基底部行浸润麻醉,勿刺破血栓包膜,并预定好放射状梭形切口的范围(切口较肿块直径略短即可)(图 8-19)。

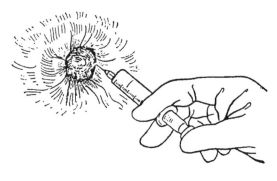

图 8-19　浸润麻醉

2. 止血钳提起血栓痔顶部少许皮肤,用剪刀切除之,再以止血钳夹住切口边缘,以剪刀沿皮肤与包膜间钝性分离,将血栓连同包膜完整地剥离清除,创口填引流纱条,纱布包扎(图 8-20)。

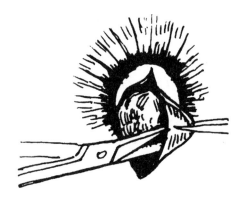

图 8-20　剥离清除

【术后处理】

1. 嘱患者每日以痔科浴液清洗创口,九华膏外敷。

2. 每日换引流纱条 1 次,直到痊愈。

第八节　直肠脱垂黏膜柱状结扎术

【适应证】　直肠Ⅱ～Ⅲ度脱垂。

【术前准备】　术前 2～3h 肥皂水灌肠。

【麻醉】　鞍麻或骶麻。

【体位】　截石位。

【手术步骤】

1. 常规消毒肛周皮肤,用 0.1% 苯扎溴铵消毒肠腔,铺手术巾。

2. 首先在 7 点处,用 18cm 的直止血钳纵行夹住齿线上方 1.5cm 以上的直肠黏膜 4～5cm 长,并将其外翻于肛门外,在被钳夹得黏膜下层,注射枯痔液或其他硬化剂,至膨隆为度(图 8-21),注意勿钳夹到肌层。

3. 缝扎基底,在黏膜基底部,止血钳以下,全长的 1/3 和 2/3 处分别做贯穿缝合,两针之间做褥式缝合,暂不结扎(图 8-22),待全部缝合后,边除去止血钳边结扎缝线。

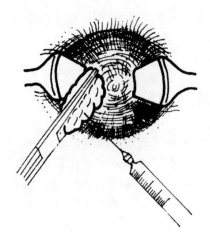

图 8-21　注射枯痔液

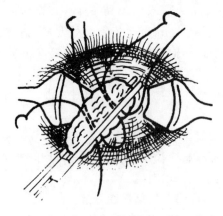

图 8-22　贯穿结扎

4. 以上述方法分别于 11 点和 3 点做同样的柱状结扎(图 8-23),防止油纱条留于肛内,包扎固定。

【术后处理】

1. 少渣饮食,控制大便 2d,保持大便通畅。

2. 每日便后坐浴、换药、肛门内放置紫草油纱条。

3. 适当应用抗生素。

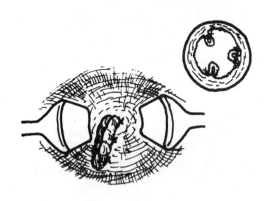

图 8-23　包扎固定

第九节　直肠脱垂注射疗法

【适应证】　黏膜脱垂,部分Ⅱ期脱垂。

【禁忌证】　脱垂黏膜急性炎症,糜烂,肠炎,腹泻等。

【注射药物】　5％石炭酸植物油,6％～8％明矾注射液,消痔灵注射液,5％鱼肝油酸钠等。

【术前准备】　术前排净大便或灌肠排便。

【麻醉】　一般不用麻醉。

【体位】　截石位或侧卧位。

【手术步骤】

1. 0.1％苯扎溴铵消毒皮肤和肠腔,铺手术巾。

2. 嘱患者增加腹压,使脱垂的黏膜脱出于肛门口,再行消毒,1 或 2 把组织钳夹住脱垂的直肠黏膜,向外牵拉,给予一定的张力。

3. 如果脱出黏膜脱出在 3cm 以内,可采用定点注射法,即在齿线上 1cm 处黏膜的前后左右 4 处,分别于黏膜下层注射药物,每点注射剂量取决于选用的药物。以 5％的石炭酸植物油为例,每点注射 2ml。

4. 如果黏膜脱出 3～5cm,采用多点注射法,即从齿线上方 0.5～1.0cm 以上开始,选择不同平面,斜行交叉,点距 1.0～1.5cm,每点注射 0.3～0.5ml(图 8-24)。

5. 术毕将直肠还纳,放置氯己定栓,外用纱布包扎固定。

【术后处理】　口服抗生素,控制大便 2～3d。

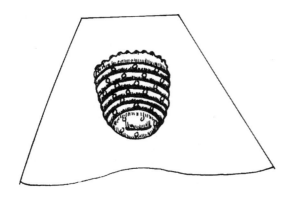

图 8-24　药物注射点

黏膜下柱状注射法

【适应证】　Ⅰ～Ⅱ度脱垂。

【禁忌证】　脱垂黏膜急性炎症,糜烂,肠炎,腹泻等。

【注射药物】　5%石炭酸植物油,6%～8%明矾注射液,消痔灵注射液,5%鱼肝油酸钠等。

【术前准备】　术前排净大便或灌肠排便。

【麻醉】　骶麻或局麻。

【体位】　截石位或侧卧位。

【手术步骤】

1. 常规消毒会阴部皮肤,0.1%苯扎溴铵消毒肠腔,铺手术巾。

2. 适当扩肛,用组织钳夹住齿线上方黏膜,手指进入肠腔引导,用长针头在齿线上方1.0cm处进针黏膜下层。

3. 从上至下,边注药,边退针,使黏膜下层形成柱状串珠样注射区(图 8-25)。

4. 分别在直肠前后左右做 4 条柱状注射。术后放置氯己定栓于肛内,外用纱布包扎固定。

【术后处理】　口服抗生素,控制大便2～3d。

直肠周围注射法

【适应证】　Ⅱ～Ⅲ度直肠脱垂。

【禁忌证】　肠炎,腹泻,肛周皮肤感染,

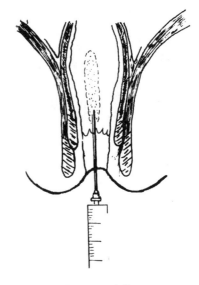

图 8-25　注药区

肛周脓肿等。

【注射药物】　消痔灵,5%鱼肝油酸钠,95%乙醇等。

【术前准备】　清洁灌肠。

【麻醉】　骶麻或局麻。

【体位】　截石位。

【手术步骤】

1. 常规消毒会阴部皮肤,0.1%苯扎溴铵消毒肠腔,铺手术巾。

2. 骨盆直肠间隙注射法,于截石位 3 点肛门外侧 1.5cm 处进针,用 7.5cm 腰穿针和 20ml 注射器,进针 4～5cm,针尖遇到阻力,即达到肛提肌,当通过肛提肌时有落空感,即进入骨盆直肠间隙。

3. 左手示指进入直肠壶腹,触及针头部位,确定针尖在直肠壁外侧,以针尖可自行滑动无固定为准,再进针 2.0cm,肥胖者加压后可进入 8.5cm,然后缓慢注入药物,一侧用量为 1:1 消痔灵和 0.5%利多卡因混合液 15～20ml,或 8%明矾注射液 15ml,或 95%乙醇5～6ml,使药液呈扇形均匀分布(图 8-26),对侧肛门外侧(9 点位)同样处理。

4. 直肠后间隙注射法,从尾骨尖至肛缘

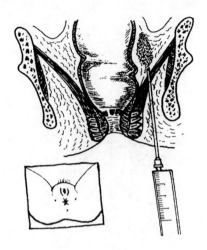

图 8-26 药物注射部位(一)

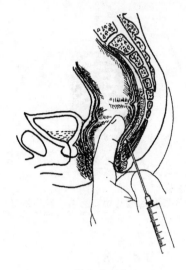

图 8-27 药物注射部位(二)

中点处进针,在左手引导下进针 6～7cm,证实未进入肠壁及骶前筋膜后,边注药,边退针,剂量为骨盆直肠间隙注射法一侧用量的一半(图 8-27)。

【术后处理】

无渣饮食 1～2d,控制大便 2～3d,卧床休息 1 周。

第十节 肛裂纵切横缝术

【适应证】 陈旧性肛裂伴肛管狭窄者,以本术式将肛裂纵行切除,创面横行缝合,使两病灶同治。

【禁忌证】 同肛裂切除术。

【术前准备】

1. 手术刀或手术剪 1 把,有齿镊 1 把,缝皮针 1 枚。

2. 无菌干棉球,纱布块,宽胶布,7 号缝合线,75%乙醇,3%碘酊适量,1%利多卡因 10～20ml。

3. 术前患者进少渣食物 1d,清洁灌肠,备皮。

【体位】 截石位或侧卧位。

【手术步骤】

1. 常规消毒肛周皮肤和肛管,局部扇形局麻起效后,在肛裂正中做 1 纵向切口,上自齿线上 0.3cm 下至肛缘外 1cm,切开肛裂纤维化溃疡面及部分外括约肌(哨兵痔,肥大肛乳头,潜行瘘一并切除)(图 8-28)。

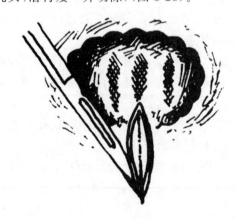

图 8-28 纵向切口

2. 用缝针纫 7 号丝线从切口上端进针,稍带基底组织,从切口下端穿出(图 8-29)。

3. 拉拢切口两端后打结,使纵向切口呈

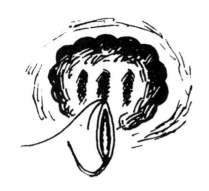

图 8-29　丝线从切口上端进针下端穿出

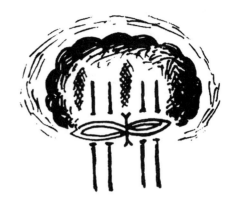

图 8-30　拉拢切口两端后打结

横行切口,依次间断缝合其余切口(图 8-30),创面包扎固定。

【术后处理】

1. 禁止排便 48h,进流食并补液。

2. 隔日或每日观察伤口,换药,视情况 3～7d 拆线。

3. 嘱患者排便时勿久蹲强努。

第 9 章

创伤及烧伤处理

第一节　腹部损伤

【病史采集】　了解暴力作用的时间，暴力的强度、速度、着力部位和作用方向等因素。

1. 有无呕吐、呕血、便血、腹胀等。

2. 有无腹痛。腹部损伤常持续性全腹痛，呼吸或咳嗽时加剧。肝、脾破裂后刺激膈肌可产生肩部放射痛；腹膜后十二指肠损伤时，十二指肠液流入后腹膜间隙可刺激腰神经，腹痛可放射至右侧大腿。

【诊断要点】　单纯腹壁损伤的临床症状和体征轻微，仅表现为局限性腹壁肿痛或皮下瘀斑，很少伴有恶心、呕吐等胃肠道症状或休克。

1. 休克　半数以上患者可出现脉率加速、血压下降、面色苍白和出汗等休克症状，表示腹腔内大出血。

2. 腹部压痛和肌痉挛　是腹部损伤最主要的体征，常与内脏损伤部位一致。昏迷或伴截瘫时，不能检出此体征而给诊断带来困难。

3. 腹胀和腹式呼吸受限　一般出现较晚，多由腹腔内出血或腹膜炎引起肠麻痹所致。

4. 肝浊音界消失　由胃肠道穿孔时气腹引起。肝浊音界有时可以不消失，如小肠内气体少，穿孔后可无气腹发生。

5. 移动性浊音　是腹腔内大出血的可靠佐证。

6. 肠蠕动音的改变　是闭合性腹部损伤的一个重要的体征，因此，在观察期间发现肠蠕动音的逐渐减弱或消失，对确诊腹部损伤很有帮助。

【辅助检查】

1. 实验室检查　腹内实质脏器破裂时红细胞、血红蛋白和红细胞压积下降。空腔脏器破裂时白细胞计数明显升高。泌尿系损伤时可见血尿。胰腺损伤时，血尿淀粉酶值升高。

2. X线检查　可发现膈下气体、腹内积液和某些脏器的位置、大小和形态的改变。

3. 诊断性腹腔穿刺　本法简便安全，阳性率可达90%以上，对腹内脏器损伤的诊断有很大帮助。抽到液体后应观察液体的性状，借以推断何种脏器损伤。如为血液，应置试管内观察，若迅速凝固，则表明误刺入血管；若不凝固，提示实质脏器破裂出血。若能抽到0.1ml以上的不凝固血液，则为穿刺阳性。

4. B型超声检查　为一种迅速、简单的非损害性检查方法。对腹部创伤的诊断颇有帮助，诊断符合率达95%～99%，主要用于检查肝、脾、肾和上腹部损伤。对腹内出血的诊断尤为可靠，但肠麻痹和肠曲积气可影响检查效果。

5. CT 检查 CT 检查可确定脏器损伤的部位、范围及与周围脏器的关系,准确率达90%以上,目前主要用于实质性脏器损伤的诊断。

【处理原则】

1. 暂时不能明确是否有腹内脏器损伤者,均应严密观察病情变化。

2. 单纯腹壁开放性损伤应及时做清创术。

3. 确诊有腹内脏器损伤者应及早剖腹探查以控制出血,修复内脏和预防感染。

4. 内脏损伤伴休克者,应立即进行抗休克治疗,休克好转后即进行手术。但经积极治疗后休克仍无好转,考虑有持续性大出血者,应在休克治疗同时进行手术。

5. 脏器伤已在 48h 以上而病情稳定者

可继续观察。

6. 经各种检查和严密观察仍不能排除腹腔内脏器损伤时,应尽早剖腹探查。

7. 合并其他部位损伤的多发伤,应根据损伤的严重程度按轻重缓急,有步骤地进行治疗,但首先以抢救生命为主。

【注意事项】 在诊断时应注意有无多发性损伤,不能只满足于腹内脏器损伤而忽略了其他部位的合并伤。此外,还应进一步鉴别实质脏器伤和空腔脏器伤。腹膜炎是空腔脏器破裂的主要临床表现,膈下常有游离气体,腹腔穿刺可抽得胃肠内容物、胆汁或浑浊液体。内出血是实质性脏器损伤的主要临床表现,伴休克征象,有移动性浊音,腹腔穿刺可抽得不凝血液。

第二节 颅脑损伤

【病史采集】 可向目击者、护送人员或亲属询问以下内容。

1. 受伤时间、致伤原因、外力大小、着力部位、受伤时及伤后表现(包括有无昏迷、抽搐、呕吐、昏迷时间长短,昏迷过程及昏迷、清醒、再昏迷的特殊过程)。

2. 瞳孔及出血等情况。

3. 应询问伤后处理情况(如用过的药物名称、剂量及时间;是否进行过检查,结果如何;伤口是否已做处理,伤员搬运有何特殊情况等)。

4. 若为火器伤应询问致伤源与伤者之间可能距离、火器种类与威力。

【体格检查】

1. 伤口检查 应注意有无头皮挫裂伤或血肿;伤部有无骨折;开放损伤应检查伤口污染情况,有无异物存留,有无脑组织或血性脑脊液流出。

2. 生命体征检查 包括意识、血压、脉搏、呼吸、体温及瞳孔状况。

3. 全身检查 约有 20% 的颅脑损伤的患者合并身体其他部位的损伤,在检查头颅外伤的同时,应认真检查全身情况。

4. 神经系统检查 应注意运动、感觉功能及神经反射检查。

【辅助检查】

1. X 线平片 头颅 X 线平片主要用于了解有无骨折、骨缝分离、颅内积气及金属异物存留。

2. CT 现已普遍成为急性颅脑损伤的首选检查方法,它可以直接迅速而准确地显示脑内、外损伤的部位、程度,可以了解颅内血肿的部位、大小、形态、范围、数量,以及脑组织、脑室、脑池等受压情况,还可以了解脑挫伤、出血、水肿及蛛网膜下腔积液(血)情况。

3. 磁共振成像(MRI) MRI 对等密度的脑外伤血肿的诊断清晰明确,远优于CT。对脑挫裂伤,可显示其挫伤的肿胀并有散在出血灶的脑组织,这也是 CT 所不及的。但检查时间相对较长且需有经验人员读片。颅骨骨折 MRI 不如 X 线平片及 CT。

【处理原则】

1. 开放气道　颅脑损伤患者常因舌后坠、呼吸道分泌物或血块堵塞,因此开放呼吸道刻不容缓。

2. 稳定循环　颅脑损伤患者要及时补液,维持血压稳定,但切忌过量补液,以免造成医源脑水肿。

3. 降低颅内压　在急性颅脑损伤的抢救中占有重要位置。主要适应证如下。①重型颅脑损伤经排除颅内血肿而有脑水肿征象者;②重型颅脑损伤合并颅内血肿已出现颅内高压表现或脑疝危象者;③估计术中或术后可能出现颅内高压者;④颅脑损伤后出现频繁呕吐、头痛、烦躁不安,疑有颅内高压者。

4. 防止并发症　防止应激性溃疡出血及改善脑细胞代谢。

【注意事项】

1. 颅脑损伤除重点检查受伤部位外,不能忽视身体其他部位的损伤,约有 20％ 的颅脑损伤患者合并身体其他部位的损伤。

2. 神经系统检查应突出重点,不能追求全面而贻误抢救时间。

3. 急性颅脑损伤适用 CT 检查,首次 CT 检查后,如病情不缓解,6～12h 后及时复查 CT。

第三节　皮肤撕脱伤

【诊断】

1. 片状撕脱伤　下肢被汽车碾轧损伤多为此型,其特点为大面积的皮肤连带皮下组织自深肌膜上呈大片状撕脱,肌肉、肌腱等深部组织可保持完整,或合并有不同程度碾挫伤,有时合并有骨折。这种撕脱皮肤正常供应皮肤的营养血管,多有广泛断裂,损伤区皮肤活力多因血运障碍而丧失,因此如将皮肤直接原位缝合,往往因血运丧失而逐渐坏死,导致早期治疗失败。

2. 套状撕脱伤　如上肢被卷入高速转动的机器中绞轧损伤,其皮肤连带皮下组织自损伤肢体近端向远端呈"脱袖套"样撕脱,深部组织多有损伤。此种套状撕脱之皮肤受到严重挤压、碾搓,与深层组织完全分离。撕脱的层次,在前臂、腕部、手指及手背部多在深筋膜以上分离;有时也常可造成肌腱腱膜的撕破而致肌腱裸露。在手掌部,由于皮下结构紧密,有坚韧的掌腱膜保护,且存在纵行纤维束与掌深筋膜紧密相连,故有时掌部皮肤可免于撕脱。但暴力巨大时,手掌皮肤常从掌腱膜的浅层被撕脱,而不致损伤下方的血管神经束。而在更严重的撕脱时,则也可连掌腱膜全部撕脱,从而造成腱膜下的血管神经束的撕裂。

3. 潜行剥脱伤　临床特点是皮肤伤口很小,或完全没有伤口(闭合性),皮肤外表仍保持完整,但皮肤自皮下与深肌膜之间有广泛潜行剥脱分离,有时可使整个肢体一圈都完全剥脱分离。这种潜行剥脱的皮肤,如范围广泛,皮肤活力可因皮下血管广泛断裂血运多受到影响,不加处理或处理不当,损伤区皮肤也可逐渐发生坏死。另外,闭合性潜行剥脱伤,由于皮肤表面仍保持完整,常易被忽略,造成漏诊延误治疗。如将其直接缝合原处,极易坏死,并导致严重感染。

【治疗】

1. 前期处理　在处理大面积皮肤撕脱伤之前,先要做好生命的抢救工作,积极预防和治疗创伤失血性休克,颅脑损伤应优先处理,待生命体征平稳后,再处理局部的皮肤撕脱,否则可能危及生命。

2. 避免皮肤坏死、感染　大面积皮肤撕脱伤若能及时正确地处理,多能获得较好的功能恢复。导致失败的主要有以下原因。

（1）早期处理时错误地将已经失去血运的撕脱皮肤缝回原处,结果因撕脱皮肤血运不能重建,致使皮肤逐渐坏死。

（2）清创不彻底,创面上仍残留丧失活力的组织及污染异物,虽经清创植皮,但由于失活组织坏死、液化及感染,致使植皮失败。

3. 创面闭合的方法 大面积皮肤撕脱伤,彻底清创后,必然造成大面积的皮肤缺损,除创面周边残留皮肤血运良好可以缝合外,多不能直接缝合,可采用下列方法闭合创面。

（1）将撕脱皮肤经过处理后再植回原处:如撕脱的皮肤血运虽已丧失,但皮肤本身无明显的碾挫损伤。可将撕脱皮肤整块切取下来,反放在鼓式取皮机上,切去皮下脂肪,做成大张断层皮片,成为游离皮植回原处,并将皮片上戳多个小孔,以利引流,不致术后皮下积血、积液,影响愈合。在将切取的皮肤植回原处前,先用 1‰苯扎溴铵浸泡 10min,再用庆大霉素生理盐水（500ml 生理盐水内加庆大霉素 16 万 U）清洗。植皮后肢体稍加压包扎,1 周后看伤口植皮愈合情况。术后用石膏托制动。此方法的优点是不需再另外取皮,可减少患者的手术负担,有较大的实用价值,而且愈合后功能良好(图 9-1～图 9-3)。

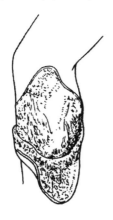

图 9-1 将失去血供的撕脱皮肤切下

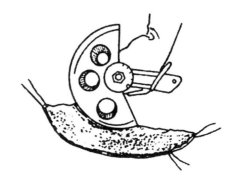

图 9-2 切去皮下脂肪

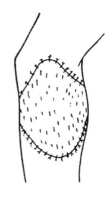

图 9-3 缝合皮片

（2）大片中厚游离植皮:也是一种常用的方法,若撕脱的皮肤已有明显的碾挫伤不能利用时,可另外取皮游离移植于创面。此法对任何大小创面(除有骨、肌腱、神经、血管等组织裸露部分),一般创面均可适用(图 9-4—图 9-6)。

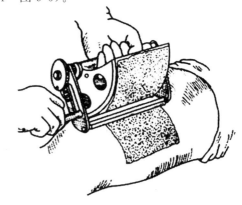

图 9-4 切皮机取大片皮瓣

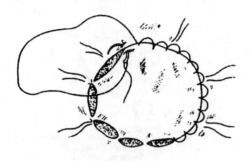

图 9-5　缝合皮瓣

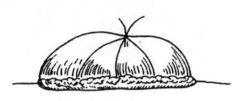

图 9-6　植皮后打包缝合

（3）转移皮瓣：清创后大部分创面都可用游离植皮覆盖。对有骨、肌腱等组织外露部分，不能用游离植皮，可采用转移皮瓣修复创面。很多病例因创面过大，周围无条件做局部皮瓣转移，可将外露的骨、肌腱等组织用周围的软组织或肌瓣转移覆盖，然后再做游离植皮。如用腓肠肌或比目鱼肌移位覆盖胫骨

或腘窝部血管神经等，都可取得良好的效果。也可行远位皮瓣带蒂或岛状移植。例如上臂部缺损可用侧胸部皮瓣，伴有肌肉组织缺损可用背阔肌皮瓣修复，前臂部可选用腹部皮瓣，范围广泛时，还可使用联合皮瓣修复。

4. 皮肤坏死、感染创面的处理　在许多情况下，已经发生皮肤坏死、创面感染。这时处理的原则是尽早切除坏死组织，植皮消除创面。最好在坏死皮肤、皮下组织尚未发生液化之前清除坏死组织，尚可在深筋膜上植大张中厚皮片，并戳洞引流，对范围较大的皮肤坏死，可尽早分期切除坏死皮肤，中厚植皮，位于关节部位宜植厚或中厚皮片或全厚皮片，以利于术后关节功能的恢复。一般清除坏死皮肤、坏死组织及失去活力的一切组织后，创面湿敷 3～4d，即可植皮。如创面坏死组织较多，一次清除不彻底或感染严重者，则需勤更换敷料，同时每次剪去逐渐坏死的组织，并用盐水持续湿敷，利于引流。一般经上述处理后，很快会出现鲜红、结实、比较适合植皮的肉芽创面。然后进行大张游离植皮，成活后比邮票植皮的功能更好。

第四节　清创缝合术

【适应证】　新鲜创伤伤口（开放 8h 内的伤口）。

【禁忌证】　化脓感染伤口不宜缝合。

【准备工作】

1. 消毒钳、持针器、镊子、缝合线、剪刀、引流条或橡皮膜、外用生理盐水、纱布、棉垫、绷带、胶布、碘伏等器具、药物及敷料。

2. 手术者洗手、戴手套。

【操作方法】

1. 清洗去污　①用无菌纱布覆盖伤口；②剪去毛发，除去伤口周围的污垢油腻（用肥皂水、松节油），用外用生理盐水清洗创口周围皮肤（图 9-7）。

2. 伤口的处理　①常规麻醉后，消毒伤口周围的皮肤，取掉覆盖伤口的纱布，铺无菌巾，换手套，穿无菌手术衣；②检查伤口，清除血凝块和异物；③切除失去活力的组织；④必要时可扩大伤口，以便处理深部创伤组织；⑤伤口内彻底止血；⑥再次用无菌生理盐水和过氧化氢溶液反复冲洗伤口（图 9-8～图 9-10）。

3. 缝合伤口　①更换手术单、器械和手套；②按组织层次缝合创缘；③污染严重或留

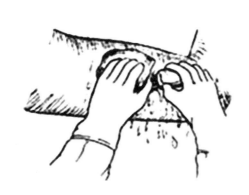

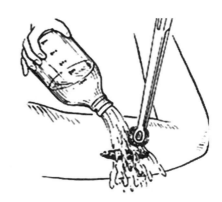

图 9-7 清洗创口

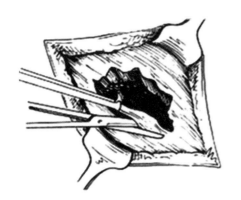

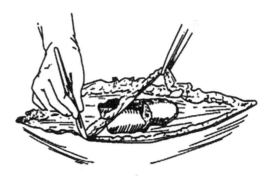

图 9-10 切除失去活力的组织

图 9-8 处理创口

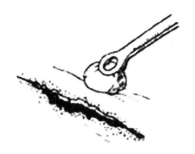

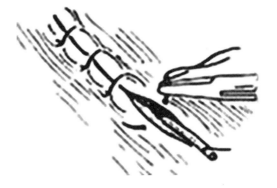

图 9-9 再次反复冲洗伤口

图 9-11 缝合伤口及引流

有无效腔时,应放置引流物或延期缝合伤口
(图 9-11)。

4. 包扎伤口 伤口覆盖无菌纱布或棉
垫,用胶布固定。

【注意事项】

1. 清创缝合术适用于新鲜创伤伤口,不
适用于感染、晚期伤口及严重感染伤口。

2. 清创术的目的是使污染伤口变成或接近清洁伤口,争取达到一期愈合。

3. 清创时应尽可能保留重要的血管、神经和肌腱。大块皮肤缺损应及时进行植皮,以保护组织,特别是神经、血管、骨关节。

4. 及时注射破伤风抗毒素(TAT),应用抗生素抗感染。

第五节 烧 伤

【诊断要点】

1. 烧伤面积的计算。成人大面积烧伤可用"中国九分法"。小面积可采用"手掌法"。

2. 烧伤程度的分类。采用三度四分法,即表皮烧伤(一度),真皮浅层烧伤(浅二度),真皮深层烧伤(深二度)和全层皮肤、皮下脂肪甚至肌肉、骨骼等烧伤(三度)。

3. 应明确烧伤的原因(火焰、热液、电源、化学品及放射性物质)、作用时间及方式。

【急救处理】

1. 现场急救 烧伤的严重程度与致伤因素的强度、接触时间和接触范围直接相关。急救原则是迅速解除引起烧伤的原因,检查是否合并其他损伤;保护创面,并做好转送治疗的准备工作。

2. 早期处理 伤者抵达收治单位急诊室后,应首先处理危及生命的病变。有呼吸道梗阻者,如呼吸困难、声音嘶哑等,立即行气管插管或切开。合并外伤者,如颅脑、内脏损伤或有大出血、中毒等,应及时抢救,以免贻误生命。

轻度烧伤一般无全身性反应,可即给予清创。先用肥皂水将烧伤周围皮肤洗净后用清水冲洗,剃除附近毛发,创面用 1:1000 苯扎溴铵或 1:2000 氯己定溶液轻拭,移去脱落皮肤。常规肌内注射 TAT 1500U。

重度烧伤,首先建立静脉通道。烧伤面积成人超过 30%,小儿超过 10%,需插入导尿管,记录首次尿量,然后记录每小时尿量、尿比重,以了解复苏效果。待血容量初步得到纠正,在患者安静的情况下再行清创。

瘢痕挛缩畸形修复术

【一般治疗原则】 瘢痕所致的畸形是外科常见病,多由烧伤、其他外伤和感染引起,尤以烧伤后瘢痕挛缩最为多见。除可以引起外形改变外,更重要的是造成功能障碍,影响劳动;时间过长还可引起关节强直、神经和血管短缩等,虽经手术治疗,功能恢复也不能满意,因此应尽早解除患者痛苦。瘢痕可分为稳定性和不稳定性两种。在不稳定性瘢痕阶段,有明显的炎性反应,瘢痕表现充血。不稳定性瘢痕可发展为增生性瘢痕,也可转化为扁平瘢痕,一般经过 1～2 年时间后均变成稳定性瘢痕。在不稳定阶段不宜手术治疗,因为术中出血多、手术失败率高、效果不佳,须待其转化为稳定性瘢痕后才宜手术。

【适应证】

1. 影响功能的挛缩性瘢痕,转化稳定后,要及早手术治疗。

2. 对眼睑外翻的畸形要及早进行修复,以预防角膜长期暴露所致的角膜溃疡。

3. 疼痛性瘢痕影响功能者,可彻底切除,进行修复。

4. 对易受摩擦和溃疡长期不愈的瘢痕,宜早期切除、修复。

5. 暴露部位有碍容颜的瘢痕亦宜切除、修复。

【术前准备】

1. 全面询问病史和做全身检查,了解患者的健康状况,如有其他急性疾病,必须在治愈后才能手术。如有慢性疾病,要全面衡量利害关系,慎重决定。

2. 正确预测瘢痕切除松解后创面的大

小,以便准备充足的皮片或皮瓣。对于大片瘢痕,可以根据瘢痕范围有计划地分次切除,修复。

3. 确定瘢痕的深度,以利选择修复的方法。如二度烧伤所引起的瘢痕较浅,切除后可用皮片修复创面;三度烧伤所引起的瘢痕则较深,切除后肌腱、血管、神经、关节或骨骼均可能外露,必须用皮瓣修复。

4. 检查出血时间和凝血时间,了解患者凝血功能,如有异常,应在纠正后才可手术。

5. 关节部位长期的瘢痕挛缩,可造成强直或血管、神经短缩。术前可予中药熏洗、浸泡,也可用理疗或牵引,以矫正部分畸形,减少手术的复杂性。

6. 手术区和供皮区(尤其在瘢痕陷窝内)的污物,要注意清除。对肢体的瘢痕,应在术前 2～3d 用 1:2000 的苯扎溴铵浸泡,以避免术后感染。

【麻醉】 四肢的手术多选用神经阻滞麻醉(如臂丛、腰麻等);躯干和面、颈部的手术,则多选用全麻(如静脉麻醉和气管内麻醉)。

【瘢痕的临床类型和手术方法的选择】瘢痕的临床表现是多种多样的。为了治疗上的需要,可将瘢痕归纳为轻型挛缩和重型挛缩两大类。

1. 轻型瘢痕挛缩 瘢痕深度较浅,未侵及深层肌腱、神经、骨骼和关节囊等组织。轻型瘢痕又可分为条索状、蹼状及片状瘢痕 3 种。

(1)条索状和蹼状瘢痕挛缩:对于轻型的条索状瘢痕(如轻度下睑外翻)可采用 V-Y 形成形术的方法修复。蹼状瘢痕柔软时,多可用 Z 形或连续 Z 形成形术修复。分离两侧三角瓣时,应注意皮瓣的厚度要均匀,否则可造成三角瓣坏死。

(2)片状瘢痕:切除后可直接用中厚或全厚皮片修复。

2. 重型瘢痕挛缩 瘢痕组织波及深层的肌腱、血管(大动脉)、神经、关节囊和骨骼

等组织,严重的烧伤甚至可造成指(趾)、肢体部分或全部缺损。此种类型可以发生各种畸形改变,如爪形手就是最常见的一种典型畸形。修复时,必须根据不同的部位和范围,选用扁平皮瓣或管状皮瓣(皮管)修复。

【术中注意事项】

1. 应用止血带 手术区消毒和放好消毒巾后,首先抬高肢体,用弹力绷带将远端血液向近端驱回,再于肢体上段上止血带。四肢手术止血带不要过松或过紧。过松,只阻断了静脉血的回流,而动脉血照样流通,手术区出血反而增加;过紧,可造成神经的损伤。一般充分止血带的压力成人上肢保持在 33.3kPa(250mmHg)以下,下肢在 46.48kPa(350mmHg)以下即可。上止血带要记录时间,每小时放松 1 次(5～10min),避免远端组织因长时间缺血而造成肢体的坏死。

2. 创面要彻底止血 手术如遇到大的活动性出血点,可用 3 号丝线结扎止血。小的出血点和渗血,可尽量用热敷、压迫的方法止血,以减少结扎线头。也可用电凝止血。如止血不彻底,术后容易发生皮片下血肿,造成移植皮片的坏死。

3. 瘢痕要彻底切除 瘢痕组织要彻底切除,以利于功能的完全恢复和移植皮片的成活。切除的瘢痕缘宜呈大锯齿状,避免呈直线形。如有正常皮肤,应尽量利用,形成三角瓣,交错缝合。颈部、四肢、指(趾)等瘢痕切除后,两侧减张切开要超过侧面中线(图9-12)。如无正常皮肤残留,则应移植皮片修复(图9-13)。

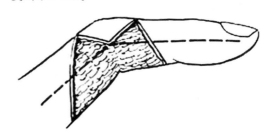

图 9-12 减张切开超过侧面中线

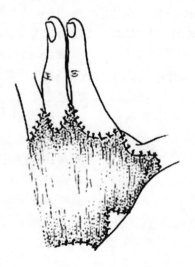

图 9-13 大锯齿状切除瘢痕,移植皮片术后

第六节 头皮清创缝合术

【适应证】 新鲜头部创伤伤口,包括头皮裂伤、头皮撕脱伤,一般不超过 48h。

【禁忌证】 头部化脓感染伤口不宜缝合。

【术前准备】

1. 器具准备 消毒钳、持针器、镊子、缝合线、剪刀、外用生理盐水、纱布、弹力网帽、碘伏等。

2. 手术者准备 洗手、戴手套。

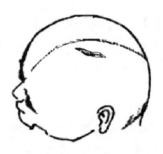

图 9-14 备皮、止血、冲洗伤口

【手术方法】

1. 备皮、止血和冲洗伤口 剪除伤口周围的头发,伤口有活动性出血,有条件者以头皮夹止血,或先行"8"字缝合结扎出血点,待彻底清创后,再二次缝合。以 2%利多卡因局麻后,以外用生理盐水清洗创口周围皮肤,消毒铺无菌巾,按损伤性质进行清创(图 9-14)。

2. 头皮裂伤的处理 创缘整齐、污染不重的伤口,分层缝合伤口。伤口挫伤较重或有泥沙污染,清除表面异物和污染组织,将创缘修剪整齐,但剪除不可过多,以免缝合张力过大,影响皮肤愈合,视皮肤挫伤程度,全层或分层缝合伤口(图 9-15)。

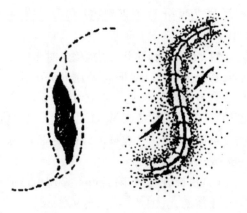

图 9-15 全层或分层缝合伤口

3. 头皮撕脱伤的处理　头皮部分撕脱凡有蒂相连,血运良好者,清创后将头皮瓣复位缝合即可。如撕脱皮瓣较大,皮下应放引流条,术后 24h 内拔出。头皮完全撕脱伴有大量失血甚至出现休克,应积极进行液体复苏后转上级医院。

第七节　胸部损伤

【体格检查】

1. 迅速查明患者的一般情况,如血压、脉搏、呼吸与神志等。

2. 伤侧胸部视、触、叩、听检查,必要时与健侧对照。

3. 检查有无胸壁贯通伤,如血胸、气胸并存,肋骨骨折及其他复合伤等。

4. 有无发绀、气管和纵隔移位等情况。

【辅助检查】

1. X 线检查　可了解肋骨骨折部位、范围,但不能显示肋骨与肋软骨交界处的骨折。确定是否存在气胸,以及肺萎缩和纵隔移位程度。明确积血的多少及肺压迫程度及有否其他合并伤。

2. 胸部 CT　对胸部疾病的诊断,CT 的优点是显示的断层范围较大,同时显示肺、血管、软组织及骨骼结构,临床应用价值大。

【处理方法】

1. 单纯肋骨骨折一般均能自行愈合,对症治疗即可。多根多处肋骨骨折、有胸壁软化者,可用厚层敷料和多头带包扎胸壁软化区,亦可用布巾钳钳夹牵引软化区肋骨及减轻反常呼吸。开放性肋骨骨折,应及早清创,如受伤时间短、污染不重,可做 I 期缝合。

2. 闭合性气胸量小、无症状或症状较轻者,可暂观察,待其自行吸收;如肺压缩超过 30％以上,或症状较重者,须穿刺抽气。开放性气胸,立即用厚实的敷料封盖包扎,积极准备做清创缝合与肋间胸腔闭式引流。张力性气胸,即予穿刺排气,经测压观察证明肺仍存在继续漏气时,应行胸腔闭式引流术。如胸腔引流持续排出大量气体,患者气促不见好转,或有反复咯血,提示肺或支气管损伤严重,应及早剖胸探查。

3. 血胸血量少,行胸腔穿刺抽除。血量较多,且提示为进行性出血者,应做胸腔引流,补充血容量,严密观察并记录每半小时或 1 小时引流血量,如胸腔积血引出后,每小时引流量仍在 150ml 以上,且持续数小时无减少趋势,或经短期观察出血量较多者,应及早做剖胸探查术。

【注意事项】

1. 严重胸部创伤,常伴有身体其他部位创伤,应积极检查,防止漏诊。

2. X 线照片不能显现肋骨和肋软骨连接处骨折及肋软骨骨折,X 线检查未见肋骨异常者,并不能排除肋骨骨折的存在,应行 CT 检查,明确诊断。

3. 开放性及张力性气胸病例,根据症状和体征即可明确诊断。由于病情危重,必须紧急进行急救处理,方可进行胸部 X 线或 CT 等检查,以免延误抢救。

第八节　胸腔闭式引流术

【适应证】　急性脓胸、胸外伤、肺及其他胸腔手术后、气胸。

【术前准备】　清洁盘,胸腔闭式引流包。

【体位】　取坐位(图 9-16);不能配合者可取半卧位(图 9-17)。

【穿刺点选择】　选择叩实音最明显部

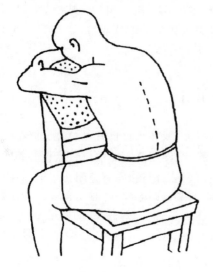

图 9-16 坐位

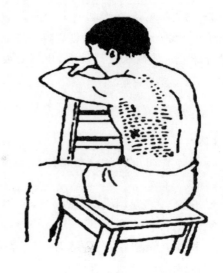

图 9-18 坐位穿刺点

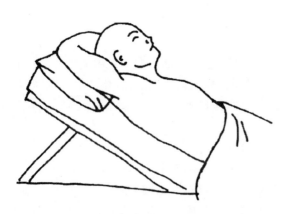

图 9-17 半卧位

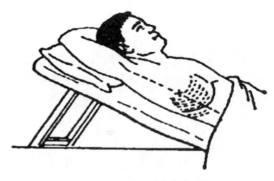

图 9-19 卧位穿刺点

位;胸液多选肩胛线或腋后线第 7～8 肋间（图 9-18）；也可选腋中线第 6～7 肋间或腋前线第 5 肋间（图 9-19）；可结合 X 线或超声定位。

【手术步骤】

1. 戴无菌手套，常规消毒，铺无菌洞巾（图 9-20）。

2. 选择下一肋骨上缘自皮至胸膜壁层进行局部浸润麻醉，一般先注射一皮丘，然后垂直进针，边进针边回吸确认针尖不在血管内时推入麻药，直至壁层胸膜（图 9-21）。

3. 沿肋间做 2～3cm 的切口，依次切开皮肤及皮下组织（图 9-22）。

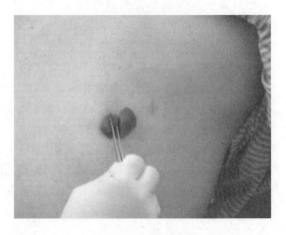

图 9-20 引流点消毒

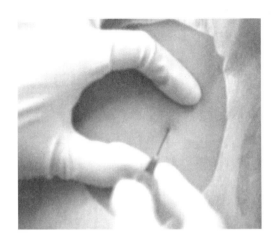

图 9-21　麻醉药注射

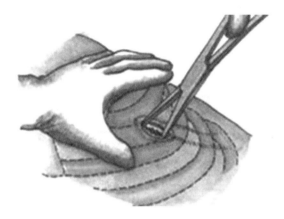

图 9-23　钝性分离胸壁肌层

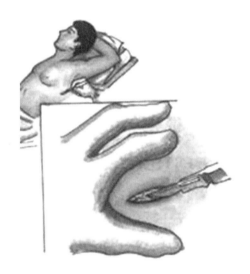

图 9-22　切口

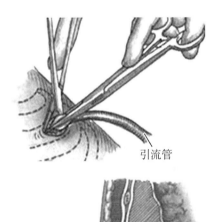

引流管

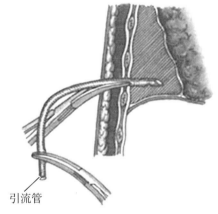

引流管

图 9-24　放置流引管

4. 用 2 把弯止血钳交替钝性分离胸壁肌层达肋骨上缘,于肋间穿破壁层胸膜进入胸膜腔。此时可有明显的突破感,同时切口中有液体溢出或气体喷出(图 9-23)。

5. 立即将引流管顺止血钳置入胸膜腔中。注意引流管应预先夹闭,其侧孔应位于胸内 2～3cm(图 9-24)。

6. 切口间断缝合 1 或 2 针,并结扎固定引流管,以防脱出(图 9-25)。

7. 引流管接引流瓶。引流瓶置于水封瓶位置不可高于胸部,在患者胸部水平下 60～100cm 处,勿使水封瓶倒置,以免液体逆流入胸腔。水封瓶玻璃管应置于液平面以下 2～3cm 保持直立位(图 9-26)。

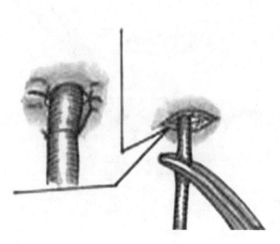

图 9-25　固定引流管

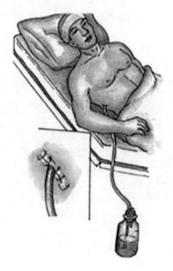

图 9-26　引流瓶位置

第九节　中心静脉穿刺置管术

一、中心静脉穿刺置管基本技术

【适应证】

1. 周围静脉穿刺困难又需长期输液的患者。

2. 急危重症需要监测中心静脉压者。

3. 需快速补液、输血的患者,如严重创伤、严重脱水、大面积烧伤、大量失血等。

4. 患慢性消耗性疾病,需要肠外营养支持的重症患者。

5. 需经静脉输注高浓度或化学刺激性较强的药物时。

6. 血液透析、血液滤过和血浆置换。

7. 右心导管检查、治疗或经静脉放置临时心脏起搏器。

【穿刺部位】　可选择颈外静脉、颈内静脉、锁骨下静脉、股静脉等部位。

【麻醉】　一般在局部麻醉下完成,婴幼儿或不能合作的患者可行全麻。

【操作方法】

1. 确定穿刺部位后,局部用 1‰利多卡因浸润麻醉,将穿刺针与皮肤呈 30°穿刺静脉(图 9-27)。

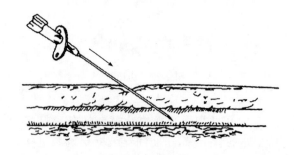

图 9-27　穿刺血管

2. 连接注射器与穿刺针,注射器内抽有肝素生理盐水。

3. 进入皮肤后,将注射器抽成负压进针,达到深度并有落空感,注射器内回抽有血液后,固定针头不动(图 9-28)。

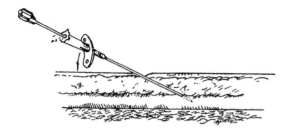

图 9-28　拔除针芯

4. 去掉注射器,稳住穿刺针,插入导引钢丝过针头 5cm(图 9-29)。

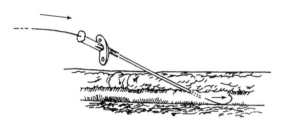

图 9-29　插入导引钢丝

5. 拔除穿刺针,拔针时要用左手指压迫穿刺部位,固定导丝留在原位(图 9-30)。

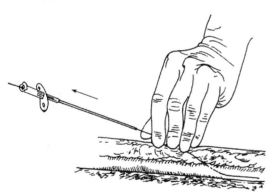

图 9-30　拔除穿刺针

6. 将扩张管套在导丝外面,旋转扩张皮肤及皮下组织,扩张皮肤阻力大时,用刀片切开穿刺点 0.5cm。

7. 用肝素盐水纱布擦净导丝上的血液,将导管套在导丝外面,导管头达穿刺点时,术者推紧导管,边推进、边旋转,使导管进入血管,导管尾端一定要有 3～4cm 的导丝露出(图 9-31)。

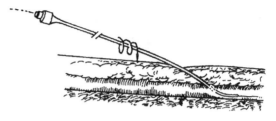

图 9-31　送入导管

8. 导管进入血管后,退出导丝,用注射器回抽,见有回血后以肝素盐水试推无阻力,接肝素帽或连接输液器。

9. 用缝合针线固定导管于皮肤,加盖无菌敷料。

【注意事项】　如误入动脉后,可见鲜红色血液涌出,且压力大,应立即退出针头,压迫止血 5～10min。

二、颈外静脉穿刺术

【适应证】　同中心静脉置管穿刺技术,颈外静脉暴露明显,易穿刺成功且并发症少,更适宜患者的快速补液和抢救。

【禁忌证】

1. 颈部有感染、烧伤或外伤。

2. 颈项强直或体位受限者。

3. 躁动不安及不合作者。

【术前准备】

1. 征得患者同意,签订知情同意书。

2. 操作人员熟悉体表标志和解剖。

3. 准备消毒物品、肝素盐水及中心静脉穿刺包。

【麻醉】　多采用局麻,烦躁不安者可给予镇静。

【操作步骤】

1. 去枕平卧,头转向一侧,使颈外静脉暴露清晰。

2. 穿刺点选择左侧或右侧的颈外静脉

上 1/3 处为进针点(下颌骨和锁骨上缘中点连线的上 1/3 处),多从静脉外缘进针(图 9-32、图 9-33)。

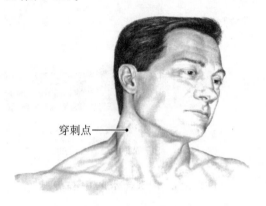

图 9-32　颈外静脉体表穿刺点

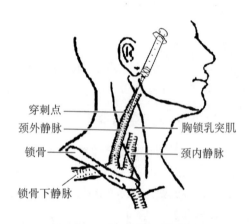

图 9-33　颈外静脉穿刺示意图

3. 术者以左手指按压颈静脉三角区,阻断血流使颈外静脉充盈,右手持穿刺针,针的斜面向上,与皮肤呈 45°再进针,进入皮肤后改为 15°,沿颈外静脉方向刺入,当抽得回血后,再进针 0.2cm。

4. 将注射器内肝素盐水及抽出的血液推入静脉,如无血管周围渗液或肿胀时,即为穿刺成功。

5. 以下操作步骤均同中心静脉穿刺置管基本技术。

【注意事项】

1. 如发生局部血肿,可放弃此处操作。

2. 长时期保留疑有感染或局部出现硬结时,应拔除导管。

3. 若输液不慎静脉进入空气时,立即嘱患者左侧卧位,头低足高,使空气经肺泡吸收排出。

三、颈内静脉穿刺置管术

【局部解剖】　颈内静脉是颈部最大的静脉干,位于颈动脉的外侧,且稍靠前,在甲状软骨水平时在胸锁乳突肌后面,向下走行在由胸锁乳突肌的锁骨头、胸骨头和锁骨组成的颈三角内(图 9-34～图 9-36)。

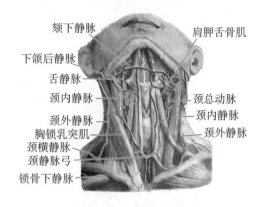

图 9-34　颈内静脉走行

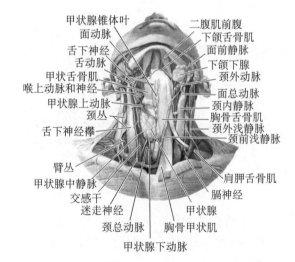

图 9-35　颈内静脉解剖

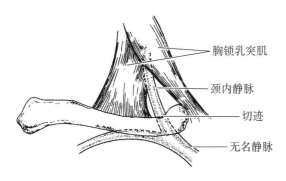

图 9-36　颈内静脉局部解剖走行

【适应证】　同中心静脉穿刺置管基本技术。小儿科还可以经颈内静脉置入套管针。

【禁忌证】　同颈外静脉穿刺术,颈内静脉多选在右侧,是因为右侧颈内静脉较直、距上腔静脉近,且不容易误伤胸导管。

【麻醉】　多选择 1% 利多卡因局部麻醉。

【术前准备】　准备常规消毒物品,肝素生理盐水、中心静脉导管包。

【操作步骤】

1. 患者仰卧、去枕,头低位 15°~30°,肩下垫薄枕,头后仰并转向对侧,使颈部充分伸展。术者站患者头前右侧。

2. 消毒、铺巾、局部麻醉后,选择穿刺点,穿刺置管有前路、中路、后路 3 种入路(图9-37)。

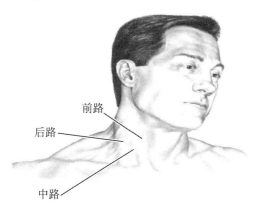

图 9-37　颈内静脉体表穿刺点定位

笔者认为,中路进针法可避开颈总动脉,故介绍此法。

3. 穿刺点选择在颈三角的顶点,在颈总动脉搏动的外侧。进针时针轴与皮肤呈 30°,针头与中线平行指向同侧乳头(图9-38)。

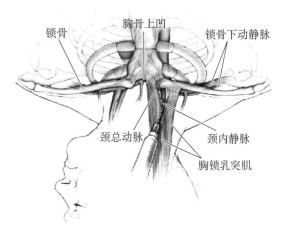

图 9-38　颈内静脉中路穿刺法

如试穿不成功,把针尖退到皮下,再向外偏斜 10° 左右,指向胸锁乳突肌锁骨头的后缘,常获成功。笔者经验,针尖不要盲目向内侧偏斜;针头长度不要超过锁骨上缘;一定要扪清颈总动脉搏动。

4. 穿刺成功后,常规手法置管。一般成人导管进入深度不要超过 15cm。

【注意事项】

1. 如误入动脉,应立即拔针,局部压迫 5~10min。

2. 颈内动脉距心脏较近,操作不慎易发气体栓塞。所以,在穿刺成功后,更换导丝时一定要用手封住穿刺针尾端,或使用尾部可直接进导丝的注射器。

3. 如导丝进入超过 15cm,可刺激心脏出现心律失常。

4. 如置管后出现血管周围炎症、局部渗漏等并发症,可对症处理。

四、锁骨下静脉穿刺术

【相关解剖】　锁骨下静脉是腋静脉的延

续,呈轻度向上的方形,在锁骨内后方这一段平均长 4.8cm,外径 1～2cm(图 9-39)。

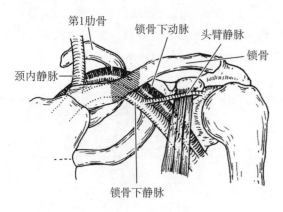

图 9-39 锁骨下静脉走行

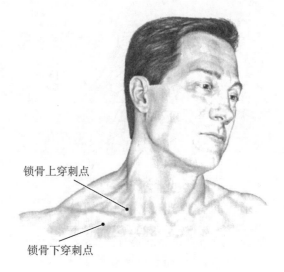

图 9-40 锁骨下静脉穿刺体表穿刺点

【适应证】 同中心静脉穿刺置管术,颈内静脉有穿刺禁忌,术者做此穿刺经验较多时,可选择锁骨下静脉。

【禁忌证】

1. 锁骨外伤,局部皮肤有破溃或炎症。

2. 胸廓、锁骨畸形。

3. 慢性阻塞性肺疾病等严重肺疾患。

【麻醉】 一般选用 1%利多卡因做局部麻醉。

【术前准备】 多选择右侧,患者取仰卧头低位,肩部垫高,头偏向对侧,使锁骨上下窝充分显露。

【手术步骤】 锁骨下静脉穿刺有锁骨上入路和锁骨下入路 2 种入路,其中锁骨下入路不易损伤胸膜,故多选此入路,而上路则是在下路穿刺不成功时备选。

1. 锁骨上路穿刺法,在胸锁乳突肌锁骨头的外侧缘,锁骨上缘约 1.0cm 处进针,针体与锁骨呈 45°角,与冠状面保持水平或稍向前 15°,针尖指向胸锁关节或对侧乳头。慢慢向前推进,边进针边回抽,抽得暗红色血液后再进针 1.5～2.0cm。如穿刺不顺利,可适当变化针头深度和角度,以下置管步骤均同中心静脉穿刺基本技术(图 9-40、图 9-41)。

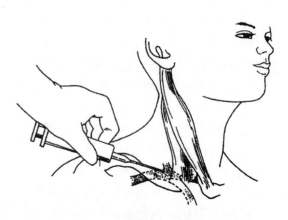

图 9-41 经锁骨上途径锁骨下静脉穿刺

2. 患者的上肢外展 45°,略向上提肩,头低位 15°～30°,从锁骨内中 1/3 交界处,锁骨下缘 1～1.5cm 进针,针尖指向胸骨上窝,针体与胸壁皮肤的夹角<10°,紧靠胸锁内下缘徐徐推进。边推边回抽,当抽有暗红色血液时,固定针头,下导丝置管(图 9-42)。

如进针 4cm 仍无回血,试退针,在此时抽得回血,证明已刺穿锁骨下静脉,并可置管。如仍无回血,可将针头撤至皮下,改变方向再试。

【并发症】 血气胸和气体栓塞的并发症

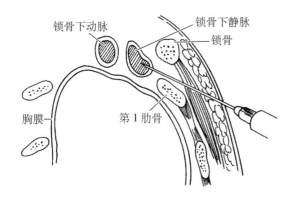

图 9-42　锁骨下静脉穿刺侧面观

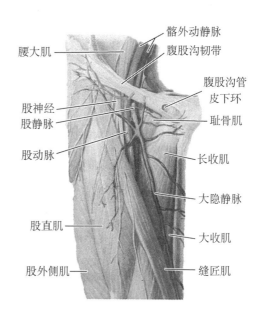

图 9-43　股静脉解剖

高于颈内静脉穿刺。如有胸闷、气急、心悸等症状,要认真查体,摄 X 线胸片明确诊断,及时处理。

五、股静脉穿刺置管术

【相关解剖】　股静脉是下肢的主要静脉干,股静脉上段位于股三角内,股三角的上界为腹股沟韧带,外侧界为缝匠肌的内侧缘,内侧界为长收肌的内侧缘。股静脉穿刺点在股三角内,股动脉居中,股神经在其外侧,股静脉在内侧(图 9-43)。

【适应证】　同中心静脉穿刺置管基本技术,适用于颈内静脉及锁骨下静脉有穿刺禁忌时;另外还多用于经股静脉穿刺进行介入治疗的患者。

【禁忌证】　腹内压明显增高的患者,如腹部肿瘤、大量腹水、盆骨骨折、下肢静脉疑有血栓者。

【麻醉】　1%利多卡因局部麻醉。

【操作步骤】

1. 穿刺点定位于股动脉搏动内侧 0.5～1.0cm,腹股沟韧带下 1～3cm 处(图 9-44)。

2. 患者取仰卧位,穿刺侧下肢稍外展外旋。

3. 常规消毒,铺无菌巾,穿刺点局部麻醉后,左手拇指和示指按压搏动的股动脉,右手持接有注射器的穿刺针,针尖斜面向上,针

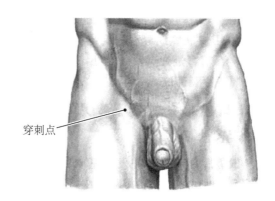

图 9-44　股静脉穿刺点

体与皮肤呈 30°～45°角,针尖指向脐部,边进针边回抽,抽得回静脉血后,再进针 0.2cm,固定后进导丝置管。

4. 余步骤均同中心静脉穿刺置管基本技术。

【注意事项】　股静脉穿刺并发症相对较少,仍要注意穿刺点不要过高,一般进针 3～4cm 即可抽得静脉血;如误入股动脉,抽得血为鲜红色,且压力高,要及时退出,压迫 5～10min。